U0381245

Talking
Cures
A History of
Western and
Eastern
Psychotherapies

谈 话 疗 法

东 西 方 心 理 治 疗 的 历 史

［美］彼得·班克特 —————————— 著
C. Peter Bankart Ph. D

李宏昀　沈梦蝶 —————————— 译

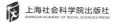
上海社会科学院出版社
SHANGHAI ACADEMY OF SOCIAL SCIENCES PRESS

献给布伦达：在旅途上，我们是忠诚的伙伴；而在陌生的土地上，我们同为陌生人。

并且

献给查里：愿你的生活充满精彩的选择。

本书也是为了纪念乔治·罗威尔教授

一位禅宗激励法的大师

教授有两个任务：（1）拥有文献学的知识，并传授它们；（2）传播真理。

官方认为第一条是根本性的。

而我只在乎第二条。

威廉·詹姆斯

得自冥想的知识比得自阅读的知识更真实；

因为大量的阅读是对精神的压抑，

而且它熄灭了自然之烛，正因为这，

世界上才有了那么多一无所知的学者。

威廉·佩恩

对于禅的弟子，野草就是珍宝。

铃木俊隆

目　录 | *Contents*

第一部分
无意识的发现:被揭示的心灵 / 23

第二章　对疯狂的意义的求索:从魔鬼信仰到道德治疗 / 24

第三章　理性的胜利,精神科学的兴起,与"神秘中的神秘" / 41

第二部分
心理治疗在美国——从《瓦尔登湖》到《瓦尔登二》 / 203

第四部分
心理治疗的非西方视野：道即无言 / 389

第二十二章　当代日本心理治疗：森田疗法和内观疗法／437

中文版序言

　　我很高兴有机会和中国读者分享这部作品。在当今被视为**治疗师**的这群人手中，人类的心理疾苦是如何显现、如何被应对的？解答这个问题，需要跨文化的视角——这就是我在 40 年前开始从事的事情。然而在当时，重视此项任务的东西方学者为数甚少，我不曾想象过这本书能有今天。

　　人类这种动物，在情绪、心理方面是相当敏感的；为之叹为观止也好，为之唏嘘感叹也罢，这一现象总归是灵长类的大脑经历漫长进化之后的既成事实，本书就奠基于这一事实之上。童年的成长环境，创伤事件，被忽视或缺爱的经历，情绪感受性的差异，以及其他无数种事实因素，都有可能在我们的心中留下相应的裂痕。诚然，面对异常事件，人们(尤其是儿童)往往会展现出超乎寻常的复原能力；然而，就大部分人而言，一生中总不免有一两次情绪、心理崩溃的体验。于是，许多人就会为此去寻求同类的支持和帮助，以便消解痛苦，甚至从痛苦中学习；然后，就像我的老祖母说的：穿上袜子，让生活继续。

　　这就是我的职业：理解心理疾苦，并帮助人们解决它。在我的文化背景中，这一职业被称为心理治疗者、咨询师、治疗师、精神健康工作者。而在别的文化中，我们或许就成了巫医、萨满、祭司、磁疗师、灵学师、精神病医生，甚至内科医生。我们被称为什么，我们以何种方式工作，这些都事关历史、文化甚至政治背景。但我想说的是，刨去文化导致的用词差异，我们在根本上从事的是同一项事业：修复个体，让他们在各自的文化背景中恢复健全的生命活力。而且，就具体操作而言，有不少内容可以贯穿文化差异、时代差别。下面就来说说这操作上的共同点。

　　首先，是确立结构化的帮助关系。在西方，由于我们医学传统深厚，从历史上看，这一帮助关系往往类似于病人和内科医生之间的关系。时至今日，这一点或许不是那么确切无疑；但我想，在西方世界仍有为数不少的求助者把自己视为**病人**，而把治疗师视为**医生**。在我们这边，这可真是太寻常了：那天我为了配一副新眼镜去做眼科检查，验光师就自称某某**医生**，而他的助手则把我称为他们的**新病人**。这其实是历史进程造成的结果。在日本，你求助的人会乐意被称为**先生**(Sensei)，或老师。在另一些圈子——比如西方的女权主义团体中，人们会特意避免这样的等级化标签。但是，精心建构起来的**关系**，依然是此类活动的共同核心。无数研究表明，就此类活动的结果而言，起码有70％的差异可以通过"治疗者"和"求助者"之间的关系得到说明。倘若一段关系没有处好、缺乏条理，尤其当关系中缺少信任、共情和伦理责任的时候，那么即便在最好的情况下它也只是在浪费时间和金钱，甚至有可能加剧心理伤害。有趣的是，无论对于心理干预还是药物治疗，这一点都成立。在关爱的、治愈的交互关系中，安慰剂有可能疗效显著；而倘若执行的医师冷漠、跋扈（或者在某些研究项目中表现得如此），那么就连强有力的化学制剂都会收效甚微。造成这般结果的原因，当然可以包括病人缺少遵循医嘱的意愿；然而，信任与希望的治愈力同样不可小觑。

本书所讨论的每一例有效的治疗案例，基本上都建立在这样的关系之上：一方是寻求帮助的人，另一方是收费提供帮助的人。在第十五章你会读到，对于人本主义治疗而言，真正的共情治疗关系是必须建立的；这是**整个**治疗工作的必要而充分的基础。由此，这一现象或许可以得到充分的解释：治疗双方在人生方面的高度相似，往往足以引向令人满意的治疗成果。在日本，我的绝大部分同事都把自己理解为上述人本主义传统的实践者。

当求助者和他的"治疗师"之间建立起了深厚的关系，此时即便外部旁观者看不出前者有多少变化，他也会把自己描述成"好多了"——当年我做学生的时候就曾经注意到这个现象，并且为之亦喜亦忧。我记得有这样一个案例：一位青年男子，他的害羞令他痛苦到难以忍受。他与他的治疗师关系非常好，他们遵循所有最先进的公认"疗法"来治疗害羞。我们在观看录像资料的时候，没看出他的害羞程度有丝毫减轻。然而，当时我们还是太年轻了，有这么件事逃过了我们的注意：他在害羞的同时，不再那么**局促不安**了。时至今日我会说，他成了某种武士型害羞者（Samurai Shy Person）。在我看来，唤醒他心中的武士的，与其说是角色扮演、呼吸练习和照稿子念的自我陈述，倒不如说是他和治疗师之间的联系。

因此我认为，治疗过程的实质大抵在于**说服**；归根结底，在于病人和治疗师就以下问题达成一致：如何理解并感知这个世界，理解并感知人在世界中的体验。你会在本书中读到精神分析的兴起与兴旺，或许你对这部分内容缺乏兴致。你不是维多利亚时代的维也纳妇女。或许很难让你信服这样的观点：你当下的不快乐，植根于你童年时代性方面的成长体验。弗洛伊德对他所谓"家庭戏剧"的分析，不太容易引起你的共鸣。但是请记得，倘若你有了共鸣，那么精神分析学说就给你提供了一个极富趣味的放大镜，帮助你洞察那个时代中产阶级生活经验的核心结构。

我确信，在长达40年的职业生涯中，几乎所有出自我手的"治愈"都在很大程度上是说服的结果：说服我的来访者重构他们的私人世界经验，以适应我对他们的困境的解读。一旦他们相信，我真的"理解"他们的经验并且拥有治愈其疾苦的技艺，我就能使出一整套分析工具来解决他们的痛苦了。换个角度看这套分析，我必须承认，倘若说服过程没有成功，那么我的工具不仅无用，而且会令双方都感到挫败。曾经有那样一位年轻人，我针对他的工作失败了；他相信他的性取向和性感受是上帝所谴责的。可是我不是神父，也不是他那个教派的神职人员；面对他时我别无他法，只能进行无止境的神学讨论——这既非我所长，我也无此资格。我曾经鼓励他直面这一信仰体系带来的、在我看来是可恶的偏见，然而他根本没有挑战原有信仰的意愿。无说服——无治愈。

治疗者必须对他/她自己的信念结构有个明晰的把握；并且在面对求助者时，针对这方面的内容开诚布公——这是至关重要的。这一点貌似显而易见，然而其中蕴藏着大问题。假如我自己的信念结构不稳当，自相矛盾，甚至腐化堕落，那会如何？据我所知，颇有一些治疗师，他们工作几乎纯粹是为了自身利益，说白了就是唯利是图。我想起有一位研究生教授，面对"你如何知道你的工作已经结束"这个问题，他给出这么个幽默而睿智的回答："当保险金用完的时候。"但是我还知道有那样的治疗师，他们的世界观会迫使来访者接受某些宗教观念，以及关于女性在社会中的特定地位的观念。在我曾经工作过的某个诊所，有个同事利用职业之便性骚扰女来访者。最终他被捕并被剥夺了从业资格；但在这之前，天知道他已经干了多少坏事。每个疗程开始时，他的典型做法就是要求女来访者和他一起祈祷，求上帝指引她成为更好的妻子和母亲。我得指出，他工作的地方是位于保守主义地区的一个小镇，当地人大都信奉宗教。所以我们不妨预想，他的很多来访者早就接受他那种世界观，并且认同他关于女性在世间地位的假设。这个例子确实有点极端，但是你会在第十八章了解到，这种事并不少见。

在我看来，就本书所描述的"谈话疗法"而言，构成其底层结构的世界观大致可以分为四个基本学派；在实践层面，它们多少会彼此重叠。这四个学派就是**医学的**、**忏悔的**、**伦理的**和**哲学的**。读者诸君不妨探究一下，你自己和哪个学派比较亲近；同时请不要忘记，在人的一生中，年龄、经历以及进一步的学习都会强有力地影响人理解世界并与之打交道的方式。

我开始接受职业训练，是在 20 世纪 60 年代。在当时，**医学模型**几乎就是专业人士唯一认真对待的视角。我是作为行为主义者（见《谈话疗法》第二部分，尤其是第十二章、第十三章）受训的。但是在医学模型的实践者当中，大部分人感兴趣的是和药物干预相关的心理生物学，尤其在焦虑和抑郁症的治疗上。对于拥有中国传统医学背景的中国读者来说,这或许是最熟悉的一条路径。这些疗法的共同点就在于,通过摄取物质(最好是天然的)来让人恢复健康,其作用包括排毒、消除不平衡、解决调节障碍。

有许多医学模型的世界观,它们的共同点是这样的:其基础模型,我们中的有些人会称之为"兽医精神病学"。这里面有医生,有病人,还有双方都承认的治疗。位于舞台中央的是疾病,而不是病人。医生要做的,就是拿自己的治疗装备和具体疾病的诊断标准进行比对。我们称之为"兽医式"的,这是因为对于最终的治疗成果,病人自己几乎增添不上任何东西。这一模型有着深远的文化基础。我最近读到一份报道,说有一位中国妇女在西方医疗机构接受癌症治疗。她感到困惑,因为她的治疗团队针对她的**感受**花费了大量时间和兴趣,而不是专注地聚焦于她的疾病。与之形成鲜明对照的是,在西方,倘若一位肿瘤专家不关注病人的情绪健康,那么他准会被视为怪胎。

请注意,在今天大家对于这一点已经有了广泛共识:为了让医学模型的效果最大化,我在本文开头提及的变量**必须**纳入考虑。至少,要令治疗有起码的疗效,执行的医生必须是体贴的、人道的,他得和病人形成治疗伙伴关系。即便在 20 世纪 60 年代,我们在研究生阶段学习的行为主义干预法也曾经被这样质疑:和用在人身上相比,这办法还是用在"贵宾犬"身上更有效。最终,即便是激进的行为主义者也不得不寻思他们的来访者是**会思考**的生物;然后,这就导致一场革命——我们今天称之为**认知疗法**(见第十四章)。

医学模型在当下的影响力不容小觑。以下的健康统计数据,是来自美国疾病控制中心和全国预防中心的最新材料:

> 2015—2018 年间,有 13.2％的成年人在过去的 30 天中使用过抗抑郁药。[在全年龄群体中]女性的使用量(17.7％)高于男性(8.4％)。
>
> 使用抗抑郁药的百分比随着年龄增长。在 18—39 岁的成年人中,比率是 7.9％;40—59 岁,14.4％;60 岁及以上,19.0％。无论对于男性还是女性,抗抑郁药的使用率都随着年龄增长。在男性中,18—39 岁的使用率最低(5.5％),60 岁及以上使用率最高(12.8％)。在女性中,18—39 岁的使用率为 10.3％,在 60 岁及以上群体中则增长为 24.3％。
>
> 来源:https://www.cdc.gov/nchs/pruducts/databriefs/db377.htm

当你阅读《谈话疗法》的时候,你会发现医学模型到处都是,而且它确实在时间上早于现代的科学医学。这一模型的内在预设是,寻求帮助的人们需要一个外来干预,来纠正某些错误;其手段包括增加某些东西,以及在某些极端情况下,去除某些东西。

后者有个臭名昭著的例子,那就是一个世纪以前盛行于西方(尤其是美洲)的办法:用激进的外科手术对付人脑,倘若那些人被认为患有严重的精神疾病、或身负邪恶的反社会行为及念头。

在医学模型之外有一个激进的选项,那就是**忏悔**模型。驱动这一模型的原则性观念在于,造成困扰的思想和记忆需要得到释放,其途径就是对着治疗师大声说出来。倘若治疗师是一位神父,那么神的宽恕就是治疗,继之以祈祷和虔诚的行动。在精神分析(见第六章至第十章)中,把秘密说出来,同时充满情感地对回忆进行再次体验,就能导致弗洛伊德所说的**宣泄**(catharsis)——这是植根于古希腊戏剧的古典观念。

我认为,人们喜欢忏悔模型,是因为把内心的秘密交给值得信任的他人,这件事确实可以发挥巨大的释放作用。"宣泄"这个观念中或许也蕴涵某种强大的东西。有许多(如果不是全部的话)针对创伤后应激障碍(PTSD)的有效治疗,都包含生动的回忆,甚至还配上适当的背景音效——比如和创伤体验有关的战斗音效。有趣的是,倘若这样的回忆是在催眠状态或通过催眠药物得到的,那么它的益处就比较小;而且在我看来,如果完整的情感遭遇被抗焦虑药物缓冲过,那么其效果一般也会放缓。

当然,病人需要具备巨大的积极性和钢铁般的神经,才能自愿地把自己交付给这类所谓的**暴露**(exposure)疗法。再者,或许和你从老电影中得到的印象不同,暴露会是一个冗长的过程;你们需要在多个疗程中一遍又一遍地重新审视记忆,最终使得你的情绪大脑放弃或**消退**原有的特定唤起模式(arousal patterns)。至于这暴露何时应该分阶段地逐步进行,何时应该火力全开正面作战,这方面的学术争论是海量的。

几年前曾经有过一个研究,其中,精神健康从业者们被问及这样两个问题:他们在操作中用得最多的治疗途径是哪个?他们会为自己或亲人挑选的治疗途径又是哪个?结果,大部分人在工作中用的都是某些版本的医学模型;而几乎所有被调查者都说,他们自己倾向于选择某种形式的忏悔模型。看来,对于我们中的很多人而言,让心灵卸下重负的机会起码能够提供安慰的希望。我的专业猜测是,西方世界那些在最低限度上胜任的"治疗师",有90%是依赖忏悔模型的,这是他们"治疗"来访者的唯一途径。

所以,诸位请想象一下我的惊讶吧——当我在日本教授心理学的时候,几乎所有的学生都坚决拒绝忏悔模型!美国有个流行的说法叫"发生在拉斯维加斯的,就留在拉斯维加斯"。我想,我的日本学生会告诉我,发生在人的家庭中或恋爱中的私人生活,都不关其他任何人的事。跟一位陌生人谈论私人生活,这不仅是不忠和诡异的,而且,这怎么可能让人感觉良好呢?于是我就想起前面说过的那位癌症患者。**我的**

医生为什么总是在跟我谈我的感受？ 并不是说，我不拥有感受；问题在于，它们是我的并且这不关你的事。

我曾经花费我一半的职业生涯，去研究并尝试理解非西方的思维模式。这方面的成就微乎其微，但是我的研究对于我的个人生活和职业生涯影响深远。我想把我的发现总结为**伦理**模型的精髓所在。从我的研究和实践中，我收获的是这样一个信念：人类的生存，是从精心检验过的伦理原则中获得其意义和结构的。《谈话疗法》的第四部分描绘了种种"静默"疗法（主要是日本的），它们植根于古老的东方哲学。这部分的章节中包括一点点儒家学说，也包括对道家思想的致敬（见第二十章），以及大量佛教思想。这些疗法在相当程度上植根于佛陀——悉达多·乔达摩（约公元前500—前400）——的教导；在他死后，他的教导如野火燎原般在亚洲传开了。

佛陀的四圣谛（见第二十一章），读来就像心理治疗师的手册。**生命是苦**：你痛苦意味着你活着，但这并不意味着你特别或你是个例外。**苦源于未驯服的自私的欲望**：它叫贪欲。**消灭苦的途径在于，对驱动着你的欲望发出挑战。但如何做到？在人生中遵循审慎的、合乎伦理的道路。**我们面对的挑战就是，基于和谐之爱的伦理去生活。这套伦理的展开，就是佛教中著名的**八正道**。这是一些指导原则，用以重塑我们的思维、言语、行为和谋生途径，以及持续不断、"念念不忘"的自我觉知。

这八正道中有一条对我的人生影响最大；而且我发现，作为一名治疗师（以及教师！）我日常地依赖着它——它就是**正精进**。人的一生往往需要大量的努力精进！你不能同时既是一个抱怨者又是一个有德性的人。如果你过的不是有德性的生活，那么你就不能是一个真正健康的人。为确保你的行为在伦理上正确，需要的不仅是持续的警觉，还有自觉的努力。

这一点很重要：和大部分其他治疗路径不同，伦理模型不仅适用于学生，而且起码是同等（如果不是更多）地适用于老师。当我的内科医生交给我治疗哮喘的药丸，我不会想要去检验她如何对待家庭，以及她有没有拖欠税款。当我对治疗师坦白我的性焦虑，我不会花工夫去担心他的自我觉知保持得好不好，或是他如何与同事相处。但是当我全心全意地教学生（再也不是"病人"！）检验他/她自己生活中的伦理结构、深层动机以及他们对待生命体的态度的时候，此时此地，我自己在这些领域的"资产负债表"是不能不摆到桌面上的。假如我听说我的邻居因为酒驾被捕，我不会有多惊讶；但是倘若我的学生发现我对妻子不忠，或是我加入了什么传播仇恨的组织，那么她就有必要严肃地质疑一下我的能力了：这样的我还能为他/她的人生困境提供指导吗？

前文说到，我的日本学生普遍拒绝忏悔模型；奇怪的是，我的美国学生往往无法想象,指导者的私生活如何竟会使他/她没有资格成为教师/治疗师。在这个问题上,我们置身于不同的世界。倘若你在某种程度上支持兽医模型,那么或许你就不会对你的医生处理他/她自己人生中欲求问题的方式有多少兴趣。但是,倘若我们有机会一道喝杯茶,我就有可能让你转换一下视角。所以,当有人在书中披露他/她在禅修或周末灵修活动中见证的不当性行为,我总会感到些微恐惧。在这个问题上我是个纯粹主义者,几乎没法真正地信任收费教人冥想的人——但是平心而论,我也不知道这类人应当如何挣钱吃饭。

在佛陀的生活和传道过去五个世纪之后,有一位罗马哲学家在希腊建立了一个学园,同样强调**正确的思维**的重要性。对爱比克泰德(Epictetus)来说,恰当的思维,就是人之为人的生活的根本基础。人们把他和哲学上的斯多葛派联系在一起;而他的整个哲学,几乎可以浓缩成他留下的这句最著名的话:**对于外部世界的事物,我们无能为力;应当衷心追求的善,只能在自身之内寻求。**

这样的教诲意义深远,这就是我所说的**哲学模型**(见第十四章、第十九章)的基础所在。位于哲学模型核心的,是这样一个具有普遍意义的基本观念:我们的所知和所想,归根结底都是我们心灵的创造物。作为心灵的创造物,它们是极度可塑的。正如爱比克泰德所说:

> 力所能及之处,才是我们的职责所在:这类事物包括我们的意见、冲动、欲望以及嫌恶。与之相反,力所不及之处,包括我们的身体、财产、荣誉和权力。这方面的任何妄念都会导致最大的错误、不幸和麻烦,乃至灵魂的奴役。

奴役是爱比克泰德亲近的话题。他出生于罗马的奴隶家庭;和历史上许多伟大人物一样,他拒绝把自己定义为奴隶。爱比克泰德有一腿残疾,或许是他的主人摧残所致。他的自我定义不取决于身体以及财富(或荣誉,或权力)的缺乏。

在我的想象中,爱比克泰德在今天可以直接操作认知疗法,无须为赶上他错过的2000年增添什么。你是你所想的,你体验你所想的;倘若你真的相信你的人生很糟糕,那么你最好重新思考你的预设——因为,你猜怎么着?世界不会因为你对它不满意而有所改变的。美国小说家库尔特·冯内古特(Kurt Vonnegut)有一部小说,漂亮地演绎了这个观念。这部小说叫《黑夜母亲:我们装什么就是什么。所以,我们必须小心地装》。

最后!是时候把我的真爱公之于众了。我**爱**当一名受哲学驱使的认知治疗师。关于这个有个特别的理由,就是我惯于说笑话!我的咨询室里没有泪水。没有忏悔。

没有药物或大脑手术的暗黑威胁。我就像你们在第十七章遇到的那些治疗师一样愚钝、淘气和深刻。我可以真正地做我自己;我承认,就像地球上的任何其他人一样,我也会为爱、为生活迷茫,并且为孩子们强大的恢复力振奋不已。

这里讲一个我最喜欢的成功案例。有位年轻人来找我,因为他的一生挚爱和他分手了。如此冷酷无情的事实就像一块坚硬的砖头砸在他的后脑勺。结果就是,我这位年轻的朋友深深地抑郁了(倒也不妨说他"丧失了勇气",但我哪有资格这么说?)。他一边涕泪横流,一边告诉我他俩的爱情曾经是多么完美和奇妙,以及他现在依然深深地爱着对方。我觉得,他可以像这样一小时接着一小时,甚至一整天接着一整天地倾诉他的痛苦。并且我知道,在这个当口来开讲座、阐述欲望的有害本质,相当地不合时宜。在某一时刻,我试图表现得像第十五章中描绘的治疗师那样善感而富于同情心。但实际上呢,我更接近第十六章说的那种治疗师。我还记得我像演戏般夸张地叹气,然后说:"可见真正的悲剧在于,你再也没法过性生活了。"[我的实际措辞比这更咸湿。]

我发誓,接下来发生的事情千真万确。他泪眼婆娑地看着我,然后他开始**笑**。他笑得几乎喘不过气。实际上发生的就是笑的**宣泄**。我的陈述是如此出乎意料、如此地富于颠覆性,以至于他在一瞬间不得不以全新的眼光看待他自己的困境。于是我们以此为起点进行了几个疗程,探究他的依赖性需求,以及他对于他人感受——尤其是她女朋友一直在表达的感受的一无所知。

好了,这次我要讲的理论和故事就这么多。诸位请享用这本书吧。

前　言

　　这本著作的基本要旨在于探讨心理治疗理论与实践的文化、历史和思想根基,即在标题和下文中都提到的"谈话疗法"。

　　这本著作的创作主要来源于我 25 年来面对那些聪明、好奇、理解能力极强的文科本科生的心理学教学经历。我的"听众"是我过去的和未来的学生们——尤其是那些乐于研究原始资料所蕴含的思想的学生们。我的教学目标是向读者真实地呈现心理治疗的谈话疗法是如何诞生,如何在我们这个社会中被制度化,又是如何持续发展的——正如我们所知,每年都有数以万计的人为了解决生活中最困扰他们的矛盾和挑战而求助于心理学。

　　《谈话疗法》这本著作从实践和哲学两方面结合了欧洲和北美的心理学史、癫狂史、多种人格理论、科学哲理、临床心理学的最新数据、对文化和性别影响的考察,以及我自己做谈话治疗的个人经验。我希望读者在阅读这本著作时能够看出:我尽可能公正地呈现了对心理治疗核心问题的百家之言。另外,我也希望这本著作或多或少地展现了治疗进程的奇妙与神秘之处,因为无论资深人士还是刚刚涉足谈话疗法的学生,体味治疗进程之神奇是他们共同的经历。

　　与大学书架上的许多书一样,《谈话疗法》这本著作是在挫折中构思出来的。修读我的"人格理论"这门课的学生们,对于那些建立他们所学理论的思想和哲学前辈以及这些前辈对心理治疗的实践所产生的影响,有的只是最为模糊不清的概念。修读"心理学的历史与体系"这门课的学生们几乎从没听人讨论过临床心理学,还被过多地灌输了"真正的"心理学很少会是"有用的"心理学这种想法。对于我这个做老师的来说,最大的挫折莫过于在"异常心理学"课上的遭遇:学生们几乎从来意识不到"障碍"与他们在其他心理学课程中所学的概念之间存在着联系。心理学家们无法将心理学的各个领域结合成为一个动态的、有意义的、机能完善的整体,这导致修读"异常心理学"这门课的学生们经常借百忧解和"遗传学"来鼓吹片面的生物还原论。

　　这些课程所教授的心理学对我的学生们来说缺乏整体性,而事实上,它们在我看来也缺乏整体性。我虽然教授"心理治疗原理",但我知道,这门课所讨论的主题之于实际就和性教育课程之于第一次坠入爱河差不多。教程中,无数的原理和标记必须熟记，但也应提供短小精悍的上下文帮助理解——特别是基本的人文背景，被太过频繁地遗漏了。我觉得我的学生们越来越像我曾经治疗过的一个生物学专业的高年级学生：他能够将进化论基本原理倒背如流；但他从入学第一天一直到毕业自始至终都是神创论者。我的许多学生也是这样：名义上接受的是良好的教育，实际上却忽视了教科书和数百小时课时中隐藏的深层思想。我发现，这个年轻人身为一个受过良好教育的青年科学家，却信仰那些对《圣经》的字面解释；更为麻烦的是，他自己的意识内容是被分割开了的。在我看来，他连理解他自己的信仰与智力之间存在的矛盾都做不到，更不用说运用自己的知识和创造力去解决这种矛盾了。

因此，在这本著作的写作过程中，我常觉得有必要挑战一下北美自"二战"结束以来对心理治疗的理解和教授心理治疗的方式。在以下章节中，我试图鉴别并结合大量近代临床心理学中形而上学的主题，大体上创作出一部思想传记，用以记录人类在这一领域所付出的努力。如果我做到了这一点，读者们将会在《谈话疗法》这本著作中看到一部记录着思想与理想之交集的社会历史——正是它们，形成了当代心理治疗医师的主要职业特质。

另外，《谈话疗法》这本著作也试图消解学院派心理学与现实生活中心理治疗之间的隔阂。我相信我运用的案例比这一领域的其他作者更为丰富。不过，更为重要的是：这本著作试图更多地运用叙述的方式来传达心理学和心理治疗的信息。书中大量叙述了故事、轶事和被弗洛伊德称为忆旧的东西（也许更准确的称呼应该是"真实的忏悔"）。想通过这种谈话体来教书或学习的人应该会喜欢这本书。不过，还有一些人兴许会同意那些匿名评论者们的看法——他们在读了我的早期草稿后写道："他的事业致力于使心理学领域免受人们（比如我！）的影响！"

这本著作为谁而写？

《谈话疗法》一书是为任何一个想要了解种类繁多的当代心理治疗方法的历史、文化和思想渊源的人而写的。本书亦适宜那些旨在探讨文化、历史、心理治疗与新式"疗法"之间关系的本科或硕士心理学课程。我在为那些对临床和应用心理学感兴趣的心理学专业高年级本科生准备的精品课程中，在关于心理治疗的跨文化观察的课程中，以及在一个关于人类变化进程的研究研讨会上，都使用这本书。我相信，对心理学和心理治疗有兴趣的普通读者来说，《谈话疗法》是一本通俗易懂、读起来令人轻松愉快的教科书。

我希望更多的优秀学生和普通读者将这本书与大量重要文献选萃配合起来阅读。那些文献的大部分不但写得好，而且在文化上占有重要地位。此外，正如保罗·

利科(Paul Ricoeur,1977/1992)所指出的那样,心理治疗文献的任何一个方面几乎都只有在更广阔的语境中才能被验证无误,这种语境即特定理论家"对网络整体的清晰表述：[病例]、理论、解释学、治疗学和叙述法"(p.361)。

《谈话疗法》一书的宗旨不是讲授心理治疗步骤的技术细节。我估计,大量的文献已经被投入到了治疗学理论的应用中,然而,从来没有人单靠书本就能真正地学会如何做心理治疗。在本书中,单个的理论——尤其是在讲到弗洛伊德、荣格、罗杰斯及那些行为主义者的时候——没有像许多讲师所期待的心理学教科书那样被具体地展开讨论。我对此问题的一贯态度是：在必要的时候,理论方面的细节可以由个别讲师教授。我的经验告诉我：让学生看到相互争鸣的理论之间的联系与矛盾,要比让他们获得个别理论中的具体操作技巧更有价值。我的学生们似乎更喜欢那些始终具有挑战性、能够发挥他们个人聪明才智并且不需要大量记忆的教科书。

持有折中主义世界观的讲师应该会格外地欣赏《谈话疗法》。当我使用这份材料的时候,我为其中的每一种方法的真知灼见而折服。它激发了我的热情,以至于我从来没有为其中所含的大量矛盾担忧过。本学期我在课堂内外的讨论中常被问道："你真正相信的是什么?"我认为：我相信一切我所说的东西。我能够欣赏每一种方法,但是我希望我刚刚所说的一切在上下文中言之成理。除此之外,太多目光短浅的人所谓的"一致性"是愚蠢而畸形的。

在第七章中,读者将看到我治疗"卢克"的案例——他是一个痛苦、烦恼、企图自杀的本科生。他深远地影响了我对精神分析基本原理的教学及应用的看法。但在第二十章中,我从佛教禅宗的角度出发解释了一个过去的受辅者"薇薇安"的悲惨生活——她经受了多年乱伦的性虐待。对我而言,这两种解释是同等地有根据的,而且我同等地"相信"它们。不过,读者很可能倾向于运用心理动力学来解释第二十章中所提到的薇薇安的生活和命运,或者运用禅宗来解释第七章中提到的小伙子卢克的困境。为了更好地欣赏这本书(事实上是为容忍它拒绝回答"你真正相信的是什么"的问题),也许我们有必要同意(或者至少接收这种可能性)乔治·莱科夫(George Lakoff,1987)的主张：我们仅是凡人,因此并不存在全知的"上帝看待世界的眼光——那理解是非的唯一正确的方式"(p.9)。

本书特点

首先,本书再现了许多"已过世的白种男人"的思想,但或许对"已过世的大神"的思想写得少了一些。如果有什么办法能够写下心理治疗实践的真实历史,并且避免把重点过多地放在那些元老上面,那么我希望有人告知我这种办法。从这本书中,读者至少读到了一些不同的过世的白种男人、过世的白种女人、过世的印度人、中国人和日本人,以及一些有趣的在世的男人和女人。这些比读者通常在标准心理学教科书上所学要多。

在第一部分中,《谈话疗法》宏观透视了启蒙运动时期人们所作的努力——发扬人文主义思想,反抗宗教信仰和宗教惯例,理解并治疗人们的情绪和心理障碍。约翰·盖斯纳神父和弗朗兹·安东·麦斯麦虽是已过世的白种男人,但他们是为心理受折磨者开展心理治疗的真正先驱(尽管他们自己都不知道;而事实上,如果他们知道的话一定会因为我这样说而轻视我)。在这部分内容中,法国科学家让-马丁·沙可和让-皮埃尔·让内所起的重要作用得到了肯定,而在其他心理治疗的书中,他们的成就很少被提及,因为西格蒙德·弗洛伊德往往被当作动力心理学的唯一创立人。我希望读者略去本书前几章中"无意识的发现",不要因为它改变了19世纪精神病学的面目并为心理分析的发展搭建了平台而被迷得神魂颠倒。本书所覆盖的约瑟夫·布洛伊尔、安娜·弗洛伊德和卡伦·霍妮的发现也许并不特别,但我仍希望读者能够欣赏这些先驱们在以科学为基础的谈话疗法的发展过程中所起的特殊作用。

在第二部分中,本书不吝笔墨地高度评价了威廉·詹姆斯的思想,这些赞颂他都当之无愧。他为之后一个世纪的美国心理学起到了衔接作用,不然,人们是如何开始理解华生和琼斯的呢?

第三部分以相似的脉络介绍了玛丽·卡尔金斯那几乎被人遗忘的关于自我的著作和戈登·奥尔波特的关于统我的成长与发展的著作。如果没有这些作品,也许就不会有美国临床心理学界的人本主义"第三势力"。我特别满意的是在第三部分后几个章节介绍的那些思想观点,希望读者在阅读关于威廉·里奇和皮尔斯的内容时和我写他们的时候一样地快乐。第十八章是最难写的一章,这倒并不是因为对女性主义心理治疗的重要性有什么疑问,而是因为,要明确地把某种方式称为"女性主义"是非常困难的。正如玛丽·戴利所指出的那样,许多女性主义评论质疑"头脑妇科学"(这是弗洛伊德的术语,不是戴利的,但这条术语使她恰到好处地达到了目的)是否适合那些被压迫的受害者。在第十九章中,我描述了当下我自己对于心理治疗的看法。对于那些尽了最大努力来照亮我自己的生命旅程的笔墨,我怀有的是10%的灵感和90%的敬意。坦白地说,这是关于形而上学的一个章节。如果威廉·詹姆斯的精神认同第十九章,哪怕是一点点,我就没有浪费时间。

第四部分集中介绍了心理治疗和个人成长的非西方的分析方法。其理论基础在于禅宗的教导和实践。我希望这些章节中所描述的"静止疗法"在西方世界会越来越受到关注。我宁愿用一个月的时间来写一写森田疗法和内观疗法以及茶道,也不愿花费一小时的时间去关心"管理保健"和心理学家是否有权开药方的政策。

鸣谢

　　许多人阅读了《谈话疗法》一书的多本不同版本的草稿,并提供了有益的建议。其中,沃巴什学院的 96 级毕业生贝茨(Christian Bates)1995 年暑期参加心理学系的实习项目时,阅读了本书所有章节并对我完成本书的介绍和总结部分起了重要作用。布伦达(Brenda Bankart)读了大部分手稿后,在出版的整个准备过程中提供了宝贵的意见。史蒂芬(Steve Morillo)、霍尔·皮伯斯(Hall Peebles)和艾美·皮伯斯(Emmy Peebles)也提供了及时的帮助,并牺牲休息时间接受了孤独的写作和修订的任务。还有图书馆馆际借书员黛比(Debbie Polley)、参考书管理员黛安(Diane Enenbach)和图书馆主管,都在紧要关头提供了帮助。说起紧要关头,要特别感谢斯科特(Scott Hemmerlein),他在我写书时操作着数台电脑,使它们持续工作,这帮助我不止一次地挽回了数据丢失造成的灾难。此外,朱蒂(Judy Oswalt)、玛西娅(Marcia Caldwell)、黛比(Debbie Bourff)帮忙写了给我的学生阅读用的版本的草稿。感谢以上所提到的每一个人;也感谢我的一些学生们——他们的反馈为我成功完成这个项目提供了重要的参考。

　　《谈话疗法》一书的制作小组是一个优秀的合作团体。审稿者贝基·史密斯(Becky Smith)是制作小组的核心力量。本书的设计者是砾石出版服务社(Scratchgravel Publishing Services)的安妮(Anne)和格雷格·乔斯(Greg Draus)以及 Brooks/Cole 出版社的凯利·舒梅克(Kelly Shoemaker),能有机会与他们近距离共事令我感到非常高兴。最后我想特别感谢 Brooks/Cole 出版社的三位朋友,感谢他们的支持和辛勤的汗水,他们为整个项目提供了至关重要的保障:艾琳·墨菲(Eileen Murphy)是编辑,也是我的守护天使;芙安瑞拉·卢格瑞恩(Fiorella Ljunggren)是监制,也是动员组主任;克莱尔·维杜因(Claire Verduin)是发行人,也是临床医学家和风险管理顾问。另外,克莱尔在同意出版《谈话疗法》后退休的事情我并不觉得有什么特别的,但我们大家最终达成共识给这本书起这个标题倒是一个奇迹。

　　我非常感谢那些评论者们,他们为原稿提供了建设性的评论和有用的建议。他们分别是加州州立大学的亚瑟·卜哈特(Arthur Borhart)、克瑞顿大学的蒂莫西·迪克尔(Timothy Dickel)、维克森林大学的萨姆·格莱丁(Sam Gladding)、拉斯维加斯内华达大学的韦恩·莱宁(Wayne Lanning)、托莱多大学的约翰·卢顿(John C. Lewton)、加利福尼亚州立大学的贝弗莉·帕默(Beverly B. Palmer)和南缅因大学的比尔·桑顿(Bill Thornton)。

　　我的案例的文件参考材料贯穿了全书。除了第十二章中罗布要求写上他的名字外,书中每一个案例中来访者的姓名都已经被改过,他们的身份特征也被作了充分的更改。对于这些讲述自己故事的人们,我已尽了最大可能获得他们的许可,一些过去的来访者还协助我记录了案例的细节。另外,本书中提到的人当中没有人现在是沃巴什学院的学生或雇员。

彼得·班克特(C. Peter Bankart)

写给学生和普通读者

有一种重要的意识我希望你们能从这本书中领悟到——这种被称为心理治疗的形而上学的东西，即这种"谈话疗法"，最终必须被理解为"一种两个本质上相似的人之间强大的、非常个人的关系"。从我对学生的了解来看：有99％的学生把大量精力耗费在人际关系上。因此我希望你们永远不要忽视这样的基本认识——所有的心理治疗都归结为两个人之间的关系，这种关系对双方而言都是如此真实而重要，以至于有时候其他任何事情都显得无关紧要了。

到目前为止，大约一半读过本书各版本草稿的学生得出了这样的结论：约瑟夫·布洛伊尔一定与可怜的、温柔的安娜·O.有着比单纯的医疗关系更复杂的关系（第五章）。另外，谁知道没有妻子的弗朗茨·麦斯麦与作为他的病人和房客的18岁的玛丽亚·特雷西亚·帕莱兹在维也纳度过1877年冬春两季时，在那美好的六个月中发生了些什么（第三章）。还有西格蒙德·弗洛伊德与威廉·弗利斯（Wilhelm Fleiss）之间的关系（第六章）……我没有任何证据能够证明：在这些故事的背后，有着超出维多利亚时代的礼节允许范围之外的故事。但我觉得学生们对这种事情通常比任何一位学者都更有理解力。而且，你们很可能是对的，特别是在你们看了第十八章中临床医生与他们的病人之间不正常性关系的数据之后。

但我希望你们对人际关系这一概念的关注范围再扩大一些；我希望你们对所有类型的心理治疗的中心任务提高灵敏度，即在心理治疗成功前，治疗者和来访者之间必须对心理治疗的核心价值问题共享并进行交流。我在第十九章中指出：这些价值是心理治疗的终极目的之本质——也就是对真理的共同的、勇敢的探求。但我想要你们明白的是：我所说的"真理"，不是那些对我们所知现实的有限、沉重、数学可能性的陈述。从我的立场出发，我所说的"真理"必须引申为：我们对这个我们积极创造的世界作出诠释的积极过程。这个"诠释"（我喜欢把"诠释"说成"真实地拥有这个世界"）要求一个人对自己和自己所处的世界都有一个清楚的认识，正如保罗（Paul Watchel，1984／1992）所评述的那样：

> 一个人所认为的自身处境往往可以被理解为这个人主观特征的产物，

而不是完全外在的事件。也就是说,这些事件不是简单地"发生"在我们身上,而是我们的内在状态及其所引起的行为的可预测的结果。比如说,一个专横的丈夫对妻子不加掩饰的冷淡导致妻子对专制感到恐惧,而妻子的恐惧又助长了丈夫的态度。和我一起工作过的一位女士曾惊讶地发现,一旦她开始站直腰板,她的丈夫就成了一个"很容易被打败的对手",正如她自己所说的:"我以为他是我所面临的境遇,但事实上,他是我所制造的境遇。"(p.430)

成功的治疗合作关系可以帮助人们更真实地观察、思考和行为。减少的是痛苦,增加的是康乐。但此外,成功的治疗合作关系包括更完整地认识我们潜在的幸福和有待于重新发现的能力:爱、公然地交往、创造性地生活——西格蒙德·弗洛伊德将这种生活方式的特点归纳为人类成长的"终极阶段"的反映、最理想的"生殖型性格"。

因此,治疗关系并不是基于利害关系的策略婚姻(尽管金钱经常转手),也不是简单的"买卖友谊",而是一种建立在忠诚的道德条款上的关系。正如约瑟夫·玛格里斯(Joseph Margolis,1966/1992)所指出的那样:事实上这是一种"双重屈从于道德评价"的关系(p.89)。首先,这是专业的联合,屈从于伦理的详细审查(保密性、知情同意、职业许可证等)。第二,

> 它直接并专业性地关系到影响人类的行为和动机的变化。一般而言,这属于道德领域……无论心理治疗的学说有多少种信条,其宗旨都清楚地预示着一套以承诺改变病人的生活为名义的价值观。(Margolis,1966,p.89)

所以,治疗关系完全是建立在一套"极端幸福"的价值观上的。极端幸福指的是幸福的形而上学的理论,美国人民非要用如此高大上的词语来解释简单的概念。沿袭亚里士多德的思想,大多数西方心理治疗的极端幸福是以充实而理性地生活的价值观为基础的。大概没有哪个心理学家会将心理治疗的功能表达得比卡尔·罗杰斯(第十五章)更雄辩了。他写道:

> 心理治疗的主观经验和与之相关的科学发现都显示:个体有改变的动力,而且在帮助下能够改变,向着更为丰富的人生经历,向着对自身和社会有益的(而不是破坏性的)行为改变。(1955,p.277)

《谈话疗法》一书会引导你塑造自己的极端幸福吗?也许不会,但它可能会提供一个大致的指南,带你去一些地方,可以使你看得更深远。这本书中的思想很可能会使你的生活变得更重要、更丰富。祝您阅读愉快!

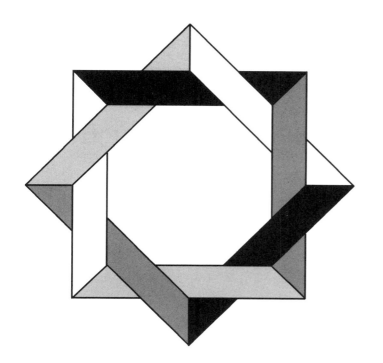

　　我相信,除非哲人成了城邦的王,或者世上所有的王和王储　　1
们都拥有了哲学的精神和力量……否则城邦及人类永远不能从
他们的罪恶中解脱出来;也只有如此,我们的理想国才可能有生
命,才能望见光明。

——柏拉图

第 一 章

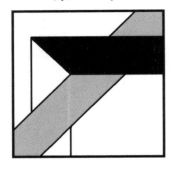

理解谈话疗法历史的基本关照

请吃一碗米饭

2　　《谈话疗法》这本书里有人物有地点，有观念有想象；不仅如此，这本书叙述了人类理解自身状况的过程，这一过程横跨不同大陆，在世纪间绵延着。人们一直在寻求一个面面俱到的、理论化的治疗理念来满足人类心理上和情感上的需要；正是通过这个悠久的历史，我们得以追踪人类这一永不停息的诉求。在这本书中，心理治疗被视为由作为个体的"艺术家"来进行操作的技艺，而与此同时，这种操作是被伦理和价值观限制着的，有时还会受到科学的顽固阻碍。心理治疗本身就致力于转变。通过本书您将学到心理治疗的历史、文化根基，心理治疗这个领域中的人物和观念将陆续向您走来，希望您能从中得到愉快。

心理治疗的胜利

对患病个体的情绪、行为的系统化的处理方式,是现代科学心理学的卓越成就。它具体是通过两个人互相交谈这种模式来实现的。它从诞生至今才一百来年。1900 年西格蒙德·弗洛伊德(Sigmund Freud)发表了《梦的解析》,这是对无意识的秘密的最初探索,我们把这视为谈话疗法的形式上的源头。它的历史并不长,然而这一学科以及它的创建者、发展者们对我们的文化及包含于其中的人类生活所造成的影响和冲击是深远的。

西方文明对"谈话疗法"的接受,永久而深刻地影响了我们思考自身、了解他人、生儿育女、展望未来的方式路径,如此说法绝非夸张。在生活中,我们运用"心理治疗"的阐释体系来应对日常实践的几乎每一个侧面、每一件重要的事情。我们甚至可以严肃地提出如下观点:宗教的教条和仪式,官方权威的律令,这些作为我们个体生活的共同文化背景,很大程度上已被心理治疗的语言和概念取而代之了。

很久以前,宗教教条把人类成员维系成为相对齐一的社会群体;而现如今,建基于宗教的社会分析却倾向于让我们以邻为壑、划地分居,在大的文化背景内,信仰者的小团体已难以和谐共处。举例来说,当学生们在组织《圣经》学习小组时,我曾亲身见证关于天主教徒究竟是否算基督徒的激烈争论。

也许是因为第一次世界大战以后马克思主义所遭受的非议,从以阶级为基础的政治经济立场来理解我们的社会和我们自身也有着类似的困难。姑且不说别的,往社会阶级的讨论中灌输种族、民族之类的题目已足以把水搅浑。再者,随着民间对于"政治正确"之正当性问题的辩论愈演愈烈,当今的很大一部分人已注定要抵制那种把对种族、性别、民族的探索作为对生活历程的相应阐释的社会分析理论了。

我们这个时代的隐喻

诊断,治疗,痊愈……这些表达是现世的,而且被认为是客观的、科学的;在今天,我们也许只有在这些语境下才能去看,去懂得,去真正地互相理解。心理学,尤其是心理治疗,已经成了我们论述中使用的共同语言。心理治疗为所有的对话者提供了核心隐喻,无论这些对话者们是"基督徒""女权主义者""美国黑人""新保守民主党员""男同性恋者和女同性恋者""环保主义者",还是"世俗人道主义者"。

即使是对于坚定的、热情的心理学家来说,这样的发展也并非完全是美妙的。有太多重要的东西不能通过这种学说的语言、方法和隐喻来理解。比如说,人们在极端狂热的膜拜中会甘心献出自己的自由或生命,而我们很难说这是由一种强大的"精神力量"推动所致;但是,当一个"吉米·琼斯"或"大卫·科瑞希"控制了他那"病态的"追随者们的"精神"时,我们能够把他理解为一个"变态人格者"。强效纯可卡因在美国流毒甚广,我们不清楚这件事的经济或政治上的原因,但我们可以说我们知道"上瘾"是一种"病","精神疾病"的一种形式。生命失去了意义、目的或确定性,我们再也没有一个公认的道德权威来告诉我们所以然;但我们可以"理解",在接下来的几个月中将有 52 万成年美国人(28%)饱受一种"可诊断的精神异常"之苦(Regier et al.,1993)。总而言之,只有依靠心理学和心理治疗的语言,我们才能把属于个人的、道义上的那些难以捉摸、深不可测的事实转换成可以用文化甚至科学来理解、把握的事实。

一种用以贬抑的语言

我们常常试图把那些用来理解他人的心理学工具针对自己来使用,期待它们在这个领域同样有效。在我看来,大部分人尚未意识到这种心理学化的自我认识实际上是多么歪曲和狭隘。举例来说,几乎本书的每一个读者都有本领给用以描述他或她的性格的心理学属性开列出一个长长的清单。而如果我仅仅要求你描述自己的反面属性,这事将变得更容易。

心理学家们没能很成功地教给人类一个用来描述积极健康的人类品质的词汇、范畴体系,这也许是因为他们被人类天性中的病态一面深深迷住了。无论如何,在描述我们人类生存的消极面这一点上,我们都或多或少地是熟练的心理学专家。也许这就是心理学的伟大成就之一:它教给我们那么多陈词滥调,好让我们把坏的称号给予自己和别人!

本书背后的理念

本书的目的是为我们心爱的事业,即心理学和心理治疗,揭示出历史的根源。我计划在以下的 24 章中追踪这"心灵科学"的历史和文化之根。从这里我们将渐渐懂得,成为或没有成为一个健全的人类究竟意味着什么。

人类认识自身的奋斗历程是精彩纷呈的。其中当然不乏些许死路,若干教训,还有一大群杰出人类的表演。同人类在其他领域所作的努力一样,它也没有揭示出什么绝对的"真理";但在"自我"这一焦点上,凭借对于真理的暗示和智慧的设想,它也许成了我们这个时代一段最为引人入胜的传奇。

谈话疗法的哲学根基

从智慧的根源上来看,西方心理治疗的各取向都是启蒙运动的产物。工业时代带来了激烈的社会竞争,为了在这种达尔文式的斗争中生存下来,人类的情感、心智都付出了代价,而各种心理学流派都在为这种代价提供合理的回应。在这苦难深重的世界上如何能够活得像一个人?正是通过对个人主义、个体奋斗的深切关注,心理治疗的每个学派面对 19 世纪"现代化"所提出的挑战提供了各具特色的解答。

《谈话疗法》这本书的核心就是为现代心理治疗寻求智力的、科学的、哲学的及实践上的基础。研究工作将引领我们直溯其源头,从古老的美索不达米亚、波斯、埃及的祈祷者及祭司-医者的神秘咒语,到 18 世纪哲学家中涌现出的对理性、科学力量的信仰,到现代的认知疗法的明晰表述,还有那对真理之莫测性的后现代解读。

《谈话疗法》还将指出,每一个新的心理治疗理论的预设、目标及方法是如何反映了它们所源出的那个时代和文化的愿望和信念。我的希望是,这本书能让每一位感兴趣的读者更清晰地把握这样一个朴素的理念:我们看世界的方式,乃至我们在世界中存在的方式,都是历史的、政治的和文化的力量所塑造的,故而,我们对人类状况的一切理解、我们对人的本性所作的一切假定,说到底都是这些力量的反映。

一个面向人物的视角

从这本书里我们也将看到那些像我一样的心理治疗者们是如何生活的。那是一些我们可以从他人那里学到的教训,关于人类快乐、苦难、理解的根源——它在我们自己的及与我们切近的人们的生命历程中。在过去的 25 年里,有数以百计的人曾和我,一个把自己称为心理治疗者的非常普通的人类,分享了他们的人格——他们的绝望、希望、恐惧和胜利;谨以本书向他们致以敬意。这是些普通的、日常的生命,充满着疑难和愧悔,常常有伤感的有时甚至是悲剧性的秘密,还有难得的喜乐和平凡的日常烦恼;本书试图把我从他们身上收集到的洞见介绍给大家。《谈话疗法》是对我 25 年来所分享的胜利和失败的调停;在这四分之一个世纪中,智慧的火花闪烁了,又失落了,间或幸运地被重新寻获。

聆听人们讲述他们自己生命中的故事,然后讲述我自己的故事作为回馈,在很大程度上我就是靠这个来生活的。每一个故事都是独特的、非凡的;然而与此同时每一个又都具有普遍意义,是我们作为人类所共享的生活经历的一部分。作为治疗师我通常的工作就是帮助讲故事者去自己区分出什么是什么。有时候,我帮人们从个人体验中看出普遍性;有时候,我们的共同任务就是去揭示出普遍性下深藏着的独特和例外。我们在每个人的故事中探求情感的真实、灵魂的真实和理智-历史的真实。

6

学习聆听的上乘技艺

心理治疗者不仅要学会倾听言辞,更要学会倾听沉默;不但要听得懂可以言传的,还要听得懂只可意会的。一个人的眼神可以揭示言辞所达不到的意义。治疗者也要学会辨认出所讲的故事中夹杂的错误和歪曲。我们试图去懂得,为什么这些人选择了这一特定的时间、面对这一特定的人来讲述这一特定的故事。一个熟手老到的治疗者,从很大程度上来讲,就是一个职业的解谜者——他是一个充满希望的旅行者,正如非凡的俄狄浦斯准备用他的智慧来挫败前进道路上可能遇到的每一个狡诈的斯芬克斯。把这作为一条谋生途径实在不合常理。有时候我会为此感到奇怪,为什么我的同行们没被变成盐柱,作为宇宙对这一职业傲慢、专横的本性的惩罚。

针对读者的一点劝告

也许我已经开始把你引上那样一条路了,而那是一条我必须时刻告诫自己和同行们不要去走的路。我曾经说过,这本书是关于那些曾怀着信任向我讲述故事的人们的生活的。然而实际上,这本书与其说是关于他们的生活,倒不如说是关于这些故事在我身上留下的记忆(或者说我以为是记忆的东西),以及我所重视、所保存的东西。

从很大程度上来说,实情是这样的:我们认识到我们是以充满瑕疵的程序去试图倾听、理解他人,把握了一些断片;而每一个治疗者正是用这些断片来重构人们的生活——心理治疗所关涉的就是这种"重构"。治疗者从他自己所受的训练和生活经历得来了一整套用以理解的范畴和图式,治疗过程中的一切不期而遇都是通过它们来定义的。正因为这,心理治疗的过程和实质从根本上是由治疗者用来赋予他自身的生命以意义的那套价值观塑造的。本书仅能给你提供一个我们在这个创造、建构的过程中所使用的"技术图表"的观念。真正地去理解每个走进咨询室的人类,那是上帝的事。

这一点并不特别深刻也不是很成问题。然而,它对于你是否能从本书学到有意义的东西是起决定作用的。保持批判的眼光很重要。这就是本书提出的最初的命令:"遇佛杀佛。"在你那积极追逐智慧的生命历程中,你将会遇到许多江湖骗子和许多微笑着的人,他们会对最复杂的难题提供出简单的解答。无论如何,想要找到真正的"佛",就必须从心中、从意识中把所有假佛清除出去。要"杀"的当然不是假先知或新时代的二道贩子,而是你自身内部的那一面,那总是想寻求固定答案、总在要求外部权威来提供快捷、可人、简明的答案的那一面。如果你在书中或别的任何地方看到了佛的幻象,你必须停止你的自欺,重新踏上新的旅程。在心理治疗这个领域中和在生活中一样,与其过早地怀着自信和自满达到目标,不如满怀希望地走在旅途上。

这本书不提供绝对的真理,也不会向你揭开人类心灵的秘密。对于任何貌似不可动摇的论断,你最好把它当作仅仅是一个引起兴趣的线索。如果它坚持要对你的思维实行统治,那么摧毁它吧,你只要这样想:一个中年的教授坐在他那位于印第安纳的书桌前写着书,他希望你来读它,但并不希望你太把它当回事。然后你问自己:"我难道会真的让任何人,尽管是教授,来改变我真正的思路吗?"接着,你就可以走出去,在那个假先知泯灭了你自己的思维之前就把他"杀"掉。

从咨询的视野看

"心理治疗致力于转变",我把这用一尺来高的不显眼的字体写在咨询室的墙上。当然,我的大部分来访者都明白转变的必要性,但在治疗开始时,他们都怀着这样的信念:心理治疗将使他们有能力改变他人。一个典型的例子就是,一位疯狂的来访者要求治疗者"修理我那败坏的孩子/配偶/老板/恋人!"他相信,一旦其中一位通过心理治疗的魔力得到了转变,生活将对每个人都变得丰富、可人得多。

作为一个治疗者,我在涉足每一段新的关系时都知道,来访者实际上所要求的都是不可能的。并没有那样神奇的技术,可以把败坏的孩子变成完美的孩子,把不合意的配偶变成家庭伴侣的模范,把自私、目光短浅的老板变成开明的上司,把缺乏兴味的恋人变成为爱献身的情侣。

处在不愉快的关系中的人们求助于心理治疗时,怀着这样的动机:希望事情有所改变,以便他能继续栖身于这种关系中;而从根本上说,他们必须经历必要的、不可避免的自我改变。也许更难让人接受的是,其实谁都无法完全地控制转变的方向和过程。治疗过程的大部分层面彻头彻尾地都是交互作用,而大部分转变都是缓慢递增的。最终,当治疗者和来访者成功地达到了目的,究竟是谁在谁身上造成了转变这是很难说清楚的。作为治疗者我深深懂得,如果没有认识到从根本上进行自身变革的必要性,不快或绝望是无法克服的。

当然,如果来访者在相当程度上改变了自身,那么许多他人及事态都会随之改变。但无论来访者还是本人都无法预知改变的方向和程度。她将陷入爱情还是放弃爱情?她是否能唤回被一种自我保护性健忘症所深埋的痛苦记忆?她能否认识到她关于自己和最亲密的亲人的古怪荒谬的想法是社会造成的?她是否能懂得她无视对父母应尽的义务是多么自私?她能不能明白她从来没能在爱自己的同时不

8

怀有羞愧和负罪感?

心理治疗中的历史和文化背景

我们现在要讨论的最重要的问题是,心理治疗的各种杰出成果是否相似?如果不是(在我看来不是),那么在我们对成百上千致力于心理治疗的人们的经历的研究过程中涌现出的不同的形式是由什么造成的?

这种不同主要应当归因于社会、文化和历史过程。我们就是生存于这些背景中的。即使是那些生存中的最基本的事实——一个人的性别、社会阶级、种族、发展阶段、机体健康、性取向、气质、心理的核心特征——也只有在一个社会、文化和历史的特定框架下被给出,才具有意义和真正的重要性。通过这本书我试图确认并探究社会、文化、历史这些变量在我所研究的每个心理治疗理论的发展过程中所扮演的角色。我这样做的另一个理由是,试图揭示心理治疗是何等完整地反映了它所源出的那个文化。

举例来说,要对弗洛伊德的精神分析有真切理解,就必须理性地、深入地了解在世纪转折点上欧洲中产阶级人民的生活(同时前者也提供这种了解)。从操作上来讲,要理解弗氏的性即神经官能症的基础理论,你必须先懂得他对性驱力的特殊地位的生物学解释。而这种解释又必须放在19世纪末欧洲生物科学的语境下来理解。当时的生物学便赋予了本能,尤其是性本能以特别的重要性。

我要把这个观点更推进一步:要彻底地理解弗洛伊德何以非得要用性来作为情感苦难的基础,我们同样必须更广泛地认识到,在他那个时代,在19~20世纪的转折点上,奥地利的中产阶级在性方面的压抑和矫饰,以及这种压抑对未成年人和成年年轻人的精神健康所造成的影响。

你将在第二十二章中看到的也与此类似。在当代日本,他们发现未尽的人际责任是许多普遍性的情感失调的根源。这些文化人类学的知识将帮助我们理解日本的心理治疗何以是如此这般构成的,以及它们在日本文化中是如何具体操作的。对这种心理治疗的理解也将提供一个窗口,从中可以看到日本文化中传统价值观念的体系,还有当代都市生活的紧张和压抑是如何影响生活在这种价值体系中的人们的。

既然想要获得一个关于一般心智的客观科学,那么何以去研究情感上被扰乱的那些个体?当被问及这个问题时,弗洛伊德回答说,他研究神经病患者和那些地质学家研究破碎晶体的道理是一样的:破碎的样本揭示了群体中健全成员的结构。我们要说,我们研究一个特定时间段的文化、社会中的心理治疗和精神病理学,是为了看到那个社会的裂痕究竟在哪里。作为心理学家和心理学的学习者,我们的理解目标既在于那个文化-历史进程中的个体,也在于那个进程本身。

对悖论的回答

下面我们可以看到当代探索抑郁症所得出的结果是明显自相矛盾的。那么我们可以从中得出针对我们自己的社会的怎样的洞察呢?

关于心理治疗成果的数以百计的研究资料表明,对于"单极性抑郁症",在当代的北美洲,"认知疗法"是最有效的。"认知疗法"(见第十四章)主要帮助病人学会辨认出并修正当他们抑郁时思维方式中的系统"错误"。当治疗者们把成功归功于"认知行为转换"时,大部分的病人却把他们从治疗中的获益归功于治疗者的温情、真诚、照料这些精神上的支持。事实上,病人倾向于这样来理解,他们不管治疗者使用、认可的是怎样的治疗技术。

我对这个谜的解答(也欢迎你来自己解答)是这样的:从客观的、"科学"的视角来看,当代美国中产阶级——尽管他们自己未必认识到这一点,尽管这与大部分人本主义心理学家(见第十五章)所持信念相反——是这样的:当他们的生活和古代斯多葛学派的理念保持一致时,他们便觉得生活是最可接受的、最和美的。斯多葛学派认为,对生活的理性的、科学的解释可以使心灵的痛苦不再难熬,使情感上的失落可以被忍受。一个最成功的心理治疗者,便是在帮助病人懂得这个理念上做得最成功的人,也是在帮助抑郁症患者修复他们的认知方式上做得最聪明的人。

另一方面,我们文化中的普通人或多或少抱有那样的"信念",那信念与当代认知疗法(见第十四章)的基本断言恰恰相反。这种"幼稚"的观点和一本正经的斯多葛哲学不同,它主张,你同那些和你最亲近、与你的幸福最息息相关的那些人的关系,决定了你在任何时刻的感受。这观点被流行文化和流行的心理学有力地加强了。相应地,如果你同治疗者的合作使你觉得不那么忧郁无助了,你对此的解释便不是着眼于治疗者的技术,而是他或她和你的关系。

对材料的上述解读也许已经为悖论提供了解答:换一种方式思考,这对于单极性抑郁症的痊愈是必需的(这是可从材料中查证的"事实");而当抑郁症患者在治疗关系中感受到有力的关爱和支持时,上述的新的思考方式将更易获得(这也是有案可查的"事实")。如此我们就可以客观地作出如下推论:在我们的文化中,斯多葛主义和人际关系对于心理健康都是重要的因素。

这两个设定,尽管显得如此显而易见,却并不是对全人类普遍有效的,它们对我们这个特定文化来说是决定性方面。对于许多文化来说斯多葛主义和"人际关系主义"并没有这样的核心地位。我个人认为,在崇尚罗曼蒂克式爱情的时代和文化中,"人际关系主义"具有最重要的地位。类似地,我还想说一点,就是"理性"也是一个相对的价值。也许建立在客观、科学的世界观之上的工业经济的发展程度越高,理性的重要性也就随之水涨船高。

对于因果律的"后现代"观点

前面的讨论还勾起了另一些问题,在我们作进一步的讨论之前须先把这些说清楚。也许最引人注目的一个观点是这样的:在心理治疗的过程中,即使最可靠、看上去最"客观"的事实也允许不同的解读和猜测,也会因个人的信念甚至口味而呈现出不同。真实,从现象学的意义上来说,是被构造的,被每一个卷入治疗过程的人所构造。正视人类经验的多样性,甚至尊重互相矛盾的解释的并存,这种真理观正是"后现代"世界观的精髓。

举例来说,在治疗抑郁症患者这件事上,治疗者会把汤姆在《贝克抑郁自评量表》(BDI)上抑郁指数的下降以及他家庭关系、工作关系的改善归功于自己教会了他去更理性地接受世界;然而,汤姆,恰恰相反,会把他的改善归功于治疗者对他的照应程度以及他从自身、从与他人的关系那里得来的洞察,通过这种洞察他得以成长了。与此同时,汤姆的治疗者的导师会把这种改善看成一个证据,证明对抑郁症动力学的基础的、实验的研究开始在现实中得到回报了。也许她私下里还会认为,这是这些年来治疗者所受的博士训练以及自己对他的督导所产生的效果。这解释的链条从可能性上来讲是无穷无尽的。它从初始条件的每一个因素出发,向一切方向辐射。

从后现代的视野来看这些多变的叙事,你应当认为对一个事件的三个解释版本可以是同等"真实"、有效的,并不非得来个非此即彼的选择。在汤姆和抑郁症的斗争中,理性主义、人际关系、职业训练都起了作用。为了应对美国多达 2 000 万的抑郁者(Regier et al.,1993),每一个因素都很重要;从中也可看出,在我们这个文化中,无论理性还是亲密性都缺失到让人痛心的地步。由于心理学要以相应的、有意义的方式来帮助人们,它必须尽可能地对认知和人际关系这两方面的问题都有所致力。

与此同时,当我们作为认知主义者、人本主义者、逻辑学家、诗人、神学家、从不轻信的学生、空谈理论的教授等等来进行辩论时,将得到极大的乐趣。在心理学这一专业内部,这些分歧已经化为了数以千计的论文资料。当然这也可能变成学派间真刀真枪的竞争,每个学派都想尽量在这个领域中多得一席之地,都想获得为我们这个时代的心理疾病开方诊治的合法权利。

重申:路上之佛

我希望你在阅读《谈话疗法》这本书时,自始至终把这一观念留在脑海中:对于心理治疗的奥秘和真实,决不存在一个可以一劳永逸解释一切的终极真理。在这个领域和在人类探索的其他领域一样,想让所有时代的所有人类来认同一个终极真理,这甚至在逻辑上也是不可能的。如果有任何人想要使你相信这一点,或者你自己身上有这种倾向,那你就遇到"假佛"了。

心理治疗——建基在科学之上的艺术

"心理治疗是建基在科学之上的艺术。"考西尼(Corsini,1989)曾这样说。我特别欣赏这一论断,因为它给了我自封为"艺术家"的唯一理由。我想,每一个工作着的心理治疗者都会认为自己正投身于一种创造性的、自我表现的艺术。我们的职业不仅是医学,我们也不必担心我们会被电脑或别的什么技术来取代。

但什么是"艺术"?难道在我面前坐着的病人是我创造的?一尊雕塑属于罗丹或米开朗琪罗,一部小说属于夏洛蒂·布朗特或爱丽斯·沃克,我的病人是否在这种意义上属于我本人?治疗的过程如何能够让我投入并反映我的创造才能?我如何能在完成的作品上留下自己的大名?从那个意义上来说,它能够被"完成"吗?也许病人变成了一张画布,在他的一生中被从一个画室带到另一个画室,却从未被完成,直到时间耗尽。

正如你马上可以看到的,把心理治疗比喻为艺术是有问题的。不过我认为我们可以把心理治疗者看成艺术家,主要是因为在咨询室里所发生的是自发的、创造性的发现过程,是依照一套先在的法规和准则来进行的自我表达,这些法规和准则是那些为这种表达设置了基本参数的人们定下的。

伟大的大师们及他们的心理治疗学派

谈话疗法的大师们就是设定了这些基本参数的人,通常也是他们吸引了追随者,振兴了整个学派。这些大师对他们那个时代的文化中用以阐述、获取自我认识的基本假定进行挑战。在此过程中他们得以创造出自我解释和自我表述的新技术,而这些渐渐成为心理治疗的各种学派的标记。

通过仔细阅读,你将认识他们工作中的那些标志性特征。你也将在不同的取向间发现风格、能力上的特殊的亲缘关系。当然,去发现一个最合你口味的表达手段,这对你将来的岁月是非常有意义的,无论在智力上还是实践上。无论如何,我希望你能从已有的学问中走出来,学着去欣赏那些你在读这些篇章前毫无所知或所知甚少的学派。也许你还会发现,那些你此前认为无趣、头脑简单因此对之不屑一顾的技术框架也不乏精彩之处,因而你会对之作出更好的判断。

这里我们要提醒的一点,与其说是美学性的,不如说是实践性的:和心理治疗的每个学派相关的艺术技巧都是特别的、高度精练的。每一个作品都像一幅人物画,对它的解读评价必须相应于在那个传统中被接受的标准。当艺术作品已完成,你的肖像画看起来怎样和你本人胖瘦长短、或老或秃都关系不大。对它来说重要的是:那个画家是蓝调时期的毕加索,还是鼎盛期的凡·高,抑或一个闭着眼睛来作画的禅宗和尚。

心理治疗的叙事

在当代关于心理治疗的这个创造性、构造性过程的文字中,前面这个"作画"的隐喻变得越来越重要了(Bruner,1990)。当你的肖像出现在画布上时,这个在心理治疗的过程中浮现出的新"你"与作为生物体的你之间有着些许本质关系,但在某种程度上它也是治疗者通过对你的知觉这个创造性过程得到的产物。这个知觉过程叫作"统觉"。用更正式的心理学术语来讲,你是一个"刺激",而治疗者的创造力把对这个刺激的感觉转化为一个前后融贯的相应的知觉。你想要的叙事也许是比较肤浅却很忠实于事实的,也许是富于洞察、对你性格的深层本质有所揭示的,或者是把你生命的大部分都描述为本质上神秘的。你对一位有创造力的人敞开你自己,后者对你生命中的事件进行解释,无论如何,那个叙事的文本很大程度上依赖于这种解释而得以被构造。在心理治疗中与在艺术中一样,如果你不同意那种解释,你可以拒绝它(但非常不幸,你可能不得不付钱)。而如果这个叙事让你真正地感到有所裨益,那你可以把它作为更深一步的自我探索的起点。

这一点何以重要?这是因为治疗者终究要把构造出的叙事作为你自己的故事还给你本人。治疗者将不遗余力地帮你来理解、接受心理学上的错综复杂,情感的力量,还有叙事中埋藏着的人类真理。

回到前面那个抑郁症患者的例子吧。对于汤姆,认知主义的治疗者会用这样的叙事:汤姆对于人生的认识是深深地被扭曲了的、不合适的、不理智的,他必须认识到这种世界观对他自身的无所不至的影响以及所带来的后果。而一个日本禅宗传统下的治疗者将把汤姆叙述为一个利己的神经症患者,他受到了人类必须承担的义务体系的威胁。一个阿德勒主义的治疗者则将描述出一个内心深处缺乏勇气的人,人从本质上说就应当为社会的未来作出积极的贡献,而患者在这方面失败了。

这三种叙事是否同等有效?如果我们考虑到在每一个事例中治疗关系的完整性,那么我们不得不承认,关于汤姆生活的每一个陈述作为一个可能的治疗手段与别的陈述都同样有效。我们可以质问把禅宗式的解释用在西方世界的印第安纳是否适宜,也可以问纯理性的解读在维多利亚时代的维也纳是否有用,但我们无须问那个叙述者的知觉是否真诚和有价值。

无论如何我们必须时时保持这个警觉,即作为叙述者的治疗者是在把他或她自己的知觉强加到我们的真实上。更进一步,我们必须认识到治疗者的叙述是特定文化、时代、世界观的产物,它们与患者一开始带入治疗的、在现象学意义上构造的原始叙事未必能很好地契合。我们必须总是抱有这样的希望:这个叙事的构造是患者和治疗者通力合作的产物,但这一点是难以确知的。

这个关于心理治疗的叙事的观念在另一个意义上也很重要。如果十年或百年以后我们来读这些叙述,它们也许会显得非常困难,因为时代背景可能变得完全不同,把一个精神病人的痛苦故事当作对那个时代那个文化的揭示来理解将不那么容易。既然你在本书中读到了心理治疗的那么多各种各样的叙述,我希望你能获得这样的能力,能够把治疗者的工作不仅视为临床治疗的描绘,更视为文化和历史的窗口。

道威斯(Dawes,1994)用"私人的故事"这个隐喻来表达布鲁纳用"叙事"这个术语表达的意思。他提醒我们,无论如何要对治疗者所建构的叙事保持怀疑。对于心理治疗的重构物的读者们,他发出了一个强有力的警告:这样的叙事也许只是提供了一个引人入胜的陷阱,它事实上扭曲了人类生活的真实。

> 不幸的是,还没有任何研究进行到这个深度,来探索这个"好的故事"究竟意味着解放还是陷阱,至少我本人还没见识过;因此这个问题仍悬而未决。即使这样的一个故事确实带来了解放,我们仍可以这样问:治疗者该做的,真的就是让人来相信一个可能错误的故事吗?接受治疗的病人难道愿意因为解放的利益而被误导?我们能仅仅因为一个对我们行为的错误"解释"能带来快乐就选择相信它吗?尤其是,如果这种解释打消了我们自己的自由选择?(p.217)

关于心理治疗客观性的一点说明

和其他所有人类一样,心理治疗者们也居住在一个很大程度上是由他们自己创造的世界中。在对人类生命作创造性解释时,他们也许发过这样的誓言:效忠科学的客观性,激进的人道主义,或反活力论(见第二章);但在感知的门槛上,他们不得不抛弃对客观性的真正探求。我觉得无论作为治疗者还是病人,人们在开始心理治疗时,总在希望找到这样一个人,他对世界的看法、他所构造的世界和自己的完全一样。

　　有时候,病人对于治疗所怀的期待使得治疗者在大众文化的眼中显得颇为尴尬。我和一个叫陶德的年轻人仍保持着联系,他当初是为失眠的问题来的。陶德第一次走进我的咨询室时,他迅速地游目四顾,然后脸朝我往沙发上一躺。当我正在努力寻求合适的词句来打破这令人尴尬的寂静时,他开口问我,他应当从哪一年开始他的回忆。

　　哎,这个陶德! 我不得不告诉他,除非他坐起来和我面对面地说话,否则我们的谈话不会有什么结果。我所强加的会谈"标准"把陶德完完全全地搞蒙了。对于这次会面的情景他脑海中曾经预演了千百次,他自认为所有心理问题的根源都在于早年的记忆,而他应当立即被引导着去揭开这压抑了的记忆,可是他从没想到事实全非如此。还有一些我的病人,他们根本不认为心理治疗可以面对面地来进行,我只好希望他们能找到治疗"图景"符合他们的期待的治疗者。陶德对于治疗的最初预期可说是很普遍的。顺便说一句,我后来把那个沙发卖了,用椅子取而代之。

　　病人的最初预想常常显示了人们对于心理治疗的奇怪信念。有时候这也揭示了他们先前所经历的心理治疗的光景,它们是奇特的,如果还不算古怪的话。举例来说,不久以前,有个病人一开头就跟我大谈她那耸人听闻的性幻想,谈得细致入微头头是道。"停下!"大约15秒后,我叫道。"你告诉我这些干什么,派特? 我们几乎还不认识呢!"

　　派特解释说,在她以前仅有的一次治疗经历中,对性幻想的揭示和讨论构成了所有谈话的核心内容。当她最初对治疗者的这种要求进行反抗时,她就被告知她"退回到了自我否定、压抑和歇斯底里性的回避"。

一些实践上的忠告

　　我和派特的首次合作所要做的,就是仔细、彻底地查清那上一次"治疗"中还发生了什么。看起来派特并未受到那个治疗者的性侵犯,但她浪费了宝贵的时间,这些时间本可用来对付她为之求助于心理治疗的那些真正的问题的。当然,在这段时间中,她的治疗者靠这种名为治疗、实为偷窥的行为赚了不少钱。

　　派特遭遇到不合格的治疗者这个事例,让我们看到人们对心理治疗的神秘力量是多么信任,还有,在我们这个充斥着各种心灵巫术的各人自扫门前雪的时代,心理治疗会变成多么怪异的行为。在《谈话疗法》的最后一章,我将描述被用作心理治疗的各种更具想象力的新时代骗局。

各种类型的治疗者,尤其是心理治疗者,仍在进行着"诊断""治疗"这样的行为；更广泛的意义上的"诊断"和"治疗"行为的科学合法性何在？道威斯(Dawes,1994)指出了这个问题。举例来说,在回顾了关于投射测试——特别是罗夏墨迹测试——的合法性的科学文献之后,道威斯这样说：

> 我想对读者提出这样一些忠告。当你处于危险境地,而一位职业的心理学家这样来评估你：他要求你对墨迹或未完成的句子或什么图画作出反应,那么你离开他的办公室吧！这种测试会使你有这样的危险：在根本不牢靠的地基上作出对自己性命攸关的决定。如果你就一个法律问题求教那个心理学家,那么你的公民自由可能受到威胁。如果你被法庭指示去见那个心理学家,那么尽可能地反抗这种测试吧,你可以说你将稍后赴这个约会,然后立即去找个律师。(pp.152-153)

我提出这一点作为一条首要的忠告：如果你遇到这样一个号称要提供心理治疗的人,他看起来是置身事外的,却要求你做些古里古怪的事情,那么你就立即用巨蟒剧团(Monty Python)的不朽台词来对付他吧："滚开！滚开！滚开！"

作为劝告的心理治疗

上面这些题外话很长,但观点是简单的。正如美国心理治疗协会的前主席阿尔伯特·班杜拉(Albert Bandura)所说,心理治疗从根本上来说是个劝告的过程(Bandura,1969)。治疗者的目的就在于让你看到,如果你对生活、对心灵、对存在采用了他的看法,你就能够基于实践的目的化解你的心理困境。

这种药方是多种多样的：思考要符合逻辑！揭开你的过去！承担起你的责任！正视现实！对不同的刺激要学会区分对待！人是政治的动物！倾听自己灵魂的呼声！

我也试图劝说我的病人改变他们的思考方式或生存方式,以便能够从痛苦和不快中解脱出来。至少在一开始,他们都想要告诉我,陷于如此境地不是他们自己的责任；而我则告诉他们,这正是他们自己的责任。如果在这个争论中我赢了,那么病人就被"治愈"了,或至少大半康复了。若是他们不听我的劝,那不是我的错而是因为(显然！)他们太固执了,只知反抗,不开明,无法接近。倘若我没能通过劝告、引诱或别的手段转变病人的思路,我的职责就是把他转交给另一个治疗者。我这样做是怀着这样的希望：下一个治疗者能比我更成功地把这些特殊病人的思路和行为方式引导到更富有成果的道路上去。

非实质性的心理药理学

许多病人在来求助前就早已被告知,他们的问题是一种"化学失衡";他们所需要的只是一粒神奇的药丸。事实上,很多这样的病人发现了这种由医药科学赋予和提供的神奇力量。药物在他们身上引起的生物性变化使他们感觉良好,充满希望,不再感到无助。

这种药物的运用是欺骗吗?也许不是。不过一个恢复活力的神经元对于富有成果的人性化的人生来说,并不是一个好的隐喻。

不仅如此。强有力的安慰剂,万能的糖丸,每周一次充满希望的电话呼叫,这些有可能让一大批勤奋诚实的心理治疗师没活干了。让我们面对它吧。每个有热血的心理治疗师都愿意为探索歇斯底里性的苦难投入热情,但是,歇斯底里性的安慰呢?我并不是要说,在我日常与病人打交道的过程中,安慰剂绝对没有任何效力;诚然,安慰剂的运用有着悠久的历史,并且有文献可查;甚至可用于对付机体的失调诸如心绞痛(Bleich,Moore,Benson,McCallie,1979)。但面对电视中充斥的广告,那些号称只要病人寄 25 美元到"希望之塔"就能治愈抑郁、去除疣赘的江湖骗子,我堂堂的心理治疗师难道要同他们竞争吗?

心理治疗的科学

有些阅读了本书初稿的人评论说,尽管我试图使心理治疗的技艺变得更有说服力,但我没能为它提供足够的科学根基。我希望下面这些文字是对这些批评的恰当回答。说到底,这些批评的价值将由你自己来评判。不过,《谈话疗法》的科学性比某些人预期的要少,对此我是有自己的理由的。那些章节的格调也由此决定。

在我看来,这整本书就是关于心理治疗的"科学的"基础。18 世纪欧洲的弗朗兹·安东·麦斯麦(Franz Anton Mesmer)以及他身边的磁学家们是那个时代领衔的科学思想家中的成员。弗洛伊德(Freud)是他那代人中最卓越的神经病学家之一,他紧紧追随着那个时代的科学规范。卡尔·罗杰斯(Carl Rogers)也许是历史上最伟大的人本主义心理学家,他坚持认为,只有依照一种精确的新的"人的科学",心理治疗才可能发展。与此同时,斯金纳(B. F. Skinner)提出了一种革命性的行为主义理论,主张罗杰斯所关注的一切都位于科学的正当界限之外。接着在 1988 年,实验神经科学之父罗杰·斯佩里(Roger Sperry)在《美国心理学家》上发表了一篇文章,主张关于认知心理学的"新"科学无须把宗教因素排除在外,包括"自由意志、有意识的企图、主观价值、道德,及其他和宗教息息相关的主观现象"(p. 607)。

在谈话疗法的发展中,科学的贡献究竟有多少?(连带的问题:心理治疗的"科学价值"如何估价?)这问题的难点在于,我们很难就科学是什么达成一致,还有科学的逻辑界限何在,科学的定义是否变化,它是以怎样的频率变化的。

我全心全意地支持这样的观点,即心理治疗绝对必须建立在科学的基础上。至少,治疗家们为问题寻求解答的过程必须是公开的、允许批判的,所取得的"真理"是可以被修正、改进甚至拒斥的。

凭着这个标准,即使是失传已久的颅相学以及它的终生拥护者弗朗兹·约瑟夫·加尔(Franz Joseph Gall,1758—1828)也值得尊敬。颅相学是这样一种科学,要从头盖骨的面部特征的形态中读出人的性格、气质,预测行为。它是一门地道的科学,因为它置身商业目的之外。颅相学家提供精确的量化资料,确切的科学预言,给非毁灭性的相关变量提供了公共入口,还有彻底的可证伪性。但问题是,颅相学彻头彻尾、无可救药、毫无疑问是错误的。

事实仍然如此,在这本书中,没有什么理论或治疗手段比颅相学更"科学"。那么我们对于心理治疗的科学和治疗艺术有什么可说的呢?心理治疗必须量化吗?它必须申明自己是客观的吗?它必须遵从牛顿物理定律吗?它是否应该是美丽、优雅或乐观的?它应该迎合"常识"吗?它是否应当试图对自然的奥秘有完整的理解,或者,像斯金纳的行为主义所说的,全然拒绝对生命的个人的、私密的部分进行分析?它应当预设一个静态的、"被造的"世界还是一个动态的、"构造的"世界?它探索人类问题的视角应该是男人的,还是女人的,抑或是统治阶级,或政府的健康机构?它是应当拥护人类的多样性,深入挖掘复杂的统计学上的互动的奥秘,还是应当仅仅守着一条底线,一个主要效果?这些问题在人类科学中找不到确切答案。我们必须学会同它们创造的这些分歧一起生存。

不过,总有一些治疗比别的更"好",更有效果,更便宜,更有效率,更有耐性,更有广泛的适应性……难道不是这样吗?至少告诉我们,人们这样乞求道,究竟什么是真的?如果保罗叔叔忧郁了,小吉米害怕蜘蛛,我的妹妹在前六周只吃豆腐不吃别的任何东西,还有我的生活也显得不那么令人鼓舞……对于这些显然是有科学的答案的。如果没有,那么那些上千的心理学毕业生,他们在电脑前和在实验室中度过的那些岁月究竟带来了什么呢?

资料所揭示的

比起18、19世纪的那些法国内科-精神病医师,我们也许不可能超出他们太多。他们的根本目标是"安慰和分类"。不过现代的心理治疗确实发展出了某些"科学",或者说,至少是可量化的解答。

首先,大量的统计数据表明,理论倾向、治疗方法、技术的选择、对职业的忠诚度等等都是些不太重要的变量,对于病人通过治疗所取得的成功程度,这些并没有多少决定性的分量。一个病人在治疗中做了什么,以及从某种程度上来说病人从治疗中得到了什么实践上的益处,这些都取决于治疗者的理论劝说技艺。无论如何,"对心理治疗结果的大部分回顾性研究表明,不同的治疗理论所带来的效果上的不同微乎其微,或根本没有"(Stiles,Shapiro,Elliott,1986,p. 165)。

那么,是否所有的治疗经历从根本上来说都是相等的? 当治疗有意义、有效果,能让病人通过长期的富有成果的改变而变得有能力过上充实的生活时,是否有什么征兆?

回答将令你吃惊。实际上,所有对治疗结果的探索在这一点上达成了一致:我们通过一个变量就足以预知治疗过程的成功与否,那就是:治疗者的性格,个人风格和"心理学风度"(对这个观点的展开讨论请看:Gurman & Lazin,1977;Lambert,1989)。科学的文献是广博的,而在这一点上相对来说没有分歧。对这方面文献的细致入微的回顾可在麦浩尼的《人类的转变过程》(Mahoney,1991)中找到。

决定心理治疗过程的形态和结构的,与其说是技术和理论,不如说是麦浩尼笔下的"有帮助的三个 R":由一定的角色构成的关系(relationship),关于个人转变过程的根本理由或隐喻(rationale),还有治疗者和病人在整个过程中遵循的礼仪(ritual)(Mahoney,1991,p. 288)。

被研究揭示出来的关于心理治疗的第二个"真理"是:如果一个人和一个关心人的、胜任的、有技术的从业者(前者可以与他建立一种协作的、互相信任的关系)一起工作,那么他几乎不可能发生什么差错。有一个周详的研究分析了从 300 多份调查报告中得出的统计资料。那个作者从中推出:

> 对于心理学的、教育学的、行为上的各种处理方式的效果的通常研究,其结果往往变动不定,于是便难以就一个普适的有效性达到坚实的结论。与此相反,元分析的观察却显示出关于普适的、肯定性的效果的一个强有力的、戏剧性的形式,它不能被视为是由元分析的技术所造就的人工制品,也不能被概括为安慰剂效应。不仅如此,这效果并非那么不起眼以至于可以被作为缺乏实践或临床意义的因素予以忽视。尽管元分析有它的界限,我们有理由……推出,发展到一定程度的心理学的、教育学的、行为上的处理方式确实是普遍有效的。(Lipsey & Wilson,1993,p. 1181)

美国心理学会(一个代表了心理学的科学性一面的组织,其中的很多成员摆脱了美国心理学协会对于临床心理学的定义)的旗帜性刊物《心理科学》上有篇文章提出了这样一个题目"非职业心理治疗的状况与挑战"（Christensen & Jacobson, 1995）。作者们回顾了那样一些文献，这些文献说多年的职业训练并没有在心理治疗的后果中造成什么实质性的差别。还有，如果职业治疗者和准职业的治疗者之间有什么不同，那么这不同是"令人惊叹地有利于准职业这一边的"（p. 9）。

这些材料对我们的影响

对于那些认为自己在提供特别的治疗礼物并为之自豪的同仁来说，以上结论是令人沮丧的；同时，它对于那些既求助于职业的服务，又求助于准职业服务的来访者来说也是个有理的安慰。正如克里斯琴森和雅各布森（1995）所说，有限的职业治疗者无法满足现有的对心理服务的需求；真的，他们估计，大约每五个需求者中只有一个真正得到了服务。

这一矛盾的原因一部分是经济上的。人口中的很大一部分缺乏相应的健康保护措施，更有甚者，通向精神健康服务的入口被"管理层"大大地缩减了。还有，数百万的人正在转向自助团体，自我饮食节制和锻炼疗法，各种支持团体取代了职业治疗者。为了确证我们的社会中的这个动向，只要看看书店中自助的心理学读物占了多大空间就可以了。要记住的重要一点就是：不要把"不科学"的治疗所取得的积极后果看成威胁，一门科学的心理学既要注意到非职业的服务可能付出的代价并为之作好防备，又应当善于从后者吸取长处，以增进科学的认识，拓宽科学的视野。

当你在思考本书所叙述的谈话疗法背后的科学时，请把以上观念保持在脑海中。我将尽我所能地使自己能提供科学的帮助、能跟上时代。然而，和我的许多同时代人一样，我被乔治·米勒（George Miller）1969 年对美国心理学协会所作的演讲深深地影响了。他让心理学家们"探求如何最好地使用心理学"，以便让真正需要它的人的生活得到改善（p. 1074）。我真诚地希望本书至少能够间接地服务于这个目的。

罗洛·梅的噩梦

本书描述的所有伟大人物都是我的主人公，而罗洛·梅（Rollo May, 1909—1995）是特殊的一位。他是北美最卓越的存在主义心理治疗家之一。下面这个故事是他在 1979 年告诉我们的（pp. 4-5）：

> 一位心理学家，他也许是我们中的任何一位，在度过了富有成果的漫长的一生后，站在了天堂门前。他被领到圣彼得面前去接受常规的审判。

圣彼得冷冷地坐在桌边,形象肃穆,令人敬畏,犹如米开朗琪罗塑造的摩西。他身边的一位白衣天使把一个马尼拉纸夹放在桌上,彼得打开它,阅读着,双眉紧锁。

沉默让人感到窘迫。那位心理学家终于忍不住了,打开他的公文包喊道:"看! 我的132篇论文的复印件! 还有我因为科研成果得来的奖牌!"

可是圣彼得仍然皱着眉头,继续盯视着心理学家的脸,沉默着。最后他开口了:"我的好人,我知道你是多么的勤奋。你被指控不是因为懒惰,也不是因为不科学的行为。在这份文件中没有记载什么道德上的过失。你和你后面那位一样高尚。无论你是行为主义者、神秘主义者、机能主义者、存在主义者,还是罗杰斯主义者,这都和指控无关。那些都是小过失。

"你受指控,是因为你把一切过于简单化(nimis simplican do)! 我们给了你一座大山,你却竭尽一生之力用它来造鼹鼠洞。你的罪过就在这里。你把悲壮之人类变得平庸。他是无恶不作的枭雄,你却称他为小丑;他在忍受苦难的折磨,你却把这说成是假笑;当他鼓起足够的勇气去行动时,你在说什么刺激和反应;人类拥有热情,而你管它叫'基本需求的满足'。你用你那孩子气的拼凑或从假日学校批发来的格言来塑造人类形象,而这两者都是可怖的。

"一言以蔽之,我们让你在那但丁式的诗剧中生活了72年,而你却为枝节小事耗尽一生! 把一切过于简单化(Nimis simplican do)! 你有什么要辩护的呢? 你说你是有罪还是无罪?"

作为本书作者,我愿意为这种指控充当辩护人。并且我请你来做法官和陪审团。你必须检查每一位被告,审视一个个案例,立足于其自身的价值;然后你必须对所有被告下个整体判断。

我仅有的请求是,在作出判决以前,你得花时间去阅读那些我介绍的治疗大师们的原著。如果你在本书中看到有明显的"过于简单化",那极有可能是我的错,而不是那些大师们的。

一点忠告,及最诚挚的邀请

让我们现在就开始智慧之旅吧。我们要回到500年前,那时西方精神病学和心理学才刚刚起步。我们来到欧洲。这里对许多读者来说是祖先居住过的故土,对另一些人来说则是数个世纪以来充斥着压迫的地方,还有的读者的祖先会把它视为一个古怪的蛮荒之地,到处是胡子拉碴的野蛮人。我们首先来到欧洲,为的是建立一个历史的和文化的背景;每一次旅行都必须有起点,那么我们的起点就是无意识的发现。

关于路上之佛的最后一次警告:我有个最好的朋友,他的车上有这样一句标语:"印第安人发现了哥伦布。"让我们注意这句话。如果印第安纳不能说是被约翰·罗杰斯·克拉克(John Rogers Clark)发现的,那么说 19 世纪欧洲的内科医生"发现"了无意识就更没道理了。正如那句标语如此优雅地表明了,相反的说法会显得更有力。

不过"发现者"拥有最优先的命名权。正因为这我们才如此重视我们那些越界的、迷失的、不幸的欧洲前辈。他们定义并命名了我们的意识,并且在那广阔的、新"发现"的人类心灵中点燃了我们的想象。

各位也许还记得我在本章开头的那个充满神秘气息的邀请,现在是时候来解释它的意义了:请吃一碗米饭。那是邀请你来享用我这简单但基本的劳动成果。在世界各地,一碗好的米饭同时是个不同寻常然而普遍的东西,是神圣的献祭,是生命的基本来源,是很能说明问题的个人命题。正如大贯惠美子(Ohnuki-Tierney,1993)所说,"米饭所具有的符号重要性深深地植根于日本的宇宙论中……它被当作灵魂、神祇,最终被当作自我"(p. 8)。你在本书中读到的每一个观点都是一粒米饭,它们因为有着潜在的价值而永葆活力;对于日本人,米粒中蕴藏"和魂"(nigitama),那是神的平静却又积极的力量。纯洁的白米所具备的神力能使拥有它的人有可能返老还童,能帮助他走过浑灏流转的自我发现历程(Ohnuki-Tierney,1993)。

因此我这样对你说:"来吧。请坐到我的桌前吃一碗米饭。欢迎走进平凡人类的不平凡世界。祝你愉快。"

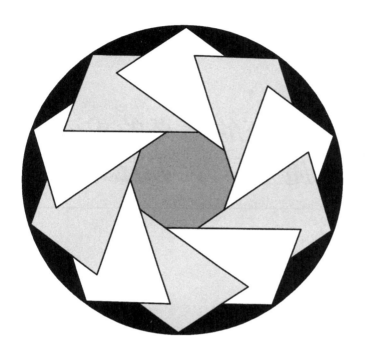

第 一 部 分

无意识的发现：
被揭示的心灵

无论是在那时，还是在我此后的生命中，我从未对内科医生
这个职业怀有过特别的偏爱。我是被那样一种好奇心打动的，
这种好奇心与其说针对自然界的对象，倒不如说是针对人类关
怀；我从未将观察看得多么重要，我不认为观察是满足我这种好
奇心的最佳方式之一。

——西格蒙德·弗洛伊德

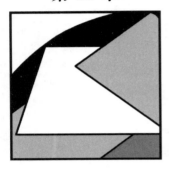

第二章

对疯狂的意义的求索：
从魔鬼信仰到道德治疗

要有光

24　　　从古老的巴比伦人和埃及人时代起——也许甚至更早——专家们就担负起了这样的任务："治疗"社会中反常的和得了社会性障碍的成员。那些技术中，许许多多由治疗学的先驱者们发展出的技术——举例来说，以手抚顶的祝福礼——仍在继续被积极地使用着，它遍布于启蒙时代，甚至直到当代。美国革命和法国革命引发了智力、道德和哲学上的大讨论，它为以科学为基础的心理治疗法奠定了基础，而后者在一个世纪之后便浮出了水面。通过在本章中讲述的故事和史实，你将明了西方心理治疗的起源，并且可以观察到心理治疗和创造了它的社会之间的错综复杂的关系。

疯狂，在那巫师、恶魔和魔鬼的时代

让我们来关注一下"斯佩尔斯（德国西南部的一个城市，位于莱茵河上）的某个出生高贵的公民"的苦难处境。在那一片地面人人都知道，斯佩尔斯乡绅（我们将这样称呼他）的婚姻很不幸。尽管那位仁慈的主人过早地把斯佩尔斯夫人娶回家是怀着许多良好愿望的，但她生来就是一副刚强的体质——外带一根恶毒的舌头。在那个村庄中，每个人都爱那位乡绅，而每个人都恐惧他那专横、好争论、脾气恶劣的配偶的愤怒。

方圆几里内都传言，斯佩尔斯乡绅把他大部分的生命都贡献出来了，只为安抚他那黑心的妻子；他用尽一切办法去取悦她，去停止她那持续不断的肆无忌惮的谩骂。

一种关于精神疾病的魔鬼信仰式的叙述

这样的生活过了几年，有一天无法想象的事发生了。那位教区牧师说了这个故事：

> 一天斯佩尔斯回到家，他妻子和通常一样，用侮辱性的言辞挑剔抱怨他，而他希望走出屋子以避免争吵。但她立刻跑到他面前，把他希望从那儿走出去的门锁上了；并且大声地诅咒发誓说，除非他打她，否则他内心就没有诚实的信仰。听到那么重的话，他伸出手来；他并不想弄疼她，只是用他的手掌轻轻地打了她的屁股；于是他就忽然倒在地上，失去知觉了，接下来他在床上躺了好几个礼拜，被最最严重的疾病折磨着（Kramer & Sprenger，1486／1971，p. 87）。

那位牧师怀疑这里有蹊跷，于是他找来当地的内科医生，那位医生以前处理过这种事情。那位老人从他的药箱中取出一个非常热的铁锅，里面是熔化了的铅。他把它举到那受害的男子的上方，慢慢地把里面的液体倒进一碗河水。奇迹般地，当它在水里冷凝起来时，那铅凝结成的形状是一个近乎完美的天鹅。目击者们都很惊讶。医生解释说，当液体的铅在巫术受害者身体的上方倒下来时，它形成了一个形象，这个形象是由恶魔之力投射出来的。这铅遵从萨杜恩（土星）的力量，来自那颗行星的影响完全是邪恶的。

简而言之，那位善良而高贵的斯佩尔斯乡绅已经屈从于恶魔的力量了，它是以一个恶魔的女巫为媒介来实施的。毫无疑问，女巫就是那卑鄙的斯佩尔斯夫人自己。

历史没有揭示出那位乡绅和他妻子后来怎么样了，但对于这两个人，结局不会是正面的。那个不幸的女人最可能的结局就是面临分两个阶段的公众审判。在前一阶段，镇子上的每个人都会被鼓励去履行他们的基督徒职责，说出他们对这个嫌疑女巫的一切猜疑和仇恨。他们几乎一定会说，怪病也曾降临到另外一些和斯佩尔斯夫人打过交道的人身上。

这些证据就足够了，在审判的第二部分，主教和牧师几乎一定会先把斯佩尔斯夫人逐出教会，因为她和撒旦为伍。然后他们会把这个被定罪的女人送交政府的权威机构，以便把她作为异教徒予以惩罚，她的罪名是恶魔行为，施行巫术，叛教，还有兽奸（和恶魔有过性行为）(Summers, 1928/1971, p. xvii)。斯佩尔斯夫人所受的惩罚可能就是那已定罪的撒旦崇拜者通常所受的："以极端的偏见"，把她从她的家庭、教会、社团中分离出去。

驱邪　至于那乡绅，他的命运也许受到了善意的对待，但丝毫未减少严酷性。他当然不会接受心理学的咨询。首先，如果周围有那么个原始的心理治疗者，他或她一定会被打上"巫师"这样的烙印，这个术语适用于任何想要和恶魔交流的人。这样的一个异教徒一定会否认圣多马的基本教导"不能相信恶魔能够遭受任何有形的力量；因此召唤术或别的什么魔法不能影响它们"(Kramer & Sprenger, 1486/1971, p. 178)。事实上，即使是对这种"谈话疗法"有所企图也会被视为一个证据，证明一个人已经和黑暗的君王建立了同盟。

由于心理治疗没什么可能性，那还剩下什么呢？简而言之，就是驱魔，那是一种正当的方式，可以把那抓住了善良的斯佩尔斯乡绅的恶魔们赶出去。根据事情的严重程度，一个牧师需要实行以下这些驱魔技术中的一部分或全部：

● 一种流行的技术就是以手抚顶祝福礼，400 年后这种实践被认为是"精神集中技术"，那时候西格蒙德·弗洛伊德用它成功地治疗了他的一些最初的歇斯底里病人(Breuer & Frend, 1883/1955a, p.110)。

● 音乐的自然力量，尤其是竖琴音乐，被认为可以驱魔，正如《圣经》中它对扫罗就起过这个作用。如果把音乐和那借助药草和宝石（它拥有"自然的美德"）的治疗结合起来，音乐的效果被认为得到了放大。

● 用鱼的心和肝来治疗病人，它被用来涂抹，或者，如果情况更严重，它被用来烧烟来熏——人们相信这有时能把魔鬼从受折磨的人身上赶走。

● 如果这些都失败了，人们相信用圣香的烟来治疗受折磨的人有时会奏效。不过这个受折磨的人必须先来个好的忏悔（这对于那位无知觉的乡绅会是个障碍），领了圣餐，然后被赤裸裸地固定在一根神圣的蜡烛前，这蜡烛的长度相当于基督的身高，或相当于十字架，同时有人念着一大堆咒语(Kramer & Sprenger, 1486/1971, p. 183)。

猎巫和《女巫之锤》　除了所有以上这些，还有更多的，斯佩尔斯乡绅的牧师都
可以从《女巫之锤》(*The Malleus Maleficarum*)中得到。这是一本猎巫者的指南手
册，是在 1486 年由两个德国多明我会修士海因里克·克雷默(Heinrick Kramer)和
詹姆斯·斯普兰格(James Sprenger)首次发表的，而那是在教皇英诺森八世授意和
督导之下的。在那八年时间的统治中(1484—1492)，英诺森成功地把**宗教裁判所**
(*Inquisition*)这个词深深地刻入了历史书中。据估计，有 100 000 名的异教徒、女巫
和"越轨者"被处以极刑，而那仅仅是在英诺森统治的头一年。

在接下来的两个世纪中，《女巫之锤》再版了 30 次以上，而且是英国、意大利、德
国、法国巫术审判的核心权威来源。它在重大审判中的最后一次有记载的出现是在
1782 年 6 月，在瑞士的格拉瑞斯。当时安娜·葛狄被判定为行使巫术，从而被处以
绞刑。

无论我们对那成百上千的受害者怀有怎样的同情，宗教裁判所和《女巫之锤》同
心理治疗的历史仅有间接的关系。宗教裁判所的大部分受害者其实都是健全清醒
的政治犯，他们真正的罪是质疑和阴谋反对教会的权力——那可以说是社会的统治
结构。萨默斯(Summers，1928／1971)，一位 20 世纪的神学家，在 1928 年出版的《女
巫之锤》的序言中对于那些在宗教裁判所中因为政治活动而遭到教会迫害的人们是
这样写的：

> 那些野蛮的宗教狂热者，他们保有着最为颠覆性的最为恶劣的观念，
> 而且致力于把它们付诸实施。要建立团体，要根据那精心细致地制订出来
> 的计划重新塑造这个版图——为了获得和实施他们自己的目标，满足他们
> 自身的利益。这些异教徒既不屈不挠又老练能干，就是说，就像今天的革
> 命者那样，决心建立起他们自己的专制统治。他们那些领导人的目标和意
> 图……就是列宁和托洛茨基的。(p. xvii)

列宁和托洛茨基！多么强有力的材料啊，尤其在 1928 年。

那么这一事实又如何呢：被迫害的成员包括大量的普通农民女子，还有青年的
女孩。我们是否该把她们都理解为是危险的无政府主义者和极端分子？是不是更
有可能是这样的：就像可怜的斯佩尔斯夫人，她们是自暴自弃的不快活的女子，她们
惹恼了、威胁了她们的丈夫、父亲和邻居？萨默斯有一个回答，并没有完全否定这个
推测。他说(关于女巫)：

> 也许，更令现代的读者们惊讶的是那些各种段落中体现出的厌恶女性
> 的倾向，而且这些不是一笔带过的，也不是最少被指出的。无论它们有多
> 么的夸大，我也不能完全地确信它们在现今这个女权的时代不能提供健全

的必要的矫正，现今的性别看起来被混淆了，模仿男人成了许多女人的主要目的，但这是一个无礼的举动，这样她们不仅放弃了足以自夸的魅力，而且把自己暴露在了那以健全和常识为名义的最冷酷的责难的面前。（1928／1971，p. xxxix）

这个神学家和我吃的不是同一个饭锅的饭！

正如许多当代的作者指出的，猎巫差不多就是社会机构针对那些被认为是对已经建立的族长规则有威胁的女人们的有组织的暴行。女巫们是"邪恶的女人"，她们那些无法满足的肉体的淫欲使她们"用眼色杀人，把未出生的孩子从母亲的子宫中撕扯出来，糟蹋庄稼，破坏家畜，并且让男人的精神转向过度的爱或恨"（Ussher，1991，p. 44）。

巫术在新英格兰殖民地　　在殖民地美洲，在一段 12 个月长的时期内（1691—1692），在马萨诸塞的塞勒姆，有 250 个人因为行巫术而遭到逮捕。这些不幸的人中50 个被判了刑；19 个被处死；2 个死在狱中；1 个被折磨致死（Deutsch，1949）。那些被处死的人中有个叫玛莎·凯瑞尔，她那 8 岁大的女儿为送她母亲上绞架提供了必要的证据：

> *你成为一个女巫有多久了？*
>
> 从我 6 岁开始。
>
> *你现在多大？*
>
> 大约 8 岁。
>
> *谁使你成为女巫的？*
>
> 我妈妈。她让我把手放在书上（假定为恶魔之书）。
>
> *你说你有次看到过一只猫。那猫对你说了什么？*
>
> 它说，如果我不把手放在书上，它就把我撕成碎片。
>
> *你怎么知道它是你妈妈？*
>
> 那猫告诉我的，它说它是我妈妈。（Deutsch，1949，p. 35）

可悲的讽刺是，就我们所知道的而言，这些"女巫"中大部分是抑郁独处的老女人，她们生活在忧郁的孤独之中，远离她们社区的其他人。我们只能想象这些古怪的丑老太婆给村子里的孩子们心里带来了怎样的恐惧，还有如果有女人在生孩子的时候死了，或者有什么有价值的农场动物死于疾病，她们是多么经常地要受到嫌疑；甚至告发者自己若是有什么淫荡邪恶的念头，她们也会被怀疑对此负有责任。

在历史记载中，很清楚，女巫们表达出的恶是充满了色情的。有 6 个来自马萨诸塞的安多瓦的女人，在塞勒姆受到拷打后，承认她们曾"骑着扫把在空中飞行，和恶魔结交,并且和他们发生肉体关系,用她们的'幽灵'夹住在床上的邻居,要么就骚扰他们,还用她们的黑暗魔法把疾病和死亡降临到别人身上"(Deutsch,1949,p. 36)。人们不仅相信女巫对于一切动物、儿童和精灵都有着不知餍足的淫欲,她们甚至还要对偷窃男人的性能力负责。正如《女巫之锤》中解释的:

> 如果一个人无法兴奋而且无法性交,那是自然的性无能的标记;但如果他能够兴奋并勃起,然而无法性交,那就是受了巫术的标记。(Kramer &. Sprenger,1486/1971,p. 115)

29

很难想象那个时代围绕着男人对于女人理解的那种制度化的神秘和偏执,究竟到了何种程度。举例来说,月经,被认为是"女人的天生的狡猾"的一部分,它被当作是她们不自然的能力和淫欲的象征。正如那尊敬的雷金纳尔·斯各特(Reverend Reginal Scot),一个英国传教士,在 1584 年写下的:

> 女人在每个月的这时候都充满了过多的体液,同它们一道,忧郁的血就沸腾起来;从中涌出蒸汽,它们被输送上去,通过鼻孔和嘴,等等,传递到任何它所遇之物的媚惑力之上。她们喷吐着特定的气息,她们以之媚惑着所有为她们倾倒的人。并且对于所有别的女人来说,瘦的,两眼凹陷的,老的吊眉毛的女人是最富于传染性的。(转引自 Ussher,1991,p. 49)

在那个独身被当作是纯粹基督徒的美德的时代,对于正直的男基督徒来说,任何女人都仿佛潜在地是个迷惑人的女人,是《圣经》中的诱惑者夏娃的女儿之一。事实上,任何女人

> 她只要是公然地、积极地有性欲的,她就有被当作女巫的危险。性能力、女性特质和巫术成了同义。那对于所有女人的包含了恐惧、嫌恶、被压抑的性诱惑的感觉,清楚地反映在了围绕女巫的幻想和控诉中。女人的性能力的表达被同她那有嫌疑的弱点、她和动物及低级生物的亲近联系在了一起……所有的女人都可以是女巫——是她们的性能力和生育力令她们如此的。(Ussher,1991,p. 49)

这可能也是事实,就是很多的"丑老太婆"也是女医生,她们用药草、方剂、咒语来治病。很有可能,这些早期的护士从业者们配制方剂来唤起怠慢的丈夫的兴趣,来阻止或促使怀孕,来帮助劳动和生孩子,来导致堕胎。正如乌瑟尔指出的,这些女人中间也许存活着一种团体的女神崇拜,它延续了古老的神秘主义传统,那传统把女人视为"圣火的看护人和生命的给予者"(1991,p. 58)。

因为所有这些原因,"疯"女人遭到恐惧和厌恶,就像现今许多激进的女权主义

者所遭受的。调节社会规范是教会的责任，因此几百年来在整个欧洲，甚至在教会的权威已近末路的新世界，它搜捕着、审判着、处死着越轨的"疯女人"，以维持那已确立的规范的灵魂方面的和性方面的安全。

30　　　早在1563年，就有一小部分内科医生试图说服法庭，这些被控告的女人中有很多尽管是疯狂的迷乱的，但她们根本上是无害的。然而，很少有证据表明他们的证词得到了足够的信赖。这是一个关乎公众安全和公共规范的问题。这些女人是破坏性的。她们生活于丈夫、父亲甚至教会权威的控制之外。毁灭一两个疯女人，就给别的持异议者送去了一个强有力的信息。正如至少有那么一个历史学家所解释的，这整个情节对于社区整体毫无疑问地起着一种宣泄作用，从而是有"治疗"效果的（Midelfoot，1972，转引自Ussher，1991，p.59）。

　　我们对于现代心理治疗的根源的探索，之所以从500年前《女巫之锤》的发表开始，是因为《女巫之锤》提供了第一个"现代的"、有社会意义的方法，去接近、理解，或许还要去治疗（是否用烟熏的鱼肝是你的事）那范围广泛的非自觉的不一致——那就是我们今天所称的精神疾病。当然，正如你在本书后面将看到的，较之把那些情感、心理不同于一般的人的行为视为是"有罪的"或是由于魔鬼影响的结果，我们把这些行为看成是"病态的"也没有什么更好的理由。不过在区分中世纪和现代的探索过程中，用《女巫之锤》来划界是方便的，以及——正如我们从那有着各种宗教根源的词语中看到的——适宜的。

精神疾病在古代世界

　　如果你读一本关于异常心理学领域的综合性教科书，你就会知道，有证据表明，在新石器时代即石器时代末，就有过环锯手术（trephination——把头盖骨的一块环形的部分用外科手术卸下来）。有些人把这个发现解读为一个证据，证明几千年前就有对某种形式未确定的情感或心理上的抑郁的"治疗"了。

　　4 000多年以前，古巴比伦人（他们居住的地区就是现在的伊拉克）在伟大的"法律给予者"汉谟拉比领导下，就细致入微地描述了神职治疗者的伦理和道德责任。那些治疗者对人类的各种不适进行分类，根据就是负责每种不适的不同的魔鬼。

　　这些早期的心理治疗者是治疗之神尼那塔，还有他的妻子，女神古拉忠实的追随者。治疗者的主要使命就是精确地诊断，而那是建基于详细的案例史的。只要那不适被正确地认出了，治疗者就可以念咒，来召唤有能力打败那个该为这不适负责的魔鬼的神灵。

那神灵有七个敌人，邪恶的魔鬼率领着一批低级的魔鬼们，效忠于伊

斯塔——司巫术和黑暗的女神。每一种疾病有它特定的魔鬼。疯狂是魔
鬼伊德塔引起的。那些魔鬼是由男巫操纵的，他们使用邪恶的眼睛、特殊
的计策，还有特定的仪式。(Alexander & Selesnick,1966,p. 20)

关于这些古代的祭司们的精神病治疗实践，值得注意的是他们那非常详细地记
载下来的证据，是在泥版的残片上用楔形文字书写的。那是谈话疗法最早的系统性
的运用。就像一位医学历史学家指出的：

> （他们的）医学体系……是被魔术和宗教支配着的……它们的目的在
> 于让一个个体复原，让他和超越性的世界取得和解……对于那个信服了他
> 的痛苦是因为他犯了罪的病人来说，灵魂自我反省有一种释放的效果；而
> 施行的仪式、祭司念动的咒文有着深刻的暗示力量。(Sigerist,转引自
> Alexander & Selesnick,1966,p. 19)

就在那时，古代的埃及人开始向巴比伦人学习唯灵论医学的原则；埃及人中已经
出现了一个人物，那是他们的最伟大的治疗师中的一个，叫伊姆霍特普(Imhotep,大约
公元前 2850)，是他们的医神。埃及人早就懂得了照料肉体和照料灵魂一样重要。所
以除了通过宗教咒语和神圣仪式来实行心理治疗外，他们的治疗寺庙还倡导了文化上
的丰富化，以音乐会、舞蹈、艺术性的自我表达这些方式；这是那样一种早期形式，就是
现今所谓的职业疗法(occupational thrapy)；还有"酝酿睡眠"。***酝酿睡眠***(*incubation
sleep*)这个术语大致指的是一种通过服用温和的麻醉剂引起的催眠状态，它的目的
是引出洞察力和温和的幻觉，这些将由伊姆霍特普的寺庙中的祭司来占卜。

是埃及人把这种信仰介绍进了西方的医学：歇斯底里症，这种情感状态，是一种
妇科的失调，它是由错位的或游走的子宫引起的。治疗就需要通过阴道来烘熏子
宫，诱导错位游走的子宫回到它应在的位置。后来，整个希腊世界在医学实践中都
广泛地接受了烘熏疗法，它受拥护的光芒不比希波克拉底、柏拉图、盖伦少
(Alexander & Selesnick,1966)。这种对于歇斯底里症的起因的性别特性的观点，在
弗洛伊德接受医学训练的时候仍风行于东欧，那时是在 19 世纪末。

波斯人（这些人所住的地方就是现在的伊朗）是在大流士一世——他统治于公
元前 521 年到公元前 486 年——的统治下发展出他们最初的正式谈话疗法的。引导
它的是宗教先知琐罗亚斯德（也就是查拉图斯特拉）的教导；波斯的内科医生认识到
健康需要积极地同恶魔的力量作斗争。在同不洁的斗争中，他们的基本武器就是心
灵和肉体的纯洁，善的行为，还有对神圣词语的固守。灵魂治疗者们——他们强调
了生活得有道德、有勇气、谦卑、慈善的重要性——被认为是最有力量的内科医生。
这些教师兼治疗者中有很多可能也是属于 Mah(发音为"Mag")的祭司；这些"最伟

大的人"把他们的生命奉献出来同世界上撒旦的邪恶影响作斗争。《新约》中也提到了他们，就是说到幼年基督被三个东方贤人（Magi）拜访的时候。

关于疯狂的希伯来观点和希腊观点

尽管对于今天的我们来说，去想象拿撒勒的圣婴耶稣从三位实践的圣人-心理治疗者那里接受礼物是困难的，然而对于2 000年前生活在那片神圣土地上的希伯来人来说，这并没有那么不寻常。因为尽管希伯来的《圣经》断言只有一个上帝，但他被认为是一切健康的源头，同样也是一切苦难的源头。一切疾病，包括疯狂，都是由这个上帝降临到人身上的。因此希伯来人对这个观念很熟悉：祭司们对于唤醒上帝的治疗力量负有神圣的责任。其实大部分重要的希伯来内科医生都是祭司，他们有特殊的途径把事情诉诸那伟大的治疗者（Alexander & Selesnick，1966）。

在《旧约》中，到处都有关于精神病治疗的详细叙述，包括那些对于希伯来的王亚撒和扫罗的痛苦的描述，还有巴比伦王尼布甲尼撒，他被一种精神病的妄想折磨着：他认为自己是一只狼（*狼狂病*，*lycanthropy*）。希伯来的祭司们拥有那样的力量，可以同引起疯狂、忧郁、紧张性精神分裂、癫痫的"不洁"的精灵作斗争。在公元前490年，希伯来人在耶路撒冷建立了一个精神医院。在接下来的历史中，谈话疗法有许多最重要的发展都是出于犹太血统的男人和女人们的工作。

阿斯克勒庇俄斯神庙   希腊的史诗诗人荷马比基督要早八个世纪；在他的歌唱中，是神把疯狂加到得罪了他们的人身上的。古希腊人的精神病治疗实践也许大都得自中东各民族。举例来说，他们从埃及借来了伊姆霍特普崇拜；他们给了他一个希腊名字，叫阿斯克勒庇俄斯（Asklepios，也可拼成 Aesculapius），还有出生地；他们把几个旧的阿波罗神庙改成用来治疗和康复的医院。这些神庙中有很多最终发展成了繁荣兴旺的健康疗养地，经常有具备健康意识的上层阶级的赞助人光顾。

由于希腊的影响遍及整个地中海沿岸，有几百个阿斯克勒庇俄斯神庙被建了起来，作为治疗机体和精神疾病的疗养地和中心。这些神庙自身一般都是雄伟壮观的混合体，它们同时也是学习和文化的中心。为治疗求助于神庙的人们在这儿能够找到一切身体上的必需品（有药效的浴场和泉水，健身房），精神上的必需品（藏有伟大著作的大图书馆，美妙的花园），情感上的必需品（华丽的剧院），还有灵魂上的必需品（那神圣的神庙自身，还有它的祭司们，以及神圣的形象和物体）。这些神庙中最伟大的一个在伯罗奔尼撒半岛的埃比道拉斯，大约建于公元前420年：

> 建造这个神庙花了四年八又二分之一个月……门是象牙做的，礼拜台（是）金的和象牙的……阿斯克勒庇俄斯被塑造为坐在宝座上，一手抓着手

杖，一手把一条蛇高举过头；一条狗蹲在他身边。（Rossiter，1981，p.284）

基本上说，我在土耳其西南部的帕加马城外参观的一个阿斯克勒庇俄斯神庙可能也是这些整体健康社区中较典型的一个。一条"圣路"，即长长的通向辖区的人行道，两侧是负责检查的祭司，他们把那些过于病弱或过于穷困以致不能从这个治疗制度得到益处的人拒之门外。那神庙自身和别的部分之间通过地下通道来连接，包括一个地下迷宫，把病人引向"圣泉"的源头，它是给这个社区提供治疗用水的。（现在当地的传言是这样说的：这泉水有轻微的放射性，这也许可以解释它的治疗作用。）在泉水那儿地面就出现了，朝圣者们会发现他们正站在剧院和图书馆的入口。而那圣水所处的位置是整个混合体的地理上和灵魂上的中心。

至于那些求助于神庙的人用以解除情感和精神痛苦的具体过程，有着各种各样的理论。就那个地方的基本构造而言，最有道理的理论看来是那样一种治疗理论：首先来个消化道的彻底的泻清，在圣水中洗个澡来净化身体，再来个按摩。接着病人也许得服用一种强有力的麻醉剂，那是从罂粟中提取的，罂粟在那个地区很盛产；然后他被带到地下，来个"酝酿睡眠"。这睡眠的目的在于引发睡眠者的梦境，以便神庙的祭司们来解读。

显然，阿斯克勒庇俄斯的祭司们在监督所有这些治疗因素上扮演了十分积极的角色，包括这个酝酿睡眠。在那由房间组成的地下迷宫里，到处都有假的墙，上面有圆洞，祭司可以从这里观察他们的病人，并与之交谈。

阿斯克勒庇俄斯的祭司看来在治疗仪式中精通于用蛇。他们认为蛇是神圣的，常常把活的蛇应用于受折磨的肢体，以此来治疗机体疾病。因为蛇可以蜕皮而获得"新的生命"，所以阿斯克勒庇俄斯的病人们就被假定为在蜕去他们的疾病。上面缠着一条蛇的阿斯克勒庇俄斯手杖仍旧是西方世界内科医生的一个象征符号。

在一个我们参观过的位于希腊的德尔斐附近的阿斯克勒庇俄斯神庙的后面，有一个——据考古学家说——没有窗户的房间，精神病人滞留在那里。他们脚下的地洞里，有几百条蛇蠕动着，嘶嘶着。这个，显然，是一种早期的，至少偶尔会成功的冲击疗法（shock therapy）的形式。

克劳迪厄斯·盖伦　在阿斯克勒庇俄斯神庙这个混合体中，希腊人施行着一套迷人的治疗技术。它们涵盖了卫生学、营养学、体操、文化上的丰富化，还有健康使用的驱魔咒语，解梦及自我反省——所有这一切也许都掺和着至少那么一点剧院欺骗把戏的成分。治疗者-祭司是所有这些行动的核心，他的忠告是绝对的、不容置疑的。

然而，在古典的希腊人中，对于疾病的唯灵论解释（包括解梦）逐渐地让位给了以科学为基础的唯物论的解释。在希波克拉底的时代（公元前460—公元前337），对于情感疾病甚至疯狂的治疗发展成了那样一种实践,它建基于自然主义的观察和真正唯物主义的科学哲学。到了时候,那些阿斯克勒庇俄斯神庙就成了世界上最早的伟大的现代医学学校。

34　　　克劳迪厄斯·盖伦(约公元 130—200),现代医学之父,就出生在帕加马的阿斯克勒庇俄斯神庙,而他的一生也就是在那里实践着和教导着医术。盖伦的医学直到 16 世纪还在西方世界被广泛地运用着。

当代的魔鬼信仰

　　几年前,我家乡的报纸讲述了这样一个故事:

　　　　在克罗拉多的斯普林斯,上午 12 点 56 分,约翰·莱斯利·凯勒驾车在贵尔蒙特大街的 100 号街区撞到了灌木丛。他兄弟对警方说,凯勒曾经通过驱魔摆脱了恶魔,但他现在又"被七个魔鬼附住"了,而它们就是导致撞击的原因。凯勒先生已被送往卫理公会派教徒医院。("警官记事簿",1989,p. 2)

　　即使在现代,在后工业、后女权主义、政治正确的北美,对于古怪的行为,人们依旧喜欢用魔鬼信仰来解释。在它的拥护者当中,对于生活中的最令人困惑的问题,魔鬼信仰显然仍能提供高度令人满意的解答。

　　在这一点上我需要对那些老于世故的读者插入一个警告,他们自认为可以有把握地忽视魔鬼信仰这个主题。医学精神病学至今还不到 100 岁,而真正的现代精神病学也许还不到 50 岁。在智人(*Homo Sapiens*)的历史中,对于精神疾病这个难题,较之我在本书中介绍的任何东西,鞭打、饥饿、祈祷仪式、声音、烟熏、图腾、媚惑、平安符、护身符、驱魔,还有信仰治疗更经常地被认为是答案。也许这是一种满怀希望的想法,即相信科学总是在进步,而且已经得到的就永远不会失去。

　　想想公元前 400 年到公元前 300 年发生了什么。除了为治疗者限定了一套至今还有用的伦理规范,希波克拉底还建立起了一套以自然科学和理性为基础的精神病学,这些发生的时间最晚不过公元前 400 年。他坚持医学训练必须建立在生物学和解剖学之上,而且运用这个体系,他把异常心理学归入了科学的范畴。希波克拉底还监督建立了第一个综合性的精神医院,那是在现代意义上使用这个术语的;这医院在位于埃及亚历山大港的萨杜恩(就是让铅凝结成天鹅的形状,从而使斯佩尔斯夫人被定了罪的那个萨杜恩)神庙中。他的科学体系至少延续了六个世纪而且导致了精神病学作为医学的一个特殊部门的建立。

　　在罗马帝国时代,在希腊内科医生阿斯列庇阿德斯(Aslepiades)的指导下,希波克拉底的精神病学工作被推进了。阿斯列庇阿德斯还写出了第一本综合性的精神病医学的教科书。听说过他吗？没有？这正是我要说的。在公元 3 世纪的时候,精神病学被失落和荒废了。在所谓的黑暗时代,任何想要恢复它的人都被警告、阻止了：

> 那些说不存在巫术这种东西的人,他们错了……那些人不相信魔鬼的存在,除非在无知的普通人的想象中；人们归诸恶魔的只是发生在他们身上的自然事件。不过这些是和真正的信仰相反的。真正的信仰告诉我们,有些天使从天堂堕落了,它们现在就是恶魔；(而)受过洗礼的人的[这种]不贞就是异端邪说,因此这样的人显然就是异端。(Kramer & Sprenger,1486/1971,p.8)

在 25 年的教学中,我从未遇到过一个学生会自愿承认,如果克雷默和斯普兰格来到门前,他或她就会放弃"科学"。但我知道,有几十个,或许上百个学生,他们都保有一种知性前的解释,它们潜藏在那里；当辩论转向进化、精神分裂症的生物学根源、限制性别角色带来的社会性伤害、同性恋的"自然性",或女性在现代社会中的"地位"这些问题时,他们就可以求助于那些潜藏着的解释了。

我觉得,我们中有很多人,表面看来并没有魔鬼信仰,但他们在接受心理学-精神病学-心理治疗的总体合法性,把它们当作对于普通的、日常的精神疾病的科学的解答时,却总是令人惊讶地踌躇着。我的感觉是,我们对现世的人类"科学"的坚持程度比我们自认为的要少得多。谈话疗法,由于是在 19 世纪才发展出来的,它在我们对这个世界的理解中,顶多占有一个试探性的地位。

克雷默和斯普兰格是不是已经来到门口？或者他们只是一对来自百忧解(Prozac)制造者的推销员？

疯狂在亨利八世时代的英格兰

倘若英诺森八世和他的继承者们还保有他们的世界性权力,那么我们的故事就得在这里结束了(也许你们的作者的生命也得结束了)。哎,即使在 1492 年,天主教欧洲在庆贺他们对于西班牙的摩尔人的最终胜利(而且当时还把克利斯多弗·哥伦布送了出去,以便让他被印第安人发现)的时候,教会霸权的终结已经初露端倪了。马丁·路德,宗教改革之父,当时已经 9 岁了。也许更有意义的是,"信仰的保护人"亨利八世已经长到了 1 岁,在不到 20 年内,他就注定要接受英格兰的王位。

对于我们的历史来说,17 世纪后欧洲天主教会权力的衰败是重要的,不过,起自 13 世纪、内含于不列颠习惯法的对于精神疾病的观点也许同样重要。在"国家亲权"(*parens patriae*)的法定传统下,英国的国君是他所有臣民的"家长般的"看护人。因

36　此，国王对于照料那些精神上无能力的人们的"财产和人丁"也负有终极的责任。

因此，当 18 岁的亨利八世于 1509 年继承王位时，他也就成了他王国中所有精神病人、大脑损坏者以及严重低能的"笨蛋、疯子和天生的白痴们"的法定监护人。在这种状况下，从理论上讲，精神病人是不会被当作女巫和异教徒而被遣送和处死的。同样，正如诺杰巴尔（Neugebauer，1979）指出的，精神疾病的"问题"成了政府行政上和财政上的责任。

在天主教的欧洲，精神病人的苦难在很大程度上是一件关乎信仰的事情，而在圣公会的英格兰，它也成了关乎政策和政治的事情。在对精神疾病这个主题的思考上，法学家代替了祭司。如果斯佩尔斯乡绅是个英国人，他也许该有这样的政治力量，可以让当地行政长官召集一个陪审团，以便决定：他那亲爱的妻子是如此的不受控制，可见她精神上是再也无能力了。如果这个乡绅有能力说服陪审团，那么对于她的权利和义务还有斯佩尔斯夫人的财产就都让渡给了国王。国王当然会予以驳回，以避免为了照顾她而需要付出的开销和带来的不便。不过在国家亲权这个方针下，许多有这样的情感痛苦的人都住进了国王资助的收容所。

不过更现实地，乡绅自己可能终究也要住进那收容所。在他不幸倒下的时候，英国的习惯法有着一个颇为老于世故的体系——即使是从今天的标准来看——以判决关于精神上无能力的申诉。诺杰巴尔报道说，在这些审讯中，大部分调查结果都显得很充分：约翰·挪维克"由于长期无法治愈的疾病丧失了理性"；巴瑟洛姆·德·萨德维尔需要国王的照料，因为他"自从头被打开花后"就精神失常了；约翰·伯瑞"对父亲的恐惧"使他精神上无能力了；詹姆斯·贝努克"于 1556 年 10 月 20 日受惊吓，从那时一直受折磨至今"。

收容所运动

委托给收容所，无疑是通向可怕人生的一张单程票；不过对于那个受折磨的人的朋友和家庭来说，与其为这件事不断地苦恼、受煎熬，诉诸收容所要好太多了。然而收容所对国王是个财政负担。它们的建立本身是十字军时代的遗迹，那时人们从外国冒险回来，带着一切种类的恐怖疾病——尤其是麻风。所以用来建造收容所的基本开支是很少的，不过要让成千的人在锁和钥匙下至少维持最基本的生存，那整个所需要的开支是很可观的。

伦敦伯利恒的圣玛丽医院（建立于 1243 年）的情况很说明问题。贝德兰姆（Bedlam）如人们所知是 200 多个收容所中的一个，它们是在十字军时代为了那些回来的长麻风的士兵在英格兰和苏格兰建造的。1403 年,贝德兰姆的人口大部分由麻风病人和各种各样的乞丐构成,不过其中六个是由法院送来的精神错乱者。到了 1547 年,当时亨利八世把维持医院和对住院者的责任移交给了伦敦市政府(注意它与 20 世纪 80 年代美国联邦政府的精神健康政策的相似处),贝德兰姆就成了这样一个收容所,只收精神错乱者,于是它成了人类极端困苦状况的集中地。它一直开到 1948 年,其间持续不断地运作着。

如果你没有看过《莫扎特传》(*Amadeus*)这部电影,那么现在是时候去看看它了。注意一下开始和结束时的镜头,那被假定为是在维也纳的"疯人塔",时间是 1800 年左右。疯人收容所里人类的凄苦不幸,彻头彻尾是个恐怖的集合体,同时袭击你所有的感觉器官。那惊人的不近人情的噪声,那到处散发的恶臭,还有那最无助的人们的恐怖形象以及关乎全人类的无望感觉,这些都是超出人类估计的。

为了资助这些"蛇穴",需要创造性地"广开财路"。伯利恒的圣玛丽医院卖票给富人,让他们进来参观这些疯子们的古怪举动。贝德兰姆不久就成了伦敦了不起的旅游胜地之一,在度假者中的声望足以和伦敦塔及威斯敏斯特修道院匹敌。当你再次在路边看到一个患有精神疾病、无家可归的人向你要钱时,你也许会想到这个财政问题。对于政府长久以来的政策——关于从财政上支持那些照料慢性精神病人的机构——它也许会是个好的证据。

很清楚,把全欧洲的精神病人都收在收容所里,这件事有着财政上和政治上的必要性。无论是人类的哪个冲动导致了这些机构的建立,"治疗"并不是动机的一部分。不过这点同样清楚:精神病学作为医学的一个特殊部门重新被发现,很大程度上是这一需求的结果——疯狂混乱的人类高度密集引起了社会的和医学的问题,这些都需要去应对、解决。关于疯狂的起因,医学上正当的理论开始被发展出来了,而收容所里大批苦难的灵魂加速了对于精神失调的原因和治疗方法的探索。在 19 世纪末,医学精神病学在欧洲被建立起来了,其中最引人注目的有,来自奥地利的弗朗兹·安东·麦斯麦(Franz Anton Mesmer),来自法国的菲利浦·皮内尔(Phillipe Pinel),来自英格兰的威廉·杜克(William Tuke)。同样,在北美,它也有了个坚实的开端,建立者有本杰明·拉什(Benjamin Rash),他的坚定支持者是他的费城老乡——和他共同起草独立宣言的本杰明·富兰克林(Benjamin Franklin)。

道德治疗：启蒙对于疯狂的冲击

在第一章中,我就曾试图说服你,心理治疗和它的历史背景之间有着密切的联系。18 世纪末,这个交互决定论有了一个清楚的例证。1789 年,致力于自由、博爱、平等的法国革命被"人类可以通过生来就有的理性的力量来自己统治自己"这样的"新观念"所鼓舞,深刻地塑造了心理学和精神病学建立于其上的基础观念。

> 在 18 世纪有一种乐观主义,它建立在对自然界的或未受管束的事件的和谐一致的信仰上。和卡尔文主义者恰恰相反,启蒙时代的主要作家们相信,只要每个人都遵从自己自然的倾向追求他自己的快乐,那么事情对每个人都会变得美好。一个公共意志会显现,而结果将是对于生命的财富更广泛的享受。(Coan,1977,p.38)

对精神疾病的治疗方式的变化由于法国和美国革命才变得可能,而且受到了启蒙哲学家和同时代的贵格派教徒的作品的鼓舞;它们总体上被称为**道德治疗运动**(*moral therapy movement*)。这种努力是令人钦佩的,它通过把人们从工业社会和腐败的人类机构的疾病中释放出来,达到改善精神疾病的目的。它标志着现代精神病学的开端。

启蒙精神病学家如菲利浦·皮内尔,受了让·雅克·卢梭(Jean Jacques Rousseau)和德尼·狄德罗(Denis Diderot)的作品的鼓舞,相信人的本性是善的。他们相信"高贵的野蛮人"和"简单的庄稼人"是自然人(Natural Man)的原型——未被社会和它的拘束玷污的人类,他不屈服于一致的压力或政府的压抑性的奴役。

所以法国人冲进巴士底狱,释放政治、经济和社会压迫的受害者。1792 年,由皮内尔自己领导的革命者们释放了巴黎收容所里的精神病人,在那儿病人们被

> 铐在他们房间的墙上,用铁项圈让他们紧贴着墙,只允许很小的动作……他们晚上也无法躺下,作为规矩……时常地,病人的腰上还要加上一个铁环……双手双脚都上了锁链……这些锁链[是]足够长的,以便病人可从一个碗里吃东西,那食物通常是糊状的面包粥,浸在稀薄的汤里……他们被假定为动物……不管食物是好是坏。(Selling,1940,p.54,转引自 Davison & Neale,1982,p.21)

在第三章,我们将更详细地探索道德治疗的法国根源。

循环摆、英国棺材和水疗法

尽管皮内尔把巴黎的疯子们释放了出来,对于那些慢性的精神病人来说,生活状况比起他们早先在收容所里的日子也并没有多少改善。还有,尽管治疗是一个包含着一些医学权威的概念,这个时期的"治疗"并不一定比它们想要驱除的疾病好。

　　这些新的治疗法中有很多建立在关于大脑对血液混乱的敏感性的流行观点之上。本杰明·拉什医生，曾经在美国（1783年，在费城）为精神错乱者建立起第一所人道医院的那个人，喜欢那样一种疗法，这种疗法要求每过几周就从病人身上放出6夸脱血液。接下来受折磨的病人就得在一大堆装置当中"团团转"了，这些装置看上去就像中世纪的刑具。正如拉什所申明的："任何管理良好的机构都必须配备循环摆。"

　　有一种在欧洲曾受到过欢迎的疗法，它以"英国棺材"为特色。病人站在一个装置里面，这装置就像老爷钟的箱子，门被锁上，直到病人恢复知觉。

　　拉什曾建议说，很多疯人可以通过惊吓被治好；一个新英格兰的医生遵从了这个建议，发明出了一种疗法，它至少可以毫无疑问地从真正的受折磨者中区分出装病的人：

> 在他的房屋地面上有个装满水的水槽，一个病人，被装在一个棺材似的盒子里，盒子上开了小孔；通过一个杠杆式的设备，病人被渐渐浸到水里。他被留在水下，直到气泡不再冒出；到这时候他被取出来，按摩，苏醒——倘若他没有死掉！有人怀疑，这种"水疗"是否是古老的女巫搜捕中"水测试"的直接继承。那时有嫌疑的女巫被捆着从水里拖过去，人们相信，如果她们漂起来，那么她们有罪；如果沉了下去——让上帝怜悯她们的灵魂吧！（Deutsch，1949，p. 82）

　　这种治疗法也许是对付所有女巫的万灵药，不过它大概不能减轻任何人的抑郁，也不能再做更多。

茶会疗法

　　也许因为我太太是个忠于饮茶的英国-加拿大人，在这段时期中，我最喜欢的创造性疗法就是"茶会疗法"，它是由了不起的英国的威廉·杜克引入的。杜克的疗法不仅很人道，它还预言了今天会被称为"社会角色理论"的对于精神疾病的解读，还让人想起一点点现代的"环境疗法"（milieu therapy）。

　　杜克论述道，恰当地喝茶，正是文明人同野蛮人的区别所在。如果以一种文雅的方式喝茶，这种方式保留了正当的行为和思想的标准，那么无疑，学习怎样喝茶对治疗慢性疯狂是有帮助的。于是杜克把一大批不幸的精神病人聚集到茶桌前，教导他们喝茶时恰当的行为方式，包括言辞上的和非言辞上的。（在你把这种治疗当成一个怪念头打发走以前，请记得，每个希望自己被社会接受的日本人，直到今天都还在学习这些东西。）当病人能够通过几次茶会而没有什么明显的失礼，他或她显然就已经足够好了，可以被放回社会了。

我爱这个故事，首先因为它可以给我太太的所有加拿大的和英国的亲属都造成美好的感觉；其次，因为它是个美妙的提醒，提醒我们：我们关于正常、非正常、治疗，还有心理治疗结果的那些观念，是如何地同日常世界捆绑在一起，而我们就在这个世界中生活着。如果你是个大学生，离开家住在宿舍里，那你一定会觉察到那些有点古怪的规范和仪式，而每个大学生，只要他想在公共机构存活，他就必须学会这些。作为一个大学里的顾问，当我向教务长和你们的家长保证你们足够"清醒健全"，因此能够在你的宿舍、姐妹会、社团或协作会中生活时，我指的是什么？我指的是你有能力按照某种方式、在某种条件下行动，而这方式、这条件你父母是不会知道的。要点在于，你必须足够"清醒健全"以便适应你的世界，尽管它少于中产阶级的健全和礼仪图景。

某种程度上我觉得杜克直觉地明白适应社会环境的重要性。杜克是个实干的人。至少他不会试图通过把人拖下水来治疗他。

在离开杜克的茶会以前，我得揭露一下，他的病人中有很多是做买卖的帽子制造者。那时候，做帽子的溶剂对于那些整天得吸入它们的人来说是有毒的。许多帽匠最后由于脑组织损伤疯了。也许你已经猜出来了，杜克医生的茶会成了刘易斯·卡洛尔的灵感，他在《爱丽斯漫游奇境记》中写下了一出"疯帽匠的茶会"。

作为仓房的医院

关于道德治疗运动，最值得注意的是它们的效果是如此之好。举例来说，皮内尔，声称治愈率达 95％。人们确实恢复了，当他们离开收容所，来到乡下，在那里他们可以享受有营养的食物、清新的空气，还有那悉心照料的治疗者的支持。哎，那得花费多大的努力啊，这也就注定了它的失败。精神病人太多了，而资源又太少了；再说精神病人又很少有政治上或经济上的特权。

所以在 19 世纪中叶，旧的收容所（现在被叫作医院）中，疯子数目又增长起来，他们对接受有效治疗不抱多少希望。不过仍有一线光明：精神病学。它将成长繁衍，到了 20 世纪它将成为最有力的社会和文化力量。然而它对于慢性精神病人也没能提供多少帮助，直到 20 世纪 50 年代（在法国）发展出了强有力的新镇静剂。而那时候以前，严重的精神病的基本地位就再没有变过。即使在今天，说谈话疗法（这将在以下的章节中"被发现"）在对于疯狂的治疗中占有一席之地，这也显然是极少数派的观点。

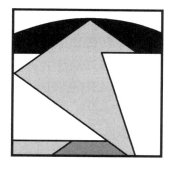

第 三 章

理性的胜利,精神科学的兴起,与"神秘中的神秘"

朝着心灵的科学

一般认为,现代西方科学思维的发展始于启蒙时代,那个时候理性开始征服信仰。更好的教育体系使得现世的科学家得以浮出水面,如查尔斯·达尔文(Charles Darwin)、让-雅克·卢梭(Jean-Jacques Rousseau),还有赫尔曼·冯·赫尔姆霍茨(Hermann von Helmholtz)。不过对于群众来说,信仰仍是十分重要的,并且宗教在一般人对于精神病理学和心理治疗的见解中仍旧扮演着主要的角色。争议性的人物如约翰·盖斯纳神父(Father Johann Gassner)作为宗教治疗者声名远播。

与此同时,弗朗兹·安东·麦斯麦(Franz Anton Mesmer)的理论和磁学治疗实践开始挑战教会的教条,并且为系统性地研究和治疗非机体的、非魔鬼的疾病创造了一个正当的有利环境。于是这个工作就为 19 世纪那些彼此竞争的、以理性为基础的科学理论和治疗实践铺平了道路。

为了心灵和精神的斗争

　　18 世纪末,也就是法国和美国发生革命的时候,旧的欧洲封建制度正经受着多方面残酷无情、坚持不懈的打击。启蒙运动关于理性在处理人类事务方面拥有至高无上地位的观念恰恰被接受为一种正面的攻击手段,用以打击君主政体和贵族统治的权力,打击教会不容置疑的权威。

　　对人类理性的普遍运用高举这样的承诺：扫清专制、迷信、无知、激情的不合理控制以及压迫人的政府。社会可以被重新创造,以结束少数人奴役多数人的权力。而就对于人类理性力量的运用来说,其解放性效果,没有什么能比科学的应用更美妙地展现了。正如英国诗人阿尔弗雷德·丁尼生(Alfred Tennyson)所写的,科学将"如同一颗下降的星辰般追逐着知识,超越人类想象力的界限"。然而,在整个欧洲的 17 和 18 世纪——这在不同国家程度不同——直到 19 世纪,真正的科学探索基本上仍只是独立富有者的私人娱乐。有些探索在以教会为基础的大学和修道院中进行着,但这些探索大部分建立在对自然的沉思上(Taylor,1989)。此外,在这个时期,对生命科学的研究成果是很容易遭到压制的,倘若它们同圣经里的证据或教会的信条相矛盾的话。

　　一般认为,欧洲现代科学建立于 17 世纪中叶,以弗朗西斯·培根(Francis Bacon)的作品为标志。培根是位英国哲学家,他提倡通过精密的实验来进行科学研究,这不仅仅是为了欣赏上帝创造物的不可思议,同样也是为了增进一切人的利益。培根设想了一个积极的、动态的、以经验为根据的、大体上是归纳性的科学,它将被用于解决社会的问题,消解痛苦的根源。对于培根和他的追随者来说,仅仅为了赞美"上帝的秩序"而从事科学是不充分的。要想无愧于他们所继承的遗产,人类必须成为造物主的助手,努力奋斗以便让那神圣的计划在大地上更趋完美。他们认为,正是由于这个任务,上帝才把理性、意志和才智赐予人类。

　　独立思考的自然哲学家——比如培根——同保守的宗教权威之间的斗争,自宗教改革起就是不断发生着的故事了。教会神父们向来对独立的科学研究看不顺眼,而独立的经验主义探索者们——如培根、哥白尼、伽利略、约翰尼斯·开普勒以及格雷高尔·孟德尔——一直在被开除教籍和被当作异教分子予以惩罚的边缘游走。这一定式一直持续到 19 世纪。举例来说,那位奥地利修道士孟德尔关于基因遗传和变异的开创性工作被压制了 50 年以上。他的资料直到 1900 年才被偶然地发现。当时他已经离世 16 年。

让-雅克·卢梭和启蒙时代

随着启蒙时代的到来，科学家们的努力就几乎同任何宗教权威彻底分离了。那些自称为"极端功利主义者"的哲学家们拒绝把他们的科学工作同任何所谓的"上帝的秩序"联系起来（Tayler，1989）。他们觉得，理性仅仅为它自身负责；它要得到完满的运用就必须彻底摆脱一切权威。科学家们只为一个理念服务：对快乐状态的普遍的追求，这就是全人类的共同遗产。自然本身被认为是一个公平、慈善的力量；世界上唯一的恶就是无知。对科学的积极追求，将给人类带来一个完美的纪元；无知的盲目是人类行为中唯一的局限性。

位于这一运动最前线的，是出生于瑞士的法国哲学家让-雅克·卢梭（1712—1778）。卢梭自己是个自然神论者（相信作为造物主的上帝的存在，但不相信上帝对其造物的超自然控制），他提倡的一个学说叫"开明的自然主义"，就是通过坚持不懈地运用人类理性来准确地追求真理（Tayler，1989）。根据他的观点，完善的可能性依赖于把人类野蛮、盲目、不受控制的意志转变为一种力量：一心一意地为公共的善服务。这种自我的奉献——几乎要求对于人类天性中的野蛮力量来个绝对的否弃——将改善人类状况。卢梭把这种自我献身称为"社会契约"。

在社会契约之下，科学家们就再也不是孤立的了。一切有理性的人都将在一个动态的网络中团结在一起，这网络就是"科学的社会"，它将支持、综合、延伸拓展科学的研究。人类将在自由而审慎的探询的旗帜下不断进步。对于科学和科学家的集体组织甚至伸展到了医学领域，在这里它将导致医学特殊部门的创立，如儿科和整形外科（Ellenberger，1970）。最终，医学科学将致力于去发现大量可怕疾病的根源并治疗之，诸如天花、狂犬病和伤寒。

正如卢梭所展望的，学术社团兴起了，并为科学发现的广泛传播提供了场所。科学的期刊开始出炉；订阅费被积攒起来，以便让职业科学家和业余爱好者可作进一步的研究。来自小康家庭、有出息的年轻学生成了科学探险中付学费的研究助手。

1831年，年轻的查尔斯·达尔文正是这样登上了贝格尔号，而1865年同样年轻的威廉·詹姆斯（William James）也正是这样在伟大的生物学家路易斯·阿加西（Louis Aggasiz）的陪伴下来到了亚马孙盆地。达尔文和詹姆斯被带到国外科学探险，都是为了帮忙在南半球收集生物和地质标本。在亚马孙河流域收集标本的探险经历是詹姆斯年轻生活中的一段插曲，这对于他将来的心理学有着深远的影响，正如你将在第十一章看到的。

最终，启蒙思想把数以千计19世纪最杰出的心灵引向了科学，他们把科学看成创造知识最可靠的路径，这知识是社会、经济、政治、教育和宗教的改革都需要的。当然，进步是实践上的事；不过它同样也是一个社会和道德的理念。艾连伯格

(Ellenberger,1970)指出：

> 启蒙运动在历史上和文化上的重要性怎么也不可能被高估；它构成了现代西方文明的背景。关于宗教、思想、言论的自由原则，关于社会公正、平等的原则，社会国家、公共福利是国家的一般功能而非一种仁慈行为的观念，义务教育和自由受教育的原则……所有这一切都萌芽于启蒙运动。(pp. 197 - 198)*

心理治疗的现代观念也是如此，这就是可以把人类从歇斯底里和忧郁症的不幸压迫下解脱出来的"建立在科学基础上的艺术"。

约翰·盖斯纳神父：信仰的拥护者

在 1775 年的欧洲舞台上，在旧秩序和启蒙主义"新思想家"的异端言论之间正上演着第一场真正戏剧性的对抗。代表 1 700 年之久的教会信条的是一位 48 岁的奥地利天主教神父，他居住在瑞士。约翰·约瑟夫·盖斯纳神父（Father Johann Joseph Gassner,1727—1779）当时已经有了这样的国际名望：他那个时代的首席驱魔师。在 1774 年，他为富有而握权的玛利亚·贝拉丁·冯沃尔夫克伯爵夫人主持了一次成功的驱魔，这使他受到了奥地利女皇玛利亚·特雷西亚的关注。同年他还出版了一本书，关于如何发觉和治疗恶魔式的疾病；于是所有虔诚的信徒都知道了他的成功工作，这样，他就有了一批追随者，这是和他的名望相称的——这令那些与他同处一镇的镇民感到惊愕狼狈，安静的小社区变成了吸引来访者的胜地和驱魔活动中心，这令他们憎恨。

盖斯纳的驱魔　盖斯纳揭示出，"邪恶"以三种形式来折磨人。程度最低的就是超自然的疾病，那是恶魔引起的，模仿着普通的机体疾病。如果有人被巫术蛊惑、故而产生心理上的障碍，那就是遭到了更进一层的魔鬼侵害了。最坏情况是那些完全被魔鬼附体的——我想，那指的正是精神病发作。

45　　盖斯纳面对的第一个问题就是如何把那些"魔鬼骚扰"带来的身心失调疾病同真正的机体疾病区分开（这个问题至今还困扰着治疗者们，程度至少不亚于当时）。盖斯纳的精巧回答是，如果有疑惑，那就无论如何得开始进行驱魔。这不会有什么坏处。如果有魔鬼被驱走了，那好，这是再好不过的事了。如果找不出什么魔鬼，那么受害者就可以去找内科医生了。更严重的情况，如附体、明显的妄想和幻觉，这些

---

* 本章中的引述摘自 *The Discovery of the Unconscious: History and Evolution of Dynamic Psychiatry*，作者 H. F. Ellenberger。Copyright © 1970 by Henry F. Ellenberger. 转载经过 HarperCollins Publishers Inc 旗下公司 Basic Books 的许可。

当然都明白无疑。

盖斯纳的驱魔包括以手抚顶祝福礼，召唤耶稣基督的名字，还有背诵祈祷文——这些是标准要素，用得最多。不过盖斯纳还在大批狂热的人群面前提出这样的要求：他的病人必须以最充分的形式显示出他们的症状。

> 在使用以手抚顶祝福礼的时候，盖斯纳有时精力十分旺盛，甚至残酷；举例来说，有一次他反复地从指关节的滑动关节弯曲一位患者的手指——这弄得患者很痛。他同栖居在疯狂痛苦的病人身上的恶魔的对话给他的听众提供了一种阴森恐怖的娱乐……那些驱魔对之没有效果的痛苦，他就宣布那是来自自然根源的，并且仅仅是内科医生的事。（Pattie，1994，p.54）

盖斯纳要面对的第二个问题是，如何对付那些持异端言论者。每当他来到一个城镇表演他那广受公众关注的驱魔，那些人就仿佛要来挑战他的工作。有个特别恼人的有新思想的惹麻烦者的团体，曾经是耶稣会独立精神社团的成员，这个社团在1773年被警醒的教会取缔了。不过大部分的持异端言论者甚至要比耶稣会更危险得多。他们中有许多甚至跟教会根本没有联系。他们是灵魂上的祸患，威胁着要毁灭基督教的世界。

对盖斯纳神父这样的好人来说，这是个多灾多难的时期。他拥有群众的巨大支持，但奉承和声望同样也使得他在宗教领导的眼中变得越来越可疑。好的因素是，贵族统治者不太成问题。那些富有的和掌权的人，他们是足够聪明的，因此他们明白，发生在教会上的任何事情最终也将降临到他们头上。除此之外，教会是路易十六和他的奥地利新娘玛丽·安托内特以及他们的朝廷在巴黎所面对的问题中最不成问题的。

不。真正的问题在于那些新兴的、烦人的中产阶级商人、制造业者和做贸易的人。他们阅读得太多了；他们思考得太多了；他们谈论得也太多了。对于基督教建立起来的任何东西，他们都是个威胁。必须给他们点颜色看看。

所以他开始给他们颜色看了。盖斯纳神父开始在各个教区到处旅行，在大群的人面前公开表演驱魔术。当然，他治疗天主教徒。不过更壮观地，他还治疗新教徒。他治疗富人，也治疗穷人。他治疗了两个被恶魔附体的修女；其中一个修女在魔鬼溜走以后就倒下了，另一个说，尽管她不怎么记得发生了什么，治疗并没有使她痛苦。接着他治疗了一个患了忧郁症、出身高贵的小姐，并且给了她些建议，教她在将来如何不让那些折磨她的魔鬼们接近她。派蒂（Pattie，1994）估计，在盖斯纳声望鼎盛的时候，也就是1774和1775年，他每个月要治疗2 700个病人。

盖斯纳神父受到的责难　在随之而来的月份中,盖斯纳的主教对他的神父那正在远播的名誉和声望越来越警觉恐慌了。梵蒂冈当局被盖斯纳神父的声望弄得越来越不愉快,最终劝他的主教插手,以免发生重大的不可控制的公众事态。在许多人眼中,盖斯纳神父对于人类的重要性高过了教会本身;异端邪说的可能性甚至在有些教会圈子里也谣传开了。

1775 年 6 月,一个来自教会当局的调查开始了。调查者的结论是,所有这些驱魔活动都是符合教会的法律的。他们很满意,因为盖斯纳从未声称治疗和他自己有什么关系,如果那样的话就是个严重的异端邪说了。他们作了官方的记录:盖斯纳一向极端细心地要让人们真正地明白,这治疗效果完全应当归功于上帝的圣灵通过他来起作用。

然而,裁判所的结论是,由公共治疗——尤其是施行在非信徒身上的治疗——导致的社会分裂给公共秩序和教会规范带来了严重的威胁。于是盖斯纳神父被命令从此只能在真正的信徒身上演示他的奇迹,而那些信徒必须是直接由他们自己的教区神父送到他那里的。此后不久,教皇庇护六世(Pope Pius Ⅵ)把盖斯纳写的所有作品都禁掉了。

正如艾连伯格(1970)指出的,盖斯纳唯一的真正问题在于时间。倘若他在 1675 年或甚至在 1725 年施行他的奇迹,他死后将被尊为圣徒。不过那时已是 1775 年了,启蒙运动正处于最煊赫的时候。艾连伯格指出,"把病人治愈还不够;你用以治愈他们的方法必须被社会团体接受"(p.57)。1779 年,在教会指示的静默中,盖斯纳完全默默无闻地死去了(Pattie,1994)。

当他处于和教会的关系问题中的时候,还存在着远远高于罗马教皇权威的力量,很有说服力地挑战着盖斯纳神父的声誉和权威。做这件事的人是位 41 岁、出生于德国的维也纳内科医生,他身上有着启蒙运动所代表的一切和教会所反对的一切。

弗朗兹·安东·麦斯麦和关于疯狂的科学理论

弗朗兹·安东·麦斯麦(1733—1815)做了些无法想象的事。在 1775 年,他从巴黎出发,完全沿着盖斯纳神父走过的路,跟随着他走过一镇又一镇。麦斯麦不仅治愈了比那位神父还要多的病人,还治愈了那些盖斯纳认为无法治疗的病人。他治疗贵族,也治疗平民。他公然地嘲笑盖斯纳的驱魔术的宗教基础,并且告诉一切听众:是科学而不是迷信把人类从不幸中解救出来。麦斯麦向慕尼黑科学学会报告说,盖斯纳神父不是一个拥有圣灵的人,他拥有的是非常强的"动物磁"(animal magnetism),麦斯麦相信这是"一种微妙的物质流体,它充满宇宙,形成了人、大地、天体之间联结的媒介,同样也是人与人之间联结的媒介"(Mesmer,1779,转引自 Ellenberger,

1970,p.62)。尽管未受启蒙的老神父真的对此一无所知,据麦斯麦说,他实际上是"自然的工具"(Pattie,1994,p.55)。

在慕尼黑,麦斯麦在德国亲王面前表演了他的治疗。由于他的努力,他被任命为巴伐利亚科学学会的成员。他用以下的功绩让别的成员们感到了震惊:

> 在慕尼黑学会面前麦斯麦表演了一些实验,在实验中,他在几个人身上产生出了各种各样的症状,借助一块磁铁,并且用手指朝着他的受试者指指点点。他还显示出,磁以太(magnetic effluvia)是可知觉的,就像一阵风,有时是暖的有时是冷的,当时麦斯麦把某个手指尖放在自己食指附近;还有,那穿透紧闭的门和厚墙的磁力的影响被镜子反射回来,它能够被感觉到,就像来自镜子的一阵风,借助手杖,就可以把它传送到十英尺开外或更远。他在尊敬的伊尔代丰索·肯尼迪神父——学会的书记——身上产生了反复出现的痉挛性抽搐,只要用手指朝他一指。(Pattie,1994,p.55)

霍尔茨基·德霍尔卡男爵的案例 也许你读了下面这个来自那个重要的年份——1975年——的叙述以后,就会原谅我对于这个几乎已被遗忘的科学人所倾注的热情。那里面述说了当麦斯麦给一位匈牙利贵族霍尔茨基·德霍尔卡男爵实施门诊的时候发生了什么。维也纳最好的内科医生已经断言,这位男爵的慢性神经性喉管痉挛无法治疗,而且是他想象力的产物。他们的治疗由各种药草茶组成,而这对于病痛没有什么明显作用。由于极端渴望解脱,并且出于对他最接近的政治顾问(这个人害怕得罪有权力的神职人员)的不屑,这位男爵邀请了麦斯麦,连同他的磁铁和产生静电的机器,到男爵的城堡里过一个长的周末:

> 麦斯麦到来后不久,城堡里的几个居民觉得每当接近他就会身上发痛或有古怪的感觉。甚至惯于怀疑的塞佛特(Seyfert)(他保存了记录这次事件的期刊)也注意到,当麦斯麦演奏音乐的时候,他就感觉到难以克制的睡意侵袭。(麦斯麦演奏一个玻璃口琴,根据艾连伯格的说法,它的效果可以是"粉碎性的"。)不久他就信服了麦斯麦的超常能力。他看到麦斯麦如何在他周围的人身上引发不健康的症状,尤其是那些他已经使之磁化的人。一位小姐正在唱歌,麦斯麦一碰她的手,她就失声了;麦斯麦作个手势,她就恢复了。他们坐在一起的时候,塞佛特看到麦斯麦能够影响坐在别的房间里的人,仅仅是靠指点他们在一个镜子里映出的影像,尽管这些人既不能直接地也不能间接地在镜子里看到他。还有一次,当两位音乐家在演奏号角的时候,麦斯麦接触了其中的一件乐器;立刻一群人——他们看不见他——开始有各种症状,而麦斯麦把手一拿开,症状就消失了。同时传言

48

散布开了，说有个异乎寻常的治疗者从罗哈尔来到了这里，于是病人们都从邻近地区赶来看他。麦斯麦使他们中的许多人磁化了，并让另一些人去见他们自己的医生。

在第六个夜晚，麦斯麦宣布说男爵在接下来的那个早上会有病情剧变——结果真的发生了。那剧变异常猛烈，而且据报道，发烧热度的增长或减退是随着麦斯麦距离病人的远近而变化的。几天以后发生了第二次剧变，猛烈程度略微减轻了些，不过男爵觉得这治疗太激烈了，于是麦斯麦离开了罗哈尔；在最后一分钟，他还治好了一个六个礼拜前忽然失去了听力的庄稼人。（Seyfert，1856，转引自 Ellenberger，1970，pp. 59 - 60）

有一点并不清楚，即麦斯麦是否能够保证最终治好男爵。在磁力治疗过程中有那么一个情节，据报道，男爵正"欢蹦乱跳而且在他的小提琴上演奏着欢乐的旋律"。然而，男爵的私人医生对麦斯麦和他的方法毫无好感，他把男爵的"欢蹦乱跳"归功于发热导致的精神狂乱。他说这个病症也许就是麦斯麦的操作引起的——即使是在最冷的冬天，把他的病人的脚浸在一盆冷水里，也比操作麦斯麦的静电要好。

这位内科医生和男爵的妻子开始坚定地反对麦斯麦的介入。病人也或多或少地成了不情愿的参与者：

在第三或第四天（在"欢乐的旋律"这个插曲之后）麦斯麦想再次使男爵磁化，但病人丝毫不听。经过漫长而反复的告诫，男爵终于躺下了。正如前次一样磁化开始了。不久效果就出现了，不过这次或多或少地比以前弱了。男爵勉勉强强地承受了一刻钟；正在他完全丧失他的感觉之前，他从床上跳出来，说与其再次受这种痛苦折磨，他宁可让他的喉管继续有病甚至死掉。没有什么理由能够让他再次回到床上。（Pattie，1994，p. 51）

然而有一点必须指出：塞佛特报道说，他的主人再也没有发过烧，也再也没发生过喉管痉挛。

玛利亚·特雷西亚·帕莱兹的案例   在他的力量达到顶峰的时候，麦斯麦经常娱乐那些维也纳富有和有名望的人们——包括里奥波德·莫扎德（Leopold Morzart）和他的家庭，家庭成员中就有 20 岁的沃尔夫冈·阿玛多伊斯（Wolfgang Amadeus）（他让麦斯麦和他的磁铁在歌剧《女人心》[Cosi Fan Tutte]中永垂不朽）。

49 麦斯麦持续治疗了一大串极度有权和极度富有的人物，包括法兰西国王和王后（玛丽·安托内特，奥地利皇后的女儿）还有拉斐特侯爵。麦斯麦对于社会契约也有着真正的洞察，因此他走过一镇又一镇，让树木磁化，这样当穷人需要有效的治疗的时候，就有免费的途径了。

在他的一个最著名的案例中,麦斯麦让玛利亚·特雷西亚皇后最宠爱的年轻的盲音乐家玛利亚·特雷西亚·帕莱兹恢复了视力。玛利亚是一位奥地利法官的独生女,在她3岁7个月大的时候,在睡眠中忽然眼睛瞎了。皇家的内科医生们都说无法医治,但她仍不得不承受水蛭放血,清泻,利尿,还有对眼睛进行的电击。根据派蒂(1994)的叙述,治疗的结果是:

> 电击使她更过敏易怒(当然会!),而且眼睛抽搐到了这样的程度,以至于为了让她免得受害,只有反复放血才有可能。那眼睛从眼窝里不舒服地向外突出着,而且不断在动,向上翻,那形象让人非常不快。(p.58)

麦斯麦开始了对那女孩的治疗。那女孩当时还患上了严重的抑郁,那时她18岁。在1777年,他在自己的私人别墅中把她当作客人招待了5个多月,效果是惊人的。她的视力开始恢复了,但她显示不出任何迹象表明她能够理解她所看到的一切。她被那些人的脸吓着了,她此前只是通过声音认识他们;同时,任何人工的光源或明亮的阳光都会使她受惊吓。各种各样的医学专家证实这病人在麦斯麦的磁力治疗下部分地恢复了视力,与此同时她的抑郁持续地变得更严重。

最终,麦斯麦用25层纱布包裹起病人的眼睛,保护她免受明亮光线的疼痛刺激,也免得她得到"不合意的印象"。这段时间里那女孩一直住在麦斯麦的别墅里,那里成了一个公共场所,而年轻的玛利亚·特雷西亚是它的主要吸引力源泉。正如麦斯麦所写的,"人们成群地来到我的房子,以便让他们自己信服;每个人拿病人作了测试以后,都非常惊讶地离开了,并且对我说了最恭维的话"(1781,转引自Pattie,1994,p.61)。

麦斯麦创造了个治疗奇迹——从某种程度上说。皇家的内科医生们不久向女皇报告说,那女孩离开麦斯麦的别墅时照旧眼瞎,就像她刚进去时一样。

"胡说!"麦斯麦叫道。然后他让那女孩回到他身边。通过一个短的治疗,她的视力再次恢复了。而她再次离开的时候,又不得不再次失去视力。仿佛那女孩仅仅是为她的"弗朗兹叔叔"才拥有眼睛的。

她的家庭被激怒了,控告麦斯麦搞欺诈。帕莱兹先生拿着出鞘的剑强行进入麦斯麦的房间。在随之而来的争斗中,麦斯麦的仆人解除了那位父亲的武装,把他从房子里赶了出去。那位父亲离开时叫喊着威胁的话;母亲昏倒了;而玛利亚·特雷西亚再次陷入了失明。

麦斯麦又一次地治疗他的病人并恢复了她的视力;但她一回到家,失明又来了。事实上,派蒂发现,玛利亚的余生完全是作为一个盲人度过的。她死于1824年,当时65岁。

这个女孩是不是真的失明？失明可以由催眠导致，同时它也是歇斯底里症的一般症状。但催眠或歇斯底里能够解释发生在 3 岁孩子身上的失明吗？麦斯麦的"证据"是足够公开的，它足以说服我们，在治疗的某些阶段她确实能够看到。更进一步说，她恢复视力的方式是和有关先前失明的人如何恢复视力的现代证据大体一致的。但那女孩仍然没有从麦斯麦的治疗中得到持续的好处。事实上，她暂时的改善看来也没给她带来些许快乐，而是带来了更多的情感痛苦。还有记载表明，只要她恢复了一点点视觉，她的音乐能力就大幅地衰退；所以"治疗"不得不被认为是很成问题的。

麦斯麦的名誉遭到了严重的打击，他最终指控那女孩和她的家庭，说他们有我们今天称之为"刚塞综合征"（Ganser's disorder）的毛病，就是不自觉地伪装心理疾病。他指责说，这是一种非常不合常理的公众表演，因为她的父母靠那位著名的"盲"音乐家开音乐会来赚钱养家。真相也许永远无法被揭开。有兴趣的读者可以进一步追索这个案例，读者可以阅读一篇非常美妙的短篇小说——《P. 女士的奇怪案例》，作者是伯瑞安·奥多赫尔蒂（Brian O'Doherty，1992），这篇小说对麦斯麦同他那位最著名的病人之间的关系的历史进行了再创造。

巴黎的调查委员会　盖斯纳神父的可靠性被麦斯麦在 1775 年作的著名旅行推翻了。然而在 1784 年，麦斯麦自己的可信赖度也悬于一发了。那位歇斯底里的盲音乐家的命运被证明是寻常的事情。病人们经常在麦斯麦面前经历到深刻的康复感，但在治疗结束后不久就又复发了。麦斯麦却坚持说，即使病人确实会复发，每次治疗以后其严重性总是在不断降低。不过他的治疗实践和他的名誉很显然遇到了麻烦。

将近 20 个最杰出的科学界人士在巴黎组成了一个国际小组，要对麦斯麦所声称的动物磁的神奇力量来个彻底的研究，也要对人们对他提出的指控来个彻底的研究。在调查中，约瑟夫·吉约坦（Joseph Guillotine），著名的大规模执行死刑器械的发明者，是来自法国的代表之一。显然作为对麦斯麦的一个让步，本杰明·富兰克林，当时已 78 岁，作为本杰明·拉什——美国精神病学之父——的代表，代表美国出席。

在委员会中，所有可用的自然科学方法都试过了，但没能得出动物磁存在的任何证据。不过他们仍决定，在达到最终结论以前，还要作临床领域的试验。在实验的第一阶段，那些委员们让自己接受磁化，每人每天做 2 小时 30 分钟，这样做一周。结果是模棱两可的。

在下一个阶段，经历过磁疗的病人接受测试，以检查可见的治疗效果，但这种摄生法的有效性仍未能使委员会信服。以下是关于一次测试的描述，它是在本杰明·

富兰克林的乡村产业上进行的。受试者是个 12 岁的男孩，此前显示出"对磁力有很强的敏感性"：

> 当那个男孩留在房间里时，德艾斯伦（d'Eslon）把果园里的一棵杏树磁化了。接着男孩被带到外面，眼睛蒙上，让他连续触摸四棵树，其中一棵是被磁化的……摸第一棵树时，他说他在出汗，头有一点点痛。到第二棵，他感到头晕，而头痛在继续。到第三棵，这些症状更严重了，于是他说他认为他距离那棵被磁化的树越来越近了。最后，当他来到第四棵没被磁化的树——它距离那棵被磁化的树有 24 英尺——时，他在痉挛中倒下了，失去了知觉。（Pattie，1994，p. 149）

所有这些实验的结果显然都对磁力学不利。以下是根据委员会的最终报告的一部分改编的：

> 那些委员们发现流体的动物磁无法被任何感官感知到，而且它在他们自己身上和病人身上都没有什么效果；他们使自己确信，［任何］产生出来的变化都是想象力［的结果］……于是他们一致得出结论，关于磁力的存在和效用的问题，由于没有证据证明它的存在，因而这种不存在的流体当然就没有什么实用性，并且公众病人身上所观察到的猛烈的效果应当归功于触摸，归功于被激起的想象力，还归功于机械的模仿——它使我们不由自主地重复那些对我们的感官的打击。（The Royal Commission，1784，转引自 Pattie，1994，p. 151）

最终，麦斯麦被视为江湖骗子，被禁止进行任何治疗活动。似乎是为了在伤口上再撒一把盐，法兰西医学院要求所有开业的内科医生宣誓："任何医生都不可以声称自己是动物磁的支持者，无论在他的写作中还是在实践中；否则将被解除行医资格。"（Faculty of Medicine，1799，转引自 Pattie，1994，p. 155）。

巧合的是，那位已经不再年轻的盲大键琴手玛利亚·特雷西亚·帕莱蒂到巴黎来开音乐会了，而当时正是巴黎调查委员会的官方判决被宣读的时候。她的出现让一切旧的故事和关于麦斯麦治疗失败的闲话都苏醒了。

接着麦斯麦被邀请去法国里昂，在那里他得在普鲁士亨利亲王面前展现他的力量，这对于他挣回面子是十分必要的；然而"令他自己惊愕狼狈、令他的门徒感到丧胆的是，他彻底失败了"（Ellenberger，1970，p. 67）——这事终于在麦斯麦的耻辱上加上了最后一根稻草。麦斯麦回到瑞士的时候，已经是个被毁了的崩溃衰弱的人了。他继续活了 31 年，但公众再也听不到他的名字了。在他那也许会被艺术家安迪·沃霍尔(Andy Warhol)称作"15分钟热度"的盛名逝去以后，无论如何人们已经失去了对他的兴趣。

第一位心理治疗师　我不想对麦斯麦已经名誉扫地的科学理论来个完整的再现。你们已经知道，理论中包括动物磁。麦斯麦相信磁流体在宇宙中是无所不在的，那是联结人类、大地和天体的物质。麦斯麦还相信，磁流体把人类互相联系在一起，疾病是由于人体中的这种流体遭到了不平衡的分配，而当人体中的磁流体均衡被建立起来时，治疗就发生了效果。借助"麦斯麦主义"——就是用以引导、储存这种流体和把这种流体传送给他人的技术——可以引发"剧变"(请回忆一下针对霍尔茨基·德霍尔卡男爵的不成功的治疗)，它将对整个系统发生治疗效果。

到了20世纪30年代，这一原理将被激进的年轻精神分析家威廉·里奇(Wilhelm Reich)再次提出，而它将再次遭到科学团体的拒绝。里奇关于性的"生命能"(orgone energy)理论在许多方面都同麦斯麦的"磁流体"理论相类似。我可以很容易地想象，这个基本理念有着充分的原型力量，因此能够以永新的形式一次又一次地回归。也许这就是为什么如今那么多人相信水晶的治疗力量。与此同时，"那力量将与你同在"。

无论如何，麦斯麦是现代的为非机体疾病建立科学理论的第一人，也是在那个理论之上创立了繁荣兴旺的人际治疗实践的第一人。倘若这些还不足以使你对麦斯麦肃然起敬，那么想想，是他建立了第一个哲学的和专业的社团，致力于探究心理障碍的可操作的疗法。他的梦想是让磁疗法变得可以广泛地运用于群众，以使他有生之年的医学实践(这在那时候是件不祥的事情)能够再也不被弃置不顾。他相信，磁学"把医学带到了完美的顶峰"。"世上只存在一种疾病和一种治疗，"麦斯麦说(1779，转引自Ellenberger，1970，p. 63)。他不使用药剂或咒语，也不用鱼内脏做的膏药，更不用迷信；并且要得到这种治疗，也无需多高的社会地位。

麦斯麦的团体治疗设备组包括他标志性的"巴奎特"(baquet)，一个大橡木酒桶，里面是两排细筒，装着磁化水。这个18世纪的热桶周围可以坐多达20人，桶盖上伸出许多钢的小枝，周围的人可以与之作身体接触。当人数足够在巴奎特周围绕成一个圈时，他们就被教导把手握起来"以便为磁流体的通过创造更有利的环境"(Szasz，1978，p. 49)。当麦斯麦治疗单个病人时，

　　　　他坐在病人面前，他的膝盖碰着病人的膝盖，手中按着病人的大拇指，
　　眼睛盯视着病人的眼睛，然后触摸疑病患者，在他四肢上一直摸过去——
　　治疗就这样进行的。(Ellenberger，1970，p. 63)

而麦斯麦因为什么而有罪呢？在我看来，就是因为他是第一个心理治疗师。麦

斯麦也许并不是可以躲藏在这样一个提法——即他毕竟是个好的心理学家——背后的最后一人，但他却几乎一定是第一人。巴黎调查委员会指控他借助刺激病人的想象力来治疗病人。他们的结论是，麦斯麦是个江湖骗子，恰恰因为他发现了心理学和人际的因素可以被系统性地操纵，以便给压倒性的心理、情感及机体上的痛苦带来缓解和慰藉。

对女性道德的威胁　现在我们还知道另一份秘密的报告，它被提交给了国王，到了 1799 年才被出版。这份报告是在同巴黎警方的领导进行了细致会谈以后写出的，它揭示出，磁化治疗还存在着比较明显的性因素，因此"是对女性道德的一个威胁"(Pattie，1994，p.154)。据我推测，玛利亚·特雷西亚的母亲之所以决定把她女儿从麦斯麦那儿带走，最明显的理由就是：她 18 岁的女儿天天在一位没有妻子的男医生家过夜，如此度过了 5 个多月。那份报告揭露出，被磁化的女性病人，带着她们那"更活跃的神经"和更易激动的、更生动的想象力，经常觉得被她们的施磁者"吸引"了。此外，报告中还推测，在经受磁化的女子身上观察到的这种小小的"骚动"实际上就成了"各种各样的剧变……它们是由那种力量引起的——大自然把这力量从这一个作用于那一个，以便吸引或激动后者"(Pattie，1994，p.154)。

委员会向国王透露，大部分求助于磁化治疗的女人甚至根本没病。她们仿佛是被一种过量的"魅力"折磨着，这个对于她们自己和她们的治疗者来说都是个严重的道德危险，由于"两性相互间的充满力量的吸引"。在严重的情况下，尤其当治疗"活泼敏感的女性"时，报告者注意到，存在着

> 感官的彻底混乱；眼皮变得湿润，呼吸急促而且断断续续，胸腔激烈地起伏，骚动开始了，[并且在]最终，在那最愉快的情感的末尾，通常是一阵痉挛……继而是所有这些感官的衰弱和某种沉睡。(Pattie，1994，p.155)

毫无疑问，磁化治疗必须被制止！毫无疑问，所有那些有抱负的医学学生都得宣誓！正如委员们自己所下的结论，人类想象力有着惊人的力量。

这种以心理学为基础的疗法骇人听闻的色情"副作用"到了一个世纪以后作为"移情作用"(transference)被约瑟夫·布洛伊尔(Joseph Breuer)和西格蒙德·弗洛伊德再次发现。它将成为解开无意识心灵的秘密的核心线索。

和谐社团　麦斯麦和他的追随者所做的带来的更大危险，我想，就是他们是如此严肃地对待他们那启蒙主义的观念：社会契约和普通人的价值。法国麦斯麦主义者发起了一种类似于磁学特许社团的东西，叫**和谐社团**(*Scciétés de l'Harmonie*)，它们是些训练学校和近乎秘密的社团。这些社团在法国到处活跃着，他们致力于让普通民众从任何形式的机体或神经失调的压迫中获得解放。

54

有一个位于阿尔萨斯辖区内的麦斯麦主义者的团体向他们的病人敞开大门，为任何需要他们却又无法付钱的人提供免费门诊的磁力治疗。这可是异端邪说啊！老麦斯麦是幸运的，医学社团没有把他捆在一根用磁化树的树干做的木桩上，让他被一大堆压制言论的陈词滥调烧死。

随着麦斯麦名誉扫地，他的追随者们也渐渐不再作为一伙未得到医学和科学认可的实施治疗的社会积极分子开展他们的追求了；于是整个欧洲对精神病学的早期领域的未来展望充满了阴郁的怀疑。卢梭关于所有公民的平等地位的漂亮言辞，同那些精神病人和他们的家庭所遭受的现实之间存在着明显而尖锐的矛盾。

道德治疗的兴起

在这个时期，用以治疗被收容的"癫狂者"的最盛行的治疗方式是由内科医生-精神病医师和别的"江湖郎中"（任何没有接受过医学训练的精神病治疗者都被叫作江湖郎中，因此这个术语并不完全像今天一样含有贬义）施行的。"关于精神错乱者的医学"并不比通常的清泻和放血（多达每周70次）多多少；这些都被用来治疗那些官僚控制的国立收容所中的数以千计的被收容者。直到18世纪末，这些不幸的人们仍通常是四个人或更多人睡一张床；他们的生活状况和150年前他们生活在国王路易四世统治下的先辈们是一样的。

这个路易，在他历史性的强硬的福利改革运动——史称"伟大的监禁"（Great Confinement）——的精神指引下，建立了一个"医院总体"的网络，那是在1656到1657年之间。它们被设计用以监禁

> 各种类型的无所事事的和有违法可能性的穷人——不仅是癫狂者，还包括流浪汉、乞丐、无能力者，还有娼妓。尽管它名叫医院总体，它却不是医院；它没有任何的医学目的。它的目标仅仅是维持对于城市凝聚体（正如巴黎显示的，它有着令人警醒的生长空间）的政治控制，手段是把那些被确认为是不受欢迎的因素分离出去，强制他们工作，这样他们挣来的钱不仅可以养活自己甚至也许还能给国家带来利益。（Goldstein，1987，pp. 41 - 42）

在这种"开明专制"的政策之下，实际上每一个对国家呈现为"社会问题"的人都被聚拢起来，放置到一个大的"总体机构"里。在18世纪中叶，这样的人包括患有性病的女人，癫狂者，忧郁症患者，那些精神不健全、因此他们的家庭不愿或无力照料他们的人，还有那些受"狂躁"（也许是躁狂的迹象）折磨的人。正如戈尔德斯坦（Goldstein，1987）指出的，这样地把不适应社会的人和大部分社会边缘人批发式地

收容进去,就可能导致精神错乱和医学的疾病概念的第一次联结。

在这段时期,有政治关系的人可以从统治者那儿取得一张"逮捕令"(*lettre de cachet*),凭借它就可以合法地把一个儿子、女儿或妻子逮捕起来送去监禁,倘若他们行为不端或者玷辱了家庭的好名声。这些不幸的人将和癫狂者关在一起,关多久"随国王高兴",无法上诉也没有机会对他们族长给予他们的指控进行自我辩护。

菲利普·皮内尔的道德治疗

法国革命期间,医学科学和国家政府机构联合起来,致力于某些系统治疗,它们将"治愈"有嫌疑的精神疾病和国立医院系统中的超额。菲利普·皮内尔(1745—1826)——我们在第二章中已作过简短的介绍——成为适逢其时的人物。他写的书,《一部关于疯狂或癫狂的医学和哲学论述》(*Traite medico-philosophique sur l'alienation mentale,ou la manie*),出版于1801年,主张需要一种恰当的科学观点,以直接地针对精神病人的智能和情感进行工作,并对之产生影响。这种激进的新治疗形式是一个更大的道德治疗运动的重要部分,这个运动我们在第二章中也已经介绍过了。

皮内尔宣称,道德治疗必须"在社会的各个阶级"都得到平等的运用。确实,这种新方法曾被用来医治萨尔贝提耶(巴黎的用于女性的大型医院总体)和比塞特精神病院(用于男性的)里面的被监禁的精神错乱者,也曾用来医治英国国王乔治三世,他的心智被梅毒毁坏了(Goldstein,1987,p.65,n.4)。

在1802年,皮内尔成功地把医院总体中的大量被监禁者筛选了一遍。那些被认为患有"可治疗"的精神失调的人被转移到萨尔贝提耶的特殊病房,以得到进一步的照料和道德治疗。在那儿皮内尔不仅研究了他父母的案例史,还怀着强烈的兴趣研究了在这个系统中工作的非医学的江湖郎中们的成功技术。

戈尔德斯坦(1987)提供了一个江湖郎中工作的杰出例子;那是一个名叫杜弗(Dufour)的助理外科医生,他成功地实施了清泻和放血治疗:

> 在一个房间里,用木板隔开的,[一群科学检查者]看到三个病人被限制在床上。第一个,他的"精神狂乱"在于他相信他是个国王,他很多嘴而且很快活。第二个很瘦,脸色、外形很忧郁,他恰当地回答他们提出的所有问题,常常叹气,并且承认自己是有病的。与第三个病人的对话完全围着这个信念转:他认为他是基督;他像第一个一样,很快活,脾气挺文雅……那位外科医生说,这三个显然很平静的病人,在他治疗他们以前,曾经是"处于惯常的和极端的狂躁中"。(p.8)

皮内尔自豪地宣称，在对于精神错乱者的治疗中，他从各行各业的人那里学到了有价值的信息。他引用了他的美国同事本杰明·拉什的经历。拉什曾经从"普通人，来自各行各业……江湖骗子、护士、老太婆……甚至黑人和印第安人"那儿获得对于治疗疯狂的技术的深刻洞察（Rush，1789，转引自 Goldstein，1987，p. 76）。于是道德治疗成了政治正确（对于它的时代）的民众方针。

道德治疗还避免任何对于科学的禁止性的狭隘定义。在皮内尔看来，道德治疗运用上的核心是案例研究方法，因为它揭示了用心照料下渐进的恢复过程；从医生这方面讲那就像演戏似的，包括"展示、夸耀、陈列［和］外观"，和蔼、鼓励、慈善、权威的风度，"观念斗争"和"有力的语言"，用来对付病人固着的念头；用道德教诲支配并释放天然的激情；医生/病人相处和睦和友爱；还有对病人的勇气的培养。"癫狂者不应被视为'绝对地丧失了理性'，从而对于恐惧或希望这样的动机，以及对尊重的情感都无动于衷"（Goldstein，1987，p. 85）。皮内尔的治疗的精髓在于治疗者的人格，即"他们所具有的权威"，还在于治疗者和病人之间的关系，皮内尔把它看成是"机体和道德的品质"（Goldstein，1987，p. 86）。这些因素使得医生能够让病人恢复健康和理性。

道德治疗旨在"激起和强化想象力"并且"培养"朝向自然的、高贵的、正确的事物的"激情"。因此它们和卢梭的教导是一致的。卢梭教导说，"人造的社会的激情"阻碍了人类自然的道德进步，并且终将让人类反对他们自身，从而制造出不幸。对皮内尔来说，谈话疗法就是解开和释放每个人的内在人性，就是恢复每个人的真正本性，并克服异化的社会秩序的破坏性效果。

根据皮内尔保存的统计资料，旧方法下的基本康复率低于 20％，而在道德治疗之下有 95％ 的精神错乱者恢复了他们的能力，就像自由独立的男人和女人那样开始生活了。这就是被解放了的人类灵魂的力量。

科学的"新人"

大部分历史学家都同意，随着法国革命的觉醒及继之而来的恐怖统治下无节制的理性滥用，理性时代，这个启蒙哲学家的伟大创造，渐渐走到了它辉煌的尽头。这些是查尔斯·狄更斯的小说《双城记》中记载过的事件。即使皮内尔，当他看到延续着的社会不安仅仅是让激情越烧越旺并遮蔽理性力量时，他也开始质疑，继续下去的革命究竟是否能给他的病人带来利益。

不过，启蒙运动预示了封建制度在欧洲的解体，教会所享有的无限的权力已经日薄西山，有着高度特权的贵族统治也走到了尽头。一大群被称作启蒙哲学家（Philosophe）的作家和思想家们扮演了重要的角色，他们抨击延续了几个世纪的教会信条，说它们是古代迷信和神话的产物，给它们打上了这样的烙印：它们完全缺乏理性，也没有任何智力价值。实际上，他们宣称人类是独立于上帝的。

启蒙哲学家　这些"新人"的信念在于自然的力量和荣光。而且他们认为自然是可以用科学来理解的，是由现实的质料——原子——组成的理性的、合规则的系统，借助牛顿的物理学，它是可以被人类研究和理解的。

> 那些启蒙哲学家们拒斥基督教，他们想要完成牛顿的工作，那就是，提供一个关于人类和它同世界的关系的理性叙述……［在］自然主义中［人类将被］放在自然的术语当中［来理解］，而不是通过什么超自然的术语。人将被认为是自然的一部分，而永远不会存在于一个远离自然的上帝、天使和灵魂的世界中。（Leahey，1992，p. 127）

勒内·笛卡儿（René Descartes，1596—1650）主张，动物仅仅是生物学上的机器，并且它们的各种形式和功能也仅仅是在唯物论的主旋律上所作的变奏。因此关于人类我们可以得出什么正确的结论呢？这一形而上的问题曾盘旋了很长时间，而随着理性时代的思想剧变，这个问题必须被重新面对。倘若人类只是这个唯物世界的又一个机械的方面，那么伦理学将如何？"更高的"情感如浪漫的爱情将如何？理性又将如何？一切都是专横任性的吗？恐怖统治中的野蛮暴行是否和母亲对她孩子的爱以及男人对自己荣誉的保护一样"自然"？统治人类事务的自然法则是否像物理规则一样反复无常并且对人类的苦难漠不关心？一个人以暴力践踏他人的权利和财产，这是否仅仅是一条规则的物质显现，而这规则同引起飓风或地震的规则一样自然？

不同作家都作出了确定的回答。托马斯·马尔萨斯（Thomas Malthus，1766—1834）曾写道，当人口的增长胜过了食品供应，生存斗争就将不可避免。萨德侯爵（Marquis de Sade，1740—1847）宣称，对快乐的追求中就暗含着道德虚无主义。阿图尔·叔本华（Arthur Schopenhauer，1788—1860）宣布，"每个男人的内心都生存着一只野兽。"这些作家都认为，人类被自然的本能性的、非道德的野蛮生物性能量掌控着。叔本华尤其认为，人的生命是个大范围的斗争，斗争目的是为了能够控制那"狂放不羁的力量的储藏所，这储藏所是精神生活的根基"（Taylor，1989，p. 446）。他们都把理性视为控制这种根本的野性的唯一媒介。

查尔斯·达尔文　在这个主题上，也许最值得一听的科学的声音是来自查尔斯·罗伯特·达尔文（Charles Robert Darwin，1809—1882）的。达尔文的立场出现于1856年，当时他发表了他的研究成果——对他在乘坐贝格尔号的航海旅程中收集到的生物学和化石资料所作的分析；这次航海旅程开始于1831年12月，结束于5年之后。达尔文所从事的问题是个生物学家的老问题；它甚至还有个绰号：神秘中的神秘(Mystery of Mysteries)。

那神秘在于，如何对地球上数以百万计的不同种类的居住者作个论述。当时被接受的观点，所谓的"设计说"(argument from design)，被 P. H. 哥斯(P. H. Gosse)总结如下：

> 我假定造物主所唤出的每一个生物体都表现着一个无法消解的独特性质，这个性质使它成其所是，并且使它区分于任何别的东西，无论别的东西和它多么近、多么相似。我假定当下这样一种将不同种类区分开的特性，就如同它刚刚被创造的那一瞬一样确定无疑，而且它在当下也如同它在过去一样清楚明白。(转引自 Fancher，1990，p. 192)

对于这个问题，即创世说的两难困境，我最喜欢的是这样一个精巧的答复：存在着许多生物化石，那些生物现今在地球上已不再存在了，这该如何解释呢？在达尔文的时代，符合政治的甚或虔敬的回答是，它们是那样一些生物的遗迹，那些生物没能来得及赶上诺亚方舟。

达尔文首先对神秘中的神秘作了深入挖掘，并试图作出理性的回答。他揭示出，除了种的多样性以外，还存在着种类地理分布上的不同；在一座山脉的两边，在南美大陆几英里开外的不同小岛上，生活着属于共同种群的明显不一样的成员——这样他就把这个神秘深化了。他提供的回答，当然，就是自然选择的原则。通过马尔萨斯式的针对稀缺的食物来源的竞争过程，种群中那些拥有有利的生物学变异，从而能够更成功地获取食物、避免被掠夺的成员就得到了更成功的繁殖，因此就被"自然地"选择以继续它们的基因库。

达尔文的祖父伊拉斯谟(Erasmus，1731—1802)，曾经在两代以前就宣布过进化论的教条，从而使家庭受窘、使信徒厌恶。他的自由思维的推测是在英格兰海滨散步的时候得到灵感的。据说伊拉斯谟曾经是如此的厚颜无耻，以至把拉丁短语 *E conchis omnia*——"一切来自贝壳"——刷在他的旅行马车上(Fancher，1990，p. 193)。他的孙子的关于物种起源的革命性主张——查尔斯自己也说那"近乎承认谋杀"——把属于他的家庭的异端邪说继续了下去并且予以了更新。

不过，小达尔文的主张是建立在一大堆艰辛收集并细心组织的生物学证据之上的。他的革命性论文被令人信服地呈现在了一个正变得越来越激进的科学团体面前，而后者已经大体上作好了准备，准备为那些革命性的、颠覆性的思想所将带来的道德后果负责。

达尔文首次发表他的"异端邪说"所留下的科学会议的官方记录提供了一个有趣的脚注："这些惊人的发现，可以说立即引发了对于它们建基于其上的科学的定义的革命——它们当中没有任何东西是由这次会议产生的。"(发表于林奈社团的会刊上,1858,转引自 Fancher,1990,p. 197)这一评估也许反映了一个旧的、更保守的科学机构的世界观。这一代人已经看到了那不受拘束、未经检核的"进步"思想可怕的颠覆性效果。与其和 1776 年到 1783 年的那些思想家、无政府主义者和革命分子一同碰运气,这个学者团体宁可用道德秩序清醒的力量来使自己保持安宁,他们是通过滑入智力主观主义来这样做的。泰勒(1989)描述了他们对于客观科学所带来的社会和道德危险的反应:撤入"维多利亚式的虔敬,多愁善感,及自我庆幸"(p. 458)。因此许多有地位的学者回归到前培根的观念:一切科学或多或少都旨在发现"上帝的无形之手"的设计。林奈社团的成员对他们的宗教和他们的科学信念都不怎么确信,所以那么一位持异端邪说的绅士及学者——正像他的祖父一样,他的整个理论是如此令人不安又可耻地不负责任——就能够把他们的世界给颠倒过来。

但时代在迅速地前进着,进化论渐渐盛行开了。正如希尔加德(Hilgard,1987)指出的,达尔文的自然选择理论甚至在他那个时代也并非是最科学最精密的进化理论。这个荣誉也许应当属于让-巴蒂斯特·拉马克(Jean-Baptiste Lamarck,1744—1829)。事实上,即使在资料的提供上,达尔文也得和更年轻的阿尔弗雷德·拉塞尔·沃莱斯(Alfred Russel Wallace,1823—1913)——他同样在南美洲作过广泛的游历,并且得出了和达尔文同样的结论——分享这个舞台。

T. H. 赫胥黎 倘若达尔文认为自己近乎是在承认谋杀,那么科学社团会愿意作证,说那些受害者在遭到致命打击以前已经病了很长很长时间了。达尔文的理论不久就拥有了自己的生命。它被"进步的"思想家们抓住了,在同宗教权威的激烈战斗中,它被推向了校园和城镇。

托马斯·H. 赫胥黎(Thomas H. Huxley,1825—1895),也被认为是"达尔文门下走狗",成了作为革命教条的进化论的首要拥护者。在 1860 年,赫胥黎会见了牛津主教塞缪尔·威尔伯佛斯(Samuel Wilberforce),在不列颠科学进步协会的公开会议上针对这个理论进行辩论。在辩论的顶点,主教问赫胥黎,他是否坚信他的祖父或祖母是从猴子传下来的。赫胥黎回答说,

> 倘若问我这样一个问题,"你希望你的祖父是一个丑陋的类人猿,还是有着很高天赋并拥有巨大影响力的人?如果那个人的禀赋和影响仅仅被用来在庄重的科学讨论中插科打诨的话?"——那么我将毫不犹豫地说,我宁可要类人猿。(转引自 Fancher,1990,p. 198)

于是辩论场上腾起了怒火。但资料的优势是如此地压倒一切,以至于没过多久,那些否认进化、否认它是自然的一个已被确认的事实的人,就都被认为是仍生活

在前科学的、迷信的过去。对于心理学的规范来说，有意义的要点在于，人类被非神秘化了；更重要的是，他们是资料的来源。

机械论者对抗活力论者

在 19 世纪中叶，心理学的早期领域所面对的最重大问题并不是对人类行为的研究能否是或是否将是科学的，而是那种科学将有怎样的假定、使用怎样的方法。那些仍相信启蒙时代关于人类的激进概念——即人是自然的一部分——的人们，他们最为热忱地捍卫着进化论者的胜利，即主张人类和一切生物有着共同的祖先——这样的人就被称为*机械论者*。他们大体上是生物学家，但他们的兴趣更接近于牛顿物理学家，而不像他们上一代的生物学家。机械论的荣光在于发现能用来解释人类行为的物理规则。

位于对立面的通常是些比较老、比较保守的科学家，他们中有许多人仍记得法国革命的可怕，还有略近些的发生在英国的社会政治混乱带来的威胁。这是一代自然哲学家，比起他们这代以前的科学思想家们，他们在一生中也许经历了更多的智力上的转变。统而言之，他们是*活力论者*。活力论者拒绝这样的隐喻，即人类是一个机器，他们倾向于更罗曼蒂克的观点。他们相信，智能、情感和激情把人类同别的造物区分开。较之大脑，活力论者更感兴趣的是心灵；同时他们还认识到有意识的心灵必须和无意识的心灵区分开。活力论者还倾向于目的论：他们相信，生命的进化是朝向某种东西的，所有的生命都是有机的、生长着的。活力论者不能接受这样的研究人类生命的规范：它不包括这样一些完全是人类独有的属性，如自由、选择、意志、精神。

由于更传统的、以神学为基础的对手已渐渐退场，机械论者和活力论者之间的战争就愈演愈烈了。机械论者借助新的神经学技术资料和对于神经系统功能及结构更老练的理解，解决了越来越多的古老谜题。而活力论者取悦着那样的人们，他们相信托玛斯·杰弗逊(Thomas Jefferson)所声称的那种超越性真理——那种理念高于日常观念；他们也相信人类状况的某些方面是自明的，无法通过解析一台机器而得到解读。

这场战争遍及社会的所有知识阶层。关于这个分歧的辩论延伸到了各个问题层面上，包括政府的组织结构(举例来说，可以看英国的爱德蒙德·柏克[Edmund Burke]写的作品)，经济(举例来说，可以看亚当·斯密[Adam Smith]和约翰·梅纳德·凯恩斯[John Maynard Keynes])，还有关于对美国土著人的奴役和处置问题的全球范围的辩论,当然,还有医学。

　　在医学领域,下面这个问题成了根本性的问题:在对生命机体中的生物性过程作科学理解时,是否存在着一个必要的、符合逻辑的界限?有关活的生物体的某些根本的"神秘"是否被死亡和解剖消解掉了?或是否时机已到,我们已经可以抛弃创世论者的可怜的希望,转而接受这样的观念:即所有生物体的生命过程都是那样一个圆圈——来自尘土,回到尘土?你究竟有灵魂还是没有?还有,你会不会希望你最好的朋友和一个信仰截然相反的人结婚?

反活力论者的誓言

　　在世纪中叶,这道界线被划得如此明确,以至于在这场辩论中可以用一个个人的立场作为地基,凭着它来从事科学工作,来被大学接纳,来出版科学作品。伟大的赫尔曼·冯·赫尔姆霍茨也许是他那个世纪最显赫的自然科学家,他走得如此之远,以至于要求他的学生和助手发一个反活力论的誓言:

> 我庄严地宣誓以确证这样的真理:在生物体中活动着的,除了普通的物理-化学力量以外,再无别的力量。如果有那样一些情况,在当时无法用这些力来解释,那么,要么借助物理-数学模型来发现它们活动的特殊方式或形式,要么假定新的力,这力必须和事物固有的化学-物理的力同等尊贵,必须可以还原为引力和斥力。

　　20 年来,我每年都把这段誓言拿给我心理学课的学生看。在所有这种时候,不会多于 2 或 3 个学生——现代哲学、自然科学和心理学专业——会愿意在这份文件上签字。更多的学生居然对我的要求表示愤怒,因为我竟然让他们考虑这样的誓言;他们甚至拒绝和我讨论它。

　　你会宣这个誓吗?你会接受那些宣过这个誓的人的治疗吗?那会不会接受没宣过誓的呢?对于那些对它发怒,甚至不能或不想谈论它的人,你会接受来自他们的医学治疗吗?我敢 99% 地断定,麦斯麦只需要一瞬就会在这份文件上面签字。我同样确信,达尔文至死都不会接受。

机械论信仰的十字军

　　反活力论誓言的四个创始人对于 19 世纪欧洲科学的进程有着惊人的影响。赫尔姆霍茨成了所有感知心理学的先驱者,而且是,根据黎黑(Leahey,1992)所说,"19世纪最伟大的自然科学家……他 26 岁的时候,就创立了能量不灭的法则"(p. 51)。艾米尔·杜波蕾蒙(Emil du Bois-Raymond),根据波利斯(Bolles,1993)所说,是这个誓言文本的起草者。他成了他那个时代卓越的生理学家,他主张人和机器没有根本的区别——不同的仅仅是它们各个"部分"的构成。第三个反活力论者是卡尔·路德维希(Karl Ludwig),他最著名的学生就是年轻的俄国生理学家伊凡·巴甫洛夫(Ivan Pavlov),只要你还记得一点点心理学,他的名字就会在你耳边回响。

这个团体的第四位成员是恩斯特·布吕克(Ernst Brücke),他的学生包括约瑟夫·布洛伊尔,你将在第五章见到他,还有西格蒙德·弗洛伊德。因此,布吕克的反活力论影响尤其深远。作为一个学生,在绝对的机械论以外,弗洛伊德无法想象一个科学的神经学。

布吕克一定曾是一个富有魅力的人物。他的笔下涉猎颇广,从解剖学到高尚的艺术,并且为分析德国诗歌发展出了一套逻辑体系。在他的大学周围他的名声很坏,至少有一个不欣赏他的传记作家认为他是个僵硬的、独裁主义的普鲁士人。关于弗洛伊德的尊敬的老师,艾连伯格(1970)是这样写的:

> 对于他的学生来说,他的教导科学程度实在太高了,而且他也从不屈尊在他们的程度上讲课。在所有考官中他是最令人敬畏的,他只问一个问题,倘若应试者回答不了,他再也不会问第二个。布吕克面无表情静静地等着,直到规定的 15 分钟过去。(p. 431)

本书的读者中,有多少人会向他们大学的管理部门提出申请,要获得每天和这样的教授一起工作的特权——就像弗洛伊德那样?在这里我们看到了弗洛伊德那坚韧心灵和性情的证据,而许多人并没有完全从弗洛伊德身上看出这一点。我想我们满可以假定,年轻的弗洛伊德和他那最切近的伙伴是严肃而满怀热情地对待他们的反活力论的。难怪波利斯(1993)把这一代的年轻科学家们称为"机械论信仰的血气方刚的十字军"(p. 45)。

在本章即将结束之际,现代精神病学迎来了它的黎明;在开端中那些被最切近地卷入其中的人们确认自己是科学和医学中最激进的人道主义者、机械论者和反唯灵论者。现代的动力精神病学成了启蒙运动的继承者,同时它也继承了那个时代所产生的一切矛盾、冲突和乌托邦的梦想。

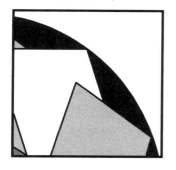

第四章

催眠疗法的兴衰：法国传统中的谈话疗法

准备道路

　　法国革命以后，巴黎城外被称为萨尔贝提耶的大型收容所获得了认可，那是因为伟大的科学改革正在那里进行着，目的是诊断和治疗患有精神疾病的女人。它的领导人，让-马丁·沙可，是他那个时代的科学医学的领军人物之一。沙可在整个西方世界都非常著名，那是因为他那值得注意的工作：用催眠术治疗歇斯底里症，包括男人和女人。这一工作给一位年轻的医学学生——西格蒙德·弗洛伊德——留下了深刻的印象，当时他正从维也纳来访。另一位受到沙可影响的聪颖的年轻人是皮埃尔·让内（Pierre Janet），他最终接管了沙可在萨尔贝提耶的任务。

　　让内和弗洛伊德是同时代人，他们的基本原则以及对于精神疾病的观察判断很多都是相似的。举例来说，他们都同意无意识的重要性，还有性对人类心灵的影响（后者也是沙可所拥护的想法）。然而，让内终究是相形见绌了，原因之一是他是依附于沙可的，原因之二是他在治疗中继续使用催眠术。因此他的工作后来遭到了忽略或无视。另一方面，弗洛伊德和他的追随者们取得了辉煌的成功，他们把那明确无疑的"弗洛伊德主义"心理动力学分析的理念广泛地传播开了。

让-马丁·沙可

64　　　　让我们想象一个城镇那么大的医院。它有 45 幢建筑,分布在 123 英亩的土地上;里面住着 5 000 个贫穷、不幸、深受伤害的人。这个城镇的主要居民是女人。这个地方已经沉睡了几十年。它在宗教秩序的规范下运作着;在这片土地上,修女的规矩是绝对的律令。这是个骇人的地方,充满了绝望。那些女人们患着科学所知的一切疾病,还有些别的疾病,甚至还是个谜。癫狂者向着月亮咆哮;歇斯底里症患者沉默地坐着,听不见,也看不见。尖叫着的精神分裂症患者被监禁束缚起来,以免对他人、对他们自己造成身体上的伤害。此地是个地狱,不过还算是个受管理的地狱。至少这些女人们还有可去的地方,至少她们有得吃,在冬天也有得御寒。

　　这座医院,即萨尔贝提耶,位于巴黎的中央,不过当你走在这片土地上的时候你也未必知道它。它由路易四世建立,他把它从一个贫民院改造成了一个乞丐、娼妓和精神错乱者的收容所。在那些年月中它不断地成长着。甚至当菲利普·皮内尔在革命开始的时候来到这里,把那些将精神错乱者锁在墙上的锁链解开时,它再一次在历史书中出现了。

　　现在出场的是 36 岁的神经医师让-马丁·沙可(1835—1893),他是巴黎一个马车制造者的儿子。作为一个年轻人,沙可也许曾经是"冷漠、安静、害羞、孤僻"的,他患有口吃,长着难看的胡子(Ellenberger,1965),不过到 40 岁的时候,他被广泛地认为是欧洲医学界最有力量、最显赫的人物之一(Fancher,1990)。沙可曾经在萨尔贝提耶作为医学学生接受训练。1862 年,他被任命为萨尔贝提耶一个最大的部门的首席医师,在此他展示了领导方面的天才。通过简短的命令他让这个地方焕然一新,几十年来这里一直是人类不幸的大仓库,现在沙可可以自豪地把这里叫作自己的"科学神庙"。

　　在沙可的领导下,萨尔贝提耶成为世界上占领导地位的致力于精神失调的治疗和研究的机构之一。沙可永远是一位专注、乐于献身的神经学家,他和他的职员们收集详细的案例史,进行事后分析,并且发展有世界水准的科学实验设备。

　　沙可做的首要的事情之一就是把他那座科学神庙中的旧制度残余清除掉。通过一次举措——这也许会遭到许多同时代的国立精神医院的治疗领导者的妒忌——他把所有旧护士——她们中有许多是修女,缺乏医学专业资质——统统解雇了,用一批非神职的护士取而代之,那些人同他一样,对于开明的医学原则怀有热情。

　　当时,整个欧洲正在迎来科学的新黄金时代的黎明,但沙可治下的萨尔贝提耶从很多方面来说仍是过去的遗迹。它没有实验室,没有教室,甚至没有用于尸检的可接受的设备。它没有一个现代的医学检查室，它的医学设备中大部分都应该进博物馆了。然而就是在这里，沙可将向世界显示：在医学技术上，法兰西是首屈一指的。

对歇斯底里症的系统性研究

受到沙可照料的女人是多种多样的。作为一个群体，歇斯底里症患者都比较年轻，有些甚至还挺漂亮。他必须把她们从这些确然的医学案例中区分出来：癫痫，器官瘫痪，梅毒。

沙可发现，有些癫痫是被误诊的歇斯底里症——他注意到她们在假装发作，故而发现了这一事实。他的下属也学会了通过仔细观察她们的症状来把癫痫和歇斯底里症区分开。歇斯底里症患者总是在有观众的时候才发作，而且以某种方式，从来不会伤害到自身。

沙可开始确信，歇斯底里症和催眠状态很相似。事实上，一个聪明的医生通过训练就可以用催眠术来诊断歇斯底里症。根据沙可的经验，其实所有的歇斯底里症患者都很容易被催眠。沙可认识到，歇斯底里症和催眠之间的联系就在于神经系统的一种官能性的弱点，即缺乏"聚合力"(cohesive power)。

还有一点对歇斯底里症也是关键，即病人明显地想要围绕她的症状进行夸张，制造表演：

> 病人故意地要把症状夸大，甚至在每个细节都创造出想象的症状。真的，每个人都知道人类需要说谎，要么是这样的：与其说是在实行某种礼拜仪式，倒不如说根本没有理由……要么是那样的：为了制造一种印象，唤起同情，等等——这些都是常见的事情，而在歇斯底里症中这一点尤其真实。
>
> (Charcot，转引自 Alexander & Selesnick，1966，p.172)

沙可能够借助系统性控制的观察揭示出，歇斯底里症状往往是由一个积极的心智通过仔细的管理、有限的制作所创造出来的。他用催眠性的暗示在别的健康受试者身上引发瘫痪，从而显示出，这样造成的瘫痪和创伤性的情感经历造成的瘫痪在每个细节上都是相似的。也许更重要的是，沙可还揭示出，这些用催眠导致的"转变症状"同样可以通过催眠性的暗示过程来消除。

这些证明——它们在19世纪80年代中期的萨尔贝提耶几乎成了惯例——提供了第一个无可辩驳的证据，就是四肢的瘫痪是可以有其心理学基础的。在沙可发现催眠和歇斯底里症之间的联系以前，所有的瘫痪都被假定为是创伤导致的神经系统损伤的结果。到了1890年，沙可还将证明很多情况下健忘症也有着类似的心因性基础。和神经损伤导致的健忘症不同，患有歇斯底里症的或"动力学"的健忘症的人，在催眠状态下，就能够恢复失落的记忆。

影响了精神机能障碍表现的一组作用是强有力的，下面是对此的一个注解：在 19 世纪开端的法国，魔鬼附体的案例已经非常稀少了。较之附体，收容所的医生们越来越多地遭遇到一种新形式的疯狂，它显然在前不久的历史事件中有其根源。在 1820 年，萨尔贝提耶和比塞特的大部分新病人都遭到了"偏执狂"（monomania）的侵袭，那是一种固着的妄想，使得他们就像不久前被废的（和被砍头的）王族那样行动和思想。一份巴黎的报纸被 1789 年的革命暴力所带来的大批精神机能障碍"吓破了胆"，声称坚决地赞同把那些精神错乱者监禁起来的新举措。它说，这样的社会性崩溃应该归罪于"恐惧和希望的交替……狂热的状况和那把一切人卷入其中的政治所产生的过多的刺激"，并且要求政府立即着手修补那革命给"文明"带来的破坏（Goldstein，1987，p. 317）。根据当时的科学，革命中的事件和其后果显然对于那些病人来说是太强烈太具压倒性了；那些病人的"感受力遭到了扭曲"，他们那脆弱的心灵、未开化的心智还有天生的不信任的本性显然没有达到那历史事件所要求于他们的高度。

在接下来的 50 年中，逐步地，法国精神病人的症状走向了别的变迁。对偏执狂的诊断让位给了歇斯底里症。在 1882 年，监禁在萨尔贝提耶中的女人有 20% 被诊断为歇斯底里症，而对于比塞特中的男性病人，被诊断为歇斯底里症的人数也开始上升（Goldstein，1987，p. 332）。

然而在世纪中叶的欧洲大陆内科医生-精神病医师中，歇斯底里症的名声不怎么好。尽管在西方世界它也许是最为古老的被确立起来的精神病学诊断了，它可以上溯到伊姆贺特普（他推广了阴道烘薰，正如你记得的）时代的埃及人；但在 19 世纪中叶，大部分科学从事者们都认为歇斯底里症的诊断是建立在"未被利用的症状的废纸篓"之上的。歇斯底里症的症状包括痉挛、惊厥、勒束感、昏厥、狂喜（被叫作"癔病"[vapors]）、四肢瘫痪、麻痹、肌肉抽搐、缄默、结巴、无法抑制的打嗝、无法站立或直立行走、厌食、尿频、目光短浅、咳嗽、恍惚状态，还有各种各样的别的神经和机体状况，它们被归入一类仅仅因为这个事实：绝对没有证据表明，它们之下有什么生物性的病变（Goldstein，1987，pp. 323 – 324）。

"人们怀着嫌恶研究歇斯底里症，并仅仅把它当作一个职责，"皮瑞·布列奎特（Pierre Briquet）这样宣称。在 1859 年他是法国精神病学的要人之一，一种类似歇斯底里症的躯体化障碍（somatization disorder）就是以他的名字命名的（请看第十三章马丁的案例）。然而，无论喜欢与否，歇斯底里症正在横扫那块大陆。作为对歇斯底里症的广泛传布的纪念，也作为对它那古怪的症状的认可，在 1928 年，超现实主义者们甚至给予了歇斯底里症一个法定的生辰：1878（Goldstein，1987，p. 332）。

逃向疾病

歇斯底里症何以在 19 世纪末成为这样一种女性不健全的普遍形式？请记住，正如戈尔德斯坦（1987）指出的，事实上所有法国的歇斯底里症患者都是工人阶级女性，因此她们和西格蒙德·弗洛伊德在维也纳工作时所将遭遇到的上层中产阶级的歇斯底里症女患者是完全不同的。但无论如何，歇斯底里症是对那有系统地剥削压榨女性的家长式文化的一种消极-积极的回应，这种家长式文化对于女性及女性在社会中的地位的观点本身就带有深刻的精神分裂。那位匈牙利-美国精神病学家托马斯·斯扎茨（Thomas Szasz）把歇斯底里症称为"无权力者的语言"，这一观点得到了几位女权主义历史学家的支持。

从这一观点来看，歇斯底里症从根本上说就是"逃向疾病"，它是由以下原因引起的：

> 家务生活的严酷压力和那盛行的关于妇女的理念：脆弱、温顺、从属于男性，这两者之间存在着尖锐的抵触，而歇斯底里症是个颇有吸引力的间接反抗形式，通过这种方式可以悄悄地走进同男性世界的权力斗争。歇斯底里症的症状——真是关于女性性质的讽刺小品——使得女性能够躺在床上，这样既打败了她们的丈夫，因为他们的家务没人打理了；又击败了她们的男性医生，因为他们的治疗补救显得没有效果……世纪末（fin-de-siècle）歇斯底里症，它看起来是一个抗议，它的语言是华丽夸张的然而又是密码化的，这语言来自女性的身体；这些女性是如此彻底地接受了那个价值体系，以至于她们既不能对自己承认她们的不满，也不能用更有准备的、更易理解的言辞公开地承认这一点。（Goldstein，1987，p. 325）

沙可并没有得益于这些后现代的洞察力。他主张，催眠状态、健忘症和歇斯底里症是一体的、一样的。在沙可的路径中，这一点是根本的，即诊断上要把官能上的原因同歇斯底里症的原因区分开。这一规则对健忘、缄默、瘫痪甚至耳聋都同样有效。根据沙可的观点，歇斯底里症患者"从根本上来说是正常的"，那意味着借助合适的治疗他们可能恢复所有失去的能力。

沙可并不是说那些病人没有任何毛病或者说他们是有目的地伪装他们的症状。他相信他的病人们展示出的催眠状态和歇斯底里症的失调、健忘等都是由神经系统中的病理学弱点引起的。他甚至推测说，这些弱点也许就是那些所谓的魔鬼附体和玷污的生理学基础。

他主张，也许那个时代的两大削弱人的病症——即女性的歇斯底里症和男性的神经衰弱症（精神机能上的虚弱和疲乏）——都是"普遍性的神经症"的某种形式，反映了新机械时代久坐少动的劳动。精神病的治疗再也不是仅限于满足那些"被文化软化了,由于纵情享乐而疲乏了,被商业事务和过多的脑力劳动占据了"的"特权阶级们"(Charcot,1891,转引自 Goldstein,1987,p. 336)和赤贫者们的需要。这些失调能够在那仍在成长的中产阶级当中找到,同样也能在"城市无产阶级和技工当中"找到"相当可观的数量"。需要的是一个新的用于心理治疗门诊、心理学咨询服务的广泛综合的体系,以便服务于各行各业的人,服务于所有的社会阶层。并且倘若神经症或多或少是普遍性的,那么提供内科医生–精神病医师去照料大批的患有神经症的男人和女人就是公共的必要事务了。

> 一个独立的人,只要能够被认为是普通的公民,保证不会打扰公共安宁,并且可以住在家里同时定期地拜访精神病医生,那么就能够[接受一位心理治疗者]在私人办公室中的服务了——这办公室是[离他家或她家]很近的。"你会被治好的,"一位医生对他那神经衰弱的女病人这样说[在一位法国内科医生 1905 年所写的一部流行戏剧中],"你会被治好的,只要你决定放弃所有的个人控制……不要丧失勇气,把你自己交到医生的手上,无条件地服从他。"(Goldstein,1987,p. 338)

"伟大的人"

在 1870 年,沙可被报纸称为"他那个时代最伟大的神经病学家"。他的学生和他的同时代人用以称呼他的名字更值得纪念:"神经症的拿破仑"。矮小的,沉思的,着迷的,野心勃勃的,对于任何接近他的人都很专制——拿破仑这个名字确实颇为适合。不过你在整个欧洲无法找到比他更显赫的医生了。他的治疗是小型的奇迹。那些怀着回忆的人说,自从伟大的麦斯麦以后,就再也没出现过这样的人物了。

> 许多病人从世界各地被带到沙可那里,他们瘫在担架上,或身上装满了错综复杂的仪器装置。沙可命令人把这些装备去掉,叫病人走路。举个例子。有个年轻的小姐瘫痪了多年。沙可吩咐她站起来走路,于是,在她的父母和女修道院院长——她曾待在那个修道院——的惊讶的目光下,她站起来走路了。另一个被带到沙可面前的年轻小姐,当时她两条腿都瘫痪了;沙可没有发现任何器官上的损伤;咨询还没结束,病人就站起来朝门走去;那正在等她的车夫吃惊地脱下帽子,画了十字。(A. Lyubimor,1894,转引自 Ellenberger,1970,p. 95)*

---

* 本章中的引述摘自 *The Discovery of the Unconscious: The History and Evolution of Dynamic Psychiatry*,作者 H. F. Ellenberger。Copyright © 1970 by Henry F. Ellenberger. 转载经过 HarperCollins Publishers Inc 旗下公司 Basic Books 的许可。

礼拜二，这位"伟大的人"将对医院进行常规巡视。主治医师和有抱负的医学学生们都追随着他，跟着他的通常还有来自皇家的参观者，或者一位国际名流；沙可将走过一床又一床，用他的诊断技术震惊每一个人。他那关于疾病的综合症状和复杂性的知识，他只只通过一两个问题就切中疾病要害的能力，还有他那深具穿透力的风格，这些都令旁观者们敬畏。

　　不过最大的吸引力在于他那隆重的讲座，讲授于周五的上午；每次讲座都是极其精心地准备的。在讲座开始的很久以前，听众席上就坐满了医生、学生、作家，还有好奇的群众。讲台上往往摆满了图画和解剖图表，这些都是和那天的讲座有关的。沙可的气质就好像拿破仑或但丁，他于上午十点到达，身边常常有个显赫的外国来访者和一大群助手，他们都坐在第一排。在观众们的绝对安静中，他开始用较低的声调说话，然后声音逐渐提高；他熟练地用彩色粉笔在黑板上画画作为例子，然后予以冷静清醒地阐明。借助天赋的表现才能，他模仿患有他所谈及的疾病的病人的举止、姿态、步态和声调，接着病人就被带来。病人的进入有时也很壮观。当沙可在讲述发抖时，他带进来三四个女人，她们戴的帽子有很长的羽毛。那羽毛的抖动就使观众能够区分出发抖在各种疾病中的不同特征。(Ellenberger,1970,p.96)

对西格蒙德·弗洛伊德的影响

　　有两位大有前途的年轻人在沙可的影响和指导下度过了他们成长岁月的一部分。他们中的一位，皮埃尔·让内，将在本章稍后的部分讨论。现在只要说明这点就够了：那伟大的人决定选择刚从学院毕业的让内做他在萨尔贝提耶的得力助手。

　　另一位要提起的年轻人就是西格蒙德·弗洛伊德，不过那忙碌而著名的沙可似乎从未注意过他。弗洛伊德在萨尔贝提耶待了四个月，那是在1885年到1886年间；当时这伟大的人正在从事他那最惊人的研究。弗洛伊德所看到的是，沙可能够借助催眠暗示在病人身上引发歇斯底里症的瘫痪。这一非常的思想使弗洛伊德在维也纳的医学学校所学到的关于歇斯底里症的知识统统粉碎了。在写给维也纳的未婚妻的信中，他这样写道：

　　我想我改变了很多。沙可，最伟大的医生之一，他所拥有的常识就近乎天才；他正摧毁着我的所有目标和主张……没有别的人曾经像他这样影响了我。(Freud,1960,转引自 Sulloway,1979,pp.30–31)

弗洛伊德开始着手发展一个以沙可的发现为基础的理论：歇斯底里症状的形

式——举例来说，语言或听觉或触觉功能的瘫痪——"是这样工作的，就仿佛身体的解剖结构根本不存在，或者仿佛它对此一无所知"（Freud, 1892—1894, vol. 1, p. 169）。弗洛伊德继而认识到——正如沙可在他自己的研究中所认识到的——歇斯底里症患者对症状的选择，对那引起歇斯底里症的心理创伤的本性提供了很多的揭示。很清楚，是沙可发现了创伤后发生的瘫痪可以同其他原因引起的瘫痪区分开来，而这一发现的真正意义和重要性就留待弗洛伊德来发现了——那将等到他回到维也纳开始他自己的职业以后。

在弗洛伊德同沙可在一起的短暂的日子里，他还带走了另一件东西，他认识到，已被确立起来的医学科学是不完备的，有时是完全错误的。沙可乐于揭穿已被确立起来的科学"事实"。让弗洛伊德印象最深的例子是，沙可曾经显示出，借助催眠术，在男性身上引发歇斯底里症状就像在女性身上引发这样的症状一样容易。弗洛伊德曾经在医学学校中学到，歇斯底里症是一个"女性的失调"，是由于子宫的位置不正引起的，这个理论从 3 000 年前的古埃及的伊姆贺特普时代（见第二章）到当时，从根本上说没改变过。所以当弗洛伊德看到一个男性病人经过了职业的伤害以后发展出了典型的歇斯底里症时，他大吃一惊。回到维也纳以后，当他和比他年长的同事谈起他的巴黎所见时，令人沮丧地，那些上了年纪的人耸耸肩，把它当作典型的野蛮而不合情理的法国故事，轻松地打发走了。

关于神经症的起源，沙可在弗洛伊德的心灵中播下了三颗种子：

● 沙可教导说，"睡眠生活"或做梦，是理解歇斯底里症思想的潜在的关键。简而言之，沙可相信梦和白日梦的世界掌握着关于无意识心灵的内容的线索（Ellenberger, 1965）。

● 沙可教导过，甚至证明了，歇斯底里症的瘫痪是"观念的结果，在一个特殊配置的瞬间，这观念支配了病人的神经"（Freud, 1893/1962, p. 22）。仿佛这个断言还不够激进，沙可又进一步说，这一点已经得到了确立：在所有这些支配性观念背后，都存在着性的观念。关于这个话题，更多的内容和事实将在第五章呈现。

● 弗洛伊德，还有许多同时代的神经病学家，他们从沙可那里学到的最具永恒价值的一课，也许就是质疑长年累月积淀下来的医学教条的重要性。沙可的格言"La théorie, c'est bon, mais ça n'empeche pas d'exister."，范彻（1990）的翻译是"理论是好的，但它无法让存在的事物不存在"。一个更白话的翻译也许是："相信你看到的，而不是别人让你看的。"

盛和衰

1882 年，沙可来到法兰西科学学会，发表了他关于催眠的科学理论。自从一个世纪以前"富兰克林委员会"成立以来，催眠术就一直是名誉扫地的来自弗朗兹·安东·麦斯麦时代的遗迹。现在沙可出现在学会面前，发表了他那伟大的关于歇斯底里症的统一性理论，它建立在实验证据的基础上，这些证据是公开收集的，靠着萨尔贝提耶中的那些患歇斯底里症的住院者-受试者们的协助。

为了对那些支持催眠术的应用的证据有所感知，我们就来看看这样一个实验吧，它的施行者是年轻的阿尔弗雷德·比奈（Alfred Binet）（此人后来发起了心理学测试运动，而且他的名字被和一套智力测试联系在一起，这套测试是最强有力的智力测试之一，至今还在被使用着）和他的同伴查尔斯·费利（Charles Fere）：

> [比奈和费利]在倾听着麦斯麦的声音，他们把磁引入了催眠过程。[他们的受试者布兰彻·惠特曼]处于梦游阶段[沙可定义的催眠三阶段之一]，他们在她身体的一边引发了瘫痪或别的效果，接着，他们把她面前那块大磁铁的两极转了个方向；于是她身上的效果立刻就转到了另一边。类似地，催眠师还转变她的情感状态：举例来说，他们告诉已被催眠的惠特曼，说她感到很悲伤；然后，他们仅仅是轻击他们的磁铁，就把她那可怜的啜泣变成了快乐的嬉笑……他们承认有些结果看似难以置信，然后他们向读者保证说，这些效果"完全是意料之外的"，并且是"从自然本身流出的……显示着一个坚定不变的逻辑"。（Fancher，1990，pp. 344 – 345）

沙可赢得了那个时代。科学学会热情地对沙可的理论表示了赞同和欢迎，并且那完全催眠（*grande hypnotisme*）的"纯粹"状态被接受为是那正在繁荣起来的神经病学领域的根本建构。不仅麦斯麦得到了辩护，而且法兰西被带到了世界医学舞台的中心。

然而不幸的是，沙可的胜利显得很短命。19 世纪 90 年代，尽管沙可的心智依旧敏锐，他的健康状况却越来越糟了。作为法国历史上最有力量的科学从事者之一，他去世了。

他死时同样遭到憎恨和厌恶。天主教教会几乎是彻底地鄙视他，由于他那异端邪说的观点，还由于他对于人类行为的神学叙述的彻底蔑视。伟大的麦斯麦的治疗继承者们也厌恶他，那些人中有很多成了职业的施磁者，他们曾经被这伟大的人嘲讽和忽略过。同时，他们声称，沙可用他那"催眠术"窃取了他们的技术。另一方面，当时的年轻的反活力论者们认为沙可是回到了迷信的过去，他把麦斯麦的方法和他关于催眠术的断言中的旧唯灵论遗迹都当成真的了。在沙可逝世的那一年即 1893 年，催眠术再次失宠，催眠恍惚（hypnotic trance）的表现大都被归为空洞的把戏和职业唯灵论者的表演。

希伯莱特·伯恩海姆和南锡学派

这一引人注目的转变的根源在于一群专注的怀疑论者,他们大部分是科学家-内科医生,和南锡学派(因为它位于法国的南锡镇)有关。为首的是位科学家,他叫希伯莱特·伯恩海姆(Hippolyte Bernheim,1840—1919);在他的领导下,南锡学派的成员开始着手用严格的实验测试沙可关于催眠术的主张。

出自南锡的结果清晰明白,而且和沙可的主张彻底相反。伯恩海姆宣称,催眠是一个常见的人类特性的产物,这个特性就是暗示感受性(suggestibility),它被定义为"把态度转变为行动的倾向"。他们发现,那些作为催眠术的好的受试者的人,他们的神经系统的构造和别人没什么区别,但他们对于暗示的感受性程度和别人不同。

伯恩海姆观察到,歇斯底里症患者是杰出的催眠接受者;也就是说,他们极端地易受暗示。故而他主张,通过直接的非催眠的暗示就可以成功地治愈歇斯底里症。而治疗上的唯一真正挑战,伯恩海姆认为,在于想方设法让患有歇斯底里症失调的人相信,他们能够被治愈(Fancher,1990)。一旦这种信念被建立起来,那么症状的消除就建立在那权威的基础上——是医生把那权威带入他同病人的关系。伯恩海姆还提出,歇斯底里症之所以在女性、中产阶级中更流行,那是因为这些人从小就被培养要"更倾向于严格服从"(Fancher,1990,p.337)——这一立场预言了一个世纪以后的观点:歇斯底里症是无权力的象征。

由于他那深刻的权威主义倾向和专制的态度——这常常导致病人残暴恶劣的发作(Ellenberger,1965)——沙可不仅积累起了一大批真正的敌人,有更多的科学家同行也强烈地鄙视他,怀着艾连伯格所说的"不灭的憎恨"。沙可曾经教给他的学生三条伟大的规则,而他的敌人们又给加上了第四条:"欺骗往往比怀疑走得更远"(Ellenberger,1965)。他的批评者们指出,催眠感应并没有固定的阶段,而且沙可所报告的大部分结果都是他那颤抖着的助手们制造的——这样他们就成功地打击了他的理论的真正核心。于是沙可的职业名誉就被完全而永久地毁掉了。

恍惚和表演

真正摧毁沙可名誉的,是他的表演性。在他生命的最后几年,他与其说是治疗者,不如说是表演者。他的病人们是萨尔贝提耶的长期居民,她们已经广泛而细心地预演过在那伟大的人的符咒之下该如何应对。以防万一她们忘了那催眠恍惚的注定的阶段和神奇的特征,沙可的所有舞台上,甚至他那观众席的墙上,都战略性地挂满了大的、精确的图表,上面是病人在各个催眠阶段的不同状态。到了最后,沙可的病人们所做的,几乎仅仅是在公开的舞台上同他一起来制造一个娱乐表演。他们成了那巨大的行动的一部分,而那老人也许已经没有能力把那与现实区分开了。

有谁知道呢,沙可已经多久没有真正地催眠一个天真的受试者了——更不用说治好任何心理障碍了。对弗洛伊德来说那是很显然的,他亲眼看见,在几个公开的治疗进程中,病人们的表演完全是安排好的。当然,弗洛伊德,还有别的任何愿意一看的人,都为此感到吃惊:这种人工的展示竟然就是那伟大的人所能提供的唯一"治疗"形式。不仅如此,沙可看起来已经彻底地失去了智力上的批判能力了。显然他已经不值得去关注了。

布兰彻·惠特曼——我们初次认识她的时候她在为比奈和费利作表演——的例子揭示了沙可自我欺骗的程度。惠特曼,据说,当她还是个小女孩的时候就已经是萨尔贝提耶中的病人了。没有人确切地知道她究竟有什么病,因为沙可命令所有他的病人的文件在他死的时候都得烧掉,而这个命令被执行了。在沙可属下的成员中,惠特曼被认为是"la riene des hysteriques",即"歇斯底里症女王";她被描述为"独裁的、任性的、不快活的",无论是对于别的病人还是对于医院中的被雇用者。不过在沙可关于催眠术的当众表演中,沙可最喜欢拿她作催眠对象。她变得如此有名,以至于她的形象被画在油画上,表现恍惚的各种不同阶段,这些油画都被装饰在萨尔贝提耶医院的大堂上。

从根本上说,惠特曼的余生就是作为一个职业的病人度过的。在她成年后的那些岁月里,在那许多的公开表演中,她一直担任着多重人格(multiple-personality)病人的角色,这些表演是由沙可第一流的下属们在萨尔贝提耶演出的。她死于癌症,那是早期实验的悲剧性的后果。那些实验使用 X 光设备,她也自愿参与。有人说,她死的时候,身上没有任何精神错乱的迹象。

那曾经降临到麦斯麦身上的命运如今也落到了沙可的头上。磁学曾经渐渐发展成催眠术,并且给心智提供了令人震惊的洞察,但它没能成功地为之确立一个关乎科学合法性的坚实的主张。许多人觉得,麦斯麦和沙可的治疗根本上都是他们人格力量的副产品。南锡学派的人对这一事实的认识终究摧毁了沙可的名誉。

然而时代在变化。在 1890 年,萨尔贝提耶提供了世界上最好的研究便利,它也是世界上最丰富的精神病研究对象的源泉。沙可至少为谈话疗法的正式发现准备好了舞台——倘若他没作出什么别的值得记忆的事情的话。

皮埃尔·让内

他们把那个男人叫作阿基里斯。地方当局用驿站马车把他送到伟大的沙可面前，作为放弃所有希望——即他能从精神错乱中恢复过来——之前孤注一掷的行动。除了咒骂和尖叫以外，阿基里斯是个哑巴。

　　阿基里斯 33 岁了；那一年是 1890 年。伟大的沙可摇了摇他那傲慢的头。神经缺陷的这样一种严重的情况也许是没有任何治疗方法能对付得了的。那些官员无法希望太多。

　　机体的检查没有发现任何重要的东西——除了引人注目的烙痕（stigmata）。人们上一次看到烙痕是在什么时候？在当时，萨尔贝提耶的大部分医生仅仅在课本上看到过烙痕。烙痕是那久已被遗忘的时代的遗迹，那是宗教迷信和魔鬼信仰的时代。阿基里斯是个属于旧时代的人；启蒙运动越过了他。

　　说实话，即使那伟大的人也没什么希望把他催眠。阿基里斯的精神错乱太严重了。

74　　沙可累了。他才 65 岁，可是他感觉更像 90 岁了，而且他的心脏如此虚弱，也许坚持不到下一个冬天了。阿基里斯这个工作是为年轻人准备的，一个身上背负的责任比较少的年轻人，他也没有那么多明显的敌人。

　　也许皮埃尔·让内就是干这个活的人。他年纪和阿基里斯差不多。作为一个有着启蒙观点的人，让内会被那种典型的魔鬼附体症状迷住。仅仅是烙痕就足以作篇短的专题论文了。有些事必须告诉阿基里斯可怜的妻子，再说让内是个好人，就像他们的到来一样好。因为胸痛那伟大的人必须休息了。

阿基里斯案例

　　当那伟大的人让让内去看看这个新案例的时候，这位年轻的医生并没有特别吃惊。让内知道他自己是优秀的。在 1889 年的巴黎世界博览会上，他曾经向那关于实验性的和治疗性的催眠术的国际会议提交他的医学研究成果——这一切难道不是早已注定的吗？成果发表了以后，不是就连那位美国杰出的哲学家-心理学家威廉·詹姆斯也来为他的工作祝贺吗？即使是那个来自维也纳的家伙，样子闷闷不乐的弗洛伊德，看起来也对他留下了很深的印象。也许这样说不太谦虚，但这是真的：倘若现代的实证主义科学想要延伸到精神病失调的领域，让内，以及像他那样的受过严格训练的年轻科学家，正是应该来做这事的人。因此他们就得和这种艰苦难缠的案例打交道了，比如东厢房里的这个新来的癫狂者。

　　阿基里斯在喋喋不休着。间或他会用一种奇怪的喉音咆哮着一些淫秽的话——让内想，也许那就是恶魔自己的声音吧。毫无疑问，那位老人不认为他自己能对付得了这个案例。沙可甚至不觉得人们恨他恨得多么深——当然，他们是嫉妒的。不过还有时间的因素。在科学中，成功的钥匙就在于在正确的地点和正确的时代运用一套正确的观念。

检查　让内开始检查那病人。不久以后萨尔贝提耶里的每个医生都会被要求运用这个方法，当然那得等到沙可死了以后。

● **第一步：医学检查。**这是不公开地进行的，没有人群，没有旁观者，没有表演。仅仅是进行一个惯例性的、然而彻底的医学检查。

● **第二步："自来水笔方法"。**写下病人说出的每一个字，无论它听起来多么不相干、多么荒谬。钥匙永远在这些言辞中。技巧在于发现它，如同在煤堆中发现失落的珍贵珠宝。

● **第三步：面谈。**和他妻子谈话；和曾经治疗过这病人的医生谈话。取得完整的故事；找出最细微的细节。答案始终在我们面前，但我们得学着去发现它。

以下就是让内和他的同事们通过检查过程得到的。阿基里斯的父母颇为老派。他们心里充满着宗教迷信，父亲甚至比母亲更甚。他父亲有个最喜欢的故事，关于他自己和魔鬼的著名的遭遇——同样地，在树下。在魔鬼这个主题上，他活脱脱是个被附体的、胡言乱语的疯子。显然，那位母亲同意这老傻瓜说的一切，毫无例外。

阿基里斯仍是个足够正常的年轻人，他的妻子说，他身上确实没有什么引人注目的东西，直到 6 个月前。

阿基里斯从一个短途的商务旅行回到家里，看上去遇到了麻烦。他妻子说他当时"郁闷"而且"有心事"；他不再和她说话，仿佛有什么可怕的东西压在他的心头。她劝他去找医生，但医生找不出什么毛病。他们从医生的住处回家，在路上，阿基里斯突然可怕地笑起来，延续了两个小时之久。在这个插曲中，他声称他能够看到地狱、撒旦，还有魔鬼们。

接着阿基里斯跳出马车，急速地用一根绳子把两腿捆在一起，然后头朝下跳进一个路边的池塘。

还算幸运，附近的人们被这动静吸引过来，他们立即把阿基里斯救了起来。这时他狂乱地说，他已经通过了"测试"，他宣布，他一跳进水里，所有的魔鬼就都离开了他。但一分钟以后他尖叫说，正当陌生人把他拖出来的时候，魔鬼又来附体了。

此后的几个月，阿基里斯保持着这种极端骚动的状态。最终，所有当地的医生都无法改善这个错乱的人的状态；于是他妻子就被告知，阿基里斯和她的唯一希望就是把他送到萨尔贝提耶。那里存在着例外的机会，即那伟大的人——老沙可——能够用他的催眠疗程治疗他。

治疗　让内反复思量了这些证据，形成了一个假说，决定以之来做实验。由于阿基里斯无法被催眠，让内无法突破他那自我强加的缄默。但也许有另一条道路。让内在阿基里斯的右手放了一支笔，在他腿上放了个写字簿。正如让内所希望的，这个男人开始自动地书写了，尽管他所写的都是"恶魔式的"胡话。

接着让内慢慢地从他椅子上站起，站到那病人背后。让内悄悄地说，"你是谁？"那个手写道："我是恶魔。"于是让内悄悄说，"好，这下我们可以一起对话了。"

但一开始，让内需要证据证明恶魔的力量。他先要求恶魔违背那病人的意志把阿基里斯的手臂举起来。带着明显的巨大的挣扎，阿基里斯的手臂举过了头。显然让内还没有被说服，他又让恶魔进一步证明他的力量。让内向恶魔挑战说，他得违背阿基里斯的意志把他催眠。那恶魔上了当，于是阿基里斯陷入了深度的催眠恍惚。

76

催眠一旦起作用，接下来就是惯例性的流程。沙可的断言是对的："神经症的根本永远是性"，在催眠状态下，阿基里斯详细叙述了那件事：他在商务旅行的途中，在性方面背叛了他那年轻的妻子。那后悔和恶心压倒了他，以至于他无法说话。他被他那不贞行为的记忆困住了，开始有了关于恶魔的生动梦境。当他发现他被附体时，他都不怎么吃惊。

正如那伟大的人所期待的，让内完成了这个案例。接着，在 1894 年，让内报告说，作为进一步催眠治疗的结果，阿基里斯不仅完全康复了，而且长达 3 年完全没有任何症状。根据让内的说法，这个案例中所显示的精神病学原则就是，在治疗歇斯底里症疾病的时候，

> 必须找出位于妄想源头的那个基本事实……我们的病人的疾病并不在于关于魔鬼的思想中。那思想是次一级的，是他那迷信的观念布置出的解读而已。真正的疾病是悔恨……男人，都太骄傲了……有这样的嗜好，他需要在单调的现实中安慰[自己]，通过讲……好的故事。对于某些人来说这些故事是高高在上的，以至于它们比现实更具重要性。（转引自 Ellenberger，1970，p. 370）

对谈话疗法的贡献

让内的报告发表是在麦斯麦名誉扫地的一个世纪以后；至少从两个方面来说，它是引人注目的。第一，我们可以惊叹于那医生的创造力和治疗的有效性。我在想，阿基里斯倘若在今天遭遇到一个针对他那受困的心灵的不用药物的谈话治疗，情况会是怎样。我在想，我自己，还有本书的许多读者，在面对病人的妄想时能否做得同样聪明，居然根据那疾病的显像而创造出了治疗方法。

让内的治疗是异乎寻常的，即使以今天的标准来看。不过真正的启示也许在于，它显示了在不到一个世纪的时间内心理治疗已经走了多远。这是阿基里斯案例中引人注目的第二个方面。在 1890 年，对于精神疾病的治疗已经被惯例性地医学化

了。那伟大的人，沙可，曾是他那个时代首屈一指的神经病医师；在这个专业领域有着许多进展，不久以后将在法国和奥地利发生的心理治疗发展过程中的巨大突破，正是由于前面这些发展的支撑和培育才成为可能。

是谁教育了让内，这个谈话疗法的先驱者？他曾受过哲学家的教育。事实上，他的第一个学术成就是个哲学研究，题目叫"私有财产的基础"，是篇关于所有权的形而上学的论文。它推论出，科学的、理性的思维必须继续把财产这个概念精练化，以便实现私人利益和社会公正"崇高的和谐一致"。

然后有一天，让内的梦想和雄心实现了，他收到邀请，到巴黎跟随伟大的沙可。让内能够用他那启蒙哲学的眼界、他那生命激情去扩展"理性的真理和正义"的形而上学基础，扩展到对于精神错乱者的治疗上。

在让内的手中，催眠术和全部的精神病学将成为这样一个医学专业，以真正科学的技术和精确性得到应用。他是他那个时代的新人。

让内为详尽的理性化的科学调查提供了勤恳精细的规则，这是他作为一个哲学家获得的，这些规则被用于治疗精神疾病的医学专业。让内在给"异常心理学"的新的规范引入科学价值和方法；显然他不知道，德国也有和他相当的人物——威廉·冯特（Wilhelm Wundt）、爱德华·铁钦纳（Edward Titchener）和古斯塔夫·费希纳（Gustav Fechner），他们引入人类感知进程研究的也正是这样的科学价值和方法。一个新的科学心理学正在诞生。

疯狂的本性　让内的理论根本上是和他的导师沙可的教导一致的。让内相信"心灵聚合力"（psychic cohesiveness）的缺乏——沙可把这看成是催眠状态和神经症之间的共同点和联系——事实上是一种神经学上的状况，让内称之为"精神衰弱"（psychasthenia）。精神衰弱既可以由神经衰竭引起，也可以由惊吓引起；它的结果就是神经系统无法把意识的诸方面完全地整合起来。让内主张，歇斯底里表现的起因就是意识的某些方面与心灵的其余部分割裂开了，使得"个体这样地来行动，仿佛它的动机完全就是……分裂的观念"（Alexander & Selesnick，1966，p. 173）。

更有趣的也许是让内的这个主张：在催眠状态下，像阿基里斯这样的病人往往可以回忆起那样的创伤性事件，这些事件促使了他们神经症症状的爆发。他声称，有时候，一旦对于这些事件的回忆伴有宣泄（cathatic）性的情感释放，那么这些记忆的恢复就将导致神经症症状永久性消除，而非暂时性的。这一观点不折不扣地具有革命意义。

我们完全可以主张，让内针对阿基里斯的工作所产生出的最大贡献，就是关于疯狂的本性的新理论。在对他那针对阿基里斯的工作的描述中，让内让一大批概念走向成熟，这些概念将构成（心理）动力的现代精神病学的基础；而这现代精神病学则塑造了 20 世纪整个世界的思维方式。这些概念中，最重要的有以下这些：

- 无意识在塑造人类事务中所扮演的积极角色。
- 早期经历对于塑造意识的和无意识的现实的重要性。
- 催眠术作为进入无意识的一个方法的科学合法性。
- 一切当中最重要的：为治疗精神机能障碍而对无意识心灵的内容进行重构的价值。

78　　　　对让内来说，所有这些概念都得经受彻底的科学检查，根据理性和逻辑的法则，根据它们在人类事务方面的运用。

观念带来的迫害　让内相信，进步的许诺——它是启蒙运动的源泉，曾鼓舞了诸如查尔斯·达尔文、卡尔·马克思（Karl Marx），还有弗雷德里希·恩格斯（Friedrich Engels）——可以被应用于普通人的事务，以给他们更大的力量去主宰自己的命运。让内在开拓这样一种科学，他相信它将把人类从那来自他们自身的非理性观念的迫害中解放出来。有一个同时代的观察家这样写道：

> 那时我去巴黎研究让内的技术……我看到一间房子里住着许多迫害狂病人，他们动感情地用幻想的故事互相开火。我问让内，在这里他的治疗路径何在，他的回答是奇怪的："我相信这些人，直到我证明了他们说的是假的。你看，这些人被什么东西迫害着，你得仔细地考察研究，以发现根源所在。"他想让我明白的是，不能把这些迫害性的幻想当作荒谬的东西丢弃掉，也不能仅仅把它们当症状看待；而是必须严肃地对待它们，分析它们，直到作为原因的状况被揭示出来。（Ernest Harms，1959，转引自Ellenberger，1970，p. 351）

对于心理治疗的历史，让内所作出的巨大而永久的贡献就在于：在现代科学医学从业者中，他第一个认识到观念的异乎寻常的力量，这种力量对于人类一切机体上、情感上及心理上的安康都是起决定性作用的。

观念可以被看成是一种失调的核心症状，也就是它的核心原因，并且终究也就是它的解决所在。通过让他的病人"自动地书写"那些观念——正如他对阿基里斯，还有对他的大部分早期病人所做的——让内发展出了这样的技术，让他们得以胡乱地谈论他们的"潜意识的固着观念"——他是这样称呼它们的。

治疗关系　和他的同辈们显著地不同，让内总是坚持治疗病人的时候得怀着尊敬、耐心和仁慈。在和病人工作了短短的一段时间以后，让内开始明白，病人的信赖感，还有他们对医生的理解和同情的感知，这些对于任何治疗技术的成果都有着强有力的影响。

因此,这样说也许没太大问题:让内是第一个这样做的心理治疗者,他记录下病人和治疗者之间关系的变化,这些变化有时是戏剧性的,但又是可预言的;随着他们大量谈话,他们的友谊在加深,故而变化也在发生着。让内注意到,例如,病人常常会那样地对治疗者行动,那种行为方式他们是不会在任何别的人面前使用的。他们会把治疗者看成是一个独特的类型,一个仁慈的人,只有他能理解他们,同他们交流。从这种特殊的关系出发,治疗者就能分享那些秘密和深刻的感触,而这些此前是没有任何人知道的。

让内谦逊地作出结论,病人-治疗者关系的这些进展使得治疗者能够对病人必须面对的困难提供更多的实质性的和有效的帮助。

最初,让内对病人的谈话内容的兴趣在于,他把这视为发现存在于意识觉知的表面之下的观念的一种方式。他相信"自由的谈话"能够给治疗者提供精神的线索,以便解开那歇斯底里症痛苦的谜题。不过让内不久就看到了,仅仅谈话本身就具有疗效。他通过"代替"过程把它给理论化了;就是说,旧的埋藏着的观念可以渐渐地被改变,幻觉可以慢慢地转变、恢复成通常的感知,与此同时病人就恢复了正常的能力,有了正常的注意力和信息处理过程。

默默无闻的、苦涩的辞世

到 1900 年,41 岁的让内似乎稳稳地成为欧洲精神病学的核心人物(Ellenberger,1970)。他的科学贡献已经得到了世界的普遍认可。1906 年他第二次访问了哈佛大学,作了个史无前例的系列讲座,那是由 15 次卓越的讲座构成的;内容是歇斯底里症失调的原因和治疗。关于人格和精神病理学,他发展出了一个系统性的、科学地可试验的心理学,它把心灵的意识和潜意识因素都考虑进来了。在第一次世界大战爆发之际,他已经出版了近 20 本科学著作,其中有一些甚至走得如此之远,把他那精神病学的发现成果同迅速发展的进化科学联系了起来。

那么,让内何以在今天变成了那么个默默无闻的人物呢?艾连伯格(1970)提出了几个理由。最重要的一个是,在他的工作中,至少有三种力量妨碍了他被普遍接受:

● 第一个,也许是最残忍的一个:让内的工作遭到了他的同行——法国神经病学家们野蛮的攻击;那些人不接受或不能接受神经失调的心理学基础。他们攻击让内,是因为他同沙可的合作,因为他用了一生之久的催眠术——这个作为心理学工具是完全可以接受的,但作为医学工具是不可信的。他们无一例外地拒绝接受对催眠现象的纯粹心理学解读,而且还嘲笑它,把它当作旧的磁学学派的一个遗迹。遍布欧洲和美国,磁学曾经渐渐地被传为招魂术,这一事实使得让内的处境变得更艰难。

- 医学机构拒绝让内，那既是出于才智上的刻板，也是出于职业上的妒忌。不过他的第二个敌人是站在那看来颇为古老的地基上攻击他的。在法国，天主教会仍继续拥有着强大的影响，而且让内名义上的天主教信条也没能使他免于这样的指控：他的工作根本地是反宗教的，是异端邪说，尤其是反天主教的——它当然是的，作为启蒙思想的直接产物。

- 对让内不利的第三个力量是弗洛伊德忠实的追随者们，那些精神分析的新科学的创始者们。让内在那块版图上竖了孤零零的木桩子，而弗洛伊德主义者们声称这块版图是他们自己独有的。很不幸，他们对于让内的正直和科学诚实性的攻击没有人回答。艾连伯格(1970)提出，86岁的让内也许甚至不知道有人控告他偷窃了弗洛伊德的观点。无论如何，这些指控没人来回答，而且现代精神病学的历史终究是由精神分析的忠实信徒们写就的。让内彻底地献身于他的工作和他的病人，他从没有发展出一批受启示的门徒来忠实地追随他。看来他从未想到过，为了他那些观点的生存，他还得在心理学的领域中搞政治斗争。从这方面来说，他和伟大的美国心理学家威廉·詹姆斯颇为相似。显然，他们都认为他们的工作仅凭自身的价值就能站住脚，但他们都看到他们的工作被政治现实淹没了。

1947年，在巴黎，让内默默无闻地去世了。他一生的工作很大程度上被离弃、被忽视了。他比他的对手弗洛伊德活得长，但弗洛伊德主义者们取得了胜利。舞台已经为我们准备好了，让我们出发去维也纳吧。

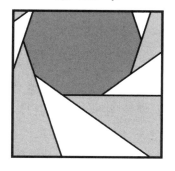

第 五 章

精神分析的开始：奇怪的安娜·O.案例

歇斯底里症女王二世

关于 21 岁的安娜·O. 的案例是充满争议的、不完整的,它为正在浮出水面的精神分析学说提供了基础。安娜的医生,维也纳的约瑟夫·布洛伊尔,记录下了她的歇斯底里症在 1880 年的几百种不同症状,这份记录是详尽的,精确到了分钟。布洛伊尔还对安娜在自我催眠状态下的奇异回忆作了记录,这些回忆的内容是她生活中的创伤性的细节,在她处于正常的清醒状态时,她对这些细节毫无有意识的觉知。十年以后,一位年轻的名叫西格蒙德·弗洛伊德的神经病学家被他老友的叙述激起了兴趣,他也被这个案例深深迷住了。1895 年,布洛伊尔和弗洛伊德共同发表了这个案例;然而,关于潜藏在下面的问题,他们的意见却截然不同。

安娜的故事被伦理问题弄得晦涩不明,这些问题中很多都围绕着病人和她医生之间的关系。那份历史记录也不那么完美,里面的证据不完整,对有意义的治疗也没能作出充分的证明。但安娜·O. 的案例仍然是关于一个革命性理念的第一个公开发表的例证,这个理念就是:对心灵的科学的分析。

临床的插曲

82　　　1880 年，约瑟夫·布洛伊尔医生初次遇见安娜·O.时，后者才 21 岁。她是一个上层中产阶级犹太家庭的女儿，意志坚强，情绪有点不稳定；在布洛伊尔所治疗过的病人中，她也许是最聪明的，她对事物的把握快得令人吃惊，她的直觉富于穿透力。她那诗人气质和创造力的天赋也发展得十分美妙，布洛伊尔描述说，那是"在敏锐的、批判性的常识感的控制之下的"。毫无疑问，她也是那医生所遇到过的病人中最具表演性的；在她清醒的时候，她的脑海中常常在想象着仙境般的美妙故事——可是她那清教徒般的家庭不怎么知道她个人的"耽溺"有多么深。无论她是快乐的还是悲伤的，她的感触总带着些夸张。对于她这个社会阶层的女孩这也许有点不寻常：她对在她家做家务的仆人格外和蔼。更值得注意的是，她对穷人表现出热切的、富于同情心的兴趣。

另一方面，她的家庭，从大部分方面来说都是平凡的。就像那个时代处于他们那个社会地位的大部分人一样，家庭生活是单调乏味的。安娜的父母是极端的道德主义者。那些处于成年边缘的女孩大都能够享受的文化和社会的消遣，她的父母却不允许她享受。她甚至没有亲近的朋友，因此她也没有机会和别的女孩分享亲密感和青春的秘密。她能够享受的唯一的刺激和娱乐就是她自己称之为"私人剧院"的东西，那来自她的想象力。日复一日，她就这样度过悠长的时光：沉浸在她那白日梦和狂想的私人世界里。

从医学的角度来看，安娜身上唯一不同寻常的事情——这事确实挺惊人的——就是，她身上的性方面的要素是如此不发达。她根本不知道罗曼蒂克的爱情，而且在她那漫长的患病时期，在她那无数次的幻觉中，以及在那随之而来的终将使她获得解脱的治疗过程中，精神生活的性因素从未出现过。

在安娜神经崩溃的时候，布洛伊尔医生当时既是恩斯特·布吕克在维也纳大学的同事，也是西格蒙德·弗洛伊德最重要的帮助者，当时弗洛伊德是一位开业的内科医生，正处于他早期的职业生涯。下面这个案例研究是《歇斯底里症研究》(1955b)中的一部分，这本书被再版了数次，是布洛伊尔和弗洛伊德在 1893 年合作完成的，当时距离安娜治疗的结束已经有大约 13 年了；本章中任何没注明出处的引用和案例细节都来自这本书。布洛伊尔那详尽的观察通过四个阶段显示了安娜的疾病的发展进程。

阶段一：潜伏的酝酿期

她的疾病的第一阶段，"潜伏酝酿期"，开始于 1880 年 7 月，延续到 12 月 10 日。

当时安娜正投身于对她病弱的父亲的全天候照料，这位父亲在接下来的那个春天死于疾病。安娜来请教医生，最初是因为她患了严重的咳嗽。一开始，看起来很明显：这个女孩的健康被一种比较重的神经衰竭严重地损害了。

医生检查她时发现，她正受着早期阶段的神经性厌食症（anorexia nervosa）（自愿的自我饥饿）的折磨。显然她家里没有人注意到这一点。由于她的状况本来就虚弱，进食障碍使她剩下的活力全都迅速地流走了。

阶段二：明显的精神错乱

1880 年的 12 月 11 日，安娜躺到床上了。就这样直到 1881 年 4 月 1 日。这是她疾病的第二阶段，"明显的精神错乱时期"。她受着以下症状的折磨：言语错乱症（paraphasia）（就是失去了理解说出的或写下的语言的能力），聚合斜视（convergent squint），严重的视觉障碍，以四肢挛缩为形式的瘫痪，颈部肌肉麻痹（部分的瘫痪），左侧后头部头痛，头晕眼花，肘部麻痹，还有肩部的彻底僵硬。

心灵方面障碍的程度同样令人担忧。安娜发展出了分裂的人格，两个相区别的发作期迅速地交替进行。第一个发作期是她通常的人格——某种程度上说比一般人更忧郁、更焦虑，但还是相对正常的。第二个人格发作期显得"顽皮"（她自己的话），不愉快，粗野笨拙，对他人进行谩骂，而且非常易激动。在她那正常的自我看来，她那顽皮的自我就是，用她自己的话说，"心不在焉的"，那是一段段缺失的时间，她对于这段时间中发生了什么、有谁在房间里同她在一起都没有任何记忆。

1880 年到 1881 年的整个冬季，安娜的状况越来越坏，那种强烈程度是惊人的。人格变换越来越经常地发生，并且她心不在焉的时期也变得越来越恐怖了。在这样的发作期中，她时常会产生恐怖的黑蛇的幻觉；而只要她的心智暂时地清醒了，她的正常的自我就会认识到，那不过是她自己的发辫。她抱怨自己变得又盲又聋。接着她感到自己是两个不同的人，其中一个总是被那"邪恶的一个"所控制，正是它强迫她恶劣地行动。

安娜的无法说话渐渐被她自己虚构的语言取而代之，那由五种不同语言的碎片和片段构成。最终，即使她想通过书写来交流，她所写的东西的意义也被同样的无法理解的混合物掩盖了。布洛伊尔医生渐渐有了这种印象：她的语言困难是一种无意识的努力，为了避免说某些东西，那东西曾经强烈地冒犯了她，并且离间了她的感受力。

让医生大为震惊的是，在 1881 年 3 月，当他就他的怀疑询问安娜的时候，她的状况发生了戏剧性的转变，看起来她的精神病明显减轻了许多。医生向她提问，内容是那锁闭在她思维中的强有力的嫌恶对象，她以沉默作为回答，在这个过程中，安娜

84

最终经历了力量的完全恢复,那力量直达她四肢。同时,她的言语错乱症消退并且变形了。这下她只说英语了,并且仅仅是在她清醒的时候。令人欣慰的是,她仍然能够理解她的母语——德语,但她再也无法说它了。这一进展让安娜的贴身女仆很苦恼,她除了德语不会用任何别的语言交流。同时,在她那越来越频繁的"心不在焉"中,安娜仅仅说法语和意大利语。在她清醒的时候,她往往对那心不在焉的时期来个彻底的遗忘。

在4月1日,医生还记录下了更多的进展,那天安娜从床上起来了,那对于她是自12月以来的第一次。接着,很不幸,在4月5日,她所敬重的父亲去世了。

阶段三：持续的梦游症

得知了这个消息,安娜爆发出了猛烈的激动,接着立即就是深度的不省人事。它持续了两天,接下来安娜显示出了一个全新的状态。于是她的疾病的第三个阶段"持续的梦游与较正常状况的交替时期"开始了。

现在她冷静多了,但她的视觉领域发生了严重的受限;举例来说,她一次只能看到一束花中的一朵。她也认不出来拜访她的任何人了。她抱怨说,她周围的任何人都只是个蜡像,别无其他。这种妄想越来越深,最后她完全否认了世界上任何他人的在场,除了一个。那独一无二的例外者就是她信赖敬重的医生,布洛伊尔医生。

这一次,安娜继续只说英语。然而,她现在失去了理解德语的能力,尽管她仍旧能够阅读一些法语和意大利语。她开始仅仅用英语书写,而且只用她的左手。

唯一鼓舞人的消息是,安娜的厌食显示出消退的迹象。她开始允许她的医生用手喂她,但她仍旧一直拒绝面包。

在这个时期,有一天,布洛伊尔医生带来了另一位内科医生(也许是那位有名的性学家理查德·冯克拉夫特-埃宾[Richard Von Krafft-Ebbing])来检查安娜。安娜,一如既往,无论如何都拒绝承认他的存在。这种"否定性幻觉"也能够由催眠产生;直到那来访者把一大口烟朝她脸上喷去,从而冲进了她的意识,这一幻觉才消退。接下来是自然的"女性怒火"的大爆发。她从床上跳起来,奔向她卧房的门,然后倒在地毯上失去了知觉。

布洛伊尔医生再次拜访她的时候,她的情况更糟了。她几乎是在持续不断地产生幻觉,而且医生不在的时候她就拒绝任何食物。安娜显然在自暴自弃,人们已经决定把她送到维也纳城外属于她家的乡村房子里去。布洛伊尔医生到她床边拜访她,至少每周两次;当他注意到他的拜访看来给安娜带来了显著的心灵平静时,他很愉快。他们的谈话越来越聚焦于她那么多症状的来源。

同时,她的心灵状况继续严重恶化,而且必须要用剂量不断增大的吗啡治疗,这

样一来她就上瘾了，这种状态一直持续到 1881 年 12 月末。安娜大量服药的日子在
睡眠和幻觉中度过。不过每天傍晚，她总会清醒过来，准备同她那诚挚的医生一起
进行晚间的"扫烟囱"程序。

　　在这段时期，除布洛伊尔医生无法出诊的时候，那病人渐渐地在改善，最终到了
可以回维也纳的家的程度。不过在 1881 年 12 月底，安娜经历了一次显著的复发，不
得不再次回到乡下房子。在那儿，布洛伊尔医生每天傍晚拜访她。

　　在这个阶段，安娜的症状的根本特征是她那"心不在焉"的强烈化，成了完全的
自我催眠状态。安娜甚至给这些状态取了一个爱称，她管它们叫"阴云"（clouds）。
后来那医生这样写道：

　　　　事情有规律的秩序是这样的：下午是困乏嗜睡的状态，接着到日落以
　　后，就是深度的催眠状态，为此她发明了一个专有名称叫"阴云"［英语的］。
　　在这类似恍惚的状态中，倘若她能够叙述她早上经历过的幻觉，那么她就
　　会醒来，心智清晰，冷静、快活。她会坐下来做事情，颇为理性地写或画，直
　　到夜里。大约 4 点她会上床。第二天事情的整个流程会重现一遍。存在着
　　确实引人注目的对照：在白天，这无责任能力的病人被幻觉纠缠着；而在晚
　　上，这女孩的心智是完全清醒的。（Breuer & Freud,1893 /1955b,p. 66）

　　傍晚的时候，安娜在她信赖的医生的陪伴下，握着他的手"以便让她自己满足于
我的身份"；这时安娜仿佛有了一种不可思议的能力，能够理解和感知到在她身上发
生的事情；这个能力是和她长期经历的幻觉的折磨截然分离的。正如布洛伊尔医生
指出，"她恰当地描述这个程序［自我催眠］，严肃地说着话，就像一个'谈话疗法'，她
开玩笑地把这个称为'扫烟囱'"。

　　医生离开以后，安娜会一直待到黎明，这段时间她的行为都是正常的。她注意
到，在她的治疗过程中，如果她能够非常成功地把一些固结的妄想或幻觉"松开"，那
么继之而来的夜晚就会是美好的。不过这些成功的过程对她第二天的心理状态没
有多少帮助。

阶段四：疾病状态和症状的渐渐停止

　　在 1881 年 12 月，安娜让她的医生看到了戏剧性的转变，这时她的疾病和治疗的
第四阶段，即最终阶段，开始了。十分突然地，她白天的行为显著地变得正常了，但
她晚上的行为仍受着猛烈的转变的折磨。这下安娜的白天生活是属于现在的，而她
的晚间生活却属于 365 天以前。

　　一夜又一夜，安娜和她的医生把 1881 年的"丢失"的日子重新过了一遍。仿佛她

被驱使着去恢复那段日子的每一分钟的细节——那段日子是她父亲病危的时期，接下来的一个月就是哀悼。此外，她感到有什么在迫使她以这样的方式来恢复那些事件：就是把它们发生的顺序完全颠倒过来。

> 显然，这个程序是非常消耗时间的。作为例子，布洛伊尔给出了那些症状中的一个：病人的暂时性耳聋；他发现这个症状有七种子形式，每个构成一个"系列"，布洛伊尔必须把它们区分开来治疗。第一个子形式，"当有人走进来时听不见"发生了 108 次，而那病人必须以颠倒的次序述说这 108 次发生的每个细节，直到布洛伊尔接触到那第一次的表现：有一次她没有听到她父亲走进来。而那另外六种"听不见"的子形式和别的任何一个症状一样，都必须以相同的程序各自处理。(Ellenberger,1972,p. 270)

那些早期阶段的幻觉和妄想被这些异常精确的回忆取而代之了(安娜的母亲保存着关于安娜的疾病的一份详尽的日记)。

最后，安娜的回忆甚至变得更复杂了。在她关于他父亲的最后几个月的回忆的叙述中，她开始把发生在 2 年前的一个可怕的月份中的事件也编织了进去；当时她第一次被那种心理状况折磨："这些[回忆]是些身体上的事件，它们在 1880 年的 7 月到 12 月之间被卷入了疾病的潜伏期；产生了整个歇斯底里症现象的正是它们，并且当它们被语言表达出来以后，症状就消失了。"

一个尤其生动的例子很说明问题。在 1882 年晚春，一个非常热的夜里，在那进行着的疗程中，那病人正在因为剧烈的口渴而痛苦，这个差不多成了有规律的抱怨了。安娜在此前的 6 个星期喝不下任何流体，可她无论如何也无法说明这个问题。她不断地把那渴望的水杯拿起来，可一旦她的嘴唇碰到它，她就会厌恶地把它推开。每当这事发生，她就有几秒陷入心不在焉。但在这一晚，突然，一个扭转性的记忆向她涌来。忽然之间她就想起来了，她的英国家庭女教师，她所厌恶的人，曾经拥有一只小狗，这也是安娜鄙视的。有一天，安娜看到那只狗从那女教师的水杯里喝水，这情景非常令她作呕。当时她为了礼貌抑制住了她的厌恶，对此没作任何表示。但现在，"她所抑制的怒火得到了有力的表达以后"，她要了很大一杯水并且喝了。一回忆起此事，那障碍就完全消失了，再也没复发过。

现在，那一系列主要治疗突破的发生方式变得清楚了：

> 就这样，她的瘫痪性挛缩和麻木，任何种类的视觉或听觉失调，神经痛，咳嗽，发抖，等等，还有最后她那语言混乱，都被"谈走"了。举例来说，她的视觉失调是被区分开来处理的：伴有复视的聚合斜视；两个眼球都偏向右边，以至于每当她的手伸向某物时总会偏向物体左边；视野受限；中心

弱视；视物显大症；把她父亲看成一个死亡之手；无法阅读。（Breuer &
Freud,1893/1955b,p.72）

恰恰按照颠倒的顺序，这个回忆和谈话疗法消除了这样一些事例的继续作用
（除了那 108 例有人走进屋子时听不见以外）：27 例当有人在谈话时无法继续谈话，
50 例当她被直接称呼时耳聋，15 例在马车中耳聋，37 例由尖锐噪声导致的耳聋，12
例睡眠耳聋，还有 54 例由于集中注意力导致的耳聋。

布洛伊尔还详细讲述了安娜是如何摆脱语言问题和她右臂的歇斯底里症瘫痪
的，当时她回忆起了一个可怕的噩梦或幻觉，那是她坐在她那病危的父亲的病房里
时经历到的：

> 她陷入了一个白日梦，看到一条黑蛇从墙上向那病人爬去，要咬
> 他……她的右臂在椅背上，她睡着了并且变得麻木和局部麻痹；当她看那
> 些手指时，它们变成了小蛇，长着死亡的头（指甲）。（看来有这样的可能：
> 她试图用她瘫痪的右臂赶走那蛇，于是她的麻木和局部麻痹就被和那蛇的
> 幻觉联系在了一起。）当蛇消失以后，她处于恐怖中，试图祈祷。但在语言
> 上她又失败了：她找不到用来说话的语言，直到最后她想到了几句英语的
> 儿童诗，于是就发现自己可以用那种语言思考和祈祷了。（Breuer &
> Freud,1893/1955b,p.38）

在他们最后的疗程中，安娜的回忆把她敬爱和信赖的医生引回到她父亲的病
房，引回到她父亲死去的那一天。她再次经历了他的去世给她带来的一切创伤，正
如那时降临在她身上的可怕幻觉。这个放下重担的过程完成以后，据说，她就恢复
了用德语说话和祈祷的能力。

> 此外她还摆脱了她此前呈现出的无数障碍。在这以后，她离开了维也纳
> 旅行了一段时间；不过到她完全恢复精神平衡，还是过了相当长的时间。从
> 那以后，她享受着完全健康的生活。（Breuer & Freud,1893/1955b,p.39）

后续行动和报告

安娜·O.真名叫帕莎·帕潘海姆（Bertha Pappenheim），她后来走上了卓越的
职业生涯，作为妇女权利的拥护者，作为勇敢的战士，她反抗对女性的压迫，反抗狂
暴的纳粹反犹太主义。她为私生的孩子们建立了一批家园，并管理着它们；它们也
是那些从强迫卖淫者那里逃走的年轻女子的避难所。由于她为人道主义作出的贡

献,1954 年联邦德国政府授予了她荣誉;关于她生平的几部传记也被发表了。在 1936 年她的葬礼上,伟大的神学家马丁·布伯(Martin Buber)这样颂扬她:

> 我不仅钦佩她,而且还爱她,我将爱她直到我死去。世界上存在着富于灵魂的人,也存在着富于激情的人;兼具灵魂和激情的人就比较少了。而最稀少的是富于激情的灵魂。帕莎·帕潘海姆这样的女人拥有的正是这样的灵魂。(转引自 Dawes,1994,p.188)

关于歇斯底里症的一种心理学观点

正如亚历山大和塞莱斯尼克(1966)所引证的,1886 年弗洛伊德从巴黎回到了维也纳,充满着对于沙可那关于歇斯底里症的本性和治疗的激进的新思想的热情。我们可以想象,30 岁的弗洛伊德热切地和他维也纳的同事谈论沙可的发现,关于歇斯底里症状的丰富的意义甚至逻辑。在弗洛伊德的思想中,最为激进的发展转向了那近乎名誉扫地的催眠现象,还有那神经疾病的纯粹"心理学上"的表现同其行为上的表现的关系。

在当时,占统治地位的理论试图证明大脑的解剖结构和歇斯底里症状之间的特殊的因果关系。举例来说,弗洛伊德的主要竞争者之一,西奥多·梅纳特(Theodore Meynert),就主张歇斯底里症的失语症同大脑皮层特定区域的病变有着直接的联系。弗洛伊德,他那一代中最显赫的神经解剖学家之一,如何能够为了一个法国催眠家提出的解释就把那对于歇斯底里症的完全直接的物理主义的解释拒之门外呢?

弗洛伊德亲爱的朋友和导师,约瑟夫·布洛伊尔,对这些振奋人心的新思想是善于接受的。他被弗洛伊德在巴黎的所见所闻迷住了,而且布洛伊尔甚至单从其表面价值就接受了这个看似不可思议的观念:在法国,有些被诊断为歇斯底里症的人是男性——虽然是少数,却很有意义。

接下来发生的事决定了历史的方向。布洛伊尔找出了他的旧笔记本,并且问弗洛伊德他是否记得帕莎·帕潘海姆的奇怪案例,这个案例他曾在 1882 年和弗洛伊德谈起过。弗洛伊德不仅记得,他说他还曾试图对沙可详细地叙述这个案例,以便听取这位老人的看法。沙可对这个年轻的奥地利人的二手叙述不屑一顾;无论如何,弗洛伊德自己也没见过那个女孩。那厌倦的沙可当时也许在想,这是"典型的好卖弄的年轻医学生"。

在 1882 年,对于究竟是什么引起了帕莎的古怪症状,以及那看来像个奇迹的"宣泄"(cathartic)治疗——布洛伊尔当时这样称呼它——究竟应该归功于什么,布洛伊尔和弗洛伊德都不知所措。当时他们两人都和梅纳特一样信服对于歇斯底里症的物理主义的、物质的解释。他们5年前的讨论曾经是有魅力的，而且对于弗洛伊德来说，发现一位年长的医生如此高度评价他的意见，这是很快乐的；但是最终他们的谈话没能得出什么成果。不过现在，弗洛伊德在萨尔贝提耶的所见带来了一道光明，因此这个年轻的帕潘海姆女孩的案例中仿佛埋藏着为一套完整的理论确立合法性的一切必要方面；这个理论就是歇斯底里症疾病的心理病原学。

布洛伊尔和弗洛伊德立即着手建立他们的主张。他们要把这个案例写出来，要赶在别人之前就把谈话疗法的科学合法性确立起来。不过布洛伊尔和弗洛伊德首先要做的是一个坚固的案例研究证据，那应当以他们和那些求助于他们的病人的共同工作为基础。

接下来，他们那计划的基础似乎动摇了："从1886年到1889年，弗洛伊德和布洛伊尔持续地为宣泄催眠（cathartic hypnosis）工作着，但是他们发现有些病人无法被催眠，还有一些人症状没能得到永久性的缓解"（Alexander & Selesnick, 1966, p. 192）。他们确定问题在于他们的催眠技术。这感觉像是一种甜蜜的报复，他们决定由弗洛伊德重访法国；不过不是去萨尔贝提耶，他觉得在那儿太受忽视了；他要去的是南锡，萨尔贝提耶的"敌对阵营"。

这个决定被证明是极其重要的。正如在第四章中已经解释过的，南锡的医生正在希伯莱特·伯恩海姆的指挥下驳斥沙可的物理主义理论，即歇斯底里症的基础是神经系统的缺陷。他们的新理论为催眠和相关现象提供了一个完全心理学的观点："暗示感受性"。这个心理学的特性成了他们所提出的体系的核心。

弗洛伊德从临床上来说从来没有真正成为过一个成功的催眠者，但当他从巴黎回来的时候，他的脑海中已经对他和布洛伊尔要写的书有了个计划。并且在1895年，关于歇斯底里症失调的心理学基础的第一个广泛综合性的理论在世界上诞生了。

布洛伊尔和弗洛伊德的《歇斯底里症研究》的核心就是这样一个主张：有那么些使人烦恼的、常常是创伤性的事件，对于它们的记忆被压抑了；这些被压抑的记忆具有使人衰弱的心理效果，而歇斯底里症的症状就是这效果的产物。是什么使得一个事件能对无意识的心灵有如此毁灭性的效果呢？看起来回答是这样的：创伤本身的程度或重要性并非决定性因素；布洛伊尔和弗洛伊德主张，该为歇斯底里症的出现负责的，是那创伤最初发生的时候人对于情感表达的约束。从某种意义上说，像帕莎·帕潘海姆这样的女孩的好意，那体现了她们的维多利亚式风度的高度受控制的礼节，正是使她们成为歇斯底里症机能障碍的受害者的罪魁祸首。

最终，歇斯底里症"疗法"的发现者不是某些有着高度权力的维多利亚文化的男性代表——这一事实中存在着美妙而诗意的公正。歇斯底里症疾病的受害者大体上是年轻的中产阶级女性，她们被那矫情伪善的中产阶级社会的压抑性的要求困住了。倘若她们当中的一个，比如帕莎·帕潘海姆，酝酿出了这个疗法，那该多好啊——正如帕莎所发现的，她一旦可以自由地、有时甚至是猛烈地表达那被压抑的情感回忆，那些使她痛苦的症状就至少会暂时地平息下去。

90 　　作为一位医生，作为一个人类，布洛伊尔的赠与使得他的病人拥有了有利的环境和有力的支持，因此能够从疯狂中找到康复的道路。而弗洛伊德那永不知足的好奇心和充满干劲的科学抱负使得这个案例在13年后再次复活了。还有那21岁少女的天赋的直觉智慧为18世纪精神病学的黑暗点着了第一盏星星之火，使得谈话疗法的现实受到了世界的关注。

再次审视安娜·O. 案例

本章即将结束，不过在这之前我们还得来看看围绕这个案例报告展开的著名争论，那是弗洛伊德的追随者们在20世纪20年代出版的。请允许我引用一下这个案例的一个脚注，那是在多年以后由弗洛伊德的权威翻译者和忠实的门徒詹姆斯·斯特雷奇(James Strachey)写就的：

> 在这一点上（弗洛伊德亲自告诉当下的编辑者［詹姆斯·斯特雷奇］，当时他用手指着本书的一个打开的复本）文本中有个漏洞。他脑海中的，并且着手描述的，是那样一些发生的事件，这些事件标志着安娜·O. 的治疗的结束。在这里说这些就足够了：当这治疗很明显地达到了成功的终点时，那病人忽然向布洛伊尔显示出一个强有力的未经分析的正移情，这移情毫无疑问关乎性的本性。［在这些技术性的术语背后是一个戏剧性的故事：当时布洛伊尔对他的病人说了再见，然后要和他妻子——她已经对她丈夫的这个有趣的病人怀有醋意了——一起去旅行；他忽然被叫回去了，然后发现她正因为歇斯底里症而想象出的怀孕处于阵痛中——她声称怀上了布洛伊尔的孩子。］(E. Jones, 1953, 转引自 Gay, 1989, p.76n)

弗洛伊德进一步揭示说，布洛伊尔其实向他承认过，结束治疗时，安娜·O. 其实距离完全的康复还差得远。从根本上说，这位年轻的病人比起接受谈话疗法之前的那几个月好不了多少。在她的治疗中，有个方面大部分作者都没注意到，那就是他们通过强有力的成瘾性药物来获得沉重的镇静，这些药物是：水合氯醛（一种催眠剂和镇静药）和吗啡。

在一个医学侦察工作中，艾连伯格(1972)透露，根据一些瑞士的医学记录他得以发现，22岁的帕莎·帕潘海姆在经历了布洛伊尔不成功的治疗以后，被送进了瑞士的 Bellevue 疗养院。在住院以后，帕莎获得了集中治疗，监督者是欧洲大陆卓越的精神病学家之一，罗伯特·宾斯万格(Robert Binswanger)医生。

根据盖伊(1988)所说，即使在瑞士治疗了几个月以后，帕莎，根据她自己的回忆，"完全丧失了说、理解或阅读德语的能力……伴有强烈的神经痛……［并仍旧］有或长或短的心不在焉……实在很神经质，焦虑，想要哭"(Guy,1988,p.66)。疗养院的职务报告里就有这样的记录：

> 她继续对她的家庭发怒，展示着歇斯底里症的症状，而且继续轻视作为治疗形式的医学和科学。她对她的医生们保持着孩子气的反抗［还有她已被确证对大剂量的吗啡和水合氯醛有瘾］。在医院中，她的医生们普遍感到，她是一个不愉快的人，展示着歇斯底里症的行为，拥有着神经病学上的症状。(Rosenbaum,1984,转引自 Dawes,1994,p.193)

正如我在本章前面指出过的，帕莎·帕潘海姆最终确实是完全康复了，而且走向了完整、丰富的人生，把一生奉献给了为他人服务。实际上，即使在她那可怕的情感苦难期间，帕莎都在持续地照看着许多穷人、病人——这个行为被布洛伊尔归功于她的需要，她需要"让强有力的本能获得满足"。对于苏罗威(Sulloway,1979)所报告的那个有趣的历史性的脚注你可以自己去解读，他说帕莎·帕潘海姆"从不把她和布洛伊尔在一起的经历告诉任何人，而且后来她拒绝让她照料的那些女孩接受精神分析"(p.57)。

关于安娜·O.的案例，各种各样的叙述间的不一致有着决定性的历史重要性，因为在学者中这已经达成了广泛的共识：这个案例，用布洛伊尔自己的话来说，"包含了整个精神分析的胚种细胞"。

谈话疗法以外的歇斯底里症治疗法

尽管在今天看来，布洛伊尔的治疗很有争议，但对于那个时代被广为接受的治疗方法来说，这毕竟是激进的人道主义的分离：

> 1874年，在他那［医学］生涯的顶峰，西拉斯·威尔·米契尔(Silas Weir Mitchell)提倡这样一种治疗歇斯底里症的方法：隔离，强迫上床休息，不能有医学上的活跃行为诸如阅读，得有足够的定时的无刺激性的食物，还有每天的按摩……米契尔的指导性的哲学就是，歇斯底里症应该被打破，就像一匹野马一样，能够被恐吓和驯服。用他自己的话说："通常没有成功的可能性，除非我们把病房里每天的戏剧整个地打碎，连同它的自

私和对同情和纵容的渴求……一个歇斯底里症的女孩是……一个吸血鬼，她为了自己吸取着健康人的血液。"(Ussher, 1991, pp. 75 – 76)

这些维多利亚式的"休息疗法"在女权主义者的文字中占有着一块特殊的很不名誉的地盘。比如夏洛特·珀金斯·吉尔曼(Charlotte Perkins Gillman)写的《黄色的壁纸》、凯特·肖邦 (Kate Chopin)的《觉醒》，都用令人战栗的精确性详细讲述了男性的维多利亚式的医学机构如何蓄意地无视他们那个时代女性的心理需求和情感需求。肖瓦尔特(Showalter, 1987)控诉说，维多利亚式的对待女性"疯子"的态度是

> 性别战争的小型图景，意图是建立起男性医生的全部权威……[针对]歇斯底里症的女人，女权主义的女英雄，她们反抗着中产阶级家庭中的限制。歇斯底里症是"女儿的疾病"——对于那些被剥夺了别的社会的、智力的排泄口或话语选择权的女人们来说，它是一种抗议的形式。(pp. 137, 147)

这些维多利亚的绅士们设计的"治疗"包括"监禁于收容所，用水蛭治疗，单独监禁，阴蒂切除，频繁[性]交，或来自'关心的'丈夫的一顿好打"(Ussher, 1991, p. 88)。在对这些文献作了广泛的回顾以后，乌瑟尔作出结论说"每一种[治疗]都可以被解构，并且看来是在把女性病理学化；它把她们都当作病人来处理，却无视她们怎么会变疯的"(Ussher, 1991, p. 301)。

如果我们由此推出谈话疗法的产生迅速地消减了这些旧疗法的使用，或严重地降低了它们的流行程度，那就错了。这些疗法也并非仅仅为妇女的抱怨而设。举例来说，关于阿道夫·希特勒的生平，最近的学术研究提出，催眠术的德国根基使它保持活力；而且在德国第一次世界大战战败后的复苏过程中，催眠术是一个"时髦"的疗法，用来治疗战争疲乏。以下的故事得自希特勒的自传《我的奋斗》(*Mein Kampf*)中的不完整的证据，以及其他同时期的材料来源：

> 希特勒在西方前线遭到毒气攻击而眼睛失明，在 1918 年 10 月，他被送进一个军事医院。看来他不久就恢复了视力，接着又复发了——也许是"歇斯底里症失明"的一种形式——那是在他得到德国战败的耻辱的消息以后。希特勒对别人述说了接下来发生的奇迹。在他那失明的、卧床不起的绝望中，他获得一种洞察(或者说有了个幻觉)，听到一个来自上面的声音，把他召唤向伟大的使命——拯救德国。接着，故事在继续，他奇迹般地恢复了视力，并发誓要为德国的战败复仇……然而，希特勒听到的声音不是从上面来的……它来自一个催眠者……艾德蒙特·福斯特(Edmund

Forster)医生,他是希特勒那个医院的第一流的精神病医师……福斯特医生靠当时流行的催眠(mesmeric)技术治好了希特勒的失明,他让希特勒进入恍惚状态,然后给他植入这样的信念,即他所热爱的德国需要他恢复视力,以便为国家的复兴服务。(Rosenbaum,1995,pp.54-55)

显然,由于相信自己"为了治疗希特勒,把一个原先无名的躯体变成了一头怪兽"(Rosenbaum,p.55),在1933年,福斯特在盖世太保的追捕中自杀了。

安娜·O.案例的历史意义

在许多历史学家眼中,安娜·O.案例研究的根本重要意义在于,它是精神分析这个全新医学部门的第一部出版物。我们只有惊异于这一毫无疑问的事实,即一份有着如此历史价值的文献被政治、阴谋、欺骗、个人虚荣以及科学的野心如此地玷污了。我们只好自己思量,倘若我们对于一切别的有历史重要性的科学报道都完全而客观地了如指掌,那么科学史看起来会是个什么样子。

毫无疑问,用催眠引起的谈话治疗应对歇斯底里症病人,这一基本理念从法国来到维也纳来得正是时候。即使1870年到1871年的普法战争减缓了奥地利和法国之间的学术交流,在世纪之交,关于皮埃尔·让内的工作的报道确确实实在维也纳传开了。不过由于布洛伊尔的案例发表较早,奥地利的神经病学尤其是新兴的精神分析同行们——相对于让内所发表的关于他和阿基里斯的临床工作报告——就有了颇有价值的优先发言权。事实上,正如你在第四章看到的,没多久,布洛伊尔和弗洛伊德的工作就使让内在这一领域的杰出地位完全地黯然失色了。时间就是一切。

我个人认为,安娜·O.案例更重要的历史意义在于,它终究使得催眠术和精神宣泄的结合得到了科学从而也得到了医学的尊重和认可。几十年来,神经病医师用催眠术治疗歇斯底里症病人已成惯例,而在催眠状态下观察病人的精神宣泄的情感经历也成了惯例。但是,那些积极的效果究竟应该归功于催眠,还是应该归功于催眠所引起的精神宣泄?

看起来是安娜·O.的案例把这个问题给倒了个个儿。布洛伊尔清楚地认识到,使安娜·O.摆脱了她的症状的,是那宣泄精神的再次回忆,是对那痛苦的情感创伤的再体验。因为布洛伊尔自己从没有催眠过这个女孩,这一点对他来说很清楚:根本的手段是情感的发泄、释放,而催眠状态只是个橱窗布置而已。其实,催眠是被这个充满意志、有着高度暗示感受性的年轻病人强加到这整个形势上的,她也许认为这是治疗的一个必要的、能保全颜面的部分。

于是安娜·O.成了第一份被广泛引证的案例研究,它清楚地揭示了早先那些施磁者和信仰催眠术的治疗者的治疗效果的机制。所以,当布洛伊尔说这个案例是"一切后来的精神分析的源泉"时,我想,他的焦点就是他的病人在她自我发动的谈话疗法中所经历到的精神宣泄。

不过,当弗洛伊德主义者谈论这个案例时,他们看到了颇为不同的东西。他们所看到的是当布洛伊尔从这件事抽身离去时那女孩所经历的可怕复发。他们聚焦于那歇斯底里症的臆想怀孕,还有她的称述:"这是布洛伊尔医生的孩子。"我想大部分弗洛伊德主义者会说,正是在这个时刻,精神分析诞生了。恰恰正是这个时刻,用弗洛伊德的话说,"布洛伊尔手中掌握着钥匙,但他把它遗失了"(1932,转引自 Guy,1988,p. 67)。这个钥匙将被叫作**移情作用**(transference),弗洛伊德和他的追随者们将把它理解为一个强有力的人际力量,它是受人类的性渴望的巨大需求驱使着的。

哪个故事更具真实性呢? 布洛伊尔的,还是弗洛伊德的追随者们的? 也许我们永远不知道。艾连伯格研究了帕潘海姆的家庭文件,也研究了所有幸存下来的医学记录,他的结论是这个假怀孕的故事是高度不可信的。另一方面,艾连伯格也承认布洛伊尔保留了一些很重要的信息,而且严重歪曲了历史记录。以下就是艾连伯格(1972)的结论:

> 新发现的文件证实,据荣格(Jung)说,弗洛伊德曾经告诉他,这病人没有被治好。确确实实,这个著名的"宣泄疗法的典范"既不是一个疗法,也不是一个宣泄。安娜·O.成了个严重的吗啡上瘾者,身上还保留着一部分最显著的症状[尤其是她的英语/德语失语症]⋯⋯这些疾病是病人那神话创作的无意识的作品,而治疗者也不自觉地对之进行了鼓励,参与了创作⋯⋯安娜·O.的疾病是一个不满足的年轻女子的绝望挣扎,她那机体和精神的活力找不到出路,她的理想主义的奋斗也找不到出路。(pp. 277 - 278)

安娜·O.的故事成了谈话疗法的神圣传奇,它也是谈话疗法那强有力的治疗作用、情感释放作用的第一个证据。还不仅如此。这个案例是整个精神分析运动的两个最深层的根基的基础,这两个深层根基就是:精神失调的性基础,还有治疗关系在治疗效果中所占有的首要地位。

不过我们已经跨越了十来年的时间。大师该出场了。

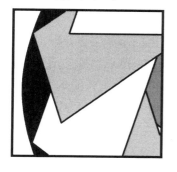

第六章

精神分析原则的引入

普罗米修斯：火的赠礼

西格蒙德·弗洛伊德的早期故事是一个传奇,关于未实现的梦想,延迟了的喜悦,还有自我的奋斗。尽管他有时比较独断,尽管他有着强烈的个性,他的早期职业生涯仍旧被强有力的影响和持久的友谊打上了烙印。弗洛伊德应对着内在的斗争,应对着可卡因的小小插曲;他在同内心的冲突作战:一边是他作为神经病学家所深深持有着的机械论的、反活力论的观点,另一边是由于他对病人的观察而产生的更为人道主义的观念。

在试图揭示人类心灵的动力学特性时,弗洛伊德的科学伙伴威廉·弗利斯曾和弗洛伊德经常通信。然而,弗洛伊德不久就和弗利斯分道扬镳——正如他已经和约瑟夫·布洛伊尔分道扬镳——并且开始了独立的工作。

在个人的转折关头,弗洛伊德开始从事自我分析,这最终使他得到了关于人类存在的那个伟大的统一理论的启示,这理论就是我们今天所知的精神分析。他说,他的诞生于1900年的代表作《梦的解析》是"一个洞见,它仿佛是一个使命降临到我身上;这种洞见一生只能降临一次——它是所有我有幸作出的发现中最有价值的一个"。

精神分析：早期岁月

96　　　那一年是 1924 年。西格蒙德·弗洛伊德已经 68 岁了,他的临床工作,从一切的意图和目的而言,都已经完成了。在他余下的 15 年中,他将写一些总括性的著作,关于宗教信仰的神经症性质(《*The Future of an Illuison*》,1924),关于人类的基本本能对于文明的挑战(《*Civilization and Discontents*》,1930/1961)。不过那些伟大的医学-治疗学工作已经在他身后。现在是沉思的时候了。

西格蒙德·弗洛伊德的回忆

有份医学期刊颇为草率地向弗洛伊德索要一份简短的个人生平,于是弗洛伊德决定把这视为一个邀请,由此开始了他的自传式思考。他的回忆把他带回了他在医学学校中的日子。

回忆巴黎　他回忆起他首次去巴黎的职业旅行,还有当时的希望,他希望能从萨尔贝提耶带回足够的实践资料,以便回到维也纳以后自己能够在神经病学的实践中取得成功。对于那已过去很久的时光,他的回忆是这样的:

> 在那遥远的地方闪耀着沙可这个伟大的名字;所以我计划……去巴黎继续我的研究……我成了萨尔贝提耶的一个学生,但是,作为一大群外国来访者中的一员,我在开头没有受到任何关注。
>
> 随即我给沙可写信,建议由我把他的讲座翻译成德文。沙可接受了建议,我于是成了他个人的熟人圈子中的一员,从那时起,我参与了他的一切临床活动。(1925/1964a,p.6)

根据当时法国方面的叙述,这个也许有那么些自我赞美的夸张。不过弗洛伊德曾经被邀请去参加过几次奢侈的沙龙晚会,那是让-马丁·沙可定期为巴黎上层社会举行的,被邀请的有他的朋友、学生,还有医院的同事。

在他的自传文章的这一点上,弗洛伊德停顿下来,把矛头对准那些评论家——那些评论家当时公开地在法国报纸上声称,弗洛伊德同让-皮埃尔·让内一起在萨尔贝提耶的时候窃取了让内这位伟大的精神病学先驱的发现。对于这些控诉,即弗洛伊德霸占了让内对于谈话疗法的发现,弗洛伊德打断了故事而开始为自己辩护。他毫不含糊地宣称这发现确实是他自己的,并且断言——在后来的历史学家眼中也许不那么可信——说,"我将……明确地表示,在我访问萨尔贝提耶期间,让内的名字都不怎么被提起"(1925/1064a,p.7)。这就仿佛是在说,你在维也纳医科大学学习,却从没听人提起过弗洛伊德的名字。

可这桩难缠的事情必须对付,起码得让弗洛伊德自己满意;他继续说道:

> 与沙可在一起的日子里,给我印象最深的,是他对歇斯底里症的几项最新研究,其中有些是我亲眼看见的。例如,他证实了歇斯底里症现象的真实性及其规律性,确认男性身上也常常会发生歇斯底里症,他还证明催眠暗示能够引起歇斯底里症麻痹和挛缩,而且这些人为症状的特征甚至在细枝末节上,也和通常由创伤引起的自发性发病完全一样。

> 沙可的不少演证,一开始就使我和其他来访者感到震惊与怀疑,我们曾试图求助于当时的某种理论,以证明我们的怀疑是有道理的。对于诸如此类的怀疑,沙可总是耐心听取,善意对待,但同时,他也有自己的决断;在一次类似的争论中,他(谈到理论时)评论说:"Ça n'empêche pas d'exister"[这不影响它的存在],这一警句在我脑子里留下了不可磨灭的印象。

> 当然,沙可那时讲授的知识,今天看来并不一定完全适用;其中有些已经有了疑义,有些已被时间所淘汰。可是还有相当部分保留了下来,在科学的宝库中找到了永久的位置。我在离开巴黎之前,曾和这位伟大的人讨论过自己的计划,我打算把歇斯底里症麻痹和器质性麻痹进行比较研究。沙可对我的看法表示同意,但是不难看出,他对深入观察神经症的心理因素并无特别兴趣。归根结底,他的研究工作是从病理解剖学[器质性损害,外伤性伤害,以及类似的]起步的。(Freud,1925/1964a,p.7)

回到维也纳　　回到维也纳以后,弗洛伊德成了一个私人开业的神经病医师,他的目标是赚取足够的钱,以便和他那位已交往了很久的未婚妻结婚。在这段时期他还用可卡因做实验,在很短的一段时间内,他像大部分医学社团一样,认为这是一种"神奇的物质"。在整个19世纪80年代,可卡因被用作一种补药(和红波尔多酒混在一起,靠药方卖),用作治疗鸦片和吗啡上瘾,还被用作一种兴奋剂,以对抗机体和神经的衰竭。弗洛伊德曾发表过三篇关于可卡因的有益用处的论文,反响都不错;其中一篇说的是在眼部外科手术中试验性地把它用作局部麻醉剂,这篇的题目叫"关于可卡"(On Coca)。

据安德鲁·韦尔(Andrew Weil,1955)——也许是当代关于影响精神状态的自然物质的首要权威——所说,弗洛伊德成了可卡因的热心的习惯使用者。在它的影响下,弗洛伊德告诉他的未婚妻玛莎,他在社会现状中体验到了新的自信,而且他那慢性的神经衰弱症(神经虚弱)得到了缓解。但是他发现对它的滥用给他的同辈带来了损害,其中包括他的一个亲近的朋友,那人最后因为可卡因中毒而死;这样一来他对这种药物的热情就消逝了。最后弗洛伊德否认了先前对于可卡因的热情,断言它是"第三种祸害",紧随于酒精和吗啡之后。最终,弗洛伊德命令,他发表的选集中不得收入那几篇"可卡因论文"。

98　　在 1885 年，弗洛伊德的注意力几乎完全远离了科学研究，这是因为他认识到得通过发展他的医学实践来满足家庭日益增长的需要。正如他在自传中写的，

> 以治疗神经症为生的人，总要能为病人做些有益的事情。开始的时候，我的治疗库中只有两件法宝：一件是电疗法，另一件是催眠术。因为仅仅作出诊断，然后让病人去水疗所治疗［就是到一个有治疗作用的矿物泉那儿作一番逗留］，这样的收入是远远不够的。（Freud，1925／1964a，p.9）

当时人们已经广泛地认识到，电按摩实际上对非器质性的歇斯底里症病人没什么用；而弗洛伊德是通过观看一个巡回施磁者的公开表演而学会催眠术的，他自己承认，他最多也不过是个接近成功的催眠者。出于真诚，弗洛伊德承认，他无法催眠很多病人，而且即使是那些他能够催眠的，他们也极少发展成深度的或令人信服的催眠状态。我个人常常怀疑，问题是不是出在雪茄上；我觉得，在被二手的雪茄烟呛得几乎窒息的时候，还要获得"彻底的放松"，那是极其困难的。

放弃催眠　很幸运，除了催眠术外还有别的选择，那是一种可操作的技术，其拥护者是法国的南锡学派，他们是让内的首要对手。你也许还记得第四章中说过，南锡学派的实践者们在治疗歇斯底里症病人的时候用"口头暗示"取代催眠术。实际上，南锡学派的医生们已经开始发展出一大批纯粹心理学的干预，以治疗歇斯底里症；从某种意义上说，也许他们甚至再也不会搞什么医学了。因此，在 35 年以后，弗洛伊德关于南锡之行是这样写的："这当然暗示着我［正在］放弃治疗器质性疾病；它的重要性不大"（1925，p.9）。如果说雄心勃勃的弗洛伊德医生在出发去法国的时候就已经有意识地要放弃机体治疗，那是不可信的；不过有一点也许是真的：弗洛伊德的思想被在南锡的所见根本地改变了：

> 我目睹了年迈的李厄保（Liebault）为下层贫苦妇女儿童治病的动人情景，观看了伯恩海姆［教授］对院里的病人作的惊人试验。由此我得到了一个极为深刻的印象：也许在人们的意识后面，还存在着一些强有力的精神过程。（Freud，1925／1964a，p.10）

弗洛伊德去南锡的时候还带着一个他的病人，那是一位年轻的女子，据他的描述，"这位女歇斯底里症患者出身高贵，天资聪颖，在别人对她无可奈何的情况下，她转到了我的手里"（Freud，1925／1964a，p.10）。他建议希伯莱特·伯恩海姆对她进行检查治疗。不过"伯恩海姆同样未能奏效。他坦率地对我承认说，他的暗示疗法只能在医院里获得巨大成功，这一疗法对他私人收治的患者不太管用"（Freud，

1925/1964a,p.10)。

结婚和谋生　我想,我们得在字里行间多琢磨些,这样才能更完整地理解在这个节点上弗洛伊德产生了什么变化。1886 年 9 月,30 岁的弗洛伊德结婚了。他梦想这样的生活:在尊敬的恩斯特·布吕克手下作神经生理学方面的学术研究。这位布吕克曾经在维也纳大学的赫尔姆霍兹医学学校做过赫尔曼·冯·赫尔姆霍兹(见第三章)的学生,在 1881 年他遭遇了车祸。

対于这一点历史学家之间有着很大分歧,那就是为什么弗洛伊德没有继续待在实验室里。反犹太主义显然是大学政策的一部分,它对这个决定是起了作用的;但经济问题起的作用可能更大。无论如何,弗洛伊德直到那时的工作显示了他的能力,得到了布吕克的高度评价。然而,他仍然离开了他的研究位置,怀揣这样的忠告:确保一个医学学位,以便作为一个私人从业者养活自己。这一经历对弗洛伊德的自尊、对他关于医学研究的职业梦想都是一个严重的打击。

同时,弗洛伊德和玛莎·本妮已经订婚 4 年了,这也令他情感苦恼。接受婚姻和家庭的财政责任,就意味着彻底打消他成为一个科学人的展望。不过最终,约瑟夫·布洛伊尔把他从自身的抵抗中解救了出来,布洛伊尔和他都是在赫尔姆霍兹学校毕业的。布洛伊尔在神经病学方面的私人实践是如此成功,以至于他可以把他的一些富有的病人介绍给比他年轻的弗洛伊德。通过这早期的接触弗洛伊德知道了安娜·O.的案例——第五章的主题,那是布洛伊尔在几年前治疗的。

我们可以想象,弗洛伊德在他的私人工作期间是多么的沮丧;他在平凡世俗的工作中奔走跋涉着,用当时标准的神经学治疗方法对付紧缩的神经、紧张的后背、周期性偏头痛、月经的抱怨,以及别的神经疾病。他才 30 岁,他失去了勇气,他在他的工作中凄楚不堪。而同时,在 5 年中他们生了 6 个孩子,有了这样的财政压力,他还能有什么选择呢?

作为一个不怎么令人信服的催眠者,弗洛伊德尝试着专攻歇斯底里症的治疗方法——这一选择让他的大部分神经病学同行们觉得他倘若不是彻头彻尾的傻瓜,就是个超级怪物。倘若他妻子玛莎知道了他内心的秘密,那她一定会为他们的财政感到恐慌。不过她会想到忍耐多年的秘密的订婚,等待的岁月,大学里的职业方面的巨大失望给他带来的痛苦,还有他长久的离家远行。而在这一切之上的,我想,是她忍耐了他和怪人威廉·弗利斯的友谊。

热情的科学家们：弗洛伊德和弗利斯

我相信这样说是公平的:当弗洛伊德第二次法国之行结束后,弗利斯就成了弗洛伊德的生活中心。弗利斯是个来自柏林的平凡的耳、眼、鼻、喉专家,他和弗洛伊德差不多年纪，更重要的是，他们两人都对神经病学深感兴趣。弗利斯同样也是个沮丧的由科学家变成的从业者，而更有意义的是，他也是个反活力论者。

100　　　对于有抱负的年轻医生，布洛伊尔总是作为慈父般的形象出现；他见到了弗利斯，那时弗利斯正在维也纳接受毕业后的医学训练。布洛伊尔鼓励他的两个年轻朋友见面，到了 1886 年末，他们建立起了强有力的和睦关系。弗洛伊德离开大学给他的生命造成了智力和学术的真空，而弗利斯恰恰填补了这个空白。这两个人经常见面，一小时接一小时地谈话，有时谈上整个周末，分享他们那革命性的科学观点。

弗洛伊德的事业有所好转了，不过他还是沮丧，因为每天的医学常规活动太乏味了。他同弗利斯的联系是他智力和科学兴趣的主要发泄口。1888 年，他给他的朋友这样写道：

> 我的业务，如你所知，不怎么可观；不过近来有所增长，这也许是沙可的名字带来的好处。马车费很贵，拜访人，和人们就某些事谈进谈出——这就是我的职业——把我可以用于工作的最好时间都消磨掉了。大脑解剖学还在它原来在的地方，但歇斯底里症在进展着，第一份草稿已经完成了。（转引自 Freud,1985,pp. 18 - 19）

他们的会面是如此热火朝天、如此充满了彼此的倾慕，以至于弗洛伊德带着些许严肃把这称为"我们的科学国会"。

不过这关系显然不仅仅是两个人脱离肉体的智能的会面。在 1894 年弗洛伊德承认说"你的赞扬对我来说是甘泉和美味"，而在 1896 年 6 月 30 日，他对弗利斯写道，他"正饥渴地盼望着我们的国会"（转引自 Freud,1985）。还有在 1898 年 4 月：

> 每次我们的国会结束后，在接下来的那些个礼拜我就重新获得了力量，此后思想一直在积累，快乐和工作的努力得到了重建，还有那闪烁着的希望，希望能够看到那灌木丛中的小道静静地、光芒万丈地燃烧一会儿。这种匮乏对我来说不是教益；我永远知道我们的会见对我意味着什么。
> （转引自 Freud,1985,p. 306）

这份通信中所表达的动情的感觉显得很不寻常。我常常怀疑，这两个男人之间是否有一种无意识的甚至是有意识的同性恋关系。在这段时期，欧洲中产阶级的男人和女人都被赋予了相当的自由——这个我们今天未见得有——可以把自己投入所谓的"热情的友谊"。没有证据可以证明这两个男人之间有性关系，但是，一个弗洛伊德主义的分析难道会不允许这样的解读吗，就是两个男人间的性爱纽带已经升华成了近乎狂热的智力分享？

的确，他们的共同兴趣有不少就聚焦于一位弗洛伊德的传记作者（Sulloway，1979）所说的：对于性的共同兴趣。对于当时的激进观点，即双性体（bisexuality）是一切动物——包括人类——的内在属性，弗利斯是位强有力的倡导者。他主张，双性体是无意识的精神压抑背后的根本动机：

> 一个人的占支配地位的性，就是得到了更有力的发展的；它把从属的性的精神表达压抑进无意识了。因此每个人内在的无意识的核心（就是被压抑的）就是他的另一面，属于相对的那个性。（Fleiss，1905，转引自Sulloway，1979，p. 183）

弗洛伊德显然觉得这一观点很有魅力，而且和他自己的观察一致。在1905年他写信给弗利斯说，双性体理论是理解精神神经症的"确定无疑的事实"。"倘若不把双性体考虑进来，我想，理解男人和女人身上实际观察到的那些性表现就几乎不太可能"（转引自Sulloway，1979，p. 184）。

因为弗洛伊德和弗利斯之间的通信有许多被丢失、毁坏，还被他们的家庭删改了，所以我们也许永远无法知道他们的个人关系究竟到了什么程度，还有，更有意思的是，这个关系何以在1901年无法挽回地破裂了。我们确实知道，在私人生活中，弗洛伊德所实行的性观点倘若不是过分拘谨的话也完全是符合传统的；而且他抚养自己的孩子的时候，对手淫和"其他变态"是持非常否定的态度的。所以我想我们相当有理由假定，无论弗利斯和弗洛伊德之间有过怎样的性感受，他们大概从来没有公然地表达或承认过。

有一点是很清楚的：在弗洛伊德的职业生活和个人生活都处于骚动中时，他在弗利斯身上发现了一个真正的科学同事的特性。弗洛伊德的父亲在1896年死去，而他对这一事件的反应是极其糟糕的。弗利斯在命理学方面的兴趣也许影响了他，这使得弗洛伊德相信他自己会在60岁前死去。

在所有这些困难中，支撑着弗洛伊德的是他的信念——弗利斯的鼓励和热情也有力地支持了它——即，现代科学正处于揭开神经症样综合征的秘密的边缘。弗洛伊德确信，这个秘密就隐藏在歇斯底里症的谜题之中。他知道，只要他能够解开歇斯底里症这个难题，那么他就将被公认为是那个时代或者甚至是后世最杰出的神经病学大师。

"计划"

正是因为这样的雄心壮志，在他生命的这一时刻，弗洛伊德开始着手他最具抱负的智力冒险："一个关于科学的心理学的计划。"在这一工作中，弗洛伊德和弗利斯的目标是对歇斯底里症的瘫痪作一个完全机械论的解释，它将显示出，机体中的一切心理学过程都是"由因果律原则严格而有规律地决定的"（Sulloway,1979,p.94）。

弗利斯提供了热情的支持。他的贡献是一个广泛综合性的关于神经系统的主
102 计划，里面使用了一个命理学，它建立在人类每月循环的周期性之上。在这样的支
持下，弗洛伊德甚至梦想在精神病医学的历史上超越伟大的沙可。弗洛伊德倘若取
得成功的话，那么他将被铭记，是他在活力论的心脏上给予了致命一击。

"计划"的草稿在维也纳与柏林之间的通信上延续着。弗洛伊德相信，神经病人
是被来自生殖器官的性毒素（sexual toxin）的异常分泌"神经学地毒害了"。这些毒
素常常是由非自然的外部刺激产生的——例如，手淫或中断性交。布洛伊尔还添上
了他的观察，那是建立在他的临床经验的基础上的：许多已婚女人受歇斯底里症的
折磨，那是她们丈夫"变态的要求和不自然的性实践"的直接后果。

弗洛伊德还推测，当孩子的不成熟的性神经受到刺激，作为神经系统损伤的结
果，性毒素将不可避免地被释放出来。当一个孩子目睹了性行为，那么这种损伤就
会发生。弗洛伊德在卡特琳娜案例——就是他和布洛伊尔的《歇斯底里症研究》中
的第一个案例——引证了这一现象。当然，当孩子遭到性侵害时，孩子灵敏的系统
所受到的神经学上的损害会更糟糕。

对弗洛伊德的理论化工作最具挑战性的是，1900年的整个欧洲，歇斯底里症"几
乎达到了流行的比例"（Ussher,1991,p.61）。同神经性厌食和到处遍布的神经衰弱
症一道，歇斯底里症成了有些作家所说的"女性伤残时尚"的主要表现形式。

无论手淫还是侵犯，都不能解释如此多的未婚女人和女孩身上发生的那么多歇
斯底里症的严重案例。弗洛伊德理论道，确实，既然有那么多的歇斯底里症患者，看
来想必有这样的可能性：内在的刺激也能"神经症地"产生性毒素——这些刺激也许
甚至包括思维不正当的、有性刺激作用的思想。

为了推进这个观点，弗洛伊德给这个伟大的智力难题提供了一个颇为精巧的解
答。不过他也已经走到反活力论的边缘了。他不得不直接面对一个无法解答的问
题：心理学的心灵同物质的肉体之间的关系究竟如何？ 在1924年进行回忆的时候，
弗洛伊德可以回顾性地同南锡学派的先驱性的"心理学化"站在一边；但在19世纪
末，"计划"正在进行中的时候，他的思想仍处于沙可拥护的，并且被广泛接受的物理
主义传统之中。

心理学家弗洛伊德

苏罗威(1979)的《弗洛伊德：心灵的生物学家》一书详尽而吸引人地描述了弗洛

伊德试图完成"计划"的智力冒险。对于我们的意图来说,必须注意到,弗洛伊德的这个断言——是力比多(libido)(性能量)的不适当运用的毒害性后果导致了机体的器质性的神经失调——在 1895 年也很难说是新颖的观点。子宫错位引起歇斯底里,手淫导致各种神经学上的失调,这些在当时都是已被确立起来的医学信念。

确实不同寻常的事是,弗洛伊德通过他那精神分析的新技术开始科学地解释这一进程在精神生物学上是如何运作的。"计划"的目标是用纯粹机械论的术语来解释观念如何能够对身体有不利的影响。这样一来,弗洛伊德仿佛站在这个边缘:用心理学来解决心灵/身体的两难困境——这个困境从勒内·笛卡儿那时候起就让科学屡遭挫折了。

幼年期诱惑假说

在 1895 年,弗洛伊德颇为突然地否定了"计划"背后的整个观点。他向弗利斯写信说,他开始怀疑这个模型的恰当性,也许它已经走得离反活力论科学的严格要求太远了。在它的地盘上他发展出了**幼年期诱惑假说**,主张:产生引起神经症的性毒素的不是性侵犯的观念,而是实际的不正当性经历。当这种性刺激被强加于孩子的不成熟的神经系统时,它就是神经学的损伤的根源,那么多中产阶级女性的疯狂就显示了这种损伤。

尽管这种解释让"计划"恢复了反活力论的面目,但它最初是被预想为一个机械论的代表作的;较之最初的预想,幼年期诱惑假说至少由于以下三个主要"事实"而必须有变动:

● 如果说所有的歇斯底里神经症患者都曾遭到过性骚扰,这无论如何也不可能。那样的观点将暗示有成百个或许上千个坚实的上层中产阶级家庭都是性怪兽。

● 即使这些女孩确实遭到过性侵害,那么为什么他的病人们都记不得她们经历过的创伤? 这样普遍的健忘症如何能够用纯粹物理学的术语来理解?

● 在这个体系中,谈话疗法将如何被解释? 谈话,即使是发泄感情的谈话,如何能够把神经系统中的性毒素去除掉?

人类通过把他们的问题谈出来就能恢复心理和情感的健康,这个观念对于大部分有知识的西方人来说,是个信念上的问题。我们这样鼓励我们的爱人和朋友,要他们谈谈他们的问题,而倘若他们拒绝谈,我们就往往会认为这种拒绝意味着更严重个人问题。另一方面,对一个相对陌生的人如此地公开展示自己的感受,对个人隐私法则是如此彻底的侵犯,这对大部分同时代的日本人来说也许本身就是症候性的。就算这种自我纵容的公开自白不是失去自我控制力的清楚的标志,它至少是"很美国"的——那就是,一种奇怪的、异常的、自我纵容的行动。关于弗洛伊德那个

104 时代欧洲中产阶级的生活我曾阅读过一些东西，从中我得出这样的印象：在这一点上，同维多利亚时代的欧洲人的观点更为接近的是日本人，而不是他们在欧洲和北美的曾曾孙。

当然，事实上正是弗洛伊德自己的作品使得这一"治疗的时代"在西欧和北美开花结果。问题在于它是如何发生的，还有弗洛伊德的角色是什么。在 1900 年，谈话疗法这个观念已经盘桓了有一些时候了。实践者们从弗朗兹·安东·麦斯麦起就在用言辞治疗病人——正如那些牧师们，我想有人会说，在整个驱魔和祈祷仪式的时代。当然麦斯麦没有认识到他的"磁学"的言辞上的本性，我也不确定沙可是否知道他的催眠治疗实际上就是言辞治疗。但这一点是肯定的：南锡的医生们理解他们的"暗示"疗法的言辞本性，还有让内显然是把谈话疗法用作了主要的治疗方式，在他职业生涯的早期关于阿基里斯的工作中就在这样做了（见第四章），而那时弗洛伊德正在访问萨尔贝提耶。

我觉得，谈话疗法的观念对于弗洛伊德来说，问题在于，它是深深地"政治不正确"的。这个观念公然向医学和科学的分析挑战。它唤起了诗意的想象，关于一个有着丰富结构的内在生命，关于一个被创造性地赋予了力量的自我表达之源。它也许不是有神论，甚至也不是自然神论的一种形式。但它反映了活力论者的一个支流——所谓的"罗曼蒂克表现主义"（Goldstein，1987；Taylor，1989）；而且它将被那些进步的、20 世纪初的医学新人们认为是极端反动的。

因此，对于弗洛伊德和弗利斯这样的激进的科学家来说，谈话疗法的观念听起来想必像是一大堆多愁善感的、反科学的、活力论者的腐朽之物。它唤起了古老迷信的幽灵，并把它包裹在诗意的幻想中。他们认为，所有这些猜测都不过是换了种方式否认这一观点：人类机体可以被严格限制地理解为是根据化学、数学和物理的规则运作的。

我希望你能够看出，一旦弗洛伊德把他关于疯狂的性起因的机械论理论——即幼年期诱惑假说——公诸于世，所有关于谈话疗法的推测就真正地成了关于人类生命本性的更大的政治斗争的一部分。对于弗洛伊德和同他一道的反活力论者来说，一切形式的浪漫主义都是对那绝对控制人类行为的生物学的否定。那些反活力论者们认为，反对弗洛伊德理论的人大部分都是在支撑起一个意识形态，致力于否认造成社会不便、造成政治危险的生物学事实。

弗洛伊德的两难困境

19 世纪的最后几年，弗洛伊德面对着这样一个里程碑式的问题：尽管他是反活力论的忠实信徒，他还是知道谈话疗法是有用的。他知道，因为他亲眼看过别的精神病医师的工作(即使,如他后来声明的,他没有实际看到过让内操作它),还因为他在他自己的病人身上也看到过它的有效性的证据。

至少,弗洛伊德不得不完全接受这样一个观点:宣泄,即催眠导致的封存起来的思想和记忆的大爆发,是获得病人精神病史的一个有力的方法。弗洛伊德是个不称职的催眠者——不过他自己这样说,仅仅是因为他不能让他的病人演示出催眠状态的各种不同的程度,就像沙可的催眠"科学"所描述的那样。弗洛伊德仍然惯例性地使用催眠术,他把它作为一种面谈技术,作为诱导出病人的真实性经历的方式。这些通过催眠揭示出来的记忆是些基本资料,幼年期诱惑假说就是建立在这上面的。在他自己观察的基础上,弗洛伊德渐渐相信伟大的沙可是对的:性永远是这些神经症病人症状的无法还原的根源。催眠术不过是可用技术中最有力的一个,可以揭示出那些记忆。

对弗洛伊德来说催眠术曾经是令人沮丧的、没什么效果的,不过在1890年,他开始认识到催眠诱导的价值,认为为它付出相当的麻烦是值得的。催眠术"对于宣泄治疗有着巨大的美妙的帮助",弗洛伊德(1925/1964a,p. 17)宣布说;事实上,他也没有别的方法可以治疗歇斯底里症病人。于是,在精神分析的先驱者们所操作的治疗方法论中,催眠术保持了几年的核心地位。

然而催眠术对我们大部分人来说显得像是无意义的咒语。他是磁学的堂兄弟,而磁学还有别的堂兄弟,那就是招魂术和室内游戏。在当时催眠术没有解剖学和生理学的基础。因此我们可以想象,当弗洛伊德发现了"精神集中技术"(concentration technique)以取代催眠术时,他是异常热心的。

这一技术的灵感也许得自弗洛伊德的南锡之行。他把手放在病人的头上,然后命令他回忆过去的已忘记的事情。正如你可以想象的,整天做这个事对身体来说是有难度的(再说弗洛伊德抽雪茄有瘾)。而且它比催眠术也科学不了多少。毫无疑问,弗利斯可以用他的双性体理论的术语来给精神集中技术做点什么,但它仅有的真正好处就是,它使得弗洛伊德从此可以彻底摆脱催眠术了。

有了这个发展以后,显然或多或少是偶然地,弗洛伊德发现了他那著名的"沙发技术"(couch technique)。就是"要求病人躺在一个沙发上,我坐在他后面,看着他,而他看不见我"(Freud,1925/1964a,p. 17),这样他只需要最少量的探询和激励就可以使病人透露出他无意识心灵的内容。弗洛伊德写道,在进行这种治疗时,病人透露出的事是这样的:

> 凡是被遗忘之事,多多少少总是痛苦的;按照受试者个人的标准,那些事情不是触目惊心、令人生厌,就是见不得人的。(请注意,复述时"病人"

[*patient*]换成了"受试者"[*subject*]。)于是这一想法很自然地发生了：这正
是那些事情被病人遗忘、也就是不再保持为意识的原因所在。要使被遗忘
的事重新成为意识，就必须克服病人身上的某种抵抗；必须通过他自身的
努力，以便操纵和克服它。(1925/1964a，p. 17)

106　　　这是个人取得胜利的时刻！弗洛伊德终于让自己摆脱了催眠术的障碍，而且为
了消除病人的健忘，他也再不需要和每个病人保持实际的身体接触了。

弗洛伊德有没有取得什么实质性的进展？不错，他正开始把谈话疗法科学地解
释为宣泄；而宣泄也可以被赋予听起来颇为科学的功能，那就是，把创伤性事件留下
的神经学上的能量生理学地"发泄"掉。这种储存起来的能量的力量能够表现出爆
破性，借助它，"被忘记"的事件能被回忆起来，甚至在分析的疗程中它们能被再次
体验。

但是，针对这些回忆的"阻抗"(resistance)力量又是什么引起的，又该作何解释
呢？还有，人们何以如此经常、如此拼命地紧紧依附于那些可怖、痛苦、令他们发疯
的记忆？这些行为如何能够用神经解剖学的术语或心灵的神经生理学结构来解释？

还有那些病人，这是一切问题中最大的问题。除了比较无趣——倘若还不算令
人沮丧的话——以外，他们中大部分人都缺乏必要的智力教养、勇气和决断力，因此
无法克服他们的问题。他们所展示出的人类的倔强与乖谬让弗洛伊德心烦；作为一
个科学家，他眼中的世界是个整齐划一的物理学的、机械论的世界，可现在，那些人
类的弱点却甚嚣尘上。

伟大的发现

我不认为每个人都真正知道接下来发生了什么。有些作者简单而神秘兮兮地
把它叫作弗洛伊德的"创造力疾病"阶段。在 1887 年 9 月，弗洛伊德写信给弗利斯，
告诉他弗洛伊德正在彻底地放弃幼年期诱惑理论和对于疯狂的完全物理主义的解
读。一个月以后，他又给弗利斯写了封晦涩难懂的信，告诉他，自己现在终于理解了
索福克勒斯的《俄狄浦斯王》的"引人入胜的力量"。

六个礼拜以后，又有一封信，透露出弗洛伊德正在开始认识到他自己的生活和
恐惧是多么深的"神经质"。

接下来又陷于沉默。

弗洛伊德告诉我们，在以下 2 年的比较好的部分，他致力于灼热严酷的自我分
析。他把精神分析的镜头对准了自己，并且发现了一长串的被强有力地压抑下去的
儿时的记忆。这些记忆大部分围绕着这个主题转：对于他母亲的幼稚的渴求，还有

同样有力的幼稚的感觉——对于父亲的愤恨和妒忌。当他正在发现这些失去的记忆时,弗洛伊德还觉察到非常强烈的阻抗,那是来自他的无意识心灵的,这些阻抗是为了不让这些长久压抑的、极度痛苦的童年记忆得到充分的揭示。

克里斯托弗·蒙特(Christopher Monte,1991)在他的《面具之下》一书中详尽而又迷人地讲述了弗洛伊德通过自我精神分析达成了自我发现的故事。阅读蒙特的研究所花费的时间将是值得的。

为了我们的意图,我们只需要注意到这一点就够了:自我分析对于弗洛伊德来说,是个剧烈转变的时期——无论是他的人格还是他的理论。通过这次自我分析浮现出来的是一套精神分析的完整的理论,在接下来的四分之一个世纪中,弗洛伊德将对之进行精炼和修饰。

《梦的解析》　弗洛伊德普罗米修斯式斗争的结果在《梦的解析》(1990)一书中得到了表达。在他的余生中,弗洛伊德把这部作品视为自己的杰出成就,视为自己献给世界的非凡的赠品。(普罗米修斯是一个古希腊的神,他把人类的所有烦恼都关进了潘多拉的盒子,并且由于把火给了人类而获罪,在宙斯手中接受苦刑。)

《梦的解析》实际上解决了在弗洛伊德作为职业神经病医师的最初 15 年里困扰过他的所有智力上的问题。它最直接、最具解放意义的后果就是,弗洛伊德可以摆脱物理主义、机械论、反活力论的严格束缚了——它曾经是如此控制和支配着他的科学思想。

取而代之的是这样一个思维体系——精神分析;在某些意义深远的程度上,它接受了人类存在的深深的神秘。人类的行为是可以被理解和解读的,但它们又是无法真实地预言和控制的。作为解释人类行为的理论工具,牛顿物理学被抛弃了;取而代之的是达尔文的生物学,它能够用来探索这样的进程和规则,以解释人类行为的多变性和多样性。

"计划"被根本地抛弃了。同弗利斯的友谊也破裂了——表面看来是因为弗洛伊德开始认定弗利斯正在窃取他的观点;而实际上是因为弗洛伊德展示出的理论,使得弗利斯建立在数学基础上的反活力论变得不相称了。一个由弗洛伊德最亲近和最信任的伙伴构成的团体形成了,为了把精神分析的观点传遍世界,使之永恒不朽。然而不幸的是,这个使命的某些部分是这样来完成的:任何人,若是反对或者挑战弗洛伊德的观点,他就会遭到系统性的指责抨击,被弄得名誉扫地。

理智地讲,由于弗洛伊德的人格力量,还由于他对他的追随者近乎病态的要求——他让他的"殷勤的支持者构成的小团体"绝对效忠,他的精神分析理论在许多重要方面都是胎死腹中。如果你发现了它,那么你要么抓住,要么离开,因为它对修改和更正并不接受。

不过,精神分析对西方世界有着怎样的冲击啊。安娜·O. 的神秘的疯狂是这个理念的一颗种子,这个理念从根本上改变了西方世界的人们理解人之为人的方式,而且从实质上影响了至少下一个世纪的社会科学和人文的每一个方面。

无意识的心灵 弗洛伊德从哪里发现了这个如此深远地影响了我们的真理?他是在他自己的无意识心灵中找到它的。不过为了到达那里,他首先必须发现能够让他进入人类心灵的工具。催眠术和精神集中显得并不足够有力。当他发现了古希腊剧作家索福克勒斯的俄狄浦斯谜题的答案以后,弗洛伊德就宣布,他已经找到了这个工具。这个谜题是：一个人倘若没有经历过自毁,那么他如何可能认识自我的真相呢?

当弗洛伊德致力于自我分析时,答案来临了。他这样描述这个智力上的突破:"一个洞察……仿佛一个使命降临到我身上,不过一生只能有一次。"他把它评价为"所有我有幸作出的发现中最有价值的一个"。于是在 1900 年他把它发表在《梦的解析》上,这本书标志着精神分析运动的正式开始。

弗洛伊德的洞察既是古老的,也是革命性的。"对于梦的解析,"他写道,"是通向对于无意识心灵的理解的辉煌的道路"(1900/1953,p. 68)。这本书的主题就是,通过揭开梦的意义,

> 精神分析学成功地获得了一项成果,它看似没有什么实用价值,但实际上在科学思想方面必然会导致一种全新的看法,形成一套新的价值标准。它使得证明梦具有某种含义、并揭示出这种含义成为可能……通过无视那些[现代科学]对梦的贬斥,而把梦看成未经解释的神经症症状,看成妄想性或强迫性的观念;不注重梦的表面内容,而把梦中各个单独的意象变为自由联想的话题——通过这样的工作,精神分析学获得了与众不同的结论。做梦者产生的大量联想,使精神分析学发现了一种思维结构,它再也不能说是荒诞不经、混乱不堪的东西了,它是一种完全正常的心理产物,从那里产生的显性(manifest)梦,不过是一种变形的、简化的、被误解的翻译,并且多半是转为视觉形象的翻译。(Freud,1925/1964a,p. 28)

对于梦境生活的内在现实,精神分析所揭示出来的是：无意识储藏和保存了童年生活的每一个重要的情感方面。梦保持了一切孩子气的希望和幻想。与流行的主张恰恰相反,它们并没有丢失,而是转换成了关于"原发过程(primary-process)思维"的普遍性的人类元语言(metalanguage)。当我们现实生活的某些方面让我们置身于这样的情境,这情境隐喻性地或象征性地同我们的儿时经历有所类似,这些普遍性的梦的象征符号就在有意识的记忆——即梦境——中苏醒了。于是梦就可以

被理解为是为我们当时所经历的挫折和失望提供了一个无意识的解决方式,它是个心灵的出口,用以释放恼人的情境当中的紧张。

这一发现——即每个人的无意识中都存在着过去的生命——给了弗洛伊德力量,使他能够揭示和恢复心灵中隐藏的秘密。梦的分析是精神分析考古学的发掘工具。不过梦的分析确实只是个工具。

弗洛伊德的真正的普罗米修斯式的礼物,是他把对于无意识生命的分析投入到运用中。弗洛伊德相信,精神分析方法的力量可以用来发掘人类心理和动机的原初秘密——这些秘密被我们那高度进化的神经系统深深地埋藏着。

性动机的原初性

第一次世界大战后的那些年,弗洛伊德修正和扩展了他的理论,里面包括了死本能(thanatos):所有的生物都渴望着通过死亡来停止紧张和奋斗。死本能和生本能(Eros)之间的冲突是人类冲突的根本源泉。弗洛伊德认为死本能应当为一切破坏性的虐待狂的冲动和倾向负责。

接下来,通过弗洛伊德对自己还有对病人关于梦的自由联想的精神分析式的解读,有一个压倒一切、无法抵挡的真理出现了。这个真理被证明能够揭开心灵生活的一切秘密。弗洛伊德所发现的真理,正如现在一般受过教育的人都知道的,就是性。

性——一切动机之母,一切本能之父,这一力量定义了我们精神生命的每一个方面。

这个真理在弗洛伊德面前一直是正确的。正如他后来在回顾布洛伊尔治疗安娜·O.的工作时所认识到的,"布洛伊尔发现了钥匙,但他愚蠢地遗失了它"(转引自Jones,1953,p. 224)。布洛伊尔曾经说:

> 我在《歇斯底里症研究》中作为"No. 1;安娜·O."描述过的这个案例是经了我的手的;我的功绩,从根本上说就在于我认识到了这个把我引向研究的案例是多么的富有教益和科学重要性……因此那时候我学到了很多很多;其中有不少颇具科学价值,还有些东西具有实践上的重要性——就是说,对于一个"一般的从业者"来说,治疗这样的案例而不把他自己的行动和生活方式完全彻底地带动进来、直到结束,那是不可能的。当时我发誓说,我再也不想再次承受这样的苦难考验了……我承认,在理论和实践中一头扎进性的问题,这不合我的口味。但是,我个人对于什么合适、什么不合适的口味和感觉,与"什么是真的"这个问题又有什么相干呢?

（Breuer，1907，转引自 Monte，1991，p.36）

在 1907 年，25 年以后，布洛伊尔仍旧坚持"安娜·O. 的案例……证明了，即使没有性的基础，相当严重的歇斯底里症也能发展、繁盛和被解决"（Breuer，1907，转引自 Monte，1991，p.36）。但是，当布洛伊尔已经知道了这一事实——即当他和这女孩的关系结束时，女孩控诉说她同这位医生有性关系——以后，他如何能够宣称性因素没有被卷入呢？

一个理由是，布洛伊尔仍在为弗洛伊德离弃他而感到痛苦。布洛伊尔曾拒绝接受弗洛伊德的"普罗米修斯式的洞察"——即性是一切神经症行为背后的唯一的普遍性的动机。而且布洛伊尔也不准备收回他自己的同样普罗米修斯式的洞察，那就是他和弗洛伊德在他们的《初步交流》（对于此后完整展示的《歇斯底里症研究》来说是"初步"的）中所发表的："使歇斯底里症患者痛苦的大部分是回忆"（1893/1955a，p.7）。

布洛伊尔的"阻抗"的第二个有力的理由是，从他的视角看，在安娜·O. 的案例中没有性方面的动机。也许你还记得，关于她，布洛伊尔所告诉我们的差不多最初的"事实"（见第五章）就是"在她身上，性的因素令人吃惊地不发达"。实际上，在安娜·O. 的生活和兴趣中，她是无性的、幽居的。找不到任何证据表明她曾遭受过性虐待和性侵害，并且有一点也是可以确定的：她的父母对这种事的观念是如此拘谨、如此维多利亚式，以至于她既没有目睹过父母的裸体，也没有作为孩子见识过那原初的场面。布洛伊尔继续无视那件不幸的事情，即虚幻的怀孕；也无视那个明显的事实：那女孩完全地被他迷住了。

对弗洛伊德来说，正是安娜·O. 那"惊人地不发达的性"促使了她那漫长而痛苦的疾病。对于维多利亚式的性压抑以及这种压抑导致的心灵上的困难，安娜·O. 是个完美的活标本。对这个女孩的性因素的压抑在她的生命中造成了可怕的生理心理学后果，这个后果最初体现于她那歇斯底里症的疾病，最终就体现为她那个典型（实际上，正是那个典型）案例：她对她的医生——约瑟夫·布洛伊尔——有了移情（transference）神经症。

在他理论的一个有意义的延伸中，弗洛伊德最终承认，通过把她那遭到巨大挫折的对性和深挚爱情的需要转移到她和她的治疗者的关系上，安娜有效地把自己从所有其他神经病症状中解脱了出来。问题在于，布洛伊尔对于这种移情的发生毫无知识。他已确定这整件事"不合他的口味"，于是就"抛弃"了病人，却没有认识到"工作于"这转移了的性感觉之中是绝对必要的。结果就是，安娜·O. 一头扎进了疯狂。

向前看，向后看

在接下来的一章中，我将把关于神经症及其治疗和痊愈的精神分析理论展示出来。我的这些工作没有更多的智力上的苦心经营。不过我希望你能够跟上我介绍的各种各样的要素，直到西格蒙德·弗洛伊德把它们选择、综合、编织进一个前后融贯的理论。

在你阅读下一章的时候，请做两件事。

首先，不要管你是"同意"还是"不同意"它，喜欢还是不喜欢它。我几乎可以担保，比起余下的那些章节中所展示的别的理论，你会觉得弗洛伊德的理论在好多方面都不怎么有吸引力。与其同弗洛伊德作战较劲，你还不如把注意力集中到他所试图达到的那个目的——这个，不外乎就是人类心灵的解放。也许你也不会觉得他的方法适合你的口味，但他提出的问题是首要的：在这个多灾多难的世界中，如何活得有创造性、活得好？他在这个问题的提法中所显示的才华堪与任何在大地上生存过的其他人类媲美。

其次，请试着以 19 世纪科学的视角来看看弗洛伊德这个路径的优雅性。他能够把下列两者融合起来：一边是启蒙运动最最珍爱的观点——人类理性的至高无上；一边是头脑清醒的科学真相——达尔文的自然选择理论。弗洛伊德给我们呈现出一个艰难的、好斗的世界，在这个世界中，我们只有通过斗争才能控制我们的激情（本能），以便生存下去。他给我们呈现了一个关乎勇气的心理学。尽管我们也许从根子上讲都是野蛮人，但是我们确实拥有这样的能力，这种能力让我们能够成为高贵的野蛮人，只要我们充分运用那使我们真正成为人类的东西，那就是：理性的运用。

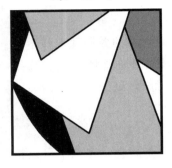

第七章

精神分析：谈话疗法的原型

被揭示的心灵

通过他针对神经症的工作，弗洛伊德希望揭示无意识心灵的真实结构。弗洛伊德还企图通过精神分析的过程让他的病人们恢复完满的情感和职业功能。这些工作都完成以后，其结果就是弗洛伊德所说的"较悲哀但较明智"的人类存在。弗洛伊德相信，是"压抑"（repression）这个强有力的力量阻止了人对于无法接受的观念和冲动的觉知，而这一力量是他那无意识理论的基石。他认为，发泄（abreaction），或被锁闭的情感的宣泄释放，还有那对于梦、症状、阻抗的探索，以及强迫性重复（repetition compulsion），这些都将揭示出心灵的伤痕，从而导向治疗。

然而在弗洛伊德看来，精神分析并不是对每一个人都同等适用。仅仅对于那些文化上、智力上的杰出人物——他们能够理解自己的感受的真实本性，并且拥有天生的能力去探索它们——精神分析才具有揭示作用和恢复作用。

关于卢克的案例研究是精神分析的一个简短例证。卢克是一个颇为典型的不快活的美国大学生。与他那无意识中被压抑的内容达成一致的过程是复杂的，这一过程最终要求他再次体验某些孩提时代最为痛苦的经历；就靠着这一过程，卢克从他那歇斯底里症的悲惨生活中解脱了出来。在他同我——他的治疗者——的"移情"关系的语境中，卢克解决了他那些属于过去的问题。这些强有力的情感经验正位于精神分析的心理治疗应用的核心，它们拥有可以改变生命的力量，包括病人的，也包括治疗者的。

心灵的动力学结构

> 对于它所拒斥的东西，意志会阻止其进入知性的知识；正是通过这一点，疯狂可以破门而入，侵入灵魂。（Schopenhauer，1819，p.460）

就他关于心灵的结构和功能的理论而言，西格蒙德·弗洛伊德期望我们能从中学到些什么关于神经症病痛的东西？在开始探索精神分析在心理治疗上的应用的时候，也许我们应当先对此来个简短的纵览。

正如伟大的让-马丁·沙可认识到的，造成歇斯底里症痛苦的，主要是回忆。那些症状并非是由患病的心灵产生出的古怪而无意义的产物；它们是有意义的行为的前后融贯的展示，是由一个奥妙难解的、或深深隐藏着的情感逻辑构造出来的。从本质上说，歇斯底里症的外在显现是强有力的情感富有意义的产品，这情感被窒息在了无意识中。

对梦境生活的精神分析向受过训练的观察者揭示出了一个隐藏但无法逃避的冲突，那是人类需求的冲突；在人类性心理的发展所创造出的舞台上，它们上演着。我们在那些处于剧变中的人们身上所看到的自我挫败的无助、自我欺骗，还有绝望，这些都揭示出了深深的结构上的断层，这些断层在人的心灵中——同样也在文明自身中。

压抑：精神分析理论的基石

在精神分析中，你必须接受的一个核心概念就是*压抑*（repression），实际上它在弗洛伊德关于谈话疗法的所有作品中都出现过；它是"一块奠基石，精神分析的整个体系都建立在它上面"（Freud，1914c/1957a，p.14）。在词语联想测试中病人所表现出的强有力的*阻抗*让弗洛伊德发现了压抑——一种受驱使的健忘症，或故意的忘记——的存在。弗洛伊德写道：

> 压抑是［自我］责难的一个预备的阶段，它介于逃避和责难之间……［对于它来说］必要的状况显然是，倘若本能达到了它的目的，那么就将产生不愉快而非愉快……压抑的本质不外乎就是赶走某些东西，并且让它对意识保持距离。（1915/1957b，pp.146-147）

对于我们每天的情感平衡来说，压抑是根本性的。正如道威斯（1994）指出的，弗洛伊德和叔本华一样（见本章开头的引言）相信，当压抑没能成功地把我们最为痛苦的观念和无法接受的冲动抑制住时，疯狂和神经症就闯入了意识。压抑既是自动的，又是无意识的。它还是累积的。正如蒙特(1991)所说：

> 弗洛伊德对于自卫压抑的本性最深刻的发现就是：并不是任何的一个无法接受的思想被从知觉里除去了；而是那思想或感受的联合体以及它们间的相互关系使心理上的痛苦增强，增强到了某一点上，以至于它终于再也不能被有意识地承受了。此外，这冲突的每一个元素都和那个人的伦理自我形象有力地撞击着。(p.56)

在继续进行之前，关于压抑这个概念我还需要说明一点，那就是，在心灵的能量动力学方面，压抑相对来说是比较昂贵的。要想"不知道""不看到""不记得"，就得消耗大量的心灵能量。由自我(ego)操纵的、使我们对痛苦不再有有意识的觉知的防御机制(defense mechanism)，事实上可以被这一工作的规模所压倒，到了这种时候，我们就经验到了弗洛伊德所说的防御系统(defense system)崩溃：

> 现在人格所面对的问题是，如何"显示"精神的冲突，使得它对于意识来说是不可理解的，即使它从某种意义上说终究是显示在光天化日之下了。弗洛伊德说，为了完成这么一件事，我们可以用另一种形式的公开表达(机体的)来取代(心理的)，这样一来，通过一个让各方面都满意的折中妥协，就把那意图的行动方向给偏斜了……那些[互相竞争的]希望达成了一个协议，找到了某些交互的共同的表达方式，使它们自身显示于某种类型的[神经症]症状上。(Rychlak,1981,pp.84-86)

神经症的智慧　倘若精神分析的目的在于揭示人类动机、行为甚至文明的普遍性的、深层的、结构上的、性格学的及历史性的根源，那么它何以选择那些在文明的重压下崩溃的人们的不正常的行为来作为研究对象呢？对于那些患神经症的心理治疗病人的研究，能够就人类状况告诉我们些什么呢？回答是：

> 如果我们把一块水晶摔到地上，它就碎了；但它的碎片不是杂乱无规则的。它沿着它本身就有的裂痕碎成一个个断片，它们的边界——尽管是看不见的——是由水晶的结构预先决定的。精神病人就是以这样的方式裂开和破碎的结构。在过去，人们对精神错乱者怀有一种虔敬的敬畏，而我们也无法收回对他们的这种感觉。他们从外部的现实抽身离去，但正是因为这个，他们对于内部的、心灵的现实知道得更多；而且他们可以向我们揭示出大量的事物，倘若没有他们，我们是无法感知那些事物的。(Freud,1933/1964b,p.59)

由于无意识的幻想压倒了文明的、有意识的、有控制的虚弱矫饰，病人错误地感知、错误地解读当下的经验，并且不恰当地应对着这些经验。神经症症状必须被理解为是"消极的变态"，它阻止了人类最基本的本能的表达。

催眠也许能给病人带来暂时的缓解，但对于痛苦的真正解脱只有通过**发泄**（abreaction），那是对被锁闭的情感的宣泄排出。当病人经历情感上的再体验过程，甚至再次体验儿时的心灵创伤的时候，发泄就发生了。这一痛苦历程的有益结果就是，成年人完全发展了的性驱力的要求再也不遭到妨碍了，于是病人最终也许能在日常生活中找到满足。

当这个个体一旦从心灵的封锁的压抑下解脱出来，他如何满足其机体的基本的，然而是原始的、本能的需要呢？它们将通过爱和工作得到排遣，那是每个男人和女人对文明所承担的共同的义务。我们的进化了的才能包括理性的能力和对满足的延迟。这一过程的代理人就是自我（ego）。

当被压抑的童年经历的情感残余得到了发泄，从而心灵创伤得到了排遣以后，这创伤变成了什么？根据弗洛伊德的说法，回答是：歇斯底里症的痛苦不幸变成了普通的、日常的不快乐。一旦神经症的障碍被从无意识中去除了，病人就会变得"较悲哀但较明智"，长久地摆脱了幼稚的幻想和成人的妄想及困惑。

为克服阻抗而作的斗争 精神分析要求当下的问题在病人独特的性心理史的语境中得到解决。通过成为"他自己的经历的考古学家"，在分析师温柔而坚定的引导下，病人发现了他童年记忆中最黑暗、最少被考虑到的部分。在这一过程中，病人遭遇到各种各样具体化的**阻抗**——即记忆的这样一些只能在睡眠中、甚至仅仅在**原发过程思维**（primary-process thinking）的梦的语言中才能被观看到的区域。对于阻抗的探索，实际上就是为具体化的力比多——生命的性能量、生殖能量——绘制地图。

对于记忆或自由联想的阻抗是动态的、积极的。正如一个肾结石通过传递强有力的痛的和不舒服的信息来让病人得知它的存在，被压抑的冲动的能量也发送着它的警报信号。对于正常的、日常的生命来说，这些信号是梦、玩笑、个人的怪癖，还有口误。压抑的症状在神经症病人身上会更明显，尤其在情感紧张的时候。

神经症阻抗的特征在于**强迫性重复**（repetition compulsion），就是一次又一次地重复某些特定的行为式样。强迫性重复是对某些经验和态度的无止境的再体验，这些经验和态度不会给我们带来愉快，甚至也许会带来痛苦。正是这些经验中的强迫思维和行为揭示出了它们是什么。这重复的强迫力把被压抑的关于创伤经验的记忆同意识的觉知隔离了开来。为了获得精神分析的疗效，病人必须有勇气把握住那被压抑的记忆。最终，治疗者能够把重复的强迫行为——对承认现实的阻抗——转变成回忆的动机。

在精神分析中，用弗洛伊德的话来说，心灵是有待解译的文本。而精神分析的治疗是"一个哀悼的工作，这工作远远不是要把幻想打倒；而是把它作为幻想恢复过来，以便把它清楚地同现实列在一起"（Ricoeur，1977/1992，p. 359）。

用弗洛伊德一句著名的话来说，精神分析治疗从根本上讲是针对阻抗所作的斗争。它需要成百个小时的回忆、重复和工作到底——回忆我们的过去，以便逐渐地克服情感的阻抗，正是这阻抗使我们不能真实地认识自身。在一篇重要的名为"回忆、重复和工作到底"的论文（Freud，1914/1958d）中，弗洛伊德揭示出了精神分析谈话疗法背后的动力学。以下是这篇论文中弗洛伊德洞察的精髓：

> ［治疗］恰恰在这一时刻开始……就是当那些对于创伤性事件的回忆被那阻碍记忆的重复的强迫行为取而代之。聚焦于重复的强迫行为，阻抗，还有移情，［弗洛伊德］写道，"阻抗越是强烈，［重复的］行动就会越是广泛地代替回忆……病人用重复来代替回忆，而且是在阻抗的状况下重复"（p. 151）。接着他引入了移情，他把这描述为是"主要的工具……用以抑制病人那重复的强迫行为，并把它转变成回忆的动机"（p. 154）。移情何以有这样的效果？……倘若阻抗可以被清除掉而回忆可以自由地发生了，那是因为移情构成了某些东西，类似于"一个运动场，在这上面［病人重复的强迫行为］被允许在几乎完全的自由中扩张"（p. 154）。弗洛伊德又对这个运动场的类比作了延伸，他更特别地指出："于是移情在疾病和现实生活之间创造了一个中介区域，通过它，从这一个到那一个的迁移就可以做到了"（p. 154）。……这样一来，就从人类经验中独立出了、或者说筛选出了欲求的直接的交互主体性向度（Ricoeur，1977/1992，pp. 348 - 349）。

日常生活的"精神病理学"

关于强迫性重复，有个明显的例证映入了我的脑际。我熟人中有个年轻男子为同性恋的念头而深感困扰。在给我的信中他甚至说，他感到他脑海中的那些同性恋配偶的亲密行为的形象是多么的令人厌恶和作呕。他生活在一个兄弟会中，每年，他都要认真严格地度过成百个小时，试图找出他的兄弟会中有谁正从事于同性恋活动。他有效地说服他的伙伴们在这个社团的分会中召集了几个秘密的裁判所，以从会员中搜索出同性恋嫌疑分子。对于校园中的许多别的学生他同样有着强烈的怀疑，而且他还颇为肯定，有些教员和管理部门的成员都有同性恋倾向。

在这个学生的妄想症中，有个比较有趣的方面：那些"出柜"的公开的男同性恋者或女同性恋者一点也不会使他困扰。事实上，无论在工作中还是在家庭社区中，他都承认和同性恋男人有好的关系；并且对于他校区的骚扰同性恋学生组织的活动，他拒绝参与。

我不是这个年轻人的治疗者，我对他的个人历史或性的历史也所知甚少。不过我对他是足够诚实的，我告诉他，他迷恋于发现谁是"秘密的"（我想说"私人的"）同性恋幻想者及实行者，这兴趣与其说是他的怀疑对象的窗口，倒不如说是他自己心灵的窗口。然而，在我们相遇几次以后，我感到他关于秘密同性恋者的好奇对于我们两人来说都是不愉快的，而且从某种意义上说是尴尬的——但即便如此，他还继续地想要和我分享他的最新"发现"，每学期一到两次。

关于这种奇特的行为形式的根源，我不想作什么假定。事实上，他从他的许多同伴和某些家庭成员那儿都得到过赞同，凭借这个我就可以有道理地解释他的行为了。毕竟，对于同性恋者的偏见只是这个社会所充斥的宗教、伦理和社交偏见当中的一个。但我可以说，对于弗洛伊德用强迫性重复这个术语所意指的东西——就是看起来没头没脑地重复着神经质的行为序列，却察觉不到任何可能使它有意义的动机，也认识不到与它有关的个人经历——这个人是个非常好的例子。

倘若我这位熟人想要探询他的问题的根本——比如，也许到了某一天他这对"秘密"同性恋者的病态迷恋会对他继续下去的职业构成威胁——那么，对他的阻抗来个仔细的精神分析将会帮助他思考和想起促成了他的迷恋的童年经历。如果这个源头以一种直接的、动态的、情感的方式被记忆起来了——如果它得到发泄的话——那么，专注于那早期经历的能量就可以排遣掉了，这样他的困扰也就被终止了。

请确认这一点：我们大家都有阻抗。我们都有健忘的"心不在焉"；我们都至少有那么点神经症。我们都在经历繁重的、一天又一天的斗争，针对那无意识的阻抗和神经症的防御。当我们因为日常生活的责任的重担而感到不堪重负时，那些阻抗就更清楚地显现于我们行为的表面，根本无视目击者的存在。我们的敌人把我们人格的这些方面视为我们永久不变的弱点和性情的缺陷；而我们的朋友则视之为使我们成其为我们自身的独特品性。

精神分析的承诺及其限度

精神分析从最根本的意义上说是一种邀请，邀请人走向深层的性格学的转变。求助于精神分析的人们必须深深地致力于一个坚持不懈的过程：自我检查，自我发现，并且对他们自身的某些最重要的、持久不变的部分进行重新评价。他们发誓要揭示出他们童年时代的每一个被忘怀的秘密，并且让那些形象和印象同成年人的现状达成一致；这些形象和印象是作为一个幼小的、纯洁无辜的孩子的记忆被储存起来的。

弗洛伊德认识到，这个方法决不适用于每一个人。那些过于精神异常的或受太少教育的人们、那些"低级下流的"或"令人厌恶的"人、那些"微不足道的"人的精神生活从精神分析这儿得不到什么。弗洛伊德温柔地把这些人指认为是"超出"他的新科学的视野的。不过我想，真相是：精神分析是为文化上和智力上的杰出人物设计的。

因此我认为，如果试图把精神分析看成是世界上被压迫人民的万灵药，那就犯了严重的错误。在20世纪20年代，这一观念曾在美国非常流行；而且有段时间它甚至影响了刑事审判系统的法律思想。然而最终，如果没有能力评定罪过、给予指责，社会的法律机构是无法运行的。现在这一点是明显的：寻求过失对于精神分析来说将是个不可能的任务；尽管从直觉上来看，这一展望——即在它那完满的心理学语境中来理解犯罪和罪犯——是多么的诱人。我已经信服了这一点：精神分析提供的不是社会的万灵药，它所提供的从本质上来说，就是个人的拯救。

关于拯救的一个现世的教条　在第一章中我曾提起过，我太太是个英国籍加拿大人。我现在还要透露一点：她也是个心理学家。我们所受的训练是你们所能想象的最基本、最正统斯金纳行为主义（Skinnerian behaviorism）。（我非常推崇这种训练，认为它为我们的将来作好了辉煌的准备；不过它是如此极端，以至于我们作为研究生被安排去为之奋斗的那些智力问题，大部分在今天会被认为毫无智力上的趣味。）

当我们接到我们的第一份教学任务、被邀请去参加一个大型的欢迎宴会时，我们得到了温暖的招待。首先是所有新的教职员共进晚餐，我的妻子很荣幸地坐在了主人边上，主人是位年长的、非常杰出的上级教职员。

"告诉我，布伦达，"在上汤的时候，那位杰出的学者问我妻子，"你对西格蒙德·弗洛伊德的作品感兴趣吗？""实在不喜欢，"我的新娘诚实地回答。"这使我吃惊，"他答道，"尤其因为你是对儿童的发展和行为感兴趣的。""哦，"她有点快地回答道，"正如德·波伏瓦（De Beauvoir）认识到的，弗洛伊德主义仅仅是另一个宗教；而如我所知，宗教仅仅是浪费时间。"

桌面上被沉默笼罩了。但生活在继续，如平常那样；而我妻子和主人都找到了别的谈话主题和伙伴。"那家伙是谁？"我们开车回家的时候，布伦达问我。"他？"我回答道："首先，他是任期和晋级检查委员会的成员。还有，对了，他还是宗教系的主任。"

所以，我们得搞清楚，我并不是宽松地使用"救世者"（salvationist）这个术语的。而且我现在相信了，把精神分析当作宗教是个严重的错误，无论弗洛伊德对他的追随者们所"揭示"的教条是多么的独断、多么的神秘。不过精神分析确实明确地给它的拥护者们提供了这样一个生命，这生命是从迷信、幻想、对自我的无知、神经症以至于疯狂中"被拯救"出来的。在这个意义上，我想我将同意费尔斯通（Firestone）的断言：精神分析，从某种意义上说，已经成了"我们的现代教会"（1970，转引自Donovan，1985，p.104）。

理性、人本主义和精神分析　我这样说也许会给自己惹来麻烦，不过我并不比弗洛伊德本人更信服这一点：即精神分析为一个可以广泛应用于情感和精神疾病的"疗法"提供了很多新的东西。把我说服的并不是我看到的任何资料，说什么精神分析可以把一个人从一些症状，例如抑郁、酗酒或广场恐怖症（agoraphobia）当中解放出来。倘若它确实有疗效，它的有效性也是相对于完全不治疗而言的；而且疗效大致仅限于歇斯底里症失调——就是本书所描述的各种案例研究中的那一种失调。

不过，如果你问一个从业的心理治疗者、甚至行为治疗者，倘若他们的生活被困扰到了如此程度以至于他们得求助于心理治疗，他们将走向哪里，那么他们中的大部分会说"精神分析"或"以精神分析为方向的治疗"（Lazarus，1971；Norcross & Prochaska，1984）。对于那些过着多思的生活、受过良好教育的、富裕的、中产阶级的西方人，精神分析提供了巨大的帮助。在他们对于人道的、从容不迫的生活的寻求过程中，为了在那一天又一天的"爱"（保持生命中原初的关系）和"工作"（要多产的，还要同共同体中的别的成员竞争）的奋斗中取得某些程度的成功，他们从真正的自我认识中找到了营养和支持——而正是精神分析使这种自我认识成为可能。

这一对于自我认识的重要性的信仰暗含于启蒙运动带来的社会巨变中。后启蒙时代相信"进步"的有力驱动，这驱动是由自由、自我决定、自我主宰的人类产生的；而自我认识正是这一信仰的根本组成部分。通过自我认识和理性，人类可以揭示、克服和改变基本的野蛮本能。

精神分析的灵魂伙伴是19世纪的共产主义和自由企业资本主义，还有20世纪的行为主义和存在主义。像它们一样，对于古老的两难困境和神秘，精神分析提供了新的解答。这个回答就是人本主义。

就心理学而言，人本主义（这个构图要比人本主义心理学更宽广；后者将在第十五章进行讨论）就是相信理性；理性运用于科学的语境中，将导致真正的自我认识。我的论点是，精神分析是西方思想最伟大的驱动力之一，也是数以千计的人可选择的"治疗"方式，因为它所推进的人本主义直接地对"安静的绝望的生活"说话，而过着这样的生活的人是那么多。

在第十一章我将回到这个主题，在那儿将引入本书的第二部分。在那一部分，我将论证，新世界的历史需要对人的奋斗作一个不同的解读，因此那个路径是和精神分析不同的。无论如何，对于 20 世纪早期受过教育的西方人来说，精神分析正是那个个人拯救的人本主义教条。这一观点被总结为以下这个优雅的七字句：本我在哪里，就让自我也在哪里（Where id was, there let ego be.）。这样弗洛伊德就表达了精神分析实践的核心使命。让理性重新安置本能。让文明重新安置混沌。让心灵控制和约束激情。让我们都来发现爱的救赎力量，并且工作。

精神分析方法的案例研究：卢克

在我的职业生涯中，我用相对正统的精神分析方法仅仅治疗过一个人。就像约瑟夫·布洛伊尔针对安娜·O. 的工作一样，我既没有故意地让这个治疗以这种方式进行，并且当它这样呈现自身的时候，我也不是特别欢迎这个机会。不过，也许我给你讲了这个故事以后，你就会懂得精神分析方法的治疗秘密，也会懂得它的形而上学，它们号称能够把西方文明从痛苦不幸、绝望、愤怒、幻想还有迷信当中解救出来。

当我认识"卢克"时，我刚刚从研究生院顺利毕业，并且仍旧是个典型的斯金纳行为主义者。我相信强化（reinforcement）和经典条件作用（classical conditioning），并且做任何工作时，都是仅仅用这两条机械论的、反活力论的原则来建构模型。我的职业生涯大致就像弗洛伊德正同威廉·弗利斯一起开始"计划"的时候差不多。我的博士论文探索了"在期待痛楚的电击时"的有条件的心脏反应，受试者是勉强自愿的志愿者，是从没毕业的心理学学生那儿招募来的。当时我还在一位心理学家的督导下接受临床训练，他是位睿智而和蔼、颇为年长的心理学家，他的研究比他正式发表的要深入得多。

我的病人是位学院的二年级学生，他患有令他绝望的抑郁，而且自我毁灭也在加剧着。卢克的家庭是普通的美国中西部家庭：母亲和父亲都颇为严肃地信仰宗教，并仍旧保持着婚姻；一个弟弟，15 岁，一个妹妹，11 岁。卢克还有一个女朋友，她可能是也可能不是他的未婚妻。关于这位"莎伦"我所知道的就是，她正在学院学习，学习当一个社会工作者；她信仰宗教，她对上帝许过诺言：保持处女之身，直到结婚。

卢克曾"偶然地"失去他的童贞，那是在一个社团的派对上，当时他是新生。那个时候他喝醉了；而那个女人，无论是在最初意向还是在他们的做爱方式上都是她主动的。卢克甚至从来都不知道她的名字；他对她所知道的一切就是她在附近的一个学院上学。在他们的一夜情以后，他再也没有和她联系过。然而，他让他那些新认识的社团兄弟都知道了，他在那个晚会上"得分"了。

阶段一：它在走向何方？

他来见我的时候那派对已经过去 12 个月了。卢克告诉我，他之所以求助于我是因为，尽管他试了又试，他还是无法把这个性插曲从脑海中摆脱掉。自那个宿命的夜晚以后，他一直对莎伦很忠诚，但他永远也无法告诉莎伦发生了什么。因为他和她一起许下贞操的誓言，她永远也不会原谅他"违背了他对上帝说过的话"。他自己也无法原谅自己，因为他背叛了对上帝、对莎伦的承诺。

卢克越来越无法入睡。他彻底地丧失了胃口，他的体重减轻得如此之快，以致衣服晃荡在他身上的样子就像个小丑。他承认他再也不喝酒了——他曾经纵酒狂欢。他感到害怕，他怕莎伦会为他身上发生的如此大的变化而恐慌，最终会抛弃他而去找别的人。

我们一起工作了一周又一周。最后他不去上课了。接着他再也不见莎伦，也不给她写信了（他告诉她他功课太忙）。他越来越严重地沉迷于酒。

现在卢克几乎整个白天都在睡觉，而整个晚上都醒着，写病态的诗，写很长很长的自我憎恨的忏悔信。我们用这些信作为我们那每周三次的疗程的起点。

我的导师看来对这个案例怀有真正的兴趣。我们每周都谈论它。这位长者一直询问我这个事情进行得怎样了。我也一直告诉他，我不知道。这种状况持续得如此之久，以至于我开始怀疑这个老家伙是否老糊涂了。

这个疗程对于卢克和我都渐渐成了种苦难折磨。每周 3 小时，他来到这里，用言辞和情感撕裂着自己，喋喋不休地说他自己是个多么可恶多么卑鄙的人。根据我导师的意见，我试着以罗杰斯式（Rogerian）的方式（见第十五章）对待他。我热心地尝试着去实践那困难的技巧，即把我所听到的卢克的言辞背后的感觉投射回去。

我的导师听了磁带，对我说，他觉得我在做的事是他此前从没听说过的。他把我对卢克所使用的这种路径形容为"颇为有趣"的，但他说不出我在做什么，或试图达到什么。

肯定的是，无论我做的是什么，它要比罗杰斯疗法更"有趣"。现在回顾起来，我想我在做的是认知行为疗法（cognitive behavior therapy）（见第十四章）的一种原始的、早期的形式。然而当时我并不知道它，因为认知疗法（cognitive therapy）那时还没被发明呢。

阶段二：痊愈？

治疗的第二阶段来得颇为突然。有一天卢克出现在我的办公室中，穿着一套崭新的衣服，确实很适合他。他刮过脸，理过发。他体重已减轻了如此之多，因此不得

不在男生部买了新的衣服,而且他的新发型和他的样子很配。他看上去好像才 12
岁。我盯视着他那华伦王子式的发型,却搞不明白他的形象何以如此有魅力。

他告诉我,他正在开始新生活。抑郁已经被他甩在身后了,他现在知道毛病在
哪里了。这是和他的新形象相应的激进的人格转变。

我的第一次治愈!哦,至少,这确实是一种痊愈嘛。对于究竟发生了什么,我没
有线索;但作为行为主义者,我假定卢克在强化中发生的偶然事件已经以某种根本
性的、山崩地裂的方式发生了转变。

我的导师问我,卢克的睡眠节奏有没有改变。"有。"那么他开始去上学了吗?
他准备把落下的功课补上吗?"噢。"我忘了问了——并且由于职业的保密性,我也
确实无法向他的教授查询。卢克提出,他接下来的几个礼拜不用来了。"我想我有
那么点振作起来了,嗯?"

我没等多久就搞清楚了。在接下来的一个周六夜里,大约凌晨三点,我接到一
个来自当地医院的急救室的电话。卢克当时喝酒喝到大醉,差一点就成功地卧轨自
杀了。幸运的是,有另一个学生在附近,他猜出了卢克当时为什么躲在铁轨旁边的
一棵树后,正当卢克要去卧轨的时候,他把卢克抓住了。

我去了医院,发现卢克已经彻底地一塌糊涂了,无论身体上还是情感上。在那
个周日我和他一起待了一整天,周一也待了大半天,倾听他的故事。

在我们最后的疗程结束后,他进了附近的一个酒店,在那儿待了一个来小时,他
被一个比他年长的女性赞助人勾搭上了。他们回到她的地方,做爱,这样过了两天。
事情结束后,他就去另一个酒吧,和新的伴侣重复同样的过程。卢克以这样的方式
连续过了约 10 天。他记不清楚他究竟睡过了多少女人、喝过了多少酒,不过这两方
面的量都是相当可观的。

卢克着手进行这一冒险是为了看看是否有魔鬼附在他身上。最后他确信自己
是被附身了,于是在那个周六夜晚他像个国王般地挥霍,准备以自杀的方式驱走那
魔鬼。接下来的故事你已经知道了。

阶段三：发泄

这样就开始了我们交往的第三个阶段。如果在今天,我也许会把卢克的父母从
急救室叫出来,建议把卢克送进他家附近的压力中心(stress center)。但那时我年轻
不懂事,怀着愚蠢的自信,认为我们可以把卢克的问题搞明白。此外,那时候我们根
本没有什么压力中心,只有大的旧国立精神医院。

当我把故事告诉我导师的时候,他悲痛地摇着头。他对着我看了很长时间,然
后再一次问:"它究竟在走向何方?"这次我不觉得他是老糊涂了。

这次，我根据自己的直觉行动。当卢克从医院出来以后，他来看我。我问他的第一个问题是关于他的形象的。穿得像个年幼的小男孩，然后跑去酒吧被年长的女人勾搭，这究竟是个什么游戏？

卢克激烈地否定了我的指控。于是我旁敲侧击。我问他，他是否不同意这个明显的事实：由于他把自己穿戴打扮成这个样子，校园里的同性恋或双性恋的男人多半要跟着他、绕着他转，希望得到他的电话号码。卢克只是瞪着我看。他的新的生活目标，是不是企图要诱惑整个世界？他会否认它吗？他能否认它吗？

这不见得是弗洛伊德会采取的路径，不过它起作用了。卢克崩溃了，哭了大约一个小时。接下来，在我们一起度过的那么多时间中，我们初次开始了严肃的治疗。

我们做了些梦的分析。他向我透露了一个反复出现的梦，在梦中，他置身于一个大型的田径运动会。他在赛跑，而且他跑在前头。不过在接近终点的时候他死死地停住了——只是停住不动，然后每个人都超过了他，跑向终点。

"这个田径运动会有没有观众？"

"有。"

"谁？"

"莎伦。"

"好。还有谁？"

"没有了。"

"我不相信。"

他流泪了。

我再次问："还有谁？"

他咕哝着。

"谁？"

他大叫："我父——父亲！"

"我们谈谈它吧。"

接下来出现的主题就是，卢克拒绝向他父亲投降，或者说拒绝应允父亲的任何希望。在他所有的梦中，卢克总是挑衅性地不让他父亲为他感到自豪。他总是在终点前停下，把球落下，参加考试却让自己的脑子一片空白，和莎伦结婚却在婚礼上发现莎伦是个男的。在所有这些例子中——他父亲都在场。观看着，夸耀着，作着见证。而在每个例子中卢克都蓄意破坏了计划。

有一天，当我们在谈论一些梦境意象时，一个决定性的记忆忽然闪电般地划过卢克的脑海，这巨大的感触使他哭了起来。在那闪过脑际的影象中，卢克是个三四岁的小孩，他在玩他的狗，叫"好运（Lucky）"。他们住在乡下，而好运是卢克最好的、仅有的朋友。当时是晚饭后。父亲在厨房里和几个伙伴打扑克。他输了很多钱，而且好像喝醉了。父亲没钱了，所以下一把他把好运押了上去，输了。赢家抱走了好运，卢克再也没有见到过它。

当小卢克因为失去好运而哭泣时，父亲打了他；这是他父亲唯一的一次打他。

我们在谈发泄呢！看起来整个插曲就在这里重现了，在 15 年以后。这经历在情感上仍旧是活灵活现的，就像它刚刚发生的时候一样。在这个故事的结尾，我们两人都哭了。

那么，卢克的父亲曾是个恶棍。那又怎样？他当时是有酗酒的毛病，但现在改过了，卢克说。现在卢克和他父亲是"好伙伴"了。这童年时代的痛苦影象和现在毫无任何联系。一年又一年过去了，卢克再也没想过"好运"，甚至也没想过那顿打。这回忆所引起的情感反应毫无意义。

我们没有结束。现在是时候了，治疗者又该接受教育了。"它在走向何方？"那位微笑的睿智的老人问我。

124　　"只剩下一个地方了，"我回答道。

他直视着我的眼睛，庄重地说："慢慢来。"

慢慢来？若是"慢慢来"，我永远不可能走得像现在这样远，我心想。老人已经跟不上时代了。我"知道"那个答案；我已经把谜题解开了。整个事情都和那怒火有关，卢克一直感受着那熊熊燃烧的怒火，怒火直指……

你能解开这个谜题吗？这答案已经那样明显，就像你脸上的鼻子那样明摆着。这答案是如此明显，明显到近乎平庸了。不过，那是卢克的可怕而可怖的秘密。

不是因为"好运"。不是因为莎伦。它和那什么有关……沙可说了，一切神经症的根本是什么？性？

现在我知道我们在走向何方。不过我还知道，得由卢克把我带到那里。于是我们开始了我们合作的第四阶段，也是最后的阶段。

阶段四：移情和反移情

卢克和我开始接近得令人惊讶了。他把他自身的任何部分都同我分享。我们各自都发现自己"爱"着彼此。对于我，他成了个儿子，我希望我幼小的孩子长大就成为他那样。而对于他呢，我就是他的父母，能够理解和接受他。我当时并不知道弗洛伊德绝对的戒律即"分析者永远不能允许自己爱病人"，而且无论如何我也许总会拒绝这个忠告。

正向移情　关于病人／治疗者的关系，让我们来听听弗洛伊德怎么说：

后果是，[病人和治疗者]进入了一个爱的关系，那是非法的（我确实没有把这告诉过我的导师），而且并不打算永久持续下去的（那谁又知道呢？）。不过这样一个过程被普通道德和职业标准弄得不可能了……很清楚，精神分析师必须从不同的观点视角看待事物……这种现象总会发生，如我们所知，它是精神分析理论的奠基石之一（又是安娜·O.！）；它得从两方面的观点来予以评价，一面是从事分析的医生，一面是需要它的病人。

对于医生，这一现象意味着有价值的启示，也意味着有用的警告，这警告针对任何也许存在于他头脑中的反移情倾向。（1912/1915/1958a, p. 160）

我与卢克的"陷入爱河"就是我的**反移情**。我那希望成为一个胜任的、有技术的心理治疗者的情感——即我需要从我自身提供出决定性的东西以帮助他人——创造出了我对卢克的爱。我成了他的父母——这是从最完满的情感意义上说的，并且弗洛伊德承认，事情的这种状态的一个后果就是"他们之间的一个永久的合法的联合"。不过我不认为我妻子已经准备好了接纳这个 20 岁的学院学生来当我们那个两岁孩子的哥哥。

更进一步地，弗洛伊德指出：

[治疗者]必须认识到，病人的陷入爱河是分析形式导致的，它不能被归功于他个人的魅力；所以对于这种"征服"——在分析以外它会被这样称呼——他没有任何自豪的根据。被提醒知道这一点总是好的。（1912 / 1915/1958a, pp. 160 - 161）

一个当代的精神分析家提出，移情现象对于治疗者和病人间的关系会有深远的影响，对于对精神病态的社会治疗也是如此：

自我陶醉的移情有个令人烦恼的方面，许多分析师也可以证明这一点，那就是，[病人]处于这种状态中时，他们自己却感觉不到。一次又一次，当面对那些前俄狄浦斯情结（preoedipal）的病人（是那样一些病人，他们并没有为了建立与他们的同性父母的认同关系而放弃他们对于异性父母的要求，因而就没能解决俄狄浦斯情结[oedipal complex]）进行工作时，我会觉得有些人无法医治而要摆脱他，或者觉得也许我应该娶了那个美妙的女子，或者想同某个有吸引力的男人搞同性恋，却尚未认识到我在被那感生的（induced）感觉弄得左右摇摆。除非你对这个可能性——即你把它当作自己的感觉而经历着的感觉，它尽管看起来和病人没什么关系，实际上也许就是病人自己的感觉——保持警惕，否则危险就存在着。

　　几个世纪以来，社会在阴郁地应付着那些受着剧烈的精神疾病折磨的人们；对此，情感感应现象看来是作出了贡献的。对于这些个体何以被致残、被束缚、被性虐待、被焚烧于木桩，甚至被杀死，有一个解释是：他们觉得他们自己活该被这样处置，而且让他们周围的人也感应到了这种感觉。(Spotnitz,1984,p.137；内容强调后加)

　　卢克对于我的爱是**_移情_**的爱。我对他的爱则被弗洛伊德称为反移情。当移情持续于这"正向"的状态中时，我们在一起的时间是快活的、有效的，尽管在治疗的新阶段中，卢克的进展不如我所希望的那么快。

　　负向移情　卢克的进展比他自己所希望的也要慢，很明显地。有一天他来到我这里，又一次穿上了那小男孩的装束，同时他的发型又是那富于诱惑性的华伦王子风格。

　　我很吃惊，目瞪口呆，说不出话。最终，我蹦出一句："你穿着这洛丽塔的戏装想干什么？"

　　回答是一串谩骂和侮辱，几乎把我从椅子上吹出去。这下他向我揭露出，我是没能力的，不被注意的，接待他仅仅是为了获取开业执照的，冷酷的，比他更失败的，而且或许是个秘密的同性恋者。

　　欢迎进入**负向移情**。忽然之间，卢克从他的无意识中传递进我们的关系的温暖、爱、亲密感一下子变成了他那情感记忆的黑暗隐秘处所储存的卑鄙、恶劣、令人作呕的东西。

126　　卢克的爆发就像一道令人目眩的闪电。它是一个例证，不仅关乎我所学的，而且足够讽刺的是，在那个时候我在班里教给学生的也正是这个。

　　我感到，仿佛目眩的程度在逐步地消退。卢克和我是不是已经距离最后的摊牌如此之近了？

　　终究，我不是个真正的弗洛伊德主义者。关于"在移情中工作到底"，正如在治疗早期的阻抗中"工作到底"一样，弗洛伊德是作过描述的；可是关于这个精巧的进程我却一无所知。

　　解决　"卢克，"我问道，"你是否真的确知你是在和我说话？"

　　"当——当然我是。我再确定不过了。"

　　"好，给我一个'举例说明'。"

　　"好啊，你，我们就说说你为了成为一个该死的医生而加在我身上的一切压力。"

　　"好，我们就这样来。"

　　"你——娘养的。"

"怎么？"

他猛地哭起来，近乎痉挛，这样过了几秒："我不知道；我不知道；我不知道。"

"卢克，你穿这身行头是为了我吗？"

"是！……不！……我不知道……我想不是。"

"好啦，你穿上它时你在想什么？"

"我在想的是你如何把我当成个孩子来对待，所以我要穿成个孩子。我要让你知道你对我多么不公平。我想告诉你，如果你要把我当孩子来看管，那么我就将这样生活。"

"你真的是这样想的吗？我真的让你有这种感觉？"

"不！"

"你究竟是在和谁说话，卢克？你是否足够信任我到能告诉我真相？"

有些人想必已经推出卢克在和谁说话了。为了奖励那些人，这本书的镶边里边缝了一张单程票，可以送他们直接进研究生院。

那是他母亲——在将近一年的治疗中，我们从来没有提起过她。在卢克的无意识中藏匿着一个巨大的储藏库，里面满是对他母亲的怒火和愤恨；那是因为他母亲把他"抛弃"在了他父亲的混战的、酗酒的、野心勃勃的世界中。她没有插手干涉以"解救"卢克。他因为父亲的迟钝麻木和醉打而受苦，她却从没有站出来保护他。当卢克已经不再是一个虚弱、依赖的孩子的时候，在他眼里，母亲的形象就是冷漠、清教徒式的。

反思

现在卢克看清楚了，何以他同莎伦的关系给他的当下生命带来了那么些清教徒式的主题。他和莎伦一起发的贞操誓言，从根本上说，是他生命中的另一个强有力的清教徒式的女人强加给他的。他面临一个简单的选择：要么为他那成年的性身份发伪誓，要么失去一个女人的爱——再一次。

卢克很快就明白了，他和他母亲之间、和莎伦之间有很多需要解决的问题。他也有许多东西有待去习惯，根据他自己的性能力——现在他明白了，那是颇为贪婪的。

搞清楚在移情关系中谁是谁，这是必要的；对这一点的确认没带来过多的情感纠葛。这个艰难的工作现在完成了。卢克仅有的强硬抵抗和爆发性的发泄经历就在那个时刻：他回忆起了"好运"事件。那个记忆不断地在他身上起作用、起作用，直到他的无意识的心灵达到了那个终点——那时他才真正明白谁应当为那个小插曲负责。

卢克的治疗结束后，我们愉快地分手，许诺保持联系。我们甚至交换了一两年圣诞贺卡。他按时从学院毕业了，以双方都接受的方式解决了和莎伦的关系，接着成了一位非常成功的职业男性。我们互相的移情的"爱"挥发掉了。它完全消失了。

此外，当然，还有没有消失的。你永远不会忘记你的初恋——或你的第一个案例。

现在我确信，我的导师什么都知道，包括正在发生的和将要发生的。这本书部分地是献给他的。

底线何在？你自己知道。不过在生命过程中请不要自毁。卢克举起了他那压抑的面纱，完成了治疗，"较悲哀但较明智"。正如我在开头的几页所承认的，这本书是关于我自己是如何谋生的。也许有更容易的道路吧。不过，在哲人全都成为城邦的王以前，总得有人来干这个活。

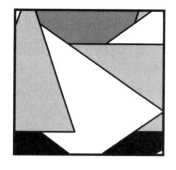

第八章

阿尔弗雷德·阿德勒的"个体心理学"

追求价值

阿尔弗雷德·阿德勒是不是觉得自己不如和他同时代的、伟大的西格蒙德·弗 洛伊德？他在整个维也纳精神分析学会面前激烈地挑战弗洛伊德，对弗洛伊德的一 些最珍爱的观点提出质疑，其原因就是以上这一点吗？这一章将帮助你来自己解答 这些问题。

对于阿德勒来说，人类存在的根本追求有四个因素：追求价值，为克服自卑感而 斗争，人格"情结"(complexes)的形成，还有生活风格(lifestyle)的选择。阿德勒理论 的一个关键方面是鼓励。在阿德勒幼小的时候，父亲对他的鼓励帮助他克服了机体 上的自卑。阿德勒心理疗法(Adlerian psychotherapy)的核心是这样一个观点：对每 一个人类存在都必须给予鼓励，倘若他或她想要获得勇气以便生活得更完满的 话——无论在职业上、在爱情婚姻上，还是在更宽广的社会层面上。

128

第一个反对者

129　　　1911 年 1 月 4 日，在维也纳精神分析学会召开的大会上，主席阿尔弗雷德·阿德勒首先报告说，学会新办公室的迁移已经基本完成，会员们空闲时可以在扩大了的空间中仔细阅读西格蒙德·弗洛伊德教授的著作了。副主席威尔海姆·斯特克(Wilhelm Stekel)通知说，2 月 1 日的大会将完全留给主席来作名为"男性的抗议"(the masculine protest)的演讲，这个演讲所呈现的观点将对所有人提出挑战和激励。接着斯特克请主席宣读他的论文："关于精神分析的一些问题"。

对这论文作了简短的讨论以后，弗洛伊德站起来对阿德勒的意见表示感谢。阿德勒在承担了主席这个新职责的压力以后，还能有足够的时间来起草如此有趣味的论文，弗洛伊德为此感到愉快。弗洛伊德表达了这样的希望：希望主席不久就能从责任的负担下解脱出来，以解决他的论文中的那些困难，关于神经症理论，关于性动机的普遍性，关于女性的神经症斗争中阴茎忌妒的普遍意义。弗洛伊德总结说，阿德勒所展示出的那些困难，是由于错误地理解了无意识的性动机在神经症发展中所扮演的角色，也错误地理解了自我的防御性角色。弗洛伊德的总结再次对主席的服务表示感谢，并且表达了这样的希望：希望他所行使的管理职责不会像当前这份"贫瘠"的论文那样得出"琐屑并且有着方法论上的不幸"的结果。

这次会议于晚上 10 点 28 分休会。于是这个精神分析学会的第一任主席的 4 个月的管理统治就在此终结。

阿德勒是弗洛伊德最初的最忠实的追随者之一，在 1902 年弗洛伊德的小团体刚开始的时候，他就每周来参加会面。弗洛伊德曾经任命他做社团的主席，还曾让他担任学会的官方期刊 Centralblatt 的编辑，以对他十年来对精神分析领域的发展所作的忠诚的服务表示欣赏和感谢。

但即使是在这样做的时候，弗洛伊德仍旧知道，阿德勒那未解决的神经症抱负对整个运动的智力完整性是个危险。当然，弗洛伊德所关注的总是他自己，但阿德勒倘若是叛徒，早发现总比晚发现好。而且尽可能地早点发现以下这一点也是比较明智的：谁会同阿德勒一起，在他导师背后捅上一刀。

要发现这一点无需很久。在 1911 年 2 月的大会上阿德勒宣读了他的论文"男性的抗议"，主张神经症患者中相反的第二性征引人注目的频繁表现——"一个显著的心理学雌雄同体现象"——的原因在于社会加在两性上的力量有着结构上的不平等。阿德勒观察到，尤其是女人，她们拒绝那种把她们当作无助、被动的生物而分配给她们窒闷的、贬抑性的地位，以此来表达对她们在社会中的次级地位的拒斥。由此带来的某些女性的"男性的抗议"可以从这些地方看出来,她们穿着、举止都像个男人,而且拒绝她们最神圣最重要的角色:母亲的角色。

阿德勒显然没有觉察到他在听众中引起的惊愕,他继续读下去。他还观察到,男孩和男人同样被老式的性别不平等的观念损害了。男孩们要么推崇和夸大他们的男性特性,即侵犯和反社会行为;要么彻底拒绝那些根据性别加在他们身上的无法实现的限制,从而成为消极被动的——以此来显示他们的男性的抗议。在某些极端情况中,他们的男性的抗议显现为一种固定的渴望:渴望像女孩那样穿着和行为。

根据阿德勒的观点,男性的抗议构成了同性恋的核心,包括男孩和女孩。对于失败的婚姻、受毒害的人际关系,还有各种各样的人际机能障碍,这一因素也负有大部分的责任。

阿德勒劝告他的精神分析同行们,作为普通人的唯一真正的拥护者,必须作出智力上、政治上和伦理上的表率,以推翻那确立起来的男性特权的腐蚀力量。"我们的一切机构、传统态度、法律、道德、习俗,都证明了这个事实:它们是由有特权的男性为了男性优势的荣耀而决定并维持的"(Adler,1927,p.123)。

阿德勒的论文是明确无疑的反叛,那正是弗洛伊德所担心的,然而也是秘密地预想到它会是这样的。通过倡导"社会改革",阿德勒背叛了精神分析的真正核心,弗洛伊德生平工作的真正精髓。弗洛伊德仅仅从精神生活中拈出了唯一的生物性事实——俄狄浦斯冲突(oedipal conflict)——然后把它做成颇为专断的社会动力学。

阿德勒的演讲作完后,学会的成员们骚动了。有指名道姓的诘问,也有大声的谩骂。有些人甚至威胁要开打。接着,弗洛伊德颇有威严地从他的座位上站起来。他用他那富于穿透力的眼神审视了整个房间。他告诉他们,像不开化的野蛮人一样搞街头斗殴是毫无理由的。选择很简单:引导精神分析的未来发展的,要么是他,要么是阿德勒博士。选择得由成员们自己作出。他相信他们会作出正确的选择。接着,在他的目光下,他们这样做了。

精神分析,"另一种宗教",抚育出了它的第一个公认的异教徒。投票过后,阿德勒和斯特克辞去了他们的职位,号召那些相信"研究自由"的人们加入他们。他们静静地离开了那幢建筑,走进了附近的咖啡馆。离开的人共有七个。他们立即决定成立一个新的社团——自由精神分析研究学会——并互相保证,永远不丧失追随真理的勇气,无论它通向哪里。

自由精神分析研究学会(或"自由精神分析",根据Ellenberger,1970)此后不久就换了名字,叫个体心理学协会,不过它在那些年中一直执着地信奉着成立时的理念。阿德勒和他的追随者们奉献出了他们的余生，目的是发展出这样一个能用来揭示神经症的社会和文化根基的心理学。他们对人类问题的应对是以伦理性和实践性为特色的——这一方向同精神分析聚焦生物学和理论性有着显著的对立。

阿德勒的童年

131　　阿尔弗雷德·阿德勒生于1870年，他是家中第二个儿子。他那显赫、成功、外向、英俊，总之什么都很成功的哥哥名叫西格蒙德。西格蒙德·阿德勒是个非常典型的自力更生的人。尽管阿德勒的家庭背景只是边缘的甚至较低的中产阶级，西格蒙德的朋友类型却非常丰富，有医生、律师、银行家，还有成功的商人。他维持着一个巨大的私人图书馆，享受着最好的美食和音乐，他棋也下得很棒，家里的每个人都敬慕和尊重他。作为一个年轻人，他用自己挣来的财富把父母和兄弟姐妹们从破产法庭解救回来，并且开始再次创造财富。据说，他极度喜爱他的小弟弟阿尔弗雷德，而且作为一个少年人他用他自己的方式保护着这个更小、更弱的男孩，使他免受邻近的许多暴徒的伤害。

阿尔弗雷德只比西格蒙德小一岁半，但他们两人间的差别是很深的。阿尔弗雷德是个病弱的孩子，他关于他的哥哥的早期记忆是近乎可怜的：

> 我最早的记忆之一是这样的：我坐在一个长凳上，因为软骨病而缠着绷带；而我那健康的哥哥坐在我对面。他可以跑、跳，毫不费力就可以运动，而对于我来说任何动作都得竭力去努力。每个人都竭尽全力帮助我，我母亲和父亲做了他们力所能及的一切。在这个记忆所发生的时间，我应该是两岁左右。（转引自Bottome，1939，p.30）

在他儿时的时候，有几次，阿尔弗雷德病得如此严重、如此虚弱，以至于家庭医生都放弃医治了。有一个更小的弟弟比阿尔弗雷德病得更厉害，他在很小的时候就死去了。阿尔弗雷德的许多童年时光都和医生一起度过，而且看起来医生总在那房子周围转。他们成了他的英雄；他说，从他们那里他学到了生命中最伟大的一课："一个人必须永远挑战死亡。"

阿尔弗雷德的父亲利奥波特非常爱他；利奥波特从大部分方面来看都是个不引人注目的人。他管理了一段时间他妻子家的粮食买卖，几乎把它搞垮了。于是利奥波特又开始搞他自己的粮食买卖，这次真的又给搞垮了。那个家庭能生存下来，根本上是靠着阿尔弗雷德母亲的不断努力；她挣来了他们吃的几乎所有食物，照看所有孩子，当她丈夫管不过来的时候，她又负责管理家里的买卖事务，还有看护家里的房子——这个房子不久就落到债主手里。那房子曾经是她父母的祖业。

　　这样就可以理解了：阿德勒太太不是个特别开心快活的人。据描述，她是神经质的、阴郁的，而且被照料这一大家子的工作搞得精疲力竭。她死于 61 岁，"被疾病和过度的劳动彻底弄垮了"(Bottome,1939)。阿尔弗雷德从没有从她那儿得到过亲密的抚育，像弗洛伊德从他母亲那儿得到的那样。也许就是因为这个奇异的原因，弗洛伊德理论的最重要的部分——即他对俄狄浦斯关系的原初地位的坚持——对于阿德勒来说没什么意义，无论作为学者还是作为治疗实践者。

132

　　弗洛伊德的父亲和阿德勒的父亲也是这样恰恰相反的。弗洛伊德的父亲是个家长，是个虔诚的犹太教徒，一个有着神秘性和权力的男人。尽管弗洛伊德的父亲和阿德勒的父亲都是维也纳的犹太商人，根本的社会阶层是一样的，但他们两人没有什么共同特性。阿尔弗雷德的父亲只是个名义上的犹太教徒，他祖上是匈牙利的少数民族，他的性格可以是任何其他的一切，却决不是家长式的，也不是疏远冷漠的。据描述他是没心没肺的、快乐的，很有幽默感，对他那不幸的孩子阿尔弗雷德尤其地热爱。利奥波特在商业生活中是失败的，但他和弗洛伊德的父亲不同；那一位，谁也不能使他高兴。利奥波特和他的孩子分享了这样的哲学："关于你自己的事情，不要相信任何人所告诉你的。"甚至当那孩子在高等中学——弗洛伊德年少的时候也是上的这样的中学——里面留了级，他还是给予他儿子无条件的支持。最重要的也许是，从阿尔弗雷德后来的视角看，利奥波特用鼓励浇灌了他的孩子。

　　在后来的年月中，阿尔弗雷德·阿德勒说，使神经症病人痛苦的主要是失去勇气。他脑海中一定记着他的父亲，快活的，自信的，甚至日常生活最沉重的磨难也没能使他弯下腰来。

　　也许，由于阿德勒把他母亲的孤僻的悲观主义解读为是母性义务的特殊重负的后果，还由于他仍无意识地愤恨着他母亲吹毛求疵的冷漠，他后来对于女性所持的观点是有那么点矛盾的。一方面，他是进步的改革的坚定拥护者，提倡女性的平等权利。而另一方面，他也相信母亲的首要义务就是以宽宏慷慨的灵魂、乐观主义和鼓励抚养她的孩子们。

　　阿德勒还相信，孩子的性情和脾气是孩子在家庭群体中的地位的产物。这一信念是阿德勒自己的出生地位的直接后果。他被优异的哥哥和一连串五个弟弟妹妹夹在中间，里面至少有一个比他更病弱，还有一个和他们哥哥西格蒙德一样雄心勃勃、卓有成就。

生存的斗争

　　也许这令每个人都感到吃惊：无论是儿时的疾病，还是奥地利的严厉的教育，小阿尔弗雷德都挺过来了。他长大后成了一位医生，而且从事着他儿时的原型

(prototype)工作：他的职业就是和死亡作斗争。

作为医学院中年轻的受训者，他在普通医院 Beckh-Widmanstetter(它不把他接受为领薪的职员，因为他法律上是匈牙利公民)里做着广泛的志愿服务，并为穷人免费做门诊。通过这些关系，他不仅受到了进步的医学训练——以他的财力不通过这个关系是无法获得的，而且结识了在 19 世纪最后十年里维也纳医学机构中的"最好的、最聪明的"专家们。通过和这个圈子的接触，阿德勒开始对约瑟夫·布洛伊尔和弗洛伊德关于歇斯底里症的革命性工作发生了兴趣。弗洛伊德和阿德勒最终在 1901 或 1902 年见面了。不过对于他后来的信念更有意义的是，通过在免费诊所里的志愿服务，阿德勒结识了另一些进步的、有社会头脑的医生们。这些接触在他心中点燃了对社会主义运动的强烈兴趣，并引导他去接触那样一些年轻的、受过良好教育的理想主义者们的圈子，他们阅读而且讨论卡尔·马克思、弗雷德里希·恩格斯的理论，还有当时的其他社会主义革命者的理论。

这些年轻的社会主义者中有个美丽的年轻女子叫莱莎·艾普斯腾(Raissa Epstein)。作为一个对大学教育有兴趣的女子，她不得不离开她的祖国俄罗斯。她和阿德勒结识了，疯狂地堕入了爱河，几乎立即就结婚了。这年轻的一对和他父母一同搬了家，9 个月后就生下了一个女儿。

阿德勒开业了，在维也纳的一个工人阶级的区域，专门对付神经失调。他的病人是做工的穷人。

马戏团的人们   阿德勒所治疗的马戏团的人们给他留下了尤其深刻的印象。那些人每年冬天都要在他那个城市、他那个地方演出。他惊叹于他们美妙的技术，他们对生活的热情，还有他们那无拘无束的乐观主义。自然的不测事件、遍布世界的危险使他们的身体伤残了、扭曲了，可他们中那么多人却成功地补偿了这些，这一切也令阿德勒惊叹。

给阿德勒留下深刻印象的还有马戏团的人们居住于其中的紧密联结在一起的团体。每个人都因为他或她能够对团体作出的好的贡献而受到尊重。即使是一个长相奇特的人，所能做的仅是作为一个"畸形人"站在舞台上，他或她仍能作出积极的贡献并且享有一个有意义的人生。

裁缝们   阿德勒在工作中与之打交道的另一个团体是裁缝。阿德勒非常仔细地研究了他的裁缝病人们的案例史。他渐渐地明白了，他们的疾病中有大部分都是由于他们的行业带来的职业性伤害。

1898 年，也就是他女儿出生的那一年，阿德勒出版了他的第一本著作——《裁缝行业的健康手册》。这也许还是职业医学领域所发表的第一本著作。阿德勒试图在 31 页的篇幅中显示出"经济形势同特定行业中的疾病之间的关系，以及由此产生的对于公共健康的成见"(Ellenberger,1970,p.599)。*

这本书的论点是,市场的力量使得裁缝在越来越危险的条件下为越来越少的钱而工作。阿德勒叙述了裁缝们、他们的妻子们、孩子们每天 18 小时的工作,而工作条件据他所描述是"潮湿、阴暗、空气不流通、过度拥挤、有利于传染病的蔓延"(1898,转引自 Ellenberger,1970,p.600)。

在这些令人毛骨悚然的条件下,维也纳的裁缝们受着很大范围的慢性疾病的折磨:

> 肺结核的发病率在他们中间是在其他行业中的平均值的两倍。[那种工作条件的]另一个后果是血液循环的失调,比如静脉曲张和痔疮,还有频繁的胃部和肠道疾病[以及]脊柱侧突,脊柱后突,风湿症,右臂关节炎,脚踝硬化以及诸如此类的疾病……他们这种凑近工作的类型决定了近视和眼部肌肉抽筋。他们是有毒染料的慢性毒害作用的受害者,还有让他们修补的旧衣服传播给他们的传染病……根据统计数据,裁缝行业中的发病率比任何其他行业都高,平均寿命期望值是所有行业中最低的。(Adler,1898,转引自 Ellenberger,1970,p.600)

阿德勒在那本书的结论中呼吁政府来调整工作状况、意外事故保险、老龄和失业保险,禁止计件工作,还有为那些工作者们提供足够的住宿和饮食的房子。

别的运动 此后不久阿德勒就在流行和医学杂志上发表各种各样的短论,有时用真名有时用笔名。在这些出版物中他提倡在医学职业中进行激烈的改革。他呼吁医生们就工作场所的危险性对他们的病人进行教育;并要求医生们领导公共健康教育和改革运动,以此承担起他们的社会责任。他要求国家筹集基金,以提供给穷人的医学治疗;他断言,社会再也不能委托个体的医生来承担对于穷困的病人的责任了。他不能容忍政府官员号称"我们没有钱"。他进一步要求建立一个永久的政府机构来确保对于每个人都有足够的健康照料——"与最新的科学标准保持同步"——作为一件关乎人的基本权利的事务。

引起了这位年轻医生的注意、并使之投入精力的还有另一件事,那就是年轻士兵们的苦境:他们被迫从军,为了他们所不明白的政治目的,而且那也与他们真正的经济和政治利益不合。关于军队阿德勒有第一手的知识。他曾被征召进军队的医学后备团,这个后备团仍定期地请他去医治那些在训练或战争中受伤的士兵们。士

---

* 本章中的引述摘自 *The Discovery of the Unconscious: The History and Evolution of Dynamic Psychiatry*,作者 H. F. Ellenberger. Copyright © 1970 by Henry F. Ellenberger. 转载经过 HarperCollins Publishers Inc 旗下公司 Basic Books 的许可。

兵们明显的无知使他尤其苦恼，

> 那些平凡的人类，他们如此热情地走向战争，去承受那么多的苦难折磨，战争的原因却和他们自身无关——这是一个悖论。答案是，他们以这种方式行动，是为了逃避令人痛苦的无助感。（Adler，1918，转引自Ellenberger，1970，p.587）

135   在一个名为《另一面》的小册子上，阿德勒这样写道：

> 在战争开始时群众的热情，无数的志愿者，这些又如何呢？许多人走向战争是因为不满意他们的职位或他们的家庭生活。这些人往往是醒悟得最快的。但人们不应当为他们最初的态度承担责任，因为他们没有办法估计形势，他们是被领导者彻底地欺骗了。［他们］仅有的拯救就是在压迫者的旗帜下作战，［这就是］精神分析师……所说的"与敌人认同"。（1919，转引自Ellenberger，1970，p.588）

女性权利的拥护者

作为一个女性平等权利的充满热情的拥护者，阿德勒被卷入了关于性和生殖自由的激烈战争，这战争进行于世纪的转折点上。正如你可能会猜测的，阿德勒完全同意这一点。"没有人可以忍受一个卑下的位置而不怀有怒火和厌恶，"阿德勒说（1931，p.267）。所谓女性必须顺从云云，这完全是"迷信"，据阿德勒的观点，"一切我们所要求的举止、理想、目标、行动和性格特征，所为的就是它们应当为我们人类的合作服务"（p.69）。

阿德勒动情地相信，医生们有着特殊的义务，即把关于人类的性和生殖的最新科学信息报告给女人们。阿德勒是避孕生育控制的拥护者；在当时整个西方欧洲和北美，这是社会和医学革命的一个动机。

当时占领导地位的医学权威们告诉那些积极实践生育控制的女性——最显著的就是中断性交（撤出）——说，这种实践对女性的神经系统是危险的。这些医生庄重地劝告女人们，从破坏了她们的神经和生殖系统这一点来说，避孕比手淫好不了多少。这两种行为都"已被证明"——至少在那些女性生殖健康的男性专家的思想中——有重大的危险。女人们被惯例性地告知，一切避孕的努力都不可避免地导致神经衰竭，歇斯底里症，在严重情况下还会导致精神错乱。在当时的医学团体中，这是被广为接受的观点。

差不多也就是这个时期，在美国的历史上，这些观点被合并入更宽泛的"纯粹女性特质崇拜"的学说，它鼓吹婚姻的贞操和节制。这个观点听上去难以接受，这一事实同样如此：那些维护"纯粹女性特质"的改革者们的努力显著地降低了妇女的死亡率，她们的生育率也急速地下降了。

　　阿德勒激烈地回应着，他攻击了一个处于领导地位的反性欲医学权威。麦克思·格鲁伯(Max Gruber)，在他的《性生活保健》一书中就性的危险性对妇女发出了警告。对于这样一个观点格鲁伯是首要的拥护者之一，即：一个有着太强性欲的女人会削弱她丈夫脆弱的神经系统，直到他成为慢性的神经衰弱患者。事实上，任何女人，只要她不对她的性欲实行严格的控制，格鲁伯警告说，她最终会发现她得为她丈夫由于神经衰竭而过早死去负责。

　　回顾了格鲁伯的书以后，阿德勒写下了这样的话：

> 　　对于这个被讨论得很多的题目，阿德勒反对格鲁伯的观点。阿德勒主张性节制会引起情感健康上的不便，这个很少有例外。关于性的过量，阿德勒认为格鲁伯夸大了它们的有害效果，并且也没有证据证明它们能引起神经衰弱。阿德勒还陈述说，所谓的生育控制带来的危险也是言过其实了。对于同性恋，阿德勒同意那位作者，即它不是一种先天的反常；并且主张，只有当它产生了对别人的歧视、侵害到未成年人的时候，才应当对他们进行惩罚。对于手淫的危险性，阿德勒的视角和那位作者不同。这些危险确实存在，但和机体健康相比，它对和谐的情感发展的危害才更值得重视。[对他来说，"手淫者"是孤独的、不快活的孩子。]（1904，转引自Ellenberger，1970，p. 603）

态度温和的革命

　　这些如此不同寻常的关于工人、机器、政府、军事征兵、性表达、手淫、生育控制以及女性权利的观点，阿德勒期望得到弗洛伊德的积极支持和鼓励。他的错误是可以原谅的。许多和弗洛伊德同时代的读者（还有不少他的现代读者，根据我的经验）期待他拥有一个激进的、革命性的灵魂。但实际上，几乎从任何方面来说，弗洛伊德都是一个深深地符合传统的人。

　　对于弗洛伊德，只有少数人知道这一点：他发现了神经失调的性的病原学，是把它当成一个科学行动，而不是政治行动。他的一生持久地对"群众"怀有憎恶，甚至对民主的观念也并不特别热心。他信仰稳固和平衡。他相信得给自然的力量——包括性本能——加上控制，而不是颂扬它们。

　　也许因为我的童年时代有很多和阿德勒共同的因素，我总是在他和他作品中感到一种亲和力。在我的心灵之眼中，他的形象就像一个维也纳的老邻居所描述的那样：

> 他身上没什么引人注目的东西。他是谦虚的，给人留不下什么特殊的
> 印象。你会把他当成一个裁缝。尽管他有一栋乡下的房子，他看上去并不
> 像收入很高的。他妻子是个普通的地道的家庭主妇。家里只有一个仆人。
> 尽管他常常旅行，来访者也很多，我却从没有认识到他是个著名人物——
> 直到那一天，一个大型的庆祝活动以他的名义召开了。（转引自
> Ellenberger，1970，p. 593）

137　　　阿德勒的格调和品味是态度温和的、纯洁朴素的；他展现给外部世界的形象是
"一个矮小健壮的男人，他不能说是英俊的。他的头大而圆，前额宽阔，嘴也很宽阔"
（Ellenberger，1970，p. 594）。即使到了中年，他的形象仍不引人注目。当他那忠实
的传记作家和追随者，菲利斯·波托姆（Phyllis Bottome）终于被安排可以和阿德勒
面对面地会见时，她曾经期待看到一位"苏格拉底式的天才"；而实际上，她描述自己
遇见了"一个很普通的57岁男人，他单纯地对普通人的生活拥有着深而持久的兴趣"
（1962，p. 138）。

　　我喜欢想象阿德勒和他年轻的妻子生活在一起，作为智力和性方面的同伴，怀
着波希米亚式的幻想，同时在维也纳那愉悦然而枯燥的中产阶级的市郊过着他们平
凡的生活。阿德勒的妻子有个亲密的朋友，是著名的马克思主义革命家托洛茨基的
妻子，她从1907年就住在维也纳，直到俄国革命的最初几天。我可以想象，阿德勒
家、托洛茨基家，还有他们的朋友们在谈论着推翻旧秩序、建立经济公正的新世界；
我可以想象激动在生长蔓延。男人们、女人们，做裁缝的、耍飞刀的，革命者、心理学
家，他们将分享一个共同的遗产：和平，正义，还有"持续的社会革命"。通过政府支
持的"儿童指导诊所"的宽广网络，普通人都能接受关于他们作为父母的角色的教
育。恐惧、无知、迷信、性的不平等都被消除了。每个孩子都能得到同样的鼓励，就
像阿德勒从他父亲那里得到的那样。每个孩子都能成长起来，懂得勇气的真正意义。

阿德勒的理论：完整的、有意义的人生

　　对阿德勒心理疗法的因素作回顾以前，你先得理解一些作为这理论结构的基础
的东西。阿德勒的庄严伟大的、综合性的理论是他自己的创造。它的基础是个结合
体，里面有他从他那些医疗病人那儿学来的东西，关于战胜不幸；还有那些来自他个
人成长经历的东西。

　　阿德勒的理论很少有——如果不是完全没有的话——得自弗洛伊德主义的建

构和原则的东西。阿德勒把性动机和人类性情结构中的无意识这两个因素的重要性都最小化了。弗洛伊德的精神分析是对于本能生命的研究,而阿德勒研究的是社会生命。仅有的一个两者都同意的基本事实,就是儿童的早期经验具有压倒一切的重要性——那是成人人格强有力的决定因素。

阿尔伯特·爱因斯坦曾写信给弗洛伊德,说他的理论在它的科学逻辑上是"美丽"的。在这个意义上说,阿德勒的理论并不美丽。它是个实践性的、合情合理的,甚至显而易见的陈述,关于作为一个人生活在一个复杂而艰难的世界上究竟意味着什么。它的基础是对如下事实的分析:我们每个人如何成为一个独特的个体。

四个原则

四个原则支撑着阿德勒理论的结构。弗洛伊德的追随者们往往倾向于把这些原则看成"纯粹是常识"而打发掉。不过,在试图理解人类存在时,人们可能会依赖比"纯粹"的常识更坏的东西。

追求意义和价值　阿德勒理论的第一个原则的基础是查尔斯·达尔文的进化论原则,还有哲学家赫伯特·斯宾塞(Herbert Spencer)关于进化论"进步"的哲学。

严格地讲,达尔文主义者并不信仰"进步"。他们认识到的是,由于世界的状况的变化,对于生物体的各种变异存在着"自然选择",选择出最适应于特定状况的变异体。在这样一个进化过程中是没有"方向"的。生命在不断地进化,但一个真正的达尔文主义者并不认为生命是朝着某些终极的完满状态来完善它自身的。

另一方面,斯宾塞更是个属于启蒙时代的人物。他相信人类本性和人类社会在不断地向着更好的状况进化:

> 知觉的存在从低级样式发展成高级样式,在这之上是这样的法则:优越者会因其优越性得益,而低劣者会因其低劣性受苦。与这个法则保持一致,这曾经是必需的,现在也仍旧如此——不仅为了生命的延续,而且还为了快乐的增长。(Spencer,1907,p. 170)

阿德勒完全地把斯宾塞的社会进步观念整合进了他的心理学思想。他相信进化是被引向一个终极的完满——就是说,人不仅仅是存在着,而是在向一个更完善、更公正的人类共同体进化。亚里士多德和圣托玛斯·阿奎那(Thomas Aquinas)认同这样的**目的论**(teleological)观点——生命拥有存在的目的——并且阿德勒相信,人们为改善他们自己、改善他们的孩子们的未来生活所做的一切都暗含着这一观点的正确性。

阿德勒不是一个特别宗教性的人。他是作为一个犹太教徒成长起来的,妻子也是犹太教徒，但他年轻时就转向了新教，甚至他们的孩子们也接受了洗礼。不过我不认为他的目的论本质上是个宗教理念。我认为，他相信人类确实有能力向着越来越高的生命形式进化，无论是智力上还是情感上。阿德勒对于完满性的信念肯定受到过马克思和恩格斯作品的强有力的影响，即，一个新的人类将彻底消灭不公、剥削，还有以意志强加于他人的行为。

阿德勒相信，人类存在的目的就是在他们的生命中寻求意义和价值。他不相信性驱力是如弗洛伊德所说的压倒一切的动机。在阿德勒的理论中，性在生物学层面上仅具生殖功能，在社会层面上具有权力功能。作为一个动机，性不能用来解释一般的男人和女人的巨大的希望。

139　　阿德勒相信，人类注定要去寻求他们的终极的、真正的目的论，这种目的论表现在他们的社会关系中。在一个较早的进化阶段，他们也许是被侵略驱力引导着，这种驱力确保他们能在竞争求生之地的生死法则下存活下来。但是，阿德勒主张，由于我们已经从那一阶段进化出来了，我们就发展出了一个社会利益的动机，那是对于*伙伴感*的内在的能力，是生物学的驱力，可以在人类种群中最高度进化了的成员身上找到其特征。

在我们离开这个观点（我想你们会觉得这颇为抽象，初读之下难以把握）之前，我必须再说几句：阿德勒觉得获得伙伴感的能力是人类进化的首要驱动力。因此，在大部分人身上，这与其说是现实，还不如说是潜能。故而他觉得这一点很重要，即教育、政府、医学，还有宗教，都得同心协力去工作，以在种群身上唤醒这种潜在的动机，尤其是在孩子们身上。

阿德勒主张父母身份是人类存在的最高呼唤，因为就唤醒孩子身上的社会利益动机而言，父母的机会是至高无上的。所有的父母都既有这个机会、又有这个义务去改善全人类，通过在社会中增加"觉醒"的人数可以做到这一点——这些"觉醒"者将会愉快地为公共的善而一起工作。

你是否有过那样的父母、老师或教练，他们曾告诉你你还没有发挥出"完全的潜能"？他这样说实际上意味着什么呢？阿德勒的意思是这样的：作为种群的成员我们大部分人都辜负了我们的潜能，这种潜能就是说我们内在地都有那样的能力，能够和他人建立起最完满的人际联系。此外，我们总会感受到一种存在论上的空虚——存在的虚无——直到我们的这种特殊的人类能力被全面地开发出来。对于阿德勒来说，我们的拯救最终就在于学会互相去爱。自私是个孤立的进化的逆流，是条死路，在那儿没有人能够找到真正的成就、价值、意义或自我实现。

自卑情结　　阿德勒理论的第二个基本成分是**自卑情结**（inferiority complex），"生命的根本法则是克服缺陷"（Adler，1933，p. 48）。阿德勒断言，作为一个人，就得不断地觉知到自己的无价值和内在的弱点。为克服这种内在的自卑感而作的无尽的努力就是人的努力的根本动力;"自我的价值感是不能被贬抑的"(Adler,1968, p. 100)。

阿德勒认识到,我们都是怀着不足、虚弱、无助的感觉降生到这个世界上的。这些感觉的基础可以是机体的现实或心理的现实,但在任何一条道路上它们都是不可避免的。机体上的自卑感可以由任何"器官弱点"引起,比如视力不好、身材不高、儿童疾病,或身体协调的缺乏。心理上的自卑感来自兄弟姐妹的竞争,在父亲周围感到虚弱和无权力,还有在那俄狄浦斯形势下认识到自己的卑下地位。此外,阿德勒还认识到对于性别角色期望的社会不公正如何地把自卑感灌输给了孩子——这里,他显然走在了时代的前面。

孩子们从事着一个长达一生的斗争以发展他们的人格,希望能最佳地抵偿他们机体上和心理上的自卑。正如马戏团的人们通过展示他们异乎寻常的身体力量和非凡的机体技巧来补偿他们器官上的弱点,我们也都在发展着我们人格的外在方面,以补偿我们自己认识到的弱点和自卑。

常常地,病人的机体健康史有助于我们对他或她的自卑情结的关键方面有所洞察。阿德勒相信,机体健康恰恰是在这样的时候崩溃,当环境所要求于人们的正是他们最大的缺陷。于是胃弱的孩子,长大就会生溃疡。不过,通过学着去强化他们的胃,这些孩子长大以后也能成为外科医生或护士——有能力完成那些我们也许会因为没有一个"足够强健的胃"而无法去完成的任务。

我 4 岁的时候患上了令人沮丧的结巴。对于我选择成为一位职业的谈话者,作为治疗者和教师,来补偿这个发育中的"弱点",阿德勒应该不会感到吃惊。我相信,到时候我的病人和学生会希望我生来就有类似的听力弱点。

指出这一点是重要的:由自卑情结产生出的努力从根本上说是个消极的努力。和社会利益动机不同,自卑情结并不引向自我实现和成长。它引向的是补偿,为优越性而努力,以建立起我们自身的安全感。因此自卑的动机常常把人引向那样一些和他们的最伟大进化论价值恰恰相反的方向。我的人的本性常常和我的人类目的论目标相矛盾;做那些我希望会使我变得无懈可击的事情,实际上却会令我变成不完整的人。总体而言,这一冲突位于一切心灵障碍的根源,尤其是神经症。

精神生活的结构　阿德勒的第三个重要观点,说的是定义了人类人格的"情结"的中心地位。就我们克服缺陷的努力而言,这些情结成了创造性的但*神经症的虚构*(*neurotic fiction*)。自卑情结是一切其他情结的核心。不过在我们大部分人身上,这些自卑的感觉被我们以掩盖它们或补偿它们的方式罩上了面具。

在这里,内在性这个观点从某种程度上说是阿德勒和弗洛伊德共有的：一个人的人格表面上所显示的东西,实际上也许透露出无意识层面上和它恰恰相反的反映。因此对于阿德勒来说,一个被诊断为神经性厌食症(病态地拒绝吃东西)的年轻女子也许正表达着真正强烈的饥饿(渴望食物,同样渴望爱),但是,由于直接表达她的需要会在别人面前暴露出她的弱点,于是她就发展出了神经症的虚构：她没有食欲。

男性的抗议 是这种神经症虚构的原型。那些觉得女性特质使她们虚弱、易受伤害的女孩子会采用一种"男性情结"来补偿这种恐惧。类似地,男孩子如果觉得他们的男子气不够强,就会成为校园里的暴徒,以此隐藏他们所恐惧的弱点。我那位熟人,就是不断地揭发秘密同性恋者的那个人,他仿佛是在对世界说,世界上谁也不能混淆他的性取向,也不能怀疑他对女性的吸引力。

对于这些发展出夸张的神经症虚构的人们来说,特征在于,在某些基本的层面他们因为失去勇气而痛苦着。他们不相信正常的补偿系统的充分性。他们不是仅仅通过装扮来隐藏污痕;他们成了美丽的女王和时尚的独裁者。仅仅做好测试不能令他们满意,他们得为失去的每一分挑战教授。

当然,问题在于,这些"深深地丧失勇气"的人们,他们夸张地寻求凌驾他人的社会权力的"虚构的胜利",以此来为自己的生命寻找价值(第一个动机)。社会权力——他们无意识地认为——将成功地隐藏他们真正的不安全感(第二个动机)。从阿德勒的视角看,这些人在试图避免行使真正的社会利益,因为那一层次的伙伴感让他们感到自己脆弱、低于他人。

结果就是大量的自我欺骗。美丽的女王开始觉得自己比任何别人都好,却仍旧感到可怕的孤独和受轻视。激烈、麻木的运动员感到自己无法向任何人敞开心扉。还有那些阴柔的同性恋男人,他让自己成了社会边缘的人,和任何别的男人都没有非性欲的然而亲密的友谊。

情结的种类有很多很多。较为明显的一些是这样的：

- **自卑情结**。他不能像正常人那样被期待去解决问题或承担责任。

- **厄勒克拉/俄狄浦斯情结**(*Electra/Oedipus complex*)。她找不到任何像她父亲一样好一样美妙的男人了。他无法解开那根把他和关爱他的母亲联系在一起的裙带。

- **救赎情结**。她知道唯一的正道。倘若你没有被转变、拯救和救赎,她就睡不着觉。而一旦你如她所愿了,她就会离开你,去拯救下一个罪人。

- **证据情结**。他们不相信或无法相信任何东西,直到每一段证据都呈现了六次。(和这号人谈恋爱可不是什么开心事;他的不安全感永远是你的过失。)

● ***领袖情结***。这样的人总是认为那是她的舞会,或她的晚会,或她的主意。倘若你不让她当明星、注意力的焦点或者主席,她不会参与。

● **"不"情结**。什么都是错的。无论你要他做什么,他都会反其道而行之。

原型作为自我的基础 一个人儿时的***原型***(prototype)是出现在成人人格中的特定情结的基础。阿德勒的第四个观点的精髓在于,个体的"生活的风格"(style of life,有些阿德勒主义的作者写成生活风格[life style])是她或他的哲人石。

汉斯·韦兴格(Hans Vaihinger)的哲学对阿德勒影响很大。韦兴格在 1911 年发表了《"仿佛"的哲学》(*The Philosophy of "As If"*)。他写道,我们每个人都在创造我们栖居于其中的世界,借助我们对世界所作的假定。这些创造性的虚构既是意识经验的产物也是无意识经验的产物,它部分地是我们的天生气质的反映。

倘若你同意维尔·罗杰斯(Will Rogers)所说,即你从不结识你不喜欢的人,那么你就将这样过你的生活,"仿佛"每个你新认识的人都将是你的朋友。倘若你认为学院是那不爱你的父母加到你身上的酷刑惩罚,你也许就会这样来经历学院生活,仿佛那只是痛苦地又没有成果地浪费时间。倘若你相信生命拥有神秘的创造性力量,阿德勒相信,你将这样度过你的生命,把完满的表达给予"那力量,它在渴望中表达着自身,那渴望针对发展、奋斗、收获——甚至针对:通过在某一个方向努力奋斗争取成功,来补偿另一个方向上的失败挫折"(Adler,1929,p.1)。

然而,神经症病人的生命开端往往是个消极的"仿佛",它引导他或她采用那样一种生活风格,或原型,和消极的成见相一致。关于这一点阿德勒给出了如下例子:

> 也许,通过一段关于三个小孩的轶事我就能说明这一点。这三个孩子第一次被带进动物园。他们站到一个狮子的笼子前,其中一个缩在母亲的裙子背后说:"我要回家。"第二个孩子站在原地,非常苍白并且颤抖着说:"我一点也不怕。"第三个孩子,瞪着那个狮子,凶猛地问妈妈:"我能对它吐唾沫吗?"这三个孩子都确实感到自卑,但每个人都以自己的方式表达了各自的感觉,和他的生活风格相一致。(1931,p.50)

个人气质和社会学习的相互作用引导孩子成为他或她自身人格的"创造性的艺术家"。作为一个孩子,我面对世界时是有点害羞、谨慎的风格,而我妻子的原型是多话的并且——没有好一点的词了——跋扈的。在刚被介绍进幼儿园班级时,我低头走向阅读角,希望没人注意我。而我妻子刚进幼儿园的时候是吸引人的,她监视着,试图改善班级的规则。在小学里,我把许多时间花在读名人传记上;她则把邻近的孩子们组织进虚构的教室。我们都成了教师,但我们借以到达那里的原型恰恰相反。

伙伴感的胜利

现在剩下的任务就是把原型或生活风格概念同模型的其余部分整合起来。请记得，我们的工作怀着两个动机。第一个动机——社会利益的意义驱动——需要在我们大部分人当中被唤醒，因为作为种群的成员，我们并没有充分地进化。第二个动机，我们根本上的无助感和自卑感，它是根据某个仪式化的方案得到解决的——那就是我们各具特征的应对世界的方式。这一解决是通过我们那带着原型或生活风格的个人经验得以完成的。

当这一方案取得了成果——就是说，当原型增长了我们的伙伴感，从而解决了我们的自卑问题时——我们就位于正确的轨道上，并且能够现实地期望过上快活而多产的人生。但是如果那方案没能使我们亲近社会，我就没能发展出那来自觉醒的社会感的内在满足。在这种情况下，我们的自卑感就加强了，这使得我们防御性地加强我们原型的防护盾；这样就夸张了我们的行为，到时候就产生出了神经症情结，它更进一步地阻碍了我们发展出真正的人际关系——同我们的家庭，还有伙伴。

神经症的系统是这样的系统，在其中，生活风格变得如此僵硬、如此自我保护，以至于通过真正的人的兴趣来丰富生活的可能性彻底地被抑制了。我们的"胜利"变得越来越虚幻了。对权力的关注、受不安全感驱动，成了我们生命中运作着的唯一的动机；这样我们的神经症就加深了。我们变得越来越孤独，而我们的世界的"仿佛"图景变得更险恶，少了滋养、多了淤塞。

这一状况的坏处在于，我们的社会利益动机也许再也无法被完全地唤醒了，于是也许就再也经历不到任何真正的伙伴感了。那结果，要么是自杀，要么是疯狂，这两个主题都是阿德勒深感兴趣的。

但真正的问题，与其说在于我们所经历的自卑感，倒不如说在于生活风格的选择（请看看马戏团的人们，还有阿德勒自己，作为例证）。请记得，对于孩子来说，最大的害处就是失去勇气；还请记得，阿德勒从他那不幸的父亲那儿得来的最大的礼物就是鼓励。鼓励是产生富于成果的生活风格选择的关键。我的鼓励得自那样的人们，他们重视阅读和思想；而我妻子的鼓励得自那些重视礼仪和规范的人们。倘若孩子们都被按照正确的模型予以了鼓励，那么一切都会好起来。因此，在 20 世纪 20 年代、30 年代和 40 年代，遍及西方欧洲和北美，阿德勒主义者们建立了无数的儿童指导诊所。

三个大错误：虐待、忽视和溺爱

坏的家长模型——例如,喝醉的父亲或抑郁的母亲——就没有能力激励他们的孩子走向真正的富于成果的原型。成人行为的坏的模型带来的丧失勇气,在严重失调的孩子的案例史中常常可以找到。不过,普通的中产阶级家庭也会播撒下神经症的种子,通过父母的这两种最常见的错误:溺爱和忽视。

在阿德勒的著作中,他对溺爱的致病效果很感兴趣。在有个观点中,他走得如此之远,以至于说,弗洛伊德的精神分析概念中有许多都是"被溺爱的暴君"作出的神经症的结论,这"暴君"耿耿于怀的就是别人得满足他的任何需求。被溺爱的孩子从不对他自己的行为负责,从不满足于为自己"做"事。被溺爱的孩子作选择只是为了取悦自己,根本无视这些选择会如何影响他人。这样的孩子从来就不能克服那最深的自卑感和无助感(想象一下,被溺爱的新生第一次离开家庭生活,失去了家庭和朋友的直接的支持,那该是多么的可怕),而且也从来都经历不到为别人做好事带来的真正的喜悦。

溺爱的反面——忽视,对于正在发展的儿童原型的形成过程来说,其破坏性至少不亚于溺爱。被忽视的孩子生活在永久的恐惧中,他们害怕被抛弃;因此为了生存,他们得尽其所能压抑一切的爱和用心的付出。被忽视的孩子会非常难于认识到他们获得伙伴感的内在能力。因为他们常常被迫独处,带着强烈的愤怒、痛苦和无助的感觉,他们甚至难以理解和经历到即便是暂时的积极感觉。这样的孩子——我觉得我们在非常老套的"有阳刚之气"的男人中间已经看得太多了——长成成人以后,往往在情感和肉欲上都是过度克制的。

144

出生次序的重要性

对于生活风格,最后一个决定性因素就是孩子在家庭中的出生位置。阿德勒相信,这个因素对于第一个出生的孩子尤其显著,当第二个孩子出生时,这第一个就得同在家庭中的心理降级作斗争了:"他们是过去世界的倾慕者,对未来世界却表示悲观"(Adler,1931,p.147)。

第二个出生的孩子在两个世界中都拥有最好的,他前面有年长的兄弟姐妹,后面有比他小的——除非,这第一个出生的是女孩、而第二个出生的是男孩,这样一来,家庭群体就会在这两个孩子身上触发某种形式的男性的抗议。

不过阿德勒发现,家里的最小的孩子是最危险的:

> 原因通常在于,一切家庭都是那样地宠爱他们。一个被宠坏的孩子永远不能独立。他失去了勇气,无法凭借自己的努力取得成功。最小的

孩子往往野心勃勃；但最具野心的孩子是懒孩子。懒，是野心掺和了失去
勇气的标志；野心是如此的高，以至于个体觉得没有希望实现它。
(Adler,1931,p.151)

独生子，与此相反，"往往是快乐而亲切的，在此后的生活中，他们会发展出迷人
风度以取悦他人，因为他们会以这种方式训练自己，无论是在早年生活中还是在后
来的生活中"(Adler,1929,pp.111-112)。如果你是这些"快乐而亲切"的独子中的
一个，不要太骄傲了。阿德勒继续说，独子正因为这表面的魅力，常会有很坏的结
果。他的观点是，最好的结果通常是那些在大家庭中被抚养长大的孩子们获得的。

以帮助他人为基础的治疗

阿德勒心理疗法是直接地从我这里概述的理论得出的。神经症病人被认为就
是深深地失去了勇气的受害者，通常是儿童时期——也就是原型正在建立的时
候——遭到溺爱或忽视的结果。治疗的难点在于发现创造性的办法，以便让病人的
生活风格变得可以改变，这样他或她的社会利益动机就容易被唤醒了。以这种方式
那个人会更直接地发现为他人服务的生活所带来的奖赏。

经过详细检查，可以发现神经症病人是被置于测试情境中的一个个
体，他试图解决他的个人野心中的利益问题，而不是公共福利的利益问题。
(Adler,1932,p.91)

通常，阿德勒要求他的病人这样开始治疗：把他与他童年最难忘的故事、事件或
梦境联系起来。他主张，对于原型、对于病人自卑感的独特源泉，关键往往可以在这
些早期的记忆中找到。随着治疗的展开，通常是通过分析梦境中隐藏的无意识的矫
正性暗示，阿德勒将会引导病人去探索那些"目标、概念和观念"，正是它们指引塑造
了她或他的生命，给生活染上了色彩。

就像现代的认知治疗者(见第十四章)一样，阿德勒让他的病人们从事精神练
习，以便向他们显示出，通过构造和重构每个经验的"仿佛"世界，他们能够创造出任
何想要的感觉。

有一个阿德勒的技术我曾经在治疗中运用过多次，那就是，让病人写一个"未来
的自传"，从今天开始。(满可以假定我已经听过关于过去的详细叙述了。)接着我和
病人仔细查看那个故事，试图看出，她希望延续至未来的感知和动机的样式是怎样
的，哪些是她想要抛弃的，还有哪些是她的想象力新引入的。于是这个未来自传就
和梦的工作颇为相似，只是方向是朝前的。梦解决过去的问题；未来自传"解决"未
来的问题。

　　无论治疗如何进行,目标都在于教病人懂得潜在的情感和心理奖赏;只要唤醒了社会利益动机,它们就会来到。病人渐渐地就需要抛弃某个神经症固着,它是个自我保护策略的情结,从早期的儿时起就存在了。这个任务需要病人对于治疗者、对于世界都拥有极大的信任。

　　移情关系——病人和治疗者之间的强有力的情感联系——帮助病人找到勇气和鼓励,去改变、去正面地面对自卑感。移情一旦发生,病人和治疗者就可以一起面对阿德勒所说的生命中的三个大问题。病人得找到勇气,把她或他疾病中显现的自私放在一边,以便在职业、爱和婚姻、社会这三个方面去拥抱人类的责任。

　　阿德勒对此有着完满的认识,而且经常教导这一点:"合作需要勇气。"他还对病人作了如下承诺:"你在 14 天内就可以被治好,只要你遵从这个命令:每天都试着想想你如何能够使别人快乐。

阿德勒对谈话疗法的持久影响

　　对于心理学的正在发展的领域、对于社会工作,"阿德勒的影响是无法估量的。 146不幸的是,对于第二代精神分析家们的思想的发展(见第十章),他的影响从未被认识到,因为他从精神分析运动中叛变了。

　　在伟大的精神分析家当中,阿德勒第一个来到美国;那是在 20 世纪 30 年代,纳粹对犹太人的迫害正愈演愈烈。他的著作在新世界得到很好的接受,并且终究会在人本主义心理学运动中显示出巨大的影响力,而这些将是本书第三部分的内容。

　　对于儿童的发展,对于幼儿气质的长期后果,心理学家们了解得越多,就越是信服阿德勒关于生活风格的沉思。关于认知疗法,我们获得的经验越多,阿德勒对于他的"仿佛"心理学所引起的巨大情感后果的认识就越发地令我们肃然起敬。还有性别角色对我们生活的塑造,对此我们的真知灼见越是增长,就越是感到,那个来自维也纳的瘦弱的小商人的儿子是个多么伟大的先知啊。

　　我觉得,在洗礼、浸透了精神分析的新兴启蒙式的观点以后,阿德勒的思想才创造了巨大的意义和价值。尽管在心理动力学的圈子里曾就发泄(被锁闭的情感的释放,这情感伴随着被压抑的记忆;见 Grünbaum,1983)的必要性展开过辩论,但在这一点上还是颇为一致的:精神分析根本上是种解释学经验。就是说,对于许多心理动力学的治疗者来说,"治疗"来自对自我的理解——把关于自我的观念当成一个文本,这在第七章已经提到过了。

　　不过阿德勒明白无误地拒绝这样的治疗,即仅仅直接地指向对于自我的解释学理解,无论那是发泄还是静静地沉思。对于阿德勒主义者来说,没有对于人类基本价值的考虑,就谈不上什么完整的人生。有一位当代的心理学家叫汉斯·斯特鲁普(Hans Strupp,1980),尽管他并没有被确认为阿德勒主义者,关于这个主题他也曾作过颇为雄辩的论述。斯特鲁普呼吁心理学家们去认识那"根本价值"压倒一切的重要性,这根本价值是治疗者在治疗关系当中传达的。对于斯特鲁普,倘若没有认识到"兄弟般的爱和人类亲情的理想……是和知识(理性、真理、逻各斯[logos])以及痛苦的消除处于同等地位的",那样的心理学就是不完整的(p.398)。

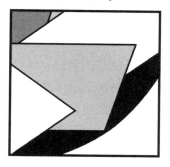

第 九 章

卡尔·荣格的"分析心理学"

太阳和月亮的婚姻

卡尔·荣格和西格蒙德·弗洛伊德互相通信的那些年里,他们两人的理论和治疗方向都正在形成。这些信件让我们看到他们是多么相似,而随着时间流逝,他们的分歧又变得多么深。这些信件还让我们对于他们之间作为同事、作为朋友的关系也了解了不少。最终,这两位伟大的知识分子、两个强有力的人格之间的关系发生了重大破裂,为的是人类心灵中的灵魂核心的问题。不过这次破裂使得荣格得以自由地探索,并发展出了他自己的思想,关于心理学,关于心理治疗。

荣格发展出了他所说的"分析心理学",它与弗洛伊德的精神分析理论有着明显的不同。荣格理论的基础是所有生存过的人类的心理学共同特性。宗教和仪式、神话和传奇把原型符号(archetypal symbol)同每个社会的价值——以及所有人类的价值联系在了一起。荣格关于对立面的理论同东方哲学和宗教的许多核心观念非常类似。

荣格的心理学关注的是人类心灵产生变革性转变的内在可能性——从一个分离的个体的存在转变成宇宙性的原型经验。这些思想是基督教、佛教以及许多别的宗教所共有的。

弗洛伊德和荣格的通信

148　　卡尔·荣格(英语念作 Yung)和他的早期导师西格蒙德·弗洛伊德保持了六年的通信(1906—1913)。(这里的摘录都来自 Freud & Jung,1974。)这些信件记录了荣格的智力旅程,从早期沉迷于弗洛伊德的无意识理论到他独立。两人之间的关系破裂是带着情感上的剧变的。他们的分歧的实质包括荣格对于人类心灵的灵魂因素的迷恋,弗洛伊德把这作为荣格的"鬼魅情结"(spook complex)而予以打发了。在个人层面上,荣格同弗洛伊德的关系也许从一开始就注定了。两个如此天才的男人,他们的友谊带有如此强烈的激情——这样的合作还能有什么结果呢?

　　我们阅读这些信件,就是在阅读荣格和弗洛伊德之间的智力关系和个人关系的"官方"历史。在他们那个时代,受过良好教育的人总是保持着积极的通信,他们希望这些能被理解为关于他们的生活和友谊的永久记录。于是,对于谈话疗法的"青春期",即正在浮现的、在整个欧洲渐渐变得有名和重要的精神分析运动,这些信件给我们提供了揭示性的一瞥。

一位有价值的弟子

　　这里是一系列信件中的第一封,是弗洛伊德写给荣格的: *

　　　　1906 年 4 月 11 日　　维也纳
　　　　亲爱的同事,
　　　　非常感谢您寄给我您写的《诊断联想研究》,这书我已经有了,由于我急着想得到它。当然,您最新的论文《精神分析和联想实验》最让我感到高兴,因为在这篇论文中,您通过自己的经验有力地证明了我关于我们学科的迄今尚未探索的领域所说的都是真的。我相信,您将经常站在支持我的位置上;当然,对于意见我也乐于接受。

　　　　　　　　　　　　　　　　　　　您诚挚的,弗洛伊德博士

　　　　1906 年 10 月 5 日　　苏黎世
　　　　亲爱的弗洛伊德教授,
　　　　对于您亲切地寄给我的礼物,请接受我最诚挚的谢意。任何人都会欢迎这本由您的各种小论文组成的集子,倘若他想要迅速而彻底地熟悉您的

---

　　* 此处以及以下引用都来自 W. McGuire(Ed.)的 *The Frued/ Jung Letters*：*The Correspondence between Sigmund Freud and C.G. Jung*。Copyright © 1974 by Princeton University Press. 转载经过普林斯顿大学出版社的许可。

思维方式的话。可以想见,您的科学追随者在未来将继续增长,尽管在评论家的喝彩声中,还有[德国的神经病学家]阿莎芬堡在对您的理论——几乎可说是针对您个人——进行攻击……我所能够欣赏的、对于我们这儿的精神病理学提供了帮助的,是您的心理学观点;尽管我对于理解歇斯底里症的治疗和起源还差得很远,因为歇斯底里症的材料我们是颇为缺乏的。就是说,在我看来,您的治疗不仅依赖于发泄带来的情感释放,还依赖于特定的私人亲善关系;并且我觉得,尽管歇斯底里症的起源主要是性,但它也不仅仅是性。对于您的性理论我也持同样观点……不久以后我将寄给您一本我自己的小书,在这本书中我从您的立场出发处理了早发性痴呆[精神分裂症]和它的心理学。在书里我还发表了一个案例,这个案例首次引起了布洛伊勒(Bleuler)对您的原则的注意,尽管当时在他那方面是怀着强烈的抵抗的。但如您所知,布洛伊勒(的态度)现在完全转变过来了。怀着深深的谢意,

您最真诚的,C. G. 荣格

1906 年 10 月 7 日　维也纳

亲爱的同事:

您的来信给我带来了巨大的喜悦。您转变了布洛伊勒,对此我尤其感激。您的作品早就让我怀疑这一点:您对我的心理学的欣赏并不延伸至我关于歇斯底里症和性问题的所有观点,但我冒昧地希望,再过几年,您能比您现在所想象的更接近我……比起别人,您更应该知道性因素藏得有多么深;而一旦被发现,它对我们的理解和治疗又是多么地有帮助。我继续期望着,我的研究的这个方面将被证明是最有价值的。

　　……和我们那么多的评论家一样,[阿莎芬堡]主要的动机就是一种压抑性因素的倾向;这个恼人的因素在好的社会中是如此不受欢迎。这里我们有两个敌对的世界,不久一切都会明白,哪个是衰退的,哪个是上升的。即使这样,我仍知道,在我前面还有着长期的斗争;再说从我的年龄(50)来看,我很难期望看到它的结局。但我的后继者们看得到,我希望;并且我还冒昧地希望,那些在他们的内心克服了对真理的拒斥的人们会把他们自己算在我的后继者之列,并且能够在他们的思想中摆脱胆怯的最后遗迹。

您非常诚挚的,弗洛伊德博士

PS 我的"移情"应当能够完全地填补治疗机制中的缺口(您的"私人亲善关系")。

1906 年 10 月 23 日　苏黎世

亲爱的弗洛伊德教授，在这同一份邮件中，我得以寄给您另一本选集，里面是我对精神分析的一些研究。我不认为您会觉得我所采用的"性"立场过于保守。相应的批评会降临于它的。

150

正如您所指出的，我对您深远的观点持保留态度，可能就是因为缺乏经验。但有那么些边缘的现象，您难道不认为用别的基本驱力——饥渴——来考虑它们才更合适吗？比如说：吃东西、吸食（主要是饥渴）、接吻（主要是性）？同时存在的两种情结总是必定要在心理学上合并起来，因此它们中的一个不可避免地会包含另一个的群集的某些方面。也许您的意思不外乎是这个；这样的话，那我此前就是误解您了，现在我是完全站在您这边的。尽管这样，您所呈现出的独断主义总是让人感到警觉……

您最真诚的，C. G. 荣格

1906 年 10 月 27 日　维也纳

亲爱的同事，

非常感谢您新作的分析。您确实没有显得过于保守，而且"移情"——这是个主要的证据，证明整个进程底下的驱动力是天然的性——看来对您已经颇为清楚了……

至于要让别的基本驱力享有同等的重要性，对此我理论上并不反对，只要它在精神神经症中明确无误地断定了它自身……我承认这些是错综复杂的问题，仍旧需要不厌其烦地研究。就目前来说，我姑且满足于指出明确地显示在那里的，那就是性的角色……

得知您那位俄国女孩（荣格的新病人）是个学生，我很高兴；在目前未受教育的人对于我们的意图来说是不够格的……（接着弗洛伊德阐述了他最近发表的理论，关于肛门性欲和它同特定的性格特征复合体的联系。）[这样的人]是整洁的、吝啬的、顽固的，从某种意义上说，这种特征是肛门性欲的升华。像[俄国学生]这样的情况，其基础是被压抑的变态，可以得到令人满意的分析……

最诚挚的敬意

您的，弗洛伊德博士

1907 年 3 月 3 日，就是开始通信的大约一年以后，荣格和他的一家来到了维也纳，为期一周，进行社交和密集的会见。在那个著名的周三晚上是弗洛伊德的精神分析圈子的例会，荣格来参加了；然后荣格和弗洛伊德回到弗洛伊德的书房，接下来就是那个著名的长达 13 个小时的会面,这使得两个人情绪上都筋疲力尽,而智力上非常振奋。弗洛伊德终于找到了那样一个人,他的智力、勇气、视野和驱动力都足以让精神分析运动继续下去,即使是在大师自己退出舞台以后。

此后,还是在那个月,荣格从苏黎世写信给弗洛伊德,说他已经开始接近弗洛伊德的观点,即手淫是精神分裂症的"根本"。但荣格又继续表达了这样的忧虑:弗洛伊德对于他的性理论的固执使得荣格那些瑞士的同事们无法严肃对待精神分析。荣格问弗洛伊德,他是否愿意找"一个较少冒犯性的集合术语"来表达"求生本能的显像"。他告诉弗洛伊德,他即将开始对他的精神分裂症病人的性的"欲望之梦"的记录进行研究,以便向世界展示出支持弗洛伊德理论的资料。他请弗洛伊德放心,他不像别的追随者,仅仅是 *jurat in verb magistri*("对着导师的言辞赌咒发誓");他是一个积极的科学同事。在信的最后,荣格作了如下告白:

> 对于您的理论的正确性,我不再被怀疑困扰了。最后的迷雾被我在维也纳的逗留驱散了。[并且]我希望我为您所做的工作能够向您显示我深深的感激和尊敬……就我个人而言,对您的拜访就好像是第七重的天堂;我被允许和您一起度过的那几个小时实在是飞逝而过的……
>
> 您满怀感激的,荣格

在接下来的两年,荣格和弗洛伊德亲密得就像一家人。这两个男人尽其所能地频繁互相拜访,一起度假,而且保持着富有活力的关于精神分析的主题和政治的通信。1909 年 3 月,荣格一家再次到维也纳拜访弗洛伊德一家。两个男人再次出席周三晚上的圈子,然后回到弗洛伊德的书房继续他们的讨论。

"鬼魅情结"

荣格终于决定把他自己平生关于超自然的兴趣告诉弗洛伊德。在弗洛伊德的书房,荣格也许是通过谈论他自己的神经分裂症病人而转到了这个主题;他说,这些病人有许多都受着这种妄想的折磨,妄想自己被魔鬼或别的恶灵附身了。荣格把谈话转向了心灵玄学和预见,并表达了他对所有超自然神秘现象的形而上学的迷恋。

弗洛伊德变得很烦躁不安。他要求荣格立即停止谈论这些"胡说八道"。

沉默。接着,在两人椅子边上的书架里发出一个很大的声响,好像是枪声。

> 我们都警觉地站了起来,害怕书架会向我们倒下来。
>
> 我对弗洛伊德说:"看,这就是所谓催化客观现象(catalytic exteriorization phenomenon)的例子。"
>
> "哦,好啦,"他大叫,"这纯粹是胡说。"

　　"它不是，"我回答。"你错了，教授先生。并且为了证明我的观点我现在预言：不多久又会有这样一声爆响！"果然，我这话一出口，书架里就又发出同样的爆裂声。

　　至今为止，我都不知道当时给我这种确信的是什么。但我毫无疑问就是知道这个声响会再次发生。弗洛伊德只是瞪着我。我不知道他心里在想什么，也不知道他那样子意味着什么。无论如何，是这件小事变引起了他对我的不信任，而且我觉得我做了反对他的事情。此后我再也没有和他讨论过这事。(Jung,1965,pp. 155 - 156)

　　当然，对弗洛伊德来说这整个事件是最令他不安的。他要求荣格立即停止他的"鬼话"。他说他在威廉·弗利斯(你也许记得，他的命理学预言弗洛伊德会早死)那儿已经受够这种东西了，他不能容忍荣格也搞这个。

　　1909 年 4 月 2 日，荣格就这件事写信给弗洛伊德。他告诉弗洛伊德他已经和他妻子讨论过这整件事了(这也不是什么会令弗洛伊德高兴的事)，并且，作为结果，

　　我有那么种感觉，在它之下整个地存在着某些颇为特殊的情结，那是个普遍性的情结，和人身上的预言倾向有关。既然有了"精神分析"，那么也得有"精神综合"，它根据相同的法则创造出未来的事件(我发觉我在写的时候仿佛有飞逝而过的想法)。

荣格的独立宣言

　　"飞逝而过的想法"，诚然。这正是占据了荣格余生的那个洞见，现在呈现的则是这个洞见的最初的火花。仿佛他已经无意识地知道了，他不得不了结他自己和他"爸爸"弗洛伊德之间的俄狄浦斯式的关系，这样才能诞生出他自己的智力杰作。于是在给弗洛伊德的信中，荣格继续说道：

　　颇为高兴的是，和您一起度过的那最后一个夜晚把我内在地从您那父亲般的权威的压迫感中解放了出来。我的无意识用一个伟大的梦庆贺这一印象，这个梦占据了我好几天，我刚刚把它分析完毕。我希望现在我已经摆脱了所有无意识的累赘。您的事业必须兴旺发达，它也必然会兴旺发达——我那富有成果的幻想这样告诉我；很幸运地，您终究抓住了它。

　　1909 年 4 月 16 日

　　亲爱的朋友，

　　我希望这封信晚一些到达您那里。我可以肯定您能明白我的意思。

我仅仅是希望现在就把这些话写下来,趁着被您的信唤起的感触还算新鲜……

很奇怪,在那个晚上,当我正式地把您接纳为我的长子并给您涂抹圣油——*in paribus infidelium*(在那非信徒的土地上)——把您作为我的接班人和王子时,您却剥夺了我作为父亲的尊严;这一剥夺看来给了您相当的喜悦,正如我,相反的,从您个人的授权那儿得来的喜悦一样多。现在,倘若我再和您谈论我关于闹鬼事件的感觉,我恐怕又会掉回到父亲的角色了……随着您和您的魔术的远去,我的轻信——或至少,我去相信的愿望——也随之消失了;再一次,由于某些我无法染指的内部原因,我仍觉得这样的现象不像是该存在的;正如希腊的诸神退位以后诗人面对的是非神的自然界,我面对的也是非灵的家具。与此相应地,我再次带上父亲式的角框眼镜并警告我亲爱的孩子:保持冷静的头脑,因为与其为了理解而付出如此巨大的牺牲,还不如不要去理解那些东西。对于精神综合,我也摇着我那明智的头并且想:是啊,年轻人就是这样,他们真正喜欢去的地方就是可以摆脱我们独自去的地方,由于我们短促的呼吸和虚弱的双腿,我们再也跟不上他们了……

因此,我将会收到关于您的鬼魅情结研究的更进一步消息——怀着对那迷人的妄想的兴趣,自身却并不参与那个妄想。

对您、您的妻子、您的孩子表示亲切的问候。

您的,弗洛伊德

随着他们的父子式的关系逐渐冷却——倘若还算尚未冻结的话——弗洛伊德和荣格恢复了通信。但是,由于他们智力上和哲学上的分歧,他们的关系是注定了的。一开始他们聚焦于他们共同的"敌人",结果是,在 1910 年 11 月 25 日,弗洛伊德让荣格针对持异议者"肃清苏黎世社团","毫不怜惜地把他们扔出去"。但是这一努力没能长久地让他们不注意到两人的分歧。

1911 年 11 月,爱玛·荣格(Emma Jung)作了些秘密的努力以调和她丈夫和那"父亲意象"——实际上,弗洛伊德对于他们俩都是这种意象。她大胆地试图对他们的分歧进行精神分析,说弗洛伊德用对付自己孩子的方式来对付他这个"灵魂的儿子"。弗洛伊德的回答带着巨大的恼怒,并让爱玛把这"柔和的抱怨"留给她自己。

与此同时,弗洛伊德怀着"战斗和胜利后的疲累"迫使阿尔弗雷德·阿德勒和他的伙伴退出了精神分析学会。弗洛伊德开始投入努力,专注于对他作品的逐字解读。同时他对荣格的工作方向越来越关注了。1911 年 11 月 14 日,弗洛伊德因为荣格写的宗教心理学作品而谴责了荣格。此后，弗洛伊德提出，荣格和他的分歧原因在于荣格身上的未了结的反移情感觉，那是由于他同女病人的工作引起的。

1912 年 3 月，荣格变得越来越沮丧；作为精神分析学会的主席，他工作的每个细节都得让弗洛伊德知道。他引用了弗里德里希·尼采（Friedrich Nietzsche）的《查拉图斯特拉如是说》（*Also Sprach Zarathustra*）：

> 一个人倘若仅仅做学生，那么他对老师的报答就是坏的。
>
> 因此你们何不把我的桂冠扯下？
>
> 你们尊敬我；但若有一天你们的尊敬跌倒了，那又如何？
>
> 要小心，别让倒下的偶像把你们压死！
>
> 当你们发现我的时候，你们还没有发现自身。
>
> 一切信徒都是如此——。
>
> 现在我请你们丢开我，去发现自身；只有当你们否定了我，我才将再次与你同在。（1961，p. 103）

154　在回复中弗洛伊德这样问荣格：

> 您是不是觉得我在寻找别的人，那种能够立即成为我的朋友、我的助手和我的继承者的人？或者你觉得我那么快就想找到另一个？……请相信我的"情感宣泄"，继续在友谊中想着我吧，即使不常写信来。

异端邪说

1912 年夏季末，荣格乘船去纽约；他被邀请在福特汉姆大学作一系列讲座。尽管他的讲座题目叫"精神分析理论"，在这些讲座中，以及在几个长的报纸访问中，荣格都作了很大的努力把他自己关于精神分析的观点同弗洛伊德的区分开来。正如荣格后来承认的，他这些异端邪说指向了弗洛伊德精神分析的真正核心：

> 在我的书中，当我就力比多的问题进行工作并接近"牺牲"这一章的末尾时，我已知道，这本书的发表将以我和弗洛伊德友谊的终结为代价。因为我计划在书中写下我自己的乱伦概念，那是对力比多概念的明确无疑的改造；书中还有各种别的观点，都是和弗洛伊德不同的。对于我，乱伦仅仅在极少数的情况下表示一种个人的并发性问题。通常地，乱伦有着一个高度宗教性的方面，正因为这个，乱伦主题在几乎所有宇宙论和无数的神话中都扮演着决定性的角色。但弗洛伊德紧紧依附着它的字面解释，却抓不住乱伦作为一个符号的灵魂意义。我知道，对于这个主题，他永远不会接

受我的任何观点。

……已经有两个月我无法碰笔了,这冲突让我如此受折磨。我是应当让我的思想仅仅埋藏于我自身呢,还是应当去面对失去如此重要的友谊的危险?最后,我决定继续写下去——而它确实葬送了我和弗洛伊德的友谊。(1965,p.167)

可怜的弗洛伊德!在 1912 年 11 月初,他写信欢迎他的"儿子"从美国回来,并告诉他,"我急切地盼望着您的[纽约]讲座的选印本"。

现在荣格是知道的,结局就在眼前。他写信给弗洛伊德,要求一个紧急的会见,即荣格一到维也纳就与他见面。但与此同时弗洛伊德写了一封信(显然这封信丢失了),就荣格的异端邪说这个主题表达了自己的看法,这封信是荣格必须回答的。

> 1912 年 11 月 15 日　苏黎世
>
> 亲爱的弗洛伊德教授,
>
> 我刚刚收到您的信。它在我心中唤起了一个精神分析的态度,我认为它是那一刻唯一正确的。我将继续大无畏地走我自己的路。我将离开[学会的]期刊,因为我不想继续为[它]工作了。只有自由得到保障,人才能做得最好。我们不应该忘记,人类真理的历史同样也是人类谬误的历史。所以,让我们把那些出自善意的谬误放到它应当在的位置吧。
>
> 我的自由主义是否和协会事务的进一步的管理相容,这个问题将在下一次的大会上由协会自己来讨论。[他是否在计划着另一个阿德勒风格的"他还是我"对抗?]
>
> 阿德勒的信[在为他的自由精神分析的新学会和弗洛伊德的维也纳精神分析学会作调停时]只是愚蠢的喋喋不休,满可以不当回事。我们这儿的人可不是孩子。倘若阿德勒说过什么有意义的或值得一听的话,我会记下来的;尽管我对他这个人不太感兴趣。就像我迄今为止的工作一样,无论现在还是将来,我都将远离琐碎情结,毫不畏缩地做我认为是真实的和正确的事。
>
> 怀着最深的敬意,
>
> 您最诚挚的,荣格

155

倘若荣格曾经期望弗洛伊德会把他们俩的疏离以沉默处之,那么他就失望了。弗洛伊德对荣格这封信的反应带着巨大的个人苦闷;在慕尼黑的一次会议上,当荣格的名字被提及时,弗洛伊德甚至昏倒了。不过他写给荣格的回信仅仅是鼓励,他明显希望荣格作出充分的回应,以便他们能够讨论他们的分歧。

一个俄狄浦斯式的戏剧

荣格不能让步，或不愿让步。他寄给弗洛伊德一封信，荣格自己称之为"密信"：

> 1912 年 12 月 18 日   苏黎世
>
> 亲爱的弗洛伊德教授，
>
> 我是否可以对您说几句真心话？我承认，我心里对您存在着双重的感觉，不过对于形势，我倾向于作出一个最诚实的并且是绝对直截了当的判断。倘若您不相信我的话，那对您只有更坏。我仍然要指出，您那种把学生当病人来对待的方式是个大错。以这种方式，您要么产生出缺乏创造性的儿子，要么产生出鲁莽的自负少年（阿德勒-斯特克，还有那整个粗野的团体，正在维也纳发展他们的影响）。我有足够的观察力，足以看透您的小把戏。您巡视着四周，嗅出您附近的所有的征候性的行动；任何人，只要他们面红耳赤地承认他们存在错误，您就把他们降格为儿子或女儿。与此同时，您就作为父亲留在顶峰，漂亮地坐着。完全是为了奉承，没人敢扯这位先知的胡子，也没人敢询问；因为您会像对待一个想要分析那分析者、而不是分析自己的病人那样对待他，您会问："是谁得了神经症？"
>
> 您看，我亲爱的教授，您这一套已经搞了这么久了，我没对我自己的症候性行动发过一句诅咒；和我兄弟弗洛伊德眼中那根难以克服的梁木比起来，它们简直算不上什么。我一点也没有神经症——愿我走运！我 lege artis et tout humblement（真诚并怀着谦卑地）把自己都交给了分析，甚至做得更好。当然您知道，病人通过自我分析能走多远：走不出他的神经症——正如您自己。如果您能够整个从您的情结中摆脱出来，不再在您的儿子们面前扮演父亲，也不要频繁地把目标对准他们的弱点，而是好好看看您自己，来个转变——这样的话，我会修正我的道路，一下子就把我的恶习——即对您的双重态度——来个斩草除根。您是否如此热爱神经症以至于非得在自己身上也带上那么一个？但也许您恨神经症。那样的话，当您仁慈钟爱地对待病人时，您如何能够期待您的努力不会伴有那么些混杂的感受？阿德勒和斯特克被您的小把戏带进来了，他们的反应带着孩子气的傲慢。我将继续公开地站在您身边，同时保持我自己的观点；但在私人的信件中我会开始告诉您，我实际上是怎么看您的。我认为这样的程序是唯一正当的。
>
> 毫无疑问，如此古怪的友谊的象征会令您愤恨，但它同样会对您有好处的。
>
> 怀着最深的敬意，
>
> 您最诚挚的，荣格

弗洛伊德再也无法避免那不可避免的一切了。

1913 年 1 月 3 日 维也纳

亲爱的主席先生，

亲爱的医生，

（信的开头报道了些国际精神分析协会的事务性事情。）

此外您的信是无法回答的。它制造出了那样一种形势，这种形势即使个人交谈也很难对付得了，通过通信解决它是完全不可能的。在我们分析家中间有个传统，即我们谁也无须为他自己有那么点神经症而感到羞耻。但是，一个人倘若举动异常、却还叫嚷他是正常的，那么他就会使这种怀疑变得有根据了：他缺乏对自己疾病的洞察。相应地，我建议我们完全抛弃我们的个人关系。这样我不会失去任何东西，因为我与您的唯一的情感纽带早就是一条细细的绳索了——过去的失望造成的流连不去的效果——而您将得到一切，正如您最近在慕尼黑所说的，说同一个男人的亲密的关系抑制了您的科学自由。因此我说，拿走您完全的自由吧，不要用您所谓的"友谊的象征"来招惹我了……

问候，

您诚挚的，弗洛伊德

1913 年 1 月 6 日 苏黎世

亲爱的弗洛伊德教授，

我同意您的希望，即放弃我们的个人关系，因为我从来不把我的友谊强加于任何人。这一时刻对您意味着什么，您自己才是最好的评判员。"剩下的只有沉默。"

您诚挚的，荣格

这就是这两个男人最后的通信。

分析心理学的起源

卡尔·古斯塔夫·荣格(Carl Gustaf Jung，1875—1961)开始创造他那显赫的、**157** 与精神分析截然不同的学派，称之为分析心理学，以区别于他的前辈的精神分析心理学。这一新理论的起源即使在它最早的阶段也与弗洛伊德不同（在他们通信的最初的信件中就可以清楚地看出），这起源位于荣格的无意识心灵的深处，在他早年对于心灵玄学的探索中，还在于他对精神分裂症病人的仔细观察。

弗洛伊德曾经发现，通过揭示他的梦境的隐藏的和被遗忘的意义，他就能解开自己无意识心灵的秘密。在 1897 到 1899 年间，他被深深地卷入了世界上第一例精神分析——他的自我精神分析。弗洛伊德写道，他需要聚集起极大的勇气，去成为他自己心灵的考古学家。但他和荣格不同，在那个进程中，他并没有不得不遭遇自己的疯狂。

在他和弗洛伊德的关系的最终几个月，有一个可怕的压力在荣格的心灵中建立了起来。我相信，正是那几乎抑制不住的精力带来的压力，即荣格在纽约的讲座中所说的力比多，最终迫使荣格在 1912 年 12 月 18 日给弗洛伊德写了那封不同寻常的信。荣格有着极其强烈的、强制性的需要，需要探索他那无意识心灵的全部的深度和内容；我相信，仅仅因为他对弗洛伊德、对精神分析运动、对神经症的性方面的探索负有形式上的责任，这一需要才被压制在那里。

荣格同弗洛伊德决裂，其动机是强有力的情感冲突；而这冲突在两个男人的心灵的无意识中都有其深深的根源。可悲的讽刺是，"儿子"荣格与"父亲"断绝了关系，这对弗洛伊德来说是俄狄浦斯式的叛变的最终行动。在弗洛伊德的余生中，他身上一直带着荣格给他的这个情感伤口。然而我确信，倘若弗洛伊德现在正在我的肩头俯视着我所写的，那他一定会急忙指出：尽管俄狄浦斯杀害了他父亲，但悲剧在于俄狄浦斯的余生是在双目失明中度过的，而这正是谋杀行为的后果。

随着荣格爆发性的释放——那象征性的、发泄性的"杀死父亲意象"——荣格一头扎进了长达 5 年的抗争，同他的无意识，同疯狂，同他自己的灵魂，还有终极地——同上帝。也许他真的是精神错乱了。无论你接受的是反活力论的精神错乱解读，还是那更诗意、更罗曼蒂克的观念，即一个个体进入地狱的救赎旅程，这一点都是难以质疑的：从荣格生命的这个骚动不安的时期中浮现出来的理论，它是强有力的、辉煌显赫的。

不一样的家庭史

比起弗洛伊德圈子中别的早期成员，荣格的背景在几个重要的方面都有所不同。最显著的不同也许是财政上的；荣格来自一个贵族的上层中产阶级家庭。荣格是瑞士人；而约瑟夫·布洛伊尔、弗洛伊德、阿德勒，还有几乎所有其他人都是奥地利人。在荣格的早期经历和他后来的生活中，没有任何东西引导他去为反活力论效忠——而对于和弗洛伊德最近的那个圈子，几乎所有人都深深分享着反活力论的观点。

荣格也是第一个从基督教"改宗"入精神分析的，在当时德国人广泛认为精神分析是"犹太心理学"。事实上，在他们早期的通信中，弗洛伊德曾经这样写：他的理论中有某一点令荣格困惑,原因就是荣格不像弗洛伊德那样有犹太教神秘主义的背景。(精神分析理论和犹太教神秘主义之间的联系已经引起了几位当代学者的注意——例如:Bakan, 1958/1990; Halligan & Shea, 1992; Kakar, 1991; Parsons, 1993。)而关于他这位年轻的弟子,弗洛伊德可能不知道这一点:荣格在其中成长起来的那个家庭是极富宗教性的,有着它自己的神秘主义宗教传统。一个出自15世纪荷兰神学和哲学家伊拉斯谟(Erasmus)的拉丁短语——Vocatus atque no vocus deus aderit("无论祈求与否,上帝总在当下")——在荣格的生命中是一个如此重要的原则,以至于他把它刻在了房子前门上的石头上(Alexander & Selesnick, 1966, p. 235)。

荣格的家庭背景也和弗洛伊德或阿德勒颇为不同。事实上,也许正是他的家庭背景给了荣格关于心灵的独特观点,这观点给他的分析作品的每一个方面都染上了色彩。尽管荣格的家庭属于比较普通的瑞士新教徒,但他家庭出身的两个方面都有着强有力的罗曼蒂克神秘主义甚至唯灵论的传统。

家庭的父亲方面　荣格的祖父在年轻的时候是一群文学和政治的激进分子的一员,属于浪漫主义诗人约翰·歌德(Johann Goethe)的圈子。事实上,甚至有谣言说歌德是卡尔·荣格的曾祖父,这一断言未经证实。无论如何,卡尔的祖父成了一位医生和教授。早年丧偶以后,他向镇子里一位规矩的小姐求婚,遭到拒绝;然后他就娶了个年轻的酒店女招待作为第二个妻子。第二个妻子死了以后,他又娶了第三个。最后他成了13个孩子的父亲,其中最年轻的那个就是卡尔·荣格的父亲。

据认识他的所有人说,荣格的祖父是个有着无法抵挡的魅力的男人。他后来的生活奉献给了共济会组织的事务,还有给低能的孩子提供照料。据艾连伯格(1970)所说,他的同时代人把他的死评论为是"他那个时代的传奇"。用阿德勒的术语来说,他孙子选择成为一名医生、为精神病人工作,这一"医生兴趣"的原型必定同这位祖父很有关系。

荣格祖父的最小的孩子,即卡尔·荣格的父亲,继承了不少他父亲的浪漫主义的魅力,却没有继承到家庭的财富。历史学家们把他描述为一个不切实际的梦想家,只合适当一个乡村牧师。每个人都把他描述为安静、谦逊,也许甚至有点枯燥。无论如何,他被认为是一位"颇有激情的为农民布道的人"。但在他生命的大部分时间,他显然因宗教怀疑苦恼着。他乐于沉思的是他自己,而不是神学和生命的大问题;这一显著的偏好对他的第一个孩子——卡尔——的人格和兴趣将起到主要的作用。

家庭的母亲方面　卡尔母亲的家系是一长串意志强健、有趣味的人们,但他们绝对是些古怪的人。她和她丈夫一样,是一家13个孩子当中最小的。她的父亲萨缪

159

尔·普利斯维克是个杰出的神学家、锡安主义者和新教牧师。

同荣格祖父一样，普利斯维克牧师深爱的第一任妻子也是在早年就去世了。不过普利斯维克牧师的第二个妻子不是酒馆女招待，而是那样一个女人，她拥有未卜先知的能力，还有别的唯灵的天赋。这一结合显然在灵魂的世界造了些恶业，因为普利斯维克外公写布道词的时候总是要求他的小女儿艾米丽坐在他背后，这样一来他已死的前妻的嫉妒的灵魂才不会来干扰。

艾米丽就是卡尔·荣格的母亲。镇上的人把她描述为"胖的，丑的，独裁的，傲慢的"（Ellenberger，1970，p. 662）。那至少是她白天的样子。当荣格回忆他的童年时代，他记起了他母亲在黄昏时浮现出的第二种人格：

> 我母亲的两种人格之间有着巨大的差异。这就是为什么我小时候常常在焦虑的梦境中见到她。在白天她是个关爱我的母亲，而在晚上她显得很神秘。这时她就像那些先知中的一员——那些先知在这种时候也是奇怪的动物；就像住在熊穴里的女祭司。古风的，而且残忍无情的，就像真理和自然一样残忍无情。在这种时候，她就是我所说的"自然的心灵"的化身（1965，p. 50）。

通过这种经历，荣格初次接触到了心灵的根本的二重性的观念，那是关于对立面的基本法则，荣格渐渐相信那是一切人类共有的。

表妹海伦娜　1895 年，年轻的卡尔进入了巴塞尔大学的医学院。他有着极大的文学兴趣，喜欢叔本华（请看第七章的引言性的引用）和尼采，还有伊曼努尔·斯维东堡（Emanuel Swedenborg）的半神话作品（这个也曾令威廉·詹姆斯的父亲着迷，请看第十一章），以及弗朗兹·安东·麦斯麦的精神病学作品（见第三章）。为了获取他的医学学位，荣格用他的一个表妹作为受试者来进行研究。她是萨缪尔·普利斯维克的一个孙女，15 岁的海伦娜·普利斯维克。

海伦娜表妹成了荣格的安娜·O.，那是个原型案例，里面几乎包含了所有的元素，以后荣格会把它们组合在一起，以完成他的理论。

> 根据荣格的描述，最初是在 1899 年 7 月，这位年轻的小姐和旋转桌子一起接受实验；而到了 8 月开头，她开始显现出通灵者梦游症。她最初化身为他祖父萨缪尔·普利斯维克的灵魂，再现了他那牧师的语调，其惟妙惟肖让目击者赞叹——尽管她从来都不认识他……海伦纳还化身为好几个她家庭的已死去的成员和熟人，展示了引人注目的表演才能。令人吃惊的是，在这些时间内她如何能够说出地道的高地德语——而她平常说的是巴塞尔方言。当这些结束以后，她对于在梦游状态中说的话还能记忆到什么

程度,这一点并不清楚;但她总是坚持那是真正的死者的灵魂在通过她的口说话。她引起了一些亲戚和朋友的尊敬和倾慕,那些人要请她来给予忠告。大约一个月以后,她陷入了准梦游状态,在这状态中她对周围仍保持着觉知,但同灵魂也保持着切近的交流。在那种状况下她说她的名字叫艾维尼斯,说话的语调平静而威严;她平时的性情通常是摇摆不定的、轻浮的,这一迹象丝毫没有显示出来。(Ellenberger,1970,p. 689)*

在 9 月,海伦娜,或艾维尼斯,据说是"磁化"了她自己并且用意大利语和法语拼凑起来的语言说话了:

> 艾维尼斯说她去了火星,看了它的运河和飞行器,拜访了星星上的和灵魂世界的居民。她接受了清净的灵魂的教育,她自己也教育了黑暗的灵魂。那个占统治地位的灵魂仍是她祖父萨缪尔·普利斯维克牧师,他仍在说教着。别的灵魂可以归为两类。有些比较冷峻阴郁,另一些则热情洋溢……这性情同这位年轻的中介者的人格的两个方面相应——她自己就不断地在两者之间摇摆。这些化身渐渐被启示取代了。这位中介者倾泻出非常丰富的细节,关于她自己先前的生活。她曾经是长官的女预言家,而在这之前她是一位被歌德诱奸的年轻女子——照那样的说法她就是荣格的曾祖母。在 15 世纪她曾是提菲莱森堡伯爵夫人;在 13 世纪她是维拉夫人,曾被当作女巫烧死;还有更早的,她是罗马的尼禄统治下的一个基督教殉教者……

> 在 1900 年 3 月,她开始描述神秘世界的结构,借助七个圈子:原始的力量在中心的圈子里,物质在第二个,光明和黑暗在第三个,等等。当这些启示耗尽以后,看起来中介者的灵感也就衰退了,[但]6 个月后她向她的观众们显示了"幻像",就是那个据说是由灵魂带到那个过程中的客体。
> (Ellenberger,1970,pp. 689 - 690)

很不幸,海伦娜的领会超出了她力所能及的范围,结果大家发现她使之物质化的客体实际上是经过了真实世界的相当帮助才得以出现的,即家庭仆人的帮助。一个电线的网络把各种各样藏在房间里的物体同那中介人的桌子联结在了一起。

海伦娜很快就对这整个插曲失去了兴趣。她被挂念她的家庭送去巴黎学习女装裁缝。在此后的生活中,据说她对她那奇特的少年时代插曲中发生的事件没有任

161

---

* 本章中的引述摘自 *The Discovery of the Unconscious : The History and Evolution of Dynamic Psychiatry*,作者 H. F. Ellenberger。Copyright © 1970 by Henry F. Ellenberger. 转载经过 HarperCollins Publishers Inc 旗下公司 Basic Books 的许可。

何记忆。她成了巴塞尔颇有才艺的女装制造者,不过年轻时就因为肺结核去世了。

我承认,我之所以被这故事吸引,是因为我自己家族中的一个古老的丑闻。我还小的时候,有个年长的姨妈,她的丈夫"旧时代"在东印度做古董和艺术品生意,积累起了一笔财富。对于伊丽莎白姨妈,我最初的记忆就是,那天没事先通知,她和罗伯特舅舅就来到我们家。伊丽莎白姨妈让每个孩子都同罗伯特舅舅吻别。我们问这个和蔼的老绅士要去哪里,伊丽莎白姨妈回答说,"灵魂的世界在召唤他回去"。在我们孩子看来,罗伯特舅舅看起来蛮精神的,但我们都尽责地同他吻别了。我知道的接下来的事情就是,罗伯特舅舅死了——被装在一个坚硬的、用金子装饰的柚木棺材里埋葬了,根据家族的传言。

那丑闻性的事情是这样的:在接下来的 5 年,伊丽莎白在罗伯特舅舅的灵魂——是由一个年轻的并且,家族补充说,"熟练的"波士顿中介者带来的——的教导下,把所有值钱的财产都散发了,并且只要了一美元,就把她的家卖给了那年轻的中介者的招魂术集团。在那过程中,那灵魂还命令说,得把罗伯特舅舅在他的花园里发现的印第安箭头送给我。这个来自灵魂王国的礼物也许就解释了我何以至今都不怎么害怕关于灵魂世界的活动的报道——比起我那许多没得到好的赠与的同事们。

对于人类灵魂的科学研究

1900 年 12 月,荣格在世界闻名的伯格尔茨利疗养院开始了他的医生工作;他的基础主要是学位论文——受试者就是他的表妹海伦娜/艾维尼斯——所赢得的高度的赞誉。你也许还记得,这就是那个著名的机构,安娜・O. 在约瑟夫・布洛伊尔催眠治疗失败以后就是被送到了这里。荣格来到这里的时候,这个疗养院的首席医师是欧根・布洛伊勒(Eugen Bleuler),是世界上最伟大的精神分裂症专家,也是我在第二章中描述的道德治疗的忠实倡导者。不过,布洛伊勒坚持说,它不是一种治疗,而仅仅是人类生活的一个人道的方面。这一点也颇为有趣,值得指出:在 1902 年,荣格到巴黎度假,学习和催眠术有关的治疗。他的老师不是别人,正是皮埃尔・让内,我们在第四章已经遇见过了。

对于疯狂的本性的研究,布洛伊勒和荣格分享着强烈的兴趣。弗洛伊德认为伟大的布洛伊勒有个重要的早年"转向",转向了精神分析;可是实际上,对于弗洛伊德的关于精神疾病的性的病原学假说,布洛伊勒仅仅有边缘的兴趣。布洛伊勒怀疑,它能否把并非歇斯底里症神经症的其他病人都概括进去。当布洛伊勒的拒绝过于断然时,结果就是,在 1910 年 11 月,弗洛伊德写信给荣格,命令他"肃清行列"。

出于信任,布洛伊勒允许荣格自由地用疗养院中的精神分裂症病人进行精神联想实验。荣格从事这些研究是怀着公开宣布的野心的,那就是,把心理学建立在"对人类灵魂的科学的研究上"。他认为,真正的精神错乱者的破碎心灵所产生或显现的一切,都是他们的精神生活的根本的"心理学现实"。

荣格渐渐懂得了,在精神分裂症病人的行为、尤其在幻觉和图画中所显示出的一切古怪的人格显现都应被看成"无意识"心灵的"分裂开的内容"。他还认识到,这些"心灵的元素"在多重人格病人的分裂人格中是普遍存在的显像。今天我们知道了,多重人格障碍和精神分裂症是完全不同的,但在荣格那个时代它们被总括在了一起,称为早发性痴呆。

动机的问题　荣格主义的分析家所作的心理治疗很少有完全独有的特征。运用自由联想和梦的分析,切近地针对记忆断片进行工作,试图发现那看似偶然的生命事件的符号意义——这些就是荣格主义分析的特征——这些特征实际上是所有的精神分析共有的。在荣格主义的治疗中,分析师和病人之间的关系并不像在弗洛伊德那里定义得那样严格,但它仍旧是病人和治疗者的正式遭遇。然而弗洛伊德主义的分析和荣格主义的分析之间的差异是深远的,差异就在于:什么是被假定为发生于治疗过程中的,以及被假定为推动治疗前进的基本动机是什么。

请回忆一下,对于弗洛伊德,梦和联想可以上溯到某种形式的心灵创伤。通过在治疗的"移情"关系语境中发泄这一创伤,专注于把记忆安全地保持在压抑之下的能量就得到了释放——于是那捆缚着神经症症状的力量也就连同那些能量一起被释放出去了。于是把病人带到这里来的力量就被驱除了,病人也就可以结束治疗了。除非此地此时的环境触发了另一个心灵插曲,否则,病人就不会比社会中的任何其他人多受什么困扰,就这样生活下去。

这一弗洛伊德主义的路径是学术动机和治疗动机的精巧结合。心理治疗的病人成了关于自我的学者。这个人,随着时间的流逝,将渐渐接受他或她的存在的真理,并同这真理一起生活;这一真理被理解为真正的人的自由的实质。治疗的精髓就在于有意识地觉知到自身经验的这个真理。获取了这种去知道、去理解、去同这真理一起生活的能力,就使得一个人能够更令人满意地履行生物性(性的和攻击的)的驱力提出的要求。

从阿德勒主义的视角来看,学术动机的重要性被最小化了。处于核心的是伦理动机。阿德勒认识到人类从根本上是渴求权力的,但借助恰当的引导,就可以把这种渴求转化为对圆满性的追求。在阿德勒主义的心理治疗中,与发现关于自我的真理处于对应地位的,就是改正一个人自私、幼稚、神经症的生活风格。在阿德勒的体系中,你变得更符合伦理了,就是被"治愈"了。

在荣格主义的心理治疗中,伦理的动机和学术的动机都是首要的;治疗的动机则不再予以重视。海伦娜表妹是否"有病"？我那伊丽莎白姨妈把她的财富和珍宝都送走，她是不是有精神问题？从荣格主义的视角来看，我想答案是否定的。弗洛伊德把人类描述为是"多种形式地变态的"。我想荣格会说，人类是"多种形式地富于创造性的"。这个差别是根本的。弗洛伊德和荣格都是人类状况的学问家。但弗洛伊德是疾病和变态的学问家；荣格是灵魂和超越的学问家。和弗洛伊德、阿德勒一样，荣格也认识到人类存在是个不断的努力奋斗的过程。然而荣格的独特性在于，他认为我们的奋斗根本上是朝向整体性、完全性，朝向那使我们得以解开自身命运的至高无上的自我知识。

再访活力论　你是否正在耐心地等待，等待着摆脱所有这些关于无意识和事物的"深层"意义的猜测？如果是这样，那你将乐于知道，不久以后我们就将到达一些好的、老式的行为主义。但也许，渐渐地，你已经被这些精神分析家中的有些人吸引住了，迷住了。

倘若你还没有被荣格的活力论吓倒，那么，你是否已经准备好了，来面对那想要成为"人类灵魂的科学"的心理学？对于一个想要成为玄学学生的人来说，必须对未知和不可知的事物有好奇心和承受力，你有吗？或者，你是否打算把所有形而上的探询都留给教会、牧师和世界上的圣人？

"任何人，如果他希望懂得人类的心灵，那么他从实验心理学是得不到任何东西的，或者说几乎得不到任何东西，"荣格这样说（1912/1972，p. 224）。如果你以为，躲在老鼠实验室里，或者在社会心理学实验中做态度变化的测量，这样就能逃避形而上的心灵现实——用荣格的话说，"如果你以为形而上的事情从来都不会发生在你身上，那你就忘记了有那么一件形而上的事正在发生：你自己的死亡"（1897，转引自 Ellenberger，1970，p. 688）。

原型的心理学

和精神分析理论一样，荣格理论的基础，也是人类能量系统的要求和转变。当荣格作他的纽约讲座时，他继续用弗洛伊德主义的术语**力比多**来指称那种能量。然而荣格彻底地把这个术语的意义给改变了。对于荣格来说，力比多总是以结晶化的、连贯的形式出现的。这些形式就是荣格所说的**原型**（archetype），它是普遍性的人类符号，通过 DNA 从一代传向下一代，从最早的有机生命形式到这一分钟诞生的婴儿。每一个人类都对于这些原型拥有着直觉的、本能的知识。

这种对非物质的、超越性的、神圣的事物的无意识的知识是通过梦、神话以及神圣的仪式透露出来的。这种知识在时间和空间的范围之外；它是永恒的，无限的。这种知识就是人类灵魂的本质。

荣格的力比多概念　　在精神错乱者的胡言乱语和幻觉中,可以看到力比多赤裸 164
裸的、毫不掩饰的、纯朴的形式。精神错乱者是那样的一个人,他失去了把力比多重
新整合进正常意识的能力。

根据荣格所说,一个人的"疾病分类上的类型",可以通过观察他的力比多的流
向而予以确定。一个**内倾型**(*introvert*)的人把他或她的力比多从世界撤回,对于外
在的观察者来说显得冷漠无情。当这种从世界的撤回变得极端时,这个人就显得和
现实脱离并且生活"在一个他或她自己的世界"。有精神分裂症的人就代表了内倾
型的一个极端。另一方面,歇斯底里症,代表了那样一种人的极端,他们"失去了他
们自己"。一个**外倾型**(*extrovert*)的人可以被看成是拥有"被夸张了的敏感性"。看
起来这样的人所能够把握的唯一的快乐就是源自个人外部的。

荣格首次发表这些观点,是在 1913 年慕尼黑的国际精神分析协会大会上;在这
次会议上他重新被选为主席:

> 力比多的这两个相反的流向被假定为是心灵的机制,不仅精神病人身
> 上有,正常人身上也有……在各种精神分析学派之间的差异中,它们也会
> 显示出来。荣格认为弗洛伊德对"经验事实"的坚持(弗洛伊德的实证主义
> 和反活力论),还有对从环境中获取快乐的力比多概念的坚持,都是弗洛伊
> 德外倾型态度的表达。另一方面,阿德勒,他强调的是内在的引导性虚构,
> 这就表达了他自身夸大了的内倾型倾向。在论文的结论性的句子中,荣格
> 说了他自己的计划,就是建构营造出一种平衡的分析心理学,它"对心理状
> 态的两种类型都会予以同等的注意"。(Alexander & Selesnick,1966,
> p.243)

也就是在那时,荣格知道自己同弗洛伊德、同他的精神分析家同伴们的联系都
已经淡化了。也许内倾/外倾的理论就是荣格把自己同弗洛伊德和他的运动分离开
的智力进程的一部分。

集体无意识　　在那些年中,荣格的力比多理论中得到了最多关注的那个部分就
是他的这个断言:力比多是普遍地显而易见的,也是普遍地被所有人类分有的。首
要的例证就是,在所有文化、所有时代中,都存在着"上帝"这个概念。正如荣格所
说:"如果我不知道上帝存在,那么我必须发明他。"或正如爱比克泰德(Epictetus)说
的:"我是个理性的存在,因此我必须赞美上帝。那是我的使命,而我遵从它。"关于
"上帝"的知识可以被解读为普遍性的人类本能,它深深地植根于人类心灵中。

荣格把包含了这种精神能量的普遍性源头的心灵疆域叫作 **集体无意识**
(collective uncoscious)。集体无意识的特殊显现是受文化影响的。因此,出现于梦

境或神话中的实际的意象是从做梦者或讲故事者的意识经验中获取它的形式的。但那形式的本质是由那个人的基因库决定的。

最近,我对加拿大的民间传说作了详细的研究,民间传说的基础就是"老女人原型"中的一个。这一原型显然可以上溯到几百年前,甚至在纽芬兰的某个遥远的地方的某些基督教仪式中还能找到它的踪迹。让我给你尝尝它的味道吧,希望它能给你勇气,以便在你自己的生命中对原型意象作进一步的思考。这个报道是一位62岁老妪说的话,她终生居住在纽芬兰。

是啊,那些人……确实是说做噩梦。通常他们说:"我昨晚被老鬼婆折磨了。"就我所知道的而言,这最常在晚间被经历到,在那人的家里,并且它进来时总是呈人形。

经历过老鬼婆的实际的人,我只见过一个。那是在1915年,它和三个人有关:罗伯特,约翰,还有简。罗伯特是救世军学校的老师,约翰只是个普通的工人。

关于上帝,关于"老祖母",或关于魔鬼,无论你的个人图景是怎样的,就是说,无论结晶化的力比多在你无意识心灵中形成怎样的确定的形式,它总是那个同样的本能,是由相同的作为上帝/老祖母/魔鬼的能量赋予力量的;这能量在一个奥伽拉苏族人的心灵中,或者在法老的奴仆的梦境中都存在。罗伯特正在试图和简约会,简是他稳定的女友。大约在这事开始进行的一个月后,罗伯特开始被老鬼婆折磨了。每天他一上床,就仿佛有什么人压他的胸口——仿佛他正在被勒死。罗伯特病得如此严重,以至于和他一起包伙的人都认为他快要死了。不过有一天晚上,一个老人建议罗伯特放一块木板在他胸上,两只手中间握一把打开的小刀。所希望的是,当那老鬼婆来躺到他胸上的时候,它可以被杀死。然而到了早上,当罗伯特起来时,他发现那把小刀插在那块木板里面。要不是这块木板,罗伯特就被杀死了。也许因为那老鬼婆以为他[原文如此]已经杀死了罗伯特,它再也不来了。罗伯特知道,用老鬼婆来害他的是约翰。他把这归罪于约翰的妒忌。两个男人年纪差不多,都在18到20岁之间。在这个老鬼婆案例中,是男人在对付男人。

罗伯特告诉和他待在一起的人们,那老鬼婆是人形的——他可以听到它进来,可以认出它,可是它一进来,他就说不出话了——他只能发出喉音。只有当罗伯特睡着的时候,那老鬼婆才走进来或出现;可当他被老鬼婆缠住,他就醒了。罗伯特说他总是仰卧着而且常常觉得被压迫。那老鬼婆是被一个诅咒引来的。它总是让他的喉咙最为痛苦,而且让他无法呼吸。

后来罗伯特学到了,召唤老鬼婆的方法就是以魔鬼的名义把上帝的祈祷文倒过来念。避免老鬼婆的唯一办法就是涂血,或用上帝的言辞并且在卧室开着灯。尽管罗伯特被老鬼婆折磨过,但每当有任何人问起他的时候,他总是直率地述说整个事情。(Hufford,1982,pp. 3 - 4)

在大卫·哈佛德(David Hufford)的书《夜间到来的恐怖》(1982)中,有成打的关于老鬼婆和鬼婆折磨的叙述记录。从荣格主义的视角来看,最引人注目的是,在北美整个大西洋海岸线的别的人群的民间故事中,老鬼婆都有出现。在某些无路可通的角落里的与世隔绝的美国黑人群体,还有卡洛琳纳附近的岛上居民,在他们中间,老鬼婆传统现在仍旧通行。对于你们中间的有经验主义倾向的那些人,哈佛德的书中充满了数据表,记录着(以杰出的荣格主义风格,尽管《夜间到来的恐怖》这本书仅仅是在一个脚注中顺带地提到了荣格)老鬼婆以及那些遭遇过她的人们的特征。

符号的力量 荣格的理论主张,人类完全地依赖于符号,以把心灵能量(力比多)转化成有价值、有意义的结构。那些已确立的宗教,它们的力量有很多就得自这些符号独有的趣味。据荣格所说,天主教的弥撒是在庆贺心理上和心灵上同上帝合为一体——恰恰就是因为弥撒把上百个被人类认可为最有力、因而最神圣的符号和谐地组织在了一起:

从心理学的角度来看,[弥撒]可以作如下翻译:基督有着一个具体的、人格化的、独特的生命,这生命从其所有根本特征来说,同时拥有一种原型的特性。那传记体的细节同遍布世界的神话主题之间存在着无数的联系,从这当中就可以认识到这种特性……由于基督的生命在很高的程度上是原型的,它也就恰恰在那个程度上代表了原型的生命。但是,因为原型是每个人类生命的无意识的先决条件,所以一旦它的生命被揭示出来,每个个体被隐藏的、无意识的底层生活也就被揭示出来了。就是说,在基督的生命中发生的事随时随地都在发生。在基督教的原型中,所有这样的生命都得到了预示,永久而彻底地,被一遍又一遍地表达着。并且在它之中,我们在此所关注的问题,即上帝的死亡,也被以完美的形式预言了。基督他自身就是典型的死亡与自我变革的上帝。(Jung,1983,pp. 247 - 248)

即使你不是天主教徒(或基督徒),你也许也会接受这样的信仰即你拥有一个灵魂。从荣格主义的视角来看,灵魂的观念自身也是个原型。你把你的灵魂设想成什么样的,或者,你学会了把灵魂叫作什么,这些实际上就是你所处的文化的语词习俗,为了指称那个人类普遍共有的、关乎你的存在的观念。为了照料你的灵魂,你所能联系到的宗教的或灵性的实践，就是你的文化把这原型知识传递给它的成员时所采用的方式。在荣格看来，你对你的存在的这一部分的觉知，即你所说的你的灵魂，就是那**变形着的原型**(transforming archetypes)中的一个，是一个精神的本能或力比多的一个结晶化，它把你同所有其他人类、同宇宙和谐联系在了一起，最终同上帝联系在了一起。

倘若这种思路难以立即把握，请振作。很有可能，它只是精致的丰富妄想，不值得为之耗费你的精力。另一方面，也许它确实在开始解释属于我们每个人的深刻的东西。对于这个问题，我的学生们的意见往往倾向于分成截然不同的两方。

167   对于集体无意识，你可以阅读上百本迷人的著作，也可以用你的余生来试图理解它。我建议你可以把罗伯特·皮尔西格(Robert Pirsig)的《禅与摩托车维修技术》(1974)作为起点。皮尔西格将带领你走上荣格主义的旅程，这一旅程介于现实和疯狂、神圣和凡俗之间。那是一次令人敬畏的旅程。当然，即便你对集体无意识和"灵魂的心理学"不买账，你也可能理解荣格体系的复杂性(但也许不是奇妙性)。不过这些思想是值得去深思的，只要你有时间的话。

一个警告：法西斯主义的投机   在这一点上，就荣格主义的分析提出一个严肃的警告是恰当的。这一点是真的："整体上，较之在医学精神病学，荣格的心理学在好思索的哲学家、诗人和宗教家中找到了更多的追随者"(Alexander & Selesnick，1966，p.244)。但由于各种各样的原因，他的思想对法西斯主义者也颇具吸引力。在20世纪30年代和40年代，荣格的理论被纳粹党使用，用来为雅利安种族的优越性提供"科学"的证据。在20世纪30年代初，荣格成了纳粹的同情者，甚至接受了纳粹新德国心理治疗学会的主席职位。

亚历山大和塞莱斯尼克(1966)推测说，荣格的动机与其说是种族优越论和国家社会主义，倒不如说是机会主义；但荣格确实声称，他的心理学揭示了"犹太理论"的低劣性。他给弗洛伊德、阿德勒以及他们的追随者都打上了这样的烙印，"不仅罪孽深重地愚笨，而且还有罪"(p.408)。

荣格对于无意识的"种族"观点使他能够在伪"科学"的基础上攻击"遗传学上劣等的犹太种族"，说它"即使在最友善最宽大的环境中也能有意识地沉溺于自己的恶习[一种恶毒的种族迫害，其基础是纳粹关于所谓的犹太教宗教实践的宣传资料]"(p.408)，甚至还有更古怪的：荣格明确地把犹太人和女人联系起来，说他们都是天生劣等的，而且有背信弃义的倾向。他还特别攻击了精神分析，把它作为"犹太心理学"，根据他的描述那是一个"无灵魂的物质主义运动"，专注于"还原地处置[病人]，把隐藏的动机归属于他们，并且怀疑在他们天然的纯洁背后还有个非天然的不纯洁"(p.409)。与此同时荣格颂扬了他的法西斯德国赞助者的心灵特性，宣称他们是年轻的未开化种族,拥有直觉的天才。

在 1944 年德国战败后,有人说得把荣格作为战争罪犯送去审判。最终,协约国被说服了,相信荣格在纳粹搞种族屠杀集中营之前就已经放弃了他的法西斯教条,回到了他土生土长的中立国瑞士。

我指出所有这些,为的是鼓励你对荣格理论中埋藏的"种族"和"遗传学"观念作仔细的思考。荣格作品中显示出的美妙才华和创造力——就这个意义而言,对于任何作品都是如此——并不能使我们不批判地接受其观点,倘若这种观点对种族主义的罪恶有着强大的潜在支持力的话。

分析心理学

现在,正如弗洛伊德也许会说的,我将向你们展示荣格的"分析心理学"工作了。考夫曼(Kaufmann,1989)把分析心理学概括为"一种尝试,通过符号路径,在意识和无意识之间创造出辩证的关系"(p. 119)。符号路径意味着分析的考察,针对梦、幻想、图画、宗教现象、幻觉、雕塑、神话,还有早期的记忆。辩证的关系意味着一个创造性的、富于意义的、逻辑的联系。而无意识这个术语既意指个人心灵,也意指集体无意识。

因此荣格主义的分析包含了向有意识的觉知揭示出无意识的内容和意义,通过对无意识心灵产生出的符号进行解读。

考夫曼还说,"心灵被看成是个自我调节的体系,它的功能是有目的的,有着一个被内在地赋予的方向,朝向一个有着更完满的觉知的人生"(p. 119)。事实上,在荣格的系统中,所有人类行为都是有目的的、有预期的——就是说,指向未来的。因此,他的心理治疗形式,就像阿德勒那样,有个目的论的成分。而荣格所特有的东西,在于意识和无意识间的对话目的——"一个有着更完满的觉知的人生"。

人类觉知的不同程度

在荣格主义的治疗中,真正的觉知的发展是渐进的,它分成五个阶段来发生。有些作者曾把它描述为是个"洋葱"模型:揭开心灵的现实就好像是解剖一个洋葱,一次一层。对于思考以下的几页,这是一个可以接受的方式;但在有一个方面它有严重的缺陷。当你把一个洋葱解剖完毕,你会发现每一层和所有别的层都是相同的。并且当你到达洋葱的核心,那儿没有什么剩下的。相反,在分析心理学中每一层都是互相对称的,但又有很大的不同。当你到达了中心,你就发现了……我想说你发现了上帝，但那也许是误导。因此我们这样说吧：你遇到了永恒或神圣。

与其把它看成个洋葱，我更喜欢把分析心理学看成是有点像美洲原住民的幻象探索，那是一个自我探索的旅程，为了寻求能给我们的生命带来方向、意义和价值的真理。

第一级：人格面具的问题　在我们经验的最外层，我们向外在世界（还有向我们自己）投射出一个由面具组成的复杂打扮。这些面具就是我们扮演的社会角色，就是各种关系中的那个"我"，就是我们与世界的联系方式中的磕磕碰碰——即我们"人格"的外在显现。在我的学院咨询服务工作中，约有75％的治疗针对的是人格面具的问题。

169　我们都或多或少地生活在这样一种悖论式的感觉中：我们实际上并非看上去的那般。我们中有多少人认为，我们最好的朋友、配偶或爱人、父母以及同事真正地知道我们内在的人格？从这种意义上说，我们中有多少人真正认识自己？我们会有多少次，每当脱下一个社会习俗的"面具"，而不立即换上第二个、第三个？

我们作为个人究竟是谁？解决这个问题，我们就需要通过自我发现和自我反省的过程来建立起伦理意义。这一过程的完成，需要在内在和外在现实之间建立一个连续的无障碍的感知流，也就是要在我们同他人、进而同自身的关系中变得更真诚。荣格，与其说是作了一个严肃真诚的忠告，不如说是出于外在的调停——他对一个预想的病人说，在阿德勒主义的心理治疗中待上一段时间，就是完成这一阶段的人生必须任务的绝佳方式。

倘若你没能解决你的人格面具带来的挑战，那么你就无法进入下一个阶段。荣格有几种技术可以把病人"松开"。他有一次邀请他的一个病人，一位杰出的军队领导，在治疗之前一起进餐。那将军到来的时候，他发现桌上只是一些简单的食物，仅仅是普鲁士军队的新兵所能得到的基本口粮。另一次，据说荣格让一个非常高贵而傲慢的小姐到他厨房里去帮女仆们清洗午餐的盘子，这样做了以后他才同意开始他们的疗程。我希望你能够想象，这些意料之外的"背道而驰"的角色扮演如何帮助这些病人去看透他们的面具，使得治疗能够进行下去。

第二级：精神分析阶段　当这个伦理／人格面具层次的心理治疗完成以后，就可以前进到精神分析阶段了。它基本上就是弗洛伊德主义体系的一个摘要。荣格不认为性动机是每一个神经症显像背后的普遍源头，不过他不否认在这个阶段性动机是重要的。

对大部分病人来说，精神分析阶段有两个步骤。在第一个步骤，他们揭开——以标准的弗洛伊德主义风格——他们的"病原秘密"。对于我的年轻病人卢克（见第七章），这个病原秘密就是他对他父亲的秘密的愤怒；还有更重要的，对他母亲的愤怒,因为他儿时是被那样对待的。

在一个荣格的最著名的案例中,病人的病原秘密是她没有保护好孩子,让他们喝到了污水。结果,她深爱的还是个婴儿的女儿因为伤寒发热死去了,于是母亲就陷入了精神病的抑郁。通过梦的分析和词语联想这些精神分析技术,荣格发现,"她是个凶手"(1965,pp. 115 – 116)的无意识动机是她想要"破坏"她同丈夫的婚姻,因为她发现她前一个爱人——"一个富有的实业家的儿子"——曾经因为她没有和他结婚而表达过沮丧。(不幸的是,当他们有机会选择未来的时候,那"富有的儿子"没有表达过他对她的感觉。)那毒害孩子背后的"无意识或仅仅半意识"的动机是被这个无意识的愿望推动的:她希望和这个男人复合——在和丈夫结婚前,她曾爱过这个男人。

170

到了 20 世纪 90 年代的北美,看起来许多人的病原秘密都同儿时受过性骚扰或性虐待有关。媒体上充斥着对这种后果的控诉和供认。

我曾经治疗过一个抑郁的年轻男子,治了几个月后他"揭示"了他的病原秘密:他父亲是个酗酒者。这如何成其为秘密呢?他知道父亲的事,可是家庭中的其他人都在密谋全盘否认父亲的问题。

在大部分案例中,病原秘密是通过宣泄、发泄技术被揭示出来的,但荣格不相信移情是什么特别的东西,他觉得那不过是弗洛伊德主义者和他们的病人之间的古怪关系的加工品。荣格直接面对病人工作,直率地在他们面前表达自己,并且期待病人也这样做。

荣格提出了这个有趣的问题:对病人无意识的分析勘探揭示出了某些东西;对于这些揭示出的知识,治疗者该做什么?以下就是他关于那个谋杀了女儿的母亲所写的:

> 我正面对这样的问题:我是否该对她说出事实?我是否该着手主要的操作?我面对的是责任间的冲突,这在我的经历中是没有先例的。那是一个我必须回答的困难的良心问题,而且我不得不独自来处置这件事。如果我问我的同事,那么他们也许会警告我:"看在老天爷的分上,别把这种事告诉那女人吧。那只会让她变得更疯。"可在我看来,效果也许恰恰相反……
>
> 无论如何,我决定在治疗中来一次冒险——这个结果是无法预知的。我把我通过联想测试发现的一切都告诉了她。很容易想象,我做这个是多么的难。直截了当地控诉一个人犯了谋杀可不是什么小事。而那病人又不得不听它、接受它,这是很悲惨的。不过结果是,过了两个礼拜,看起来

就可以放她走了。此后她再也没有被收容过。(1965,p. 116)

解答了病人的病原秘密以后,在精神分析阶段的第二个步骤,有时会有那么些类似移情的性质。在这个步骤中,病人首次同**阴影原型**(*shadow archetype*)发生了相互作用。这阴影从根本上说是我们的个人无意识的内容。对它的捕捉是令人不安的,因为它恰恰是我们对于自己的日常意识觉知的镜面反射。

在继续进行之前,先作个技术性的脚注:阴影原型总是显示为同性形象(sameseximage)。

对于第一次读的读者来说,这也许是荣格理论中最令人迷惑的部分。请试试这种操作,以便就你自己的阴影原型发现些东西:开一个清单,写出你人格中的最独特最明确的四五个方面。拿着你的清单,对它进行冥想。做关于它的梦。和你最好最亲爱的朋友谈论它。你将发现,在你身上,对于这些特性中的每一个,都存在着一个同等有力的相反特性。富有的人梦见乞丐;胖人梦见索马里的饥饿难民。害羞、谦逊的女孩怀有着一个秘密的感觉:她的个性是她那更善交际的伙伴的两倍强;处女的梦境会让一个海员感到吃惊。我们的每个部分、任何部分,都有一个同等的对立面在我们的个人无意识里面。在第二级中,对于这些对立面的解决是非常根本的;在继续我们的求索之前,必须做这个。

倘若你试图在荣格主义的语境中解读同性的梦中形象,在开始的时候总得先给它翻转180度。当你把形象这样倒过来以后,你就会在核心发现"正像我"的东西。阴影原型就是试图引领你去解决你人格中的这样一些方面,这些方面已经僵硬了、弯不过来了或片面了。为了能够继续你的旅程,你必须先对付你人格中的这种不平衡。你得试图更仔细地聚焦你自己。也许你需要学些禅,写些诗,或者带个小孩散散步。

第三级：阈限阶段   在分析心理学中,阴影原型是我们遭遇的第一个基本精神本能。它是来自集体无意识的第一个结晶化的信使。你可以享受认识她(如果你是女性)的过程,甚至还可以欣赏她所显示的反讽的幽默感,当她在你的梦境中显示你自身的时候。当你同你的阴影建立起了好的自我修正关系,你就可以进入你的旅程的下一个阶段了。

正如这名称所提示的,阈限阶段把你带到了边缘,前面就是对于生存的全新的觉知。你已经从你的阴影那儿接收到了原则性的消息,并且解决了它。现在你必须面对你的异性原型(opposite-sex archetype):对于女性是 **阿尼姆斯**(*animus*),对于男性是 **阿尼玛**(*anima*)。在这个阶段你得解决错误的男女、雄雌二分,这二分是被文化和文明建立起来的。

当思考性别的时候,我们大部分人都非常可怕地片面。对于相反性别的观点,我们倾向于轻视或无视。此外,对那些不怎么清楚自己是男是女的人们,我们总是恐惧他们或不信任他们。但雌雄同体性正是那个我们必须解开的谜团的核心,倘若我们想继续这个旅程的话。这个阿尼姆斯／阿尼玛谜团是所有生命的核心悖论:我们既有对立面,又是统一的。

生命一方面是阴,另一方面是阳;但其中的任何一个离开了对方,就没有意义了,或不完整了。在古老的中国哲学中,阴是女性的,它是月亮。阴是创造、感受、直觉、自然的世界。它是黑暗的,存在于阴影和隐喻中。它是无意识的知;它是聚集和养育。阳是驱动的能量,是占有、逻辑、力量和侵略。阳是太阳;它是阴茎并希望刺穿黑暗。阴是黑色的肥沃的地;阳是明亮的炽热的天。

通过他自己同他自身的阿尼玛的遭遇,荣格说,他学到了重要的一课:

> 把[你的阿尼玛]当作人来对待,倘若喜欢的话,也可以当病人或女神来对待——总之,要把她当作确实存在的东西……你必须和这个人交谈,以便看看她是个什么样子;并且要明白她的思想和性情是怎样的。(1973,p. 461)

172

阿尼玛／阿尼姆斯的经历对于我们许多人来说,是对于下面这句话中的真理的最初一瞥:"心灵中有那么些东西,并不是我产生的;它们产生它们自身,并且拥有它们自己的生命"(Jung,1965,p. 183)。

你们可能觉察到了,荣格理论的这个部分成了发生在美国的男性运动的自我发现方面背后的强大力量,这是通过诗人罗伯特·勃莱(Robert Bly)和作家萨姆·金(Sam Keen)的工作实现的。

> 每个男人身上都带着永恒的女性形象,并非是这个或那个特殊女人的形象,而是一个明确的阴性形象。这一形象根本上是个无意识的、来自原始起源的遗传因素,被刻在了男人的生命机体系统中;它是一切关于女性的祖传经验的一个痕迹或"原型",是女性曾经留下的所有印象的积淀——简而言之,一个遗传下来的心灵适应体系。即使没有女性存在,这仍旧是可能的:在任何特定的时间,从这无意识的形象中确切地演绎出一个女人的心灵构成……由于这个形象是无意识的,它往往无意识地投射到那个被爱的人身上;并且它是动情的吸引或嫌恶的主要原因之一。(Jung,1931／1954a,p. 198)

每个阅读这本书的男人,都至少将会接受这一建议:他得不时地"和他的女性一面取得联系"；而女性读者也许会觉得阿尼姆斯的要求不仅有道理,而且在她们的生命中也一次又一次地具有重要性。而少数人也许已经准备好接受荣格的阿尼姆斯/阿尼玛概念背后的那个核心思想了：日和月、阴和阳的结合,是心灵生活的根本法则。这种联合的经验,或与创造的彻底合一,要求把所有表面上的对立面全都合为一。在荣格理论的这个方面,我们看到了东方哲学和宗教的教诲给他思想的发展所带来的巨大影响。正如你在《谈话疗法》的第四部分将看到的,消除区别对待思维带来的紧张状态,这一理念正位于日本心理治疗的真正核心。

然而,我恐怕,对于大部分西方人来说,荣格所提出的任务仍颇具挑战性。请记得,荣格的病人大都是年纪比较大的中年人,对于这一年龄的人,这些概念所遇到的西方式思维的阻抗也许不那么严酷。

第四级：宗教问题　分析的第四个阶段就是要认识和理解生命的目的性。病人(在这一阶段,他与其说是寻求治疗的病人,不如说是神圣旅程中的朝圣者)进入这一求索阶段,遭遇到的是"宗教问题"。

173　根据我的经验,宗教问题是大部分学生都直觉地理解的,但很少有人面对面地遭遇到它。在学习、沉思、冥想、分析的过程中,当一个人遭遇到"一个自发的力量……坚持不懈推动我们去达到整体性……持续地试图把我们投入到实现我们最真实的自我的进程中,在此进程中我们能找到我们自身的整体性和生命中的独特意义"(Kaufmann,1989,p. 120)——这时候,宗教问题就出现了。

这一遭遇是个"宗教问题",这是从以下几个方面来说的：

● 它挑战并且彻底地击败任何我们所保留的、潜在的反活力论思想。我们被迫面对一种意志,它存在于我们的心灵中,与性驱力或对爱和同伴的需要具有同样的力量。但它不能被还原到生物学驱力的地位；它是一个窗口,通向那么些东西,它们比我们最强大的生物学驱力更广大而且更值得敬畏。

● 关于这个"力量",已确立的宗教和宗教教条所能提供的回答并不足以用来解释它。它是一个根本的神秘。尽管它是所有宗教和宗教教诲的核心,它终究是不能通过文字或仪式来表达的。

● 它也许会是亵渎上帝的。一个人如何能够直视上帝？他如何能够言说创世？他又如何能够设想知道那伟大的圣灵？关于这个主题,犹太—基督教传统有些特殊的严格的教条。多少个世纪以来,这个主题也曾令作家们沉迷其中。我最喜欢的对这一问题的遭遇是在费奥多尔·陀思妥耶夫斯基(1912)的故事中找到的,这个故事的主人公是宗教大法官；它提出的问题是,倘若人类获得了关于上帝的直接的知识,他们是否可能继续生活下去。

也许你可以想象,对宗教问题的遭遇如何能够使一个人走向疯狂的边缘,甚至把他或她推过这个界限。对那些经历进行沉思也许能使你走到距离宇宙本质最近的地方。在我自己的生命中,我能想到五六次这种"超越性"的时刻:第一次认识到成年人的激情的爱,我儿子的出生,犹他高原令人敬畏的美。对于我的许多学生,这样的时刻也曾到来过,例如,在祈祷或宗教复活中,在运动表现中,还有在那样的时刻:在冲撞之前的一瞬,得知自己即将发生交通事故。

分析心理学的这一阶段就是伟大发现甚至变革的时刻。荣格经常劝告他的病人们,到他这里进行治疗以前,先去参加罗马天主教的弥撒。弥撒能够准备好他们的集体无意识,通过原型符号——尤其是上帝、耶稣、圣母马利亚,还有圣灵的"化身原型",以及十字架、曼陀罗、四位一体的"变化着的原型"——使之涌现出来。从根本上说,天主教弥撒和所有其他强有力的宗教仪式都"包含"神圣——就是说,通过融入最有力的原型符号,它们成为神圣的。你可以说,组织起来的宗教是那些最有力的原型的守护者——因此它们就握有通向人类命运的钥匙,在它们的符号、神话、仪式中。

就某一点事实而言,荣格认为所有的宗教都是"心理治疗体系"(Jung,1935/1968,p.181)。他常常鼓励他的病人们拥抱宗教,尤其是天主教,"带着我的祝福!"他把这作为和他一起经历分析的一个部分和一个结果——尽管他的大部分病人都没有建立起天主教的信仰。

第五级:自我实现 在这个发展进程的第五个阶段,这个求索的人必须彻底地变革他自身,抛弃旧的自我,接受全新的**宇宙性人格**(universal personality)。这一进程曾被大量的不同的名称描述过。在心理学中,我们倾向于使用**自我实现**(self-actualization)这个术语——它不可救药地不充分。在别的传统中,它被理解为成佛,成圣,或不朽——这依赖于宗教传统。朝圣者接受召唤放下以前拥有的一切——就像圣经中的约拿被要求的那样——去经历完全的超越。

在这一点上,荣格的理论几乎完全成了神学,因此已经高于本书和本书作者的视野了。荣格告诉我们,在这一阶段,通向宇宙理解的障碍都崩塌了,面纱被撩起了,"一切都落在了应在的位置,齿轮咬合起来了,这事物看起来真的就像个机器,到了某个时刻它会自行运转"——给人留下的是惊异和"大欢喜"的感觉。(这一思想得到了更长的发挥,在 Jung,1917/1953,第二部分。)显然,在长达六年的自我分析经历中荣格确实有过这种体验,而且他的理论大都得自超越性的经验。在禅宗里,我们会把这叫作顿悟(satori)。

一个病人的梦

让我们用一个梦的断片来结束本章吧;它是由一位病人提供的,此人正在接近他分析心理治疗的终点：

> 那是一个温暖的夏日。我发现葡萄藤上悬着一个蛹，于是就把它摘了下来。蛹的外表是一种精致的绿色。它是透明的，因此我可以看到里面；我看到蝴蝶橙色的翅膀，啊，那是个帝王蝶。我把我的双手罩上去，想要给它提供温暖，希望手中的温暖能使它快快出来。但不久我就明白了，这没有用。我只有等待，等待它用自己的力量破茧而出。（Kaufmann，1989，p. 148）

噢对了，顺便说一句：在希腊文中，蝴蝶就写作心灵（*psyche*）。

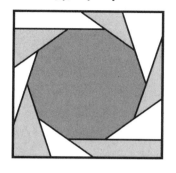

第十章

自我心理学：安娜·弗洛伊德、艾瑞克·埃里克森、卡伦·霍妮和埃里克·弗洛姆

百花齐放，百家争鸣

如果你对近代的中国历史有记忆的话，你就会记得，上面这句话是毛泽东首先
提出的，那是在一个短短的意识形态开放时期，紧随其后的就是"文化大革命"。同毛泽东颇为相似，西格蒙德·弗洛伊德使得他的革命性的追随者们走上了漫长的跋涉，以推翻确立了的秩序，用建立在科学基础之上的勇敢而光辉的全新未来视野取代过去的旧传统。这两个人都坚持各自行列中的意识形态纯洁性，以此掌控他们的运动整体。但这样做使得他们的运动都缺乏明确的继承人，因为对已知教条的任何偏离都会被当作是异端邪说，从而被作为回避任何持那种观点的人的理由。

1923 年，弗洛伊德被诊断为癌症，16 年后他将离开人世。他继续领导着精神分析运动，不过他越来越依赖他的女儿安娜，要靠安娜来继续他一生的工作。他的专制不再成为一个抑制因素了，他的追随者们自由地发展着他们自己的关于精神分析、关于谈话疗法的思想。本章要说的是四位弗洛伊德的直接传人所发展出来的可取之道，其中每一位最后都赢得了自己的忠实信徒。精神分析就如同一棵大树，而弗洛伊德是根基和树干。现在这棵树在成长着，枝条在向每个方向延伸。

安娜·弗洛伊德，弗洛伊德的女儿，发展出了一套关于儿童成长的精神分析观点，还发展出了一种分析方法，叫游戏疗法（play therapy），以针对他们进行工作。

艾瑞克·埃里克森，安娜·弗洛伊德的学生之一，他将她的工作延伸到了对于长达一生的心理发展的关注。他还拓展了我们的思维：关于心理成熟以及治疗者的
真诚的重要性。

卡伦·霍妮的贡献是把精神分析理论拓展到了女性的心灵。比起这一领域中先前的发展，霍妮的精神分析理论更多地聚焦于人际关系。她把生活理解为这样的

一种奋斗：追求自我控制和自我肯定，追求发现"真实自我"。她对男女两性间的心理学关系非常感兴趣。

埃里克·弗洛姆扩展了精神分析，使之包含了更多的关于人类境遇的社会学观点。弗洛姆强调了高度发展的社会需要，这使人类受制于他们栖身其中的社会。是满足他们独特的个人需要的驱力给予了生命以意义和价值。20 世纪 30 年代和 40 年代欧洲兴起的法西斯主义深刻地影响了弗洛姆的写作。

精神分析自我心理学的兴起

本章将简要地追踪那四个西格蒙德·弗洛伊德的继承者和接班人的发展，主要是通过他们在 20 世纪 40 年代和 50 年代在美国的工作。当你在阅读的时候，请时时记得 1930 年到 1950 年之间席卷了整个西方世界的广泛的政治、社会、经济的大变革：20 世纪 30 年代的世界性经济大萧条，法西斯主义在欧洲的兴起，还有在整个 20 世纪 30 年代几乎所有第二代的精神分析家向美国的迁移，以及漫长而残酷的世界大战和民主制度的最终胜利。对于后弗洛伊德时代的精神分析思想的发展，所有这些变革都有着深远的影响。

在这个时代的开端，精神分析是高度智力化的，并且几乎仅仅限于中产阶级职业者；它关注的是生活在竞争的、物质主义的社会中的私人的个体。但在这二十年的时间里，很大程度上因为北美的价值观和经验在变得越来越重要，精神分析开始重新思考弗洛伊德关于女性的观点，重新思考他的那些关于性本能和攻击本能的决定性影响的假说，并开始采用一种关于压抑的本性的更宽广的观点。正如社会历史学家菲利普·埃里耶斯（Philippe Aries，1985）观察到的，精神分析的兴起很大程度上是欧洲 19 世纪产生的性困惑的结果，当时好色的农民的性能力同文雅的中产阶级的秘密的性欲发生了碰撞。而到了性已经失去了震撼性价值的时代，精神分析应当扮演什么样的角色呢？

在弗洛伊德的时代，典型的精神分析病人是年轻的中产阶级女性，她们的内在冲突和压抑达到了顶峰，以至于发生了我的一个病人所说的"整洁、安静的神经质崩溃"。但在新世界，由于人们可以较为自由地表达他们自身，尤其是性，于是歇斯底里症就几乎闻所未闻了。在那些地方男人和女人们经历着焦虑，当他们无法应对外在世界的要求的时候。他们的崩溃不是"整洁"的；一次严重的焦虑发作和一例转换性歇斯底里症看上去没有多少相似。

弗洛伊德曾认为，分析的任务就是打穿防御机制，这防御机制通过对性力量和攻击力量——它们来自受本能驱动的本我——加以抑制而达到保护自我的目的。而新的分析家们则关注自我自身的发展和改善。这些新的"自我心理学家"们甚至就"自我的机能自主（functional autonomy）"来进行写作；这一概念听上去是够简单的，不过它的威胁可能把精神分析彻底地从它的生物学基础上连根拔起。

简而言之，精神分析自我心理学的一个主要的临床和理论贡献就是：把弗洛伊德的本能理论的总括性的断言——即事实上一切行为都是直接地或间接地、公开地或秘密地被［生物学］驱力的满足驱使着、为这种满足

177

服务的——给软化、缓和了。有了自我心理学理论上的修正，就在精神分析理论中为那样的行为和机能留下了空间，这些行为和机能在驱力变迁上是相对自主的。同时……因为病人可能对他们的希望和对抗这希望的防御机制都一无所知，解读的核心就可以聚焦于病人的这些防御策略上。（Eagel & Wolitzky，1992，pp. 114 - 115）

俄狄浦斯冲突再也不被理解为是人类冲突和混乱的一个纯粹的性的和攻击的根源了。现在它可以通过社会心理学的词汇来理解。它可以用这样的术语来言说：忌妒和挫折，抛弃感和渴望感，基本的安全感和信赖的资格，给予和接受爱的能力。

精神分析家们必须适应这些转向，这样才能保持与当今时代的同步。不过这样一来，他们就把精神分析理论打碎成了一百个断片——或者，是一百个花朵。

自我心理学的一些基本假定

这些现代的自我心理学家们还保留了一些弗洛伊德主义的洞察，其中主要的就是这样一个信念：我们成年人的生活是通过这样一些方式展示出来的，而这些方式是我们早年的儿时埋下的。对于分析家，诗人威廉·华兹华斯所说的"孩童是男人的父亲"字面上就是正确的。成年人的神经症症状、不适应的人格特征，这些实际上都是"病态的妥协"（Eagel & Wolitzky，1992），源自儿童受阻的、经历了冲突的对爱、养育、认可的需要。在精神分析中，病人的无意识对这些问题是如此"工作"的：把它们从过去投射到同分析者当下进行着的关系中。

178　　当我针对年轻的卢克进行工作时（在第七章中介绍过），有段时间他曾相信"我所做的对你来说从来都不够好"。事实上，我从来没有评估或判断过他的任何行为。最终他渐渐明白，他在拼命与之争辩的不是我，而是他生命中的那些情感力量（在这个案例中，是他的父母），这力量从不让他感到自己值得赞扬，因而也令他觉得自己不值得被爱。

在卢克同我的移情关系中，他渐渐揭开了他童年遭遇到的那些问题。从自我心理学家的视角来看，问题并不过多地在于他的性和攻击的感觉，而在于他那样一种能力，即摒弃"倒退的渴望，渴望融入并依附于幼稚的依赖感"，以便适当地助长那成人的"驱策，朝向更大的自主性和独立性"（Eagel & Wolitzky，1992，p. 118）。

在弗洛伊德，治疗的目的是让力比多得到矫正性和恢复性的情感释放，这力比多被压抑的大墙阻挡在了后面。对于"新弗洛伊德主义者"，治疗更倾向于被认为是帮助病人"减少超我（superego）的抑制，[从而给予]病人有利环境以形成对于自我的新的确证"（Eagel & Wolitzky，1992，p. 117），这新的自我确证将更有益于成长和转变。于是精神分析成了这样一个程序：与一个明智而富于洞察力的治疗者接触，帮助其克服受阻碍的心理发展，通过放弃这样一些儿时的遗产：反生产的、自我保护的症状和策略。

为了举例说明这些原则，我所能想到的最好的例子来自弗洛伊德也许会称之为日常生活的精神病理学的东西。倘若你将坐下来和一个年长的、智慧的人来个心贴心的严肃谈话，这个人很熟悉你，而且在日常生活中也对你作了定期的观察，那么，对于你不愿意去知道、去思索的你的自我，他将告诉你些什么呢？

我们也许会在学校或工作中展示出奇迹，保持乐观的、富于成果的、快活的状态，并且完全胜任我们所做的一切——直到我们撞上一位权威人物。这样一来我们也许就会显得情绪化、非理性，甚至有那么点偏执狂。

或者，我们也许会一直胜任并且成功，直到我们照了镜子——在那儿我们不可避免地看到了一个肥胖的、没什么吸引力的人，似乎谁也不会尊敬他、爱他。

我的工作中曾遇上这样的男人，他们不能忍受这样的想法：有个女老板，或与同性恋者做同事。我还知道这样的人，他们把一切的自我价值都投注到薪水或平均学分绩点上面。我知道有个学生，他仅仅允许自己报名这样的课程：这些课程据传言是不可思议的难——无论他对那些主题是否感兴趣。倘若我在学期末的课程评估表中收到仅仅一份这样的评论，内容是蹩脚、恶劣、复仇心切的，那么我就会对余下的 50 份评估表视而不见了，尽管那些评估告诉我，我给学生们提供了一个重要的而且富于成果的学习体验。

像这样的一些经验并没有强制人去相信这种观点：性驱力和攻击驱力是人类感觉和行为的发动机。因此我们几乎不可避免地被拉进了这样的观点：我们现今遇到的情感上和心理上的困难，是我们幼年期所获得的教训的结果，这教训关乎世界和我们在其中的位置。

客体关系　在成长中的孩子身上，正在出现的自我在与一系列的非我的"客体"对抗着；他或她必须与这些客体相互作用，以满足最基本的本能需求。对孩子来说，挑战在于，他得学着去和这个外在世界进行磋商谈判，而且不能为了个体自主性和自我感而出卖对于这些基本需求的满足：比如爱、安全感、尊重。

自我心理学聚焦于**客体关系**，即病人在儿时是如何学着在安全和独立之间取得妥协的。如果病人寻求成长为一个成功的成年人，那么他或她就必须发展出一个对于个人同一性（identity）的强有力的感觉（Kernberg,1976）。这种个人同一性必须和自我的许多不同方面整合起来，这些不同的方面是在与数以千计的别的"客体"的关系中浮现出来的，而这些客体是个体不得不与之进行磋商的。

自我防御　根据科胡特（Kohut,1971）所说，健康的同一性包含了一个自主的自我，它保留有足够的自信和自尊。当遇到这种成长中的挑战时，这个个体拥有这样的能力，就是能在参与共同体生活的同时成功地满足他或她自身的需要。然而这挑战从根本上说会贯穿人的一生。一次又一次地，我们都遭遇过这样的形势，在其中我们的自我感觉并不充足，在其中我们也许不相信自己有能力满足加在我们身上的要求。

在这种时候，我们这样对世界作出反应，大致地就如同我们在父母的亲密照料下所学到的那个样子。我们自我的弱点显现在了各种各样的防御性策略中，我们用它们保护自己，使自己免得被压倒、被抛弃、被拒绝养育。我们同世界的这种和解会支离破碎，而我们也许会陷入无意义和孤独的恐慌中。在这样的时候，我们就会在很大程度上受制于我们周围的这个世界。在那些和我们最亲近的人看来，我们会显得忘记了自己是谁、自己将代表什么。这种形势就需要对自我系统（self system）来个矫正性的重构：

> 尽管它能用多达半打的不同表达方式来予以说明，但匮乏/防御假说的中心在最近的海因兹·科胡特（Heinz Kohut）的自体心理学中是尤其明显的。对科胡特来说，精神病理学的核心就在于自我当中的结构性的缺陷和匮乏。而那防御性的和补偿性的行为则被说成是把那个个人驱动引领向两个方向：受负罪感支配的对快乐的追求；还有"悲壮的"（尽管是有创造性的）企图，企图"超越快乐原则"并展现那个中心的或"核心的"自我的模式。据说有一个"张力弧"联结着这些自我的两极性方面，从而使这个人既受着寻求快乐的雄心的"驱动"，同时又被他们的理想"引领"着。（Mahoney，1991，p.237）

有时候，我们的自我防御会变得如此强制，而我们对它们的洞察又是如此受限，以至于我们必须寻求某些治疗形式，才能够得着我们自身的动机和经验的真理。几年前，我曾遇到过这样一个人。

案例研究：盖尔和无名的问题

180　　　盖尔是个31岁的银行雇员，她最近升到了副经理助理以及消费贷款部门领导的职位。在她商行的历史上，受到如此重用的人中，她是最年轻的一个。在工作中，她是有才能的、受欢迎的、专断的、自信的。

而在家里，她就完全是另一个人了。盖尔有三个孩子，每个都在小学的"天才"班中接受过追踪；而她的丈夫，每天都要多次告诉她，她是他所知道的最伟大的妻子、伙伴、母亲、个人。她的孩子们有着良好的教养和举止，而且很爱她。她丈夫也是爱她、支持她的，而且积极地参与着家庭中的一切。

可是尽管一切都那么好，在工作结束后，盖尔有时仍会在自己的车里因为不得不回家而哭得死去活来。当她必须离开工作、回到她的家庭时,她就会恐惧周末和假日。

　　和许多中产阶级的人一样,盖尔来接受治疗,是因为她觉得自己快要精神失常了。她害怕她自己正面临着一个重大的崩溃,而且她担心,如果她因为精神病而住院的话,会给她的家庭、职业带来不良的后果。不过,当她午餐时把这些告诉我时,她仍旧是那个有权力的银行家盖尔。我听了,却真的"看"不出她的故事。我知道她告诉我的是真的,但那看起来仿佛是属于另一个人的真实,那个人和坐在我面前的这个非常成功而沉着的人完全不同。

　　我们快速地掠过这些明显的可能性:她爱上了另一个人? 不。她憎恨她丈夫、她家庭加在她身上的要求? 不。她性生活不快活? 也许性要求没被男人满足? 不!财务的问题? 工作问题? 生理上的抑郁? 房子简陋,或者邻里生活不愉快? 希望一个人待着,需要更多的私人空间? 不,不,不,不,不。盖尔真的不知道使她烦恼的究竟是什么。当她接受我那 20 个问题的考问时,她也许甚至有点受惊吓。

　　我观察了盖尔和她的孩子在一起的时候——那儿没有线索。我观察了她和她丈夫丹在一起的时候——那儿也没有线索。除此之外,我观察到,她在丹面前的时候,显得颇为紧张、不安和拘束,和她同我初次见面时的自信、"负责"的样子完全不同;而那时是她和我单独在一起。

　　我单独地见了她的丈夫。丹至少是像盖尔一样困惑——而我也要变得那样困惑了。

　　同时,盖尔和我有着很好的职业关系,尤其考虑到我从没为她做过任何岂有此理的事情。这关系是足够好的,以致于在我们的疗程之前和之后,她在晚上会做些生动鲜明的梦。这些梦的强烈程度和意象都常常令人吃惊,而且通常包括发生在丹身上的某些令人毛骨悚然的事。当丹掉下一个悬崖、在院中被枪杀、被周日的晚餐噎死或得了什么绝症的时候,盖尔总是个无辜而无助的旁观者。由于这些可怕的意象,当她和丹一起在我的办公室的时候她明显表现出不安——把这些结合起来,我想我们也许能够分析出某些东西。

　　完美性的专横　我开始相信,在盖尔的生活中有着某些巨大的"应该",而且由于某种原因一个或两个主要的"应该"发生了故障。我回忆起新弗洛伊德主义分析家卡伦·霍妮的一段话,在脑海中,我试图把它套到盖尔身上:

> 　　神经症病人试图把[她那]和外在世界有关的理想化的自我予以实现:在成就中,在成功、权力或胜利的荣耀中。[神经症病人]试图坚持她的某些异乎寻常的权利,这权利是[她的]独特性所赋予的,不管是在何时、以何种方式,[她]能够……并且[她]一旦感知到自身和理想化的自我之间的差距,[她]

181

的声言就使[她]能够让自身之外的某个因素为那样的"失败"负责……

　　许多灰心丧气、过敏易怒的反应，或发生在分析时的恐惧，这些与其说是病人由于发现了[她]自身之内的使人困扰的问题而作出的反应（正如分析家们倾向于假定的），不如说是由于[她]感到自己没有力量把它立即驱走。(1951,pp.64,71－72)

有两种可能性在吸引着我。一是，在她的死亡梦境中，盖尔用她丈夫"安全"的形象代替了她自身；事实上，被假想为要死的是她自己，但她的无意识把自己和丹在梦境意象中调了个。二是，倘若有一天，丹真的死得冰冰冷了，那么盖尔生命中的某些真正的问题就得到了解决。这两种假说都能符合我见证的事实和我听到的故事。而且也许两个假说都符合霍妮所说的"应该的专横"(the tyranny of the should)。亲爱的读者，你猜是哪个？

现在我开始相信，这个问题由于某种原因更多地同婚姻有关，而不是同那近乎完美的孩子或更完美的工作。那个概念——完美性——总在我脑中盘旋。盖尔是个完美的银行家，也是个完美的母亲。她是不是完美的妻子呢？

我试着把头脑中的这些想法转个方向。盖尔拥有完美的职业、完美的孩子、完美的房子。她是不是拥有一个完美的配偶呢？

我对那些梦境进行了文字解读。我让盖尔告诉我，倘若她的梦实现了，她的生活会发生怎样的变化。哦，那将多么可怕。多么悲哀。毁掉了孩子们的快乐。留给了她孤独。她决不会再婚。那是世界上她最不愿意发生的事。她希望她先死，这样就永远不必经历它了。

是啊，但是梦常常背离愿望。丹的消失会解决什么问题呢？我没有问盖尔谁会为之感到愉快。我问的是，在这样一个悲惨的剧本中，一线希望在哪里。

盖尔开始谨慎地、甚至是理智地和我说话。是啊，因为丹没有学院文凭，也没有什么真正了不得的工作，再说她的工作现在收入非常可观，失去丹在经济上是没什么影响的。有那么个后果也许是积极的：孩子们可以和他们的外公外婆更亲近了。他们不赞成丹，而且没来参加婚礼。盖尔当时已经怀了三个月的身孕，这是她父母猜想的；不过真正的问题在于丹缺乏教育，根据社会阶层背景来看，他配不上她。

渐渐地盖尔向我透露，并且也向她自己透露，在12年前，她在她的家庭和丹之间所作的选择是痛苦的。倘若她没有怀孕，也许她不会作出这样的选择；不过，也许她让自己怀孕，就是为了让自己别无选择。

盖尔是爱丹的。但在某些层面上，她也为他感到羞愧。她常常害怕他会在别人面前说些或做些什么，从而泄露出自己的工人阶级背景。甚至当他来和我谈话时，她也害怕他会说出蠢话。而现在,盖尔和丹在一起的生活变得多么复杂啊。一个一生从来没读过书的男人的孩子,却在一个天才儿童的班级里。等他们长大,等他们拒绝丹那边的家庭,并且接受他们的父亲在一个工厂里工作的耻辱——正是那时,他们的母亲却正在升向职业生涯的顶峰。

无意识的秘密　我们可以从一个动力学的视角来看看盖尔身上发生了什么:不断增长的绝望和恐惧威胁着她的长期安全感,这些情绪开始支配她的无意识心灵,她不得不寻找更有效的方法以抵挡、以避开她的焦虑。在我初次见到她的时候,她和她的问题的根本完全失去了接触。正如安娜·弗洛伊德,自我心理学的先驱之一,所说的:

> 只要那个人的自我设立起来的防御是原封不动的,那么分析的观察者所面对的就是空白;而防御一旦崩溃,例如,当压抑失败了,无意识的材料返回了,一大堆的关于内在进程的信息就可以取得了。(A. Freud,1968,p.125)

盖尔的无意识显然接受了治疗情境的邀请,产生了一系列揭示性的梦。不过她的无意识把这样巨大的不完美压抑下去了:憎恨她所深爱的丈夫的社会阶层和教育背景;这种压抑就使得她没能认识到她自身的相当严重的情感问题根源。

到了这时候,我们就能够追踪盖尔的完美主义以及对她父母的高度清教徒式的世界观的反抗根源了。她明白了她如何给自己制订了成功和获取权力的计划,既是为了保护她脆弱的自我,使之免受他们那粗鲁的批评的伤害;也是为了迫使他们接受她,为她自豪。

她的反抗行动——和一个友善文雅的工人阶级年轻男子睡觉并怀上了他的孩子——给她打开了一个新世界。她发现了如何交流感情、如何表达和接受爱。她还发现了,只此一次及时行乐也是可以接受的。

她目前的危机显然是她最近的升迁促成的。她大体上看出来了,银行规矩而严厉的上层管理与她父亲有许多相同的价值观。在我们的疗程中她回忆起来了,当她收到那封宣告她升迁的信的时候,她的第一个想法就是,必须确保,不让她的新老板,还有她现在的手下——也许这一点更重要——知道她的丈夫。

针对这些问题的工作结束后,就是我离开诊所的时候了。我提醒说,我的离开是个好机会,好让盖尔和丹尝试一些夫妻治疗。我冒险作了这样的判断:盖尔并没有像她自己所想的那样在她丈夫面前成功地掩饰住她对他的教育和职业层次的轻视。现在,也许,"她的"问题实际上是"他们的"问题;并且,因为他们两人都希望维持他们的婚姻,那他们就得在两人的关系上好自为之了——这一点非常重要。

盖尔的故事最终结果如何,我一点也不知道;不过我确实知道的是,我对于丹的觉察所作的猜测是有根据的,并且他对于婚姻的考虑也得在咨询中得到处理。

安娜·弗洛伊德

发展谈话疗法，对同本能相对的自我的发展和机能作出明确的强调，这些成了西格蒙德·弗洛伊德最小的女儿安娜（1895—1982）一生的工作。根据大部分的说法，她在其中长大成人的那个家庭是不怎么快乐的（见 Roazen，1971，那是关于安娜·弗洛伊德的一生的最完整的传记）。

在安娜刚刚成年的时候，西格蒙德·弗洛伊德显然已经对他妻子失去一切智力上的兴趣，情感上的兴趣也所剩无几了。人们怀疑，历史上也没有哪个配偶可以和弗洛伊德聚集在身边的那一大群极端忠诚的追随者们竞争；当时是 20 世纪 20 年代，精神分析运动在欧洲精神病学界的重要地位正变得渐渐稳固。

然而弗洛伊德从不真正允许自己把统御的权力让渡给外来者，无论这个追随者有多么忠诚、真挚和热切。弗洛伊德用以统治他的门徒的根本支配方式就是每个新成员的"分析训练"。从 19 世纪末弗洛伊德分析他自身的时候起，他就开始了这个传统。直接地接受导师的精神分析，那是精神分析的完美性的关键，那也使弗洛伊德失去了某些最有抱负的追随者；你也许回忆起了第九章中所说的，当荣格和弗洛伊德的关系和合作发生破裂时，这事成了激烈争论的一个题目。

因此，从弗洛伊德那方面来说，让他女儿安娜进入分析可不是什么无足轻重的决定，当时那女孩才刚刚十多岁。从那些日子起直到她生命结束，安娜的生命中只有一个男人的位置，那个男人就是她的父亲。

渐渐地，老弗洛伊德用他所能用的两种最有力的方式加固了这个纽带：不让安娜离开家去接受"自立"教育，让她把最深的情感和智力生命都投入彻底的精神分析。安娜·弗洛伊德的传记作者是这样说的：

> 弗洛伊德的动机也许是非常好的，但无论从医学上还是人道上来说，情况都很古怪。作为她的分析者，他不可避免地会调动起她的过高估价感，同时还侵犯了她灵魂的隐私；他在他们的关系中加入了新的移情，却没有真正消解它们的可能性。一个天才人物，他在他女儿的生命中当然也是个巨大的形象；作为她的分析者，他把她永久地和自己联系在了一起。（Roazen，1971，p.440）

蒙特（Monte，1991）对这种奇怪而有力的父亲/女儿同盟对于精神分析未来方向的影响作了沉思：

> 安娜·弗洛伊德没接受过正式的学院训练，也没有医学或心理学的资格；但她无论如何还是致力于精神分析了，靠的是这个最有力的保证：她和

精神分析的创始人、她自己的父亲——他不得不担任两个极端对立的角色：职业上的伙伴，及作为父亲的知己——一起投入了智力上和情感上的自我探索。(p. 171)

继承者的戏剧

1920 年，弗洛伊德把一枚有着传奇色彩的指环(在第十六章你会看到威廉・里奇接受了一个类似的指环)授予了安娜，向维也纳精神分析学会——他最信赖的精神分析追随者的内部圈子——显示了他给予女儿的地位。现在安娜就能够向那个内部圈子致辞、发表临床判断了，还有更重要的：她可以向信徒们解释父亲的话。

这段时间也是弗洛伊德私人生活的转折点。1923 年，他的癌症被确诊了，于是在患病期间，安娜成了这位患病的领导人最亲密的伴侣、护士和密友。在无数的摧残人的手术中，还有去医院作放射疗法的过程中，安娜总是陪伴着他。他过于病弱以致无法在大会上作报告，就由她来宣读他的论文，于是她就成了他的官方声音。弗洛伊德把安娜称为他"忠实的安提戈涅"(Monte, 1991)——就是在索福克勒斯的戏剧《安提戈涅》中那个垂死、失明的俄狄浦斯的女儿。

渐渐地，安娜接管了她父亲的运动的日常事务，而且看起来，她自身的身份被越来越多地卷入其中，以在一切方面忠实地代表她父亲。正如《纽约时报》在 1982 年 10 月 10 日的讣告中指出的，安娜"拥有她父亲的整合他人的能力，尽管是在较低的程度上；甚至，当她需要门徒的时候，她就能产生出门徒"。在 1938 年纳粹占领维也纳的时候，弗洛伊德的家庭和图书馆遭到了侵袭，当时不得不同盖世太保周旋的就是安娜・弗洛伊德；并且是安娜把她垂死的父亲和年老的母亲重新安置在了安全的伦敦，1939 年，弗洛伊德就在那里去世了。

安娜・弗洛伊德的大部分独立思考都致力于儿童的精神分析研究。有人会怀疑，对于她引入正统精神分析的那些改变的重要性，她自己是不是有完整的认识。不过，弗洛伊德曾公然鼓励那些更理论化的分析家(梅兰妮・克莱因[Melanie Klein]，他们中首要的)公开反驳安娜的工作，从这个事实我们也许就能猜测，这位虚弱的然而仍旧坚决的父亲因为她女儿的偏离而在心中体验着冲突的折磨。这点我们也可以确信：安娜・弗洛伊德认识到她在"逾越精神分析的技术和形势的严格界限，并且在创造一个直接观察的[新]领域，以它自身的方式"(A. Freud, 1971, p. 139)。

对于儿童的精神分析研究

通过对儿童的研究，安娜・弗洛伊德认识到，自我的发展是儿童的主要任务；和儿童成熟后的性冲动和攻击冲动的优势比起来，自我的发展并不是次一级的。她还认识到自我的这种努力：保护它自身，使自身免受它与之对抗的强有力的力量的伤害。她从不质疑本我的力量，也不质疑她父亲的这个断言，即自我将本我的需求转化成社会能够接受的行为，如此来为它的"主人"服务。不过她认为，自我是心灵的一个半自主的成分，它有它独特的动机，去获得自立、持续的成长和发展，以及牢靠地建构出对于社会现实的见解。

最重要的也许是，较之她父亲所宣称的针对人类本性的悲观的斗争，安娜·弗洛伊德所提供的对于人类行为的解读要更自由得多。在她晚年，她曾就"男人对抗自身的斗争"这个问题进行过写作，不过在她看来，斗争是发生在一个发展性的语境中的。儿童生活的根本任务不是同社会或本能作斗争，而是去获得力量和勇气，有了这些才能让自己得到全面的发展。健康的孩子从他们最初的依赖状态开始努力奋斗，以达到他们情感上的自立：从消极地接受照料，到积极而自主地自我照料；从沉溺于自我刺激的游戏，到从事有意义的劳作；从自私到真正的友谊；从基于惩罚威胁的道德控制，到自主调节的自我与超我规划。

安娜·弗洛伊德针对被收容的和住院的儿童所进行的治疗工作标志着开始把谈话疗法延伸至儿童。先前的那些路径把孩子当作"小型的成人"来处理，尤其是从认知上（Glen，1978）。然而安娜·弗洛伊德懂得，对付儿童的思维，需要在治疗者这方面有更富创造力的分析手段，倘若想要找出他们真正的动机和恐惧的话。她让孩子们在一个精心建立起来的"治疗同盟"的语境中谈论他们的幻想和梦境（见 Langs，1976）。在这些过程中，信赖所扮演的角色与移情在成人治疗中所扮演的角色基本相同。

安娜·弗洛伊德观察到，表面上看来，孩子们不太能够通过文字上的复述来交
186 流他们的精神产物。事实上，她不相信儿童有能力把他们的无意识情感生活纳入任何符合理性的完整而直接的表达。她相信，通达儿童无意识的唯一道路就是在他游戏的时候观察他。一个儿童的一切无意识的恐惧和动机都投射到了游戏中。由于弗洛伊德在 20 世纪 30 年代的先驱性工作，即对儿童游戏行为中的动力学进行解读，心理动力学游戏疗法成了一个主要手段，用于研究儿童的心灵发展；它也成了大部分针对少年儿童的心理动力学治疗工作的核心焦点。

艾瑞克·埃里克森

艾瑞克·埃里克森（1902—1994），在 20 世纪 20 年代是安娜·弗洛伊德在维也纳的学生和分析对象；在针对儿童的精神分析工作中所展现出来的洞见把他给迷住

了。埃里克森的第一本著作《童年与社会》出版于 1950 年，它的基础就是对不同文化中的儿童的心理发展方式进行观察，并对这些观察的结果进行精神分析的解读。然而颇有讽刺意味的是，埃里克森对于儿童生活尤其是他们的游戏的心灵内容的迷恋，最终使得他抛弃了他在精神分析方面所受的正式训练。

就像他的导师安娜·弗洛伊德一样，埃里克森实际上没有受过正规教育，也没有受过医学训练。他是个土生土长的德国人，在他更年轻的岁月里他是个艺术家。后来他被带进了精神分析圈子，当了私人学校的校长，那学校是分析家们为他们的孩子兴建的。因此，他的作品与和他同时代的大部分作品不同，他身上不怎么有艰辛刻苦的学术气。不过埃里克森擅长于仔细观察，这是他当艺术家的时候发展出来的技能。

1933 年，31 岁的埃里克森在美国定居下来——他是第一批在欧洲受训、然后迁至美国的精神分析家中的一个。在随之而来的岁月中，埃里克森努力想要发展出这样一种心理学，以便忠实地把那些错综复杂的材料纳入一个秩序，这些材料是他在他周围的人的行为中观察到的。起初，埃里克森"确实感到我仅仅是在给我从西格蒙德和安娜·弗洛伊德那里学到的东西提供新的例子；渐渐地，我才认识到，有些最初的观察已经包含了理论中的一个转变了"（转引自 Evans，1969，p. 13）。也许是由于从维也纳到纽约的迁徙所带来的戏剧性的视角转换，埃里克森在他针对美国病人的临床工作中所遭遇到的这些"新的例子"将对精神分析的未来发生深远的影响。

埃里克森开始质疑弗洛伊德主义正统学派所最珍爱的一个假说。他主张是文化定义了个体，通过提供一个动态的语境，个体在这个语境中成长、成熟。而弗洛伊德在《文明及其不满》（1930 / 1961）中所信奉的正统观点是，社会利益和个体利益是不可避免地相互冲突的，而神经症是文明的"代价"；现在它几乎彻底地被这样一个　187
观点取代了：每一个人的生活都是在一个复杂而独特的"心理历史"中展开的，而个人独特的同一性就是在其中被锻造出来的。

从这个视角来看，正如蒙特（1991）所观察到的，自我的机能就是把正在生长和成熟的个人身上所发生的变化予以整合、加固。在规律性的发展阶段中，我们的同一性这个可适应的、能解决问题的中轴在接受着挑战，这挑战来自由种种机制和仪式构成的文化，它们对特定性情结构的获得予以奖励。这些结构就是那种对于共同体的目的有所支持、有所增进的结构。

渐成发展理论

对于选过心理学导论这门课程的大部分人来说，他们关于埃里克森所记得的就是他那著名的八个阶段的"渐成发展理论"了。它主张，在自我发展的长达一生的过程中，所有的人类都在被以各种各样的方式"测试"着，通过"下决断的时刻，在进步和退步、整合与阻碍之间作出选择"(Erikson,1963,p. 270)。这一宽泛的发展次序的纲领并不像西格蒙德·弗洛伊德所主张的那样可以在生命的最初 50 个月或 60 个月予以解决的，它需要的是一生的时间。

这些阶段之所以被称为渐成，那是因为埃里克森相信，每一个阶段都必须从机能上被解决，这样人才能进展到下一个阶段。我在现在所在的这个阶段中将经历到的成功，是由我的自我在更早的阶段中经历到的成功或匮乏决定的。它把生命想象为一列火车，它在到达终点以前得在路上经过一系列的车站。在每一站，这火车都要捎上外加的车厢，其中有些带的乘客更多，条件也比别的车厢要好。接着火车赶赴下一站，或迟或早。

在每一阶段的经历中，都会留下延及一生的影响；它们是由剧变中所遭遇到的正面后果和负面后果之间的比率所决定的。这些剧变埋藏在和年龄有关的、我们每天都要面对的发展性任务中：离开爸爸妈妈去上小学；决定哪个发型最好地反映自己的人格；寻找有意义的职业，建立自己的家庭；恐惧死亡，或期待内容丰富的晚年。

在埃里克森(1959)看来，这些就是生命的阶段，以及每个阶段面临的发展性任务：

● 在 **婴儿期**；在口唇期(oral stage)是信任和不信任的对立；在肛门期(anal stage)是自主和羞愧、疑惑的对立

● 在 **童年**；在性器期(phallic stage)是主动与内疚的对立；在潜伏期(latency stage)是勤奋和自卑的对立

● 在 **青年**；在生殖期(genital stage)早期是同一性和身份混乱的对立

188

● 在 **成年**；在完全的生殖期是亲密和孤独的对立；在工作的年月是繁殖和停滞的对立；在老年期是自我完善和绝望的对立

在大学生活中，亲密和孤独的对立往往是个最为重要的问题。倘若你在大学时代成功地发展出了成熟而持续的人际关系，那么这成功就意义深远地塑造了你在此后的生活中进入其他关系的方式。当你通过了这个发展阶段，你就在彻底地向他人开放和彻底的自给自足之间找到了平衡。在很大程度上，这一平衡是被你的"人格"的产物独特地决定了的；而这人格的被建立的方式又同你在此前的每个发展阶段的经历有关。换句话说，你现今的(或最近的)浪漫关系或亲密友谊是个有意义的反映，反映了你早期的心理发展阶段使你变得怎样可信任、自主、主动和真诚。此外，你 20 岁的个人发展所产生的互相依赖性和亲密性的风格，也许将会对你 40 岁时候的人格特征有深远的影响。

人生"美德"的获得

一个人在每个发展阶段的相对胜利都留下了一个性格记号，或者说"美德"，它

们成了个人总体同一性中相对永久的部分。每一个美德都反映了对于心理社会成长历程和个人性心理发展的一次成功整合。在发展的次序中,渐成的美德分别是希望、意志、决心、胜任、忠诚、爱、关心和智慧。

埃里克森会说,对于大部分大学生,必须出现的美德是爱的能力。爱反映在人的这样的能力中：能够真诚待人,能够和他人分享自我而不伴有过多的自我防御。对于亲密和孤独之间的冲突,这是一个发展上的理想的解决。在那些更早的发展阶段中,希望、意志、决心、胜任还有对同一性的忠诚,这些美德成功建立就预兆了人类发展的这个关键阶段的成功。这一进程为承受性格的优点和弱点创制了一个蓝图,而这些性格特征将在面临巨大压力或个人挑战的时候暴露出来。

心理治疗学：聚焦于治疗者

埃里克森所信奉的心理治疗的方法和功能仍是颇为正统的。他相信得对成人使用自由联想法,还得分析儿童在自由的游戏中使用的符号和仪式。他相信治疗的目的就是让无意识的变成有意识的——人们希望这能使病人获得洞察,继而运用洞察在他的智力和情感生活中重建与每个阶段相适应的更完满的机能层次。

他的理论中有个颇为有趣的方面,那就是,埃里克森认为在治疗的相互作用中,反移情比移情更重要。他的观点在我看来颇为有力,就是说,倘若治疗者自己在自我的发展上有什么"阻塞"或障碍,那么在治疗进程中他们就很难自由而完整地贡献出他们自身了。正如他所写的：

> [治疗者]必须发展成为一个操作者,并且作为一个个人；正如病人是被当作一个病人、当作一个个人来予以治疗的。它是这样一个经历,它使得被治愈的病人发展出一种朝向健康的态度,并且把这态度传达到家庭和邻里间。这种态度是伦理展望的最根本的成分之一。(1964,pp. 236-237)

在《行为治疗者》中有一篇斯宾塞和亨默写的文章(Spencer & Hemmer,1993),说的也正是这一点。他们说,倘若治疗者对于来访者中的男女同性恋者持有情感上和政治上的否定性观点,那么他们是否还有可能给病人提供有意义、有效果的治疗服务？他们指出,1991年美国心理学协会所作的调查中,只有5%的治疗者"报告了一个赞成同性恋的治疗倾向"；因此斯宾塞和亨默建议"治疗者们[必须]继续对抗自身的恐惧和回避行为,这样他们的治疗干涉才会对男女同性恋病人们更有效、更适合"(p. 96)。

一个治疗者自身的心理社会发展和同一性会以这样的方式发生缺陷,以至于针对男女同性恋者、少数民族或种族的成员以及类似的人产生甚至是无意识的愤恨；

根据埃里克森的术语，这就是治疗者在进行着"角色扮演"。这样的治疗者无力提供给病人一个真正意义上的人的相遇——只有在这种相遇中，人们才会感到有意义或有疗效。埃里克森把前面那种相遇比作一个演员在舞台上的脱离角色的演出：

> 不过，如果角色扮演仅仅以自身为目的，受到成功和地位的奖赏，并且诱使那个人抑制自身在核心同一性中潜存的东西——这样的话，情况又会如何呢？对于一个演员来说，只有当他身上拥有了演员的核心同一性——和职业技巧，他所扮演的各种角色才会有说服力。（1974, p. 107）

结果就是"不明智的在场"和"治疗黄金律"——治疗者必须致力于成为一个完整的人——的打破。治疗者必须能够自由直率地交流，不伴有反移情的歪曲——这歪曲的基础是治疗者自身有缺陷的自我发展的不合理纲领和遗产。

埃里克森对于谈话疗法发展的影响尤其表现在这一点上。治疗者必须意识到，无论他自己还是病人都是在完成着自我发展的任务，尽管任务不同。是的，病人需要找回希望或信任或同一性的感觉，那是她或他没能在儿时的适当时期得到发展的。而治疗者同样必须意识到她或他自身的心理发展纲领，还有不怎么令人满意的美德。

190　　治疗过程中双方在互相影响着，冲击着各自的弱点和当下的同一性中的问题。其中的每一个都能对另一个的成长和完整性有所帮助和促进——但仅仅是通过承认另一个的特殊性和单独性。这样一来，双方就都能经历到有意义的人际关系，在这之中才有可能找到个人独特的同一性的意义。通过这种发现，就为病人和治疗者的个人成长和更进一步的个性化创造了有利条件。

再一次地，我发现我自己在想，"是啊，我的读者们肯定早就知道这些！"不过在谈话疗法的历史上，这一概念的产生是个重要的时刻，因为它把那个不动声色的、感情上匿名的作为治疗者和生命给予者的长老模型给打破了。埃里克森使精神分析人性化了，他让心理学家从多种视角感受意义，从而做到了这一点（正如我希望的，我已经用从一本行为治疗的出版物中引用来的话向你们举例说明了这一点）。蒙特（1991）认识到，"在当代心理学的理论中，埃里克森的理论也许是得到了最广泛的阅读、思考和写作的"（p. 291）。

埃里克森聚焦于人类经历，把它作为一个长达一生的、对于自我和世界的相关知识进行测试、解读、整合的过程；这样一来，他就给我们提供了第一个关于人类发展进程的后现代解释。它也是另一种形式的"救世主义"谈话疗法（见第十九章和第二十四章），但至少它颂扬和肯定了生命，并提供了这样的希望：从我们刚刚开始生命的那一秒钟起，我们就能从生命中发现意义和价值。

卡伦·霍妮

在此前讨论盖尔的案例的时候,我描述了最初的无成果的疗程给我的沮丧。最终我在卡伦·霍妮思想的语境中思考了她的处境,看起来这个就是关键。霍妮(1885—1952)是新弗洛伊德主义的先驱之一,也是首批女性精神分析家中的一个。霍妮的工作,尤其是在《女性心理学》(1967)中所体现出来的,又在这方面迈开了一大步:进一步削减精神生活的男权中心的、解剖结构即命运的公式,而这一公式曾经是那些最初的男性知识分子圈子的思想特征;在精神分析运动的早期岁月中,他们聚集在西格蒙德·弗洛伊德的周围。

聚焦于性别的心理动力学

从根本上说,霍妮对于谈话疗法的贡献分成两个部分。她最重要的贡献也许就是改写了精神分析的理论,使之在临床分析中、在对男性和女性的治疗中能更好地应对性别的问题。例如,她认为,弗洛伊德所说的"阴茎忌妒"实际上体现了女性的愤恨,因为她们在家庭和社会中往往被当作二等公民来对待;她主张,女人想要的不是阴茎,而是要分享更多的尊重、权力和特权,以便和那另一半拥有阴茎的人类平等共处。

191

她观察到,为了她们被生理情况决定的低级社会地位,女孩子不仅倾向于责备自己,还倾向于责备母亲。这种"令人痛苦的自卑感"不可避免地使得女人们压抑自己的女性特制,或"否认阴道"(Horney, 1967, pp. 147ff)和"逃离女性特质"(1967, pp. 54ff)。结果就是,任何对于女性真实本性——那当然是男性和女性特征的结合体——的肯定都会令她们感到焦虑和恐惧。

"对女性的恐惧"　霍妮(1967)认为,社会的男性至上主义对男性也同样造成了伤害。在她关于性和精神病理学的作品中,男性**对女性的恐惧**也是一个相应的主题。霍妮强调,文化对男性角色普遍的过高估价迫使男人们承担可畏的责任,并且倘若他们身上有任何令他们想起女性特征的东西,他们就会感到恐惧。因此,当男人们遭遇到自己身上的"某些奇怪的、不熟悉的、神秘的东西"的时候,他们就焦虑起来;这恐惧使他们把自己天生的同性恋感觉当成是巨大的警告和混乱。

从这个视角来看,弗洛伊德的断言"解剖结构即命运"就获得了全新的意义。由于解剖学上的性被社会操作成了性别,由于性别是文化期待的基础,从中我们萌生尊重,并且由于每个性别都认为相对的性别仅仅通过耗费相对的特质才能赢得尊重,这样一来,性别之间的不信任和"一种可以理解的怀疑气氛"就成了一种生活方式。

男人们和女人们试图克服这种事态,因此他们在"过高估价的浪漫爱情"状态中走到一起,希望爱欲的吸引能够在个人层面上抹去在社会和文化层面上毒害了我们的东西。但我们当然会把外在世界的政治带进浪漫的爱情关系。霍妮指出,在分析中,男人流露出了对这些东西的无意识的恐惧和不信任:女性对于他们的阴茎所具有的"神奇的影响",还有那个"神秘的存在",它会秘密地把他们评判为不合格的男性。

神经症的虚构   另一方面,女人们常常渴望与男人有爱欲上的亲近,怀着这样一种神经症的希望:她们能够在某种程度上拥有那些被归属于男性生殖器的神奇力量。女人过高估价了爱情,以为对男人的动情的献身就能抹去那萦绕在她们生命中的对于低等地位的愤恨。爱情成了"通过他者来生活"的媒介。之所以有那么多的婚姻会失败,这种*神经症的虚构*也是一个原因。

问题在于,精神分析如何帮助解决这些问题。霍妮的回答:

> 为了消减这种两性间的不信任,分析的洞察能作出什么贡献呢?
>
> 对于这个问题没有一成不变的回答。对情感力量以及对它们在爱情关系中的难操纵性的恐惧,还有由此产生的投降和自我保存之间、我与你之间的冲突,这些整个地是个能理解的、无法平息的现象——如它所是的,也是个普遍现象。从根本上说,我们的不信任倾向同样如此——那源自未解决的儿时冲突。而这些儿时冲突在强度上可以是多种多样的,它们留下的痕迹的深度也有所不同。分析不仅可以在个人的案例中帮助人们改善和异性的关系,而且还能试图改善儿童的心理状况,把过多的冲突遏制在萌芽状态。当然,这些是我们对于未来的展望。在追求权力的重大斗争中,分析能够把斗争的真正动机揭示出来,这就实现了它的重要功能。这种揭示无法把这动机消解掉,不过它有助于创造一个更好的环境,让斗争发生在它自己的地基上,而不是仅仅诉诸外围问题。(1967,p.118)

基本焦虑

霍妮对于谈话疗法的第二个基本贡献是发展出了一个理论语境,在其中基本焦虑能够就其自身而言被当作问题来处理。她的起点同埃里克森类似,即人的本性是构造性的,因此是受到文化的强有力的影响的。和埃里克森一样,她也认为文化提供了根本框架,在这之中每个个体寻求发展他或她独特的人格。当这种内在的发展力量被对抗着的社会力量压制、扭曲、阻塞住了,病变就发生了。

再访溺爱和忽视   这些对抗性力量的例子,当它们从婴儿身上开始时,看起来有点阿德勒主义(见第八章)。父母的溺爱、忽视、羞辱、嘲笑、自相矛盾、盲目钟爱、显著的性别歧视、对兄弟姐妹的偏爱、野蛮还有完美主义,这些在孩子身上创造出了一套几乎不可思议的规则,孩子试图遵循它,以便在家庭群体中感受到完满的归属感和安全感。孩子们害怕自己因为不够好而遭到抛弃,因此他们把这些规则看成是克服这种恐惧的方式。如果孩子在生活中无法尽善尽美地达成这些规则,他或她就会怀着忧虑感、不安全感来生活——这种感觉就是霍妮所说的**基本焦虑**。

这些基本焦虑体验的核心就是那样一种倾向:想要寻求并抓住那让孩子感到安全的任何东西。最终,这孩子为了获取安全感而采取的策略在他自己看来就会变得非常可靠了。霍妮就把这些策略叫作"策略需要"。在大部分人身上,有三种基本策略得到了不同程度的体现;而在神经症病人的自我保护操作中,它们就以夸张的形式显现出来(见 Horney,1950,以看到完整的讨论):

● **依从型** 神经症地趋向他人,出于对保护和安全感的渴望,彻底地依顺他人的希望,无论是实际的还是想象的

● **敌对型** 神经症地反对他人,希望支配、主宰他们

● **分离型** 神经症地离开他人,以免受更多的伤害或被抛弃

最终,在那些儿时曾经严重地行为出轨的人中间,这些神经症的策略成了神经症的强迫,在人的生活中再也起不到什么适应性的作用了。但它们确实主宰着那个人的生活。它们甚至会成为一个表面的、异化的假自我,个体会自相矛盾地将之当作"被轻视的真实自我"(Monte,1991,p. 584)。这样的人会说,"当然,我不得不这样,因为你为我设立的世界是蹩脚、敌意、无爱心、不可预期的。要不是因为你,我会很好的。"然而,这种"好"是不现实的,只是幻想中的理想自我的一部分。

敌意和异化 霍妮相信,在个人生命的这一点上,基本焦虑和基本的敌意结合了起来。结果就是人从他或她真实所是的那个人发生了**异化**。这个进程是这样进行的:我不敢打破我为了让自己在你面前感到安全而设立起来的那些法则,同时又因为你使我焦虑而非常、非常的生气。我渐渐相信我这个人实际上要比任何人所能想到的都要好、都要美妙,继而因为没有人承认我的美妙而深深地失望;不久以后,我就彻底地对自己实际上是什么人、在世界上干什么都视而不见了,也不知道别人之所以这样对待我很大程度上就是因为我那种疯狂的举动。我开始生活在一个深度的神经症的现实中,它围绕着我对自己的期望而被建构起来,而这期望是由我所期望于你的你对待我的方式所产生的。我创造了一套套精巧的规则,关于我是什么样子、该感受什么、希望什么(Horney,1950)。

然后这些神经症的规则就造成了一件约束服,使我同我对于你、对于我自己的现实经验分隔得越来越远:

换句话说,这应该的专横[驱使]我疯狂地去成为我所是或能是的东

西。而在[我的]想象中[我]是不一样的——是如此的不一样，以至于现实的自我完全黯然失色了。神经症的主张，在自我这一方面，意味着抛弃自发能量的储藏库。[我]自己再也不作努力了，例如，就人际关系而言，[我]神经症[地]坚持认为别人应该迁就[我]。(Horney，1951，p. 159)

心理治疗的目的

对于霍妮，"心理治疗的目的在于向个体提供手段，以解放真实自我，接受它的性情，让它得以完整而自发地表达自身，不被习得的防御性削减掉"(1946，转引自Monte，1991，p. 583)。但这一纲领如何被完成呢？神经症病人把治疗者的努力看成是极端的危险。而治疗者毕竟是在挑战、寻求着，要把那独特的甲胄扯开；是这甲胄保护着自我，使之与自身一致、与他者区别。

霍妮再次从阿尔弗雷德·阿德勒那里借来了东西。她认识到，神经症病人虚构的自我中所保存的是她或他的荣耀的神经症胜利。对于这一现实的任何威胁就是在威胁病人最基本的安全感，他或她的"保护结构"。

治疗进展每次只能前进一步。渐渐地治疗者和病人对每一个神经症冲动都进行了工作，而每一个都在治疗关系中显示了出来。在霍妮看来，移情是弗洛伊德的伟大发现(Ewen，1988，p. 176)；通过移情过程，病人透露出习惯性的倾向，是要趋向、反对还是离开这个关系。由于这些倾向变得明显了，病人就可以把它们递交给仔细的检查和分析。渐渐地，病人学会了同他人打交道的方式，这也就把真实自我的片段给揭示出来了。随着个人的成长，他就渐渐地从那曾经建构在生命之上的应该的专横中解脱了出来。于是，一点一点地，那想要成为一个完美无缺的人的神经症的需要，就不再成为支配他选择和交际的决定性力量了(在第十四章中，你还可以看到对付这种问题的别的策略)。

最后，心理治疗必须帮助一个人接受他或她的"真实"自我所必须承担的成人责任。那个人开始那样来体验世界，即把世界作为一个更富于回报的、有价值的地方。那"真实的"自我开始和这样的世界打交道，这世界大体上、在大部分时候还是颇为客观公正地待人的。在这个非神经症的现实中，那病人发现了一个贮水池，美国人把它叫作意志，而霍妮称之为"内在自立"；它伴随着更大的感受和品性的自发性，霍妮称之为"全心性"。

我相信，霍妮希望她的病人们获得的是这样一种体验，有些存在主义治疗者把它叫作"生命之如其所是性"。正如霍妮主张的，"分析家的力量并不在于把病人转变成一个完美无缺的人。他仅仅能帮助病人自由地朝着接近这些理想的目标奋斗"(1945，p. 243)。因此，分析的真正目的不是让生活中没有危险和冲突，而是让个体有能力最终用自己的力量解决问题(Horney,1939,p. 305)。

霍妮的独特贡献

关于性别和侵袭男人与女人关系的基本冲突,霍妮的作品是如此具有说服力,这在精神分析的历史上是颇为独特的。她是在德国北方长大的,她的母亲情感强大,而她的父亲有时会虐待她,这时她母亲就站出来用身体保护霍妮——这些也许能够解释她何以成了世纪之交的欧洲的少数几个女性医学院毕业生之一,以及她如何能够在当时还是男性特权领域的精神分析中把持住自我。她的传记作者这样写道:

> 卡伦对于她父亲的双重感觉,她对母亲的依赖和为摆脱这种依赖所作的奋斗,她因为扮演次于她哥哥的角色而由来已久的愤恨感,她的专断的职业女性角色和温顺的怀着孩子的家庭主妇角色之间的内在冲突——所有这些(她)都必须去面对。(Rubins,1978,p. 38)

作为一个年轻的分析家,霍妮清晰的独立思想也许曾令她的导师们惊讶。

1932年,霍妮移居美国。她对于女性的观点,她那极端自由主义的性态度,她在焦虑这方面同正统弗洛伊德主义的分离,这些使她被芝加哥和纽约的精神分析机构革出教门。最终她建立了属于自己的美国精神分析学会,在短短的时间内,它欢迎了来自各个学派、各种立场的精神分析家们。然而最后,由于一次灾难性的战争这一冒险失败了;这战争是由精神病学家(她是其中之一)挑起的,目的是不让非医生的分析家——如埃里克·弗洛姆和艾瑞克·埃里克森——在美国从事心理治疗。

也许是她那强硬、创造性的灵魂使得霍妮的精神分析如此直接地关系到了社会和情感政治问题,正是这些问题定义了世纪之交的美国人身上发生得最多的那些情感失调。霍妮自己雄辩而谜一般地写道:"真正工作是否开始于分析之后？ 分析向一个人显示了她的敌人,而这个人此后就必须同它们作战,一天又一天"(霍妮的日记,转引自 Rubins,1978,p. 39)。

埃里克·弗洛姆

有一个新近移民美国的分析家,霍妮和她的美国精神分析学会对他有深刻的影响,这个人就是埃里克·弗洛姆(Erich Fromm,1900—1980),一位在柏林受训的分析家,社会学哲学博士。他于1933年到达芝加哥,差不多和霍妮同时。弗洛姆着手发展一个以精神分析为基础的理论,对人的本性的异化问题作更完整的考察,这一点霍妮在她关于应该的专横的工作中就已经首先着手进行了。

弗洛姆的观点对我的思想影响很大，我想到第十九章再来详细地讨论它们，在那里我将说一些我自己对于谈话疗法的观点。不过在本章即将结束之际，对这在智力的暖房中绽放的"第一百朵花"作简要的一瞥将是合适的；这个暖房就是新弗洛伊德主义自我分析家统治的美国精神分析。

从某种意义上说，埃里克·弗洛姆是本书中最重要的智识人物。一边是西格蒙德·弗洛伊德的高高在上的智识观念和理论，一边是普通的男人和女人们在现时代遭遇到的社会现实——是他的作品首次在这两者之间架起了一座桥梁。弗洛姆致力于那样一些人的情感和心理需要：一天又一天，他们试图尽可能地把他们的生活过得更富创造性、更人道，尽管世界上的社会、经济、政治力量都在对抗着他们。

弗洛姆相信，谈话疗法不仅可以把人类从他们的个人历史中解脱出来，而且还能向他们显示，对心理的、情感的和灵魂的自由全面的运用如何能够让他们在世界上也获得自由。

理解弗洛姆的这方面（在第十九章我将回到这里），关键在于认识到他作为一个德国的十几岁的少年的恐慌感——当时第一次世界大战开战在即，他的老师和邻里中充斥着恶意的民族主义。接着，在 20 世纪 30 年代和 40 年代，德国的法西斯主义和反犹太主义的兴起也深深地影响了他。

弗洛姆的一个高中老师特别地鼓舞了他；那位老师曾经是"一个健全精神和现实主义的喉舌，在那疯狂仇恨的世界中"。他的老师是一个例证，促使弗洛姆开始沉思他生命中的这个重大问题："这究竟是如何成为可能的呢？"（Fromm, 1962, p. 7）。一个人如何能够获得那样的勇气和自信，使他如此坚定地对抗疯狂，即使那疯狂已经把他周围的所有人全都卷入其中？

在战争年代，弗洛姆把他的问题予以拓展了，使之包含了两方面的极端行为（Monte, 1991）。这些人如何能够聚集起足够的勇气，去反对嘶叫着的乌合之众，并且在暴力和仇恨的时代高扬理性？还有，那些普通的人们，他们是你的邻居，你的学校伙伴，你的老师——他们又如何变成恶魔般的杀手的呢？

> 我的主要兴趣已经清楚地描绘出来了。我想要理解统治着个体生命的法则，还有社会的法则——也就是关于存在于社会中的人的法则。我试图看出，除了那些需要修正的假说以外，弗洛伊德的概念中还剩下哪些真理。对于马克思的理论，我也试图这样做；而最终，我要求达到这样一个综合，这综合来自对这两位思想家的理解和批判。（Fromm, 1962, p. 9）

通过这个长达一生的对理解的求索，产生出来的是一系列的著作，它们渴望阐明人类最基本、最重要的需求中的神秘。弗洛姆主张，人类既受着西格蒙德·弗洛伊德所描述的本能的动物性需求的驱使，也受着真正的人的需求的驱使。

人类对于实现的求索

对于这些人的需求的实现的求索使我们得以超越自身的基本动物本性。在追求爱、创造力、群体、真正的个性、理性、还有价值的过程中，我们把握时间，度过一个富于成果的人生。

不过，这样的人生同样会唤起我们最基本的恐惧。倘若我决定宣布对你的爱，而你接受我的爱仅仅是为了操纵和羞辱我，那将如何？倘若我加入了你的团体，结果发现我们的唯一纽带就是互相之间的不信任和对任何非成员的厌恶，那又如何？如果我在自己的创作活动中失败了，不得不面对自己的空虚，那是怎样的滋味？当我宣布自己是世界上独一无二的个体，然后发现每个人都因为我的不适应而拒绝我，那又能怎么办呢？如果有这样一个人，他在课堂上讲授理性，却为民族主义和种族仇恨走向了疯狂，那么他的荣光何在呢？

选择当一个人，就得敢于孤独——即敢于运用自由。与此同时，所有的经济、政治和教育都在邀请我们出卖自由，以便配合、适应、享受这个系统的奖赏。要拒绝让我们的真实所是和真实信念遭到异化，那是多么困难啊！选择放弃无名的顺从的保护，又是多么痛苦啊！

几年前，我曾教授这样一门课程，关于作为一个男性的政治和社会学。有16个学生和我一起度过了那个学期，试图梳理那些并不明显的假定，即我们由于自己是男人而对世界、对自身作出的假定。（女性们或许会把这一进程称为"意识的饲养"，但由于我们都是男人，我们称之为"教育"。）我们沉思了一切"男性研究"的标准话题所具有的错综复杂性，包括：竞争，亲密，体育，性，父母，当父母，职业，婚姻，还有压力。

我们就我们对于同性恋及对于具有同性恋倾向的男人和女人们的反应也谈了很多。实际上，那个研究班的每一个人都在他自身中发现了一个以情感为基础的恐惧同性恋的贮水池。几乎每个人都认识到了，这种对同性恋者的恐惧至少有那么点是植根于某个人所说的"对于自身中隐藏的可能性的恐惧"。我们会见了一些公开的男同性恋学生，试图理解他们作为男同性恋者在我们的社会和我们的校园当中所经历到的。在这些讨论的末尾，我让学生们去阅读弗洛姆的《爱的艺术》（1956），并且试着从弗洛姆的视角想想同性恋和对同性恋者的恐惧。

正如命运所注定的，两年后，同性恋在我们校园里成了公民权利的问题。借助命运的进一步急转，在为这个问题投票的大约30个学生议员中，有8个曾上过我的讨论班。同性恋学生组织在这个投票中压倒性地失败了。在关于这个问题的三次不同的大会上，我的8个学生没有一个投票支持他们的同性恋同学。

在下一个学期的这门课上，我对那 8 个学生中的大部分都作了询问，问他们何以那样投票。每个人都说，他们的头脑和心灵都同意那些同性恋学生提出的公民权利请愿。但每个人都害怕，倘若他们本着良心投票的话，会带来社会上的滔滔不绝的不满，也许还会带来一个"潜在的"同性恋者的骂名，甚至还会被认为是一个不忠的成员，背叛了选举他当议员的社团、俱乐部或团队。

这正是弗洛姆所写的：我的班级中的每个个人都不凭着自己的良心投票，这是如何可能的？在一个重要的公民权利问题上，每个人都陷入了群体歇斯底里症，为何会是这样的？另一方面，那少数的 10 或 12 个学生，他们一次又一次地本着自己的信念站立起来为这一法规投票，面对着如此巨大的反对它的社会压力，这又是如何可能的呢？这一类的问题遍布在埃里克·弗洛姆的作品中。

弗洛姆对于谈话疗法的展望

随着弗洛姆的"精神分析人际学派"的降临（May & Yalom，1989），独具特色的北美精神分析就进入了成年。它有能力应对（倘若未必要求回答或解决的话）使得现代的男人和女人们无法感受到活力和自由的那些重大问题。以下是精神分析的展望，就启蒙运动对于人类的展望而言，它也是正确的：不接受政府干预，根据理性、正义、个人自由的原则来指引他们的生活。

弗洛姆给予精神分析以新的目标，这一目标超越了磁学家和麦斯麦主义者们"治疗病人"的视野：

> 精神分析家所关注的并不仅仅是把神经症的个体调整融入他特定的社会。他的任务还必须包括：认识到个体理想中的标准与他作为人类完满地实现自身的目标之间可能有矛盾。那是对社会中的进步力量的信仰，即这样的实现是可能的；并且社会利益和个人利益并不会永远对立下去。（Fromm，1944，p. 384）

又及：两年以后举行了一个完全不同的学生评议会，那些成员中没有一个上过我的讨论班；它压倒性地把自己给转了个个儿，对我们校园中的男女同性恋者的权利给予了完全的承认。我仅有的问题是，这个转向——弗洛姆也许会称之为"向人性的完满而强健的表达的回归"——它是不是历史的根本进步的快乐的展开？或许，它会不会是这个事实的结果，即我已经安然地从校园隐退，度着假，写着这本书？

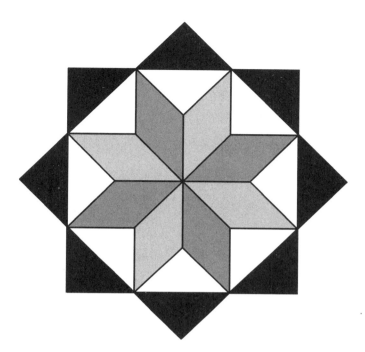

第二部分

心理治疗在美国——
从《瓦尔登湖》到《瓦尔登二》

我到树林中去,因为我希望从容不迫地生活,仅仅面对生活
中最基本的事实,看看我是否能掌握生活的教诲,不至于在临终
时才发现自己不曾生活过。我不希望过那种称不上是生活的生
活,因为生存的代价是那么昂贵;我也不希望听天由命,除非那
是万不得已。我要生活得深沉,吮吸生活的所有精髓;我要生活
得坚定,像斯巴达人一样,摒弃一切不属于生活的事物,辛勤劳
作,生活简朴,将生活局限在小范围内,将它降到最低水平。如
果证明生活是低贱的,那么就完整、真实地了解其低贱之处,并
将之公诸于世;如果证明生活是高尚的,那么就通过实践了解
它,并且下一次远足时,就能对它作出真实的描述。

亨利·大卫·梭罗

关于一棵横在路上的树

（请听我们说*）

200　那棵被狂风暴雨咔嚓一声折断
　　并轰然横着倒在我俩面前的树
　　不是要把我们的旅程永远阻拦，
　　而只是要问我们认为自己是谁，
　　为何总是坚持走我们自己的路。
　　它只是希望我们暂时停止前进，
　　让我们下车在厚厚的雪中小伫，
　　为没有斧子该咋办来一番讨论。
　　它知道任何阻碍都会徒劳无功，
　　因为我们不可能偏离最终目标，
　　这目标早已深深藏在我们心中，
　　哪怕我们不得不追到天涯海角；
　　厌倦了漫无目的地在一处打转，
　　我们义无反顾地驶向新的空间。

　　　　　　　　　　罗伯特·弗洛斯特

我 自 己 的 歌

一

　　我赞美我自己，歌唱我自己，
　　我承担的，你也将承担，
　　因为属于我的每一个原子也同样属
于你。
　　我闲步，还邀请了我的灵魂，
　　我俯身悠然观察着一片夏日的草叶。
　　我的舌，我血液的每个原子，是在这
片土壤、这个空气里形成的，
　　是这里的父母生下的，父母的父母也
是在这里生下的，他们的父母也一样，
　　我，现在三十七岁，一生下身体就十
分健康，
　　希望永远如此，直到死去。
　　信条和学派暂时不论，
　　且后退一步，明了它们当前的情况，
但也决不是忘记，
　　不论我从善从恶，我允许随意发表
意见，
　　顺乎自然，保持原始的活力。

　　　　　　　　　　沃尔特·惠特曼

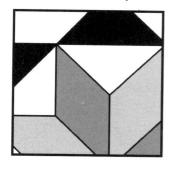

第十一章

威廉·詹姆斯和美国心理学

有用的心理学

北美的谈话疗法的早期历史主要由三项传统组成,它们都来源于对疯狂意义的
认识:北美的土著人(那些"发现哥伦布"的人们)认为,疯狂是因触犯了宗教禁忌而被恶魔附身加以惩罚;清教徒认为,疯狂是魔鬼的魔法在作怪,并坚持要求处死着了魔的人;从非洲被带到这里的黑人奴隶则保留了大部分非洲的宇宙哲学,指望巫医来治愈精神上的疾病。

由法国的让-马丁·沙可和皮埃尔·让内,以及欧洲中部的西格蒙德·弗洛伊德、阿尔弗雷德·阿德勒和卡尔·荣格发展而成的后启蒙运动谈话疗法被带到了北美。不过,心理学的新理论在 19 世纪的北美是沿着自身的轨迹发展的。要理解这种发展过程,我们必须先来了解形成新兴美国民族特征的社会和政治气候。在那个时代,美国是一个实践的民族,对于潜意识的科学理论对他们来说不过是对常识形而上学的解释。当时的心理学被叫作道德哲学,它并不是一门独立的科学,而是被当作宗教教义的附加部分来研究。大多数美国的老百姓和欧洲的中产阶级一样,倾向于全盘照搬维多利亚时代冗长的德行标准。手淫和不以生殖为目的的性行为被认为是许多生理、心理障碍的产生原因。

对生物学和哲学都有着浓厚兴趣的哈佛大学教授威廉·詹姆斯成为"美国心理学之父"——尽管他坚决否认他在心理学方面的观点与前人所谓的"心理学"有什么关系。他一向把自己视为一个道德哲学家。詹姆斯是自由意志哲学的代表人物。
自由意志和个人主义因此而深入美国心理学思想。西格蒙德·弗洛伊德称美国心理学是"一个巨大的错误",然而,詹姆斯对于自由意志和塑造自己命运的个人力量的信仰深远地影响了北美谈话疗法的发展。

北美人对疯狂意义的早期认识

北美最早有关治疗精神和情绪障碍的纪录大约有100万例。在第一批欧洲人到来之前,他们的祖祖辈辈已经在北美的土地上生活了1万多年。原住民了解的心理障碍包括歇斯底里症、抑郁症和幻想症等。通常他们把疯狂视为恶魔附体。

美洲原住民的观点:自我疏离

用今天的眼光来看,这些群体对情绪折磨所普遍持有的观点与人文主义存在主义者的观点很接近。例如,许多不同的部落都将疯狂说成"丢魂"和"自我迷失"。由此可见,美洲原住民似乎已经广泛地认识到:心理疾病的核心问题在于自我疏离(Gamwell & Tomes,1995)。

印度的宇宙哲学认为:精神世界包括善和恶两个方面,人类的生活受到这两种精神的相互作用带来的持续影响。疯狂可以被理解为对一个违反道德准则的人的惩罚,也许是违反了某些道德禁忌如乱伦;也可以被看作是对手或敌人施行强有力的巫术造成的结果。

受折磨的人会去请教巫师,即一个已经示范过强大的力量来协调神灵世界与人类之间关系的男性或女性。而且,巫师往往是异装癖者(berdaches),这是一个对他们的贱称,是欧洲的捕猎者和探险家们发明的,用以描述北美土著部落中那些假扮异性并被给予异性地位的人,他们通常是男性。(若想阅读有关异装癖者的人类学文献的精彩评述,请参见 Callender & Kochems,1987。)

巫师定期调用超自然力量来帮助治疗那些受折磨的人。首先,他们会试图通过预言和解梦来确定病因。如果疾病的根源在于违反了某一宗教禁忌,那么治疗仪式将包括某种形式上的告解,紧随其后的是赎罪和净化的宗教仪式。如果发现了可疑的魔法,巫师会通过特殊的宗教仪式来消解魔咒的邪恶力量。(Gamwell & Tomes,1995,p. 15)

倘若是心身障碍(psychosomatic disorders),巫师也许会举行一个仪式来鼓励患者释放自己被压抑的痛苦情绪。在现代以群体为中心的文化环境中,这些被压抑的感受通常是愤怒、嫉妒和其他对自我的"个人主义的"表达。也许这些宗教仪式使得群体成员以社会允许的方式发泄掉多余的脾气,不会影响到集体的团结。

更严重的障碍则被认为是神灵世界的寄居者更严重的干涉所造成的。易洛魁族人为治疗心理疾病组织了十分专业化的医药社团。他们的玉米壳社(Corn Husk society)专门举行中止梦和幻想的宗教仪式;水獭社(Otter society)掌控治疗神经性震颤的礼拜式（Gamwell & Tomes, 1995）；纳瓦霍人社（Navajo）操办夜路仪式（Night Way ceremony）来治疗那些看起来"行为像蛾子"的患有严重障碍的人。这项长达一个星期甚至更长的仪式调动山神来治疗那些受折磨的人。仪式包括宗教圣歌和精致的"沙画"，以此再现治疗所需的神圣而秘密的视觉符号。（卡尔·荣格曾对这些宗教仪式和符号的用法着迷，并对北美原住民治疗仪式中使用的原型图像进行了广泛的研究。）当药师或"歌手"演绎 yeibichai 或"会说话的神"的圣歌时，受折磨的人就坐在每幅连续的沙画中央，看着沙画被构造起来，从而吸收这些有治疗作用的符号和轮廓的力量（Gamwell & Tomes, 1995, p. 13）。

疯狂意义在马萨诸塞殖民地

17 世纪来到北美洲的欧洲殖民统治者带来了旧大陆上基督教对疯狂意义的看法。在英国的殖民地上，心理疾病患者因被认为施巫术而被宣判有罪的例子数不胜数。1691 到 1692 年期间，在马萨诸塞的塞勒姆有 100 多个女孩和妇女因施巫术罪名受审；其中 19 人被处以死刑。她们的症状包括勃然大怒等情绪的宣泄、幻听幻视和四肢扭曲。事实上，这些受害者的病因是误服中毒，因食用受潮发霉的陈年谷物产生幻觉。虽然我们现在都是这样认为的，但这种解释并没有在那个时代及时出现并使她们得救。西印度群岛上一个名叫提图巴（Tituba）的奴隶少女在拷打下不得不承认自己和魔鬼有秘密勾结。

马萨诸塞殖民统治者的精神领袖科顿·马萨（Cotton Mather, 1663—1728）甚至宣称：撒旦附在这片殖民地上的基督教传教士身上，并频频引发了忧郁症。他还相信，他的第三任妻子"莉迪亚"的暴躁脾气和不良性格是因为她被魔鬼控制了——这件事大约发生在声名狼藉的塞勒姆女巫审判案发生 25 年后（Gamwell & Tomes, 1995）。

美国黑人的治疗仪式

另一个需要我们关注的早期北美群体，是那些从非洲西部被捆绑着带到殖民地的黑奴。他们也有一套构建完好的宇宙哲学体系用以理解疯狂意义：他们通常认为情绪障碍是巫术和魔法的作用结果。美国黑人这种混合的宇宙哲学产生于多种少数民族传统的相互融合：班图人（Bantu）、约鲁巴人（Yoruba）、伊博人（Ibo）和豪萨人（Hausa）——他们曾被奴隶贩子关押在一起。

像在美国土著社会中一样，美国黑人群社中的一些成员被公认具有治疗和沟通神灵世界与凡人世界的特殊力量。治疗的过程要求通过梦的预兆来识别疾病的罪恶之源。魔法专家是奴隶群社的成员们最害怕也是最尊敬的人。他们之中为人所知的有魔术师、瘟神、伏都教祭师以及巫医。

值得一提的是,这些仪式所治疗的疾病是因压抑暴怒而产生的不良作用。无助的人需要通过符号的手段来表达他们最强烈的感受——甚至可能利用这种符号作为媒介,向那些使他们身陷痛苦境地的人报仇。伟大的美国黑人作家佐拉·尼尔·赫斯顿(Zora Neale Hurston)在1935年写了《老戴维》(*Old Dave*)的故事,为这种在奴隶当中具有双重意义的谈话疗法提供了一份有趣的报告。老戴维是一个南方种植园的权威魔法师,他施展魔法向他那残忍的主人报仇。他先使得种植园主的妻子和孩子精神错乱,然后使得种植园主精神崩溃。

19 世纪的北美心理学

> 启蒙运动就是人类脱离自己所加之于自己的不成熟状态……要有勇气运用你自己的理智!(康德,1724—1804)

> 我轻视哲学并与它的指引断绝关系——让我的灵魂与常识同在!(托马斯·里德,1710—1796)

> 自然及其法则在黑夜中隐藏,上帝说:"要有牛顿",于是一切顿成光明。(亚历山大·蒲柏,1688—1744)

对真理的不同认识

如果你是一个来自良好的基督教家庭的男性白人,相信大学教育的价值,在一所很好的北美大学念书,并且在150年前出生的话,你将很可能发现自己身陷于一场道德哲学大讨论之中,甚至参加现场辩论。而辩论的命题便是上文引用的三条名言的优缺点。

205   如果你读过查尔斯·达尔文和托马斯·杰斐逊,那么你也许会是一个阶级怀疑论者,对科学和理性充满乐观的信仰;你会支持约翰·洛克和约翰·斯图亚特·密尔的激进的社会观点;你会在奴隶制度的辩论中提倡解放奴隶;你甚至还对妇女解放问题有着激进的想法。你可能会疑惑,为何在你的同伴和老师中极少拥有康德所说的必要的"运用你自己的理智"的勇气,也很少有挑战和质疑世界存在问题的自发愿望。可以想象,你可能主修的是化学或者植物学,同时对法律和医药有着兴趣;你不怎么喜欢学校,也不是那些建校奠基人理想中期待培养的大学生。

另一方面,如果你已经进入大学——像你的大多数同学一样,为将来在社会上争取一个适合的精神地位而做准备(也许是一个教师或是一个牧师),那么你的同情心一定已经被苏格兰道德哲学家托马斯·里德(Thomas Reid)的著作触动了。你或许已经被你的那些同伴道德上的软弱深深困扰,他们是激进的相对主义者,否认神律在协调人类事务中的首要地位。而对你而言,达尔文在分类学方面的发现进一步证明了人类的最高权威、人类是上帝勾画的宇宙蓝图的标志;你或许已经接受了圣经所揭示的基本真理,即人类的本性和上帝创造的其他动物之间有着显著的区别;你或许认为发现人类精神活动的规律是神在显灵,科学所解开的谜团和那些运用自己的能力来理解这些奥秘的人也是神在显灵;你或许会这样理解,心理学中有一种深远的道德的形而上学有待发现,这门学问的研究对象是上帝最完美的杰作,但随之而来令人望而生畏的问题是,我们怎样才能将研究所得为基督徒所用?

然后,你或许会加入亚历山大·蒲柏的拥护者的行列。从本书这一部分的开头的对句中不难看出,他机智地暗示着:"你对这场辩论的迫切性和严肃性毫无概念,当然,先生,欢迎你投身于非科学的研究,但是,最好去其他地方吧。"

那么我呢?我若身处当时,必然会经历所有变革中最为激进的一部分。为了成为这个阶层的教授,我必须成为一名神职人员,最好是教会的长老或是大学校长。知识的形而上学部分是严肃的事情,它很危险,已经把许多年轻人引上了偏离真理的歧途。把科学交付给那些道德上缺乏准备或道德败坏的人来发挥能量将导致这些年轻人走向毁灭。科学是智力训练的根本所在;若要不被优美的讲道引向迷途或谬误,就必须拥有坚强的意志。但首先最重要的是:科学在道德方面是不妥协的。教师的职责就是引导年轻人坚守基督徒的正义——也就是听从命运的安排。

作为教授,我会因恐惧和憎恶"理性的"科学而受打击、心灰意冷。这些人会把你的叔叔说成一只类人猿! 他们会告诉你人类的过去只是野蛮的丛林生活,而并非辉煌的文明! 他们会将生存作为头等大事,而把救济看成说教行为! 更糟糕的是,他们会淹没人类心灵永恒的激情,一味地依赖数学来研究石头如何运动、市场如何运作。

新领域的传教士和教师

我的学院在印第安纳州,1832 年由一小群虔诚的新英格兰长老会教友建立,为的是配备足够的基督教"传教士和教师",借助他们的传统宗教观来打压新兴科学。创立的部分原因在于他们想要拯救不相信上帝的印第安人的灵魂,但更重要的原因是他们想要确定:西部的领土将由具有和基督徒相似意识形态的公民来统治,以避免国家落入天主教移民手中。"我们的基督徒的生活方式"是他们的理想,而教育是他们的主要手段之一。

　　从 1836 年到 1914 年,我的大学一直把心理学课程作为道德哲学来讲授。作为所有大四学生的必修课程,这些课程由英语圣经方面的教授们来讲授,而且通常校长也教这些课。也许就是这种教育取向,标志了一场延续至今的斗争的开始,这一斗争甚至在学院和大学里盖过了对"政治正确"这种思想的教学。

　　在过去那些年中,学院的课程名称曾更改了几次:1830 年代到 1860 年代中期叫作"心理哲学"(mental philosophy);1880 年代中期起叫作"形而上学";1895 年起叫作"道德哲学和心理科学"。在世纪交接时,课程又被当作生理心理学(physiological psychology)来教;然而有趣的是,《圣经》仍是最主要的教科书,而由托马斯·里德(Thomas Reid)的爱徒和信徒斯图尔特(Dugald Stewart)所写《人类精神的哲学》(*The Philosophy of the Human Mind*)则属于较为世俗的边缘补充教材。

　　这种被叫作苏格兰心理学或官能心理学的学科项目研究的是"人类官能"的实质。其既定目标在于告诉学生如何根据神灵的安排来完善自我。尽管现代的研究将重点放在了人类神经系统的生理学上面,但从 1896 年起,学院目录就尽力地澄清道:

　　　　生理学的(心理学)和普通心理学(即建立在具有非凡灵感的"官能"基础上的苏格兰心理学)之间所具有的微妙联系使它们可以相互补充。在这两个学科中,所有期望倾诉自己个人困难来让别人来考虑的个体成员都会受到关注。每个星期都会召开与这些课程相关的研究会。

　　当美国心理学断然建立在美国高等教育圈内,成为 19 世纪原教旨主义的附属品的时候(Leahey,1992),我们唯一可以想象的就是"那些男孩"在他们的心理学课堂上痛苦不堪,不知到底该向院长倾诉何种"个人困难"。可以肯定的是,每一位连任的主席都力求向少年们展示如何将"科学方法、精神活动原理以及从判断和理性之本质入手的哲学疗法"结合起来应用。

　　20 世纪初,西格蒙德·弗洛伊德和卡尔·荣格都曾在美国各地进行过讲演,但我认为,在第一次世界大战完全结束以前,他们的讲演内容并没有挤进北美心理治疗的主流。随后,好几百名欧洲培养的精神分析学家移民到美国,为纽约和芝加哥带来了"深层心理学"(即精神分析)。"美国心理学之父"威廉·詹姆斯认为弗洛伊德的理论是"一个人对固定理论的强迫性思维"的结果,并认为其对梦境的解析"没什么意义"(Erikson,1968,p. 150)。而有趣的是,弗洛伊德在 20 世纪初对他的追随者们说,美国心理学的情形是"一个错误。一个巨大的错误,但尽管如此,这只是一个错误而已"。

道德治疗:"休息疗法"的崛起

回顾第四章中美国在整个 19 世纪精神病治疗的主要学派,你就会明白我为什么独辟蹊径地选择介绍美国谈话疗法的发展情况。在 1900 年之前,一直到独立战争时期本杰明·拉什(Benjamin Rush)出现为止,美国心理疾病的疗法都大同小异,情绪障碍的疗法仅限于医学或急救的治疗过程,远不如在欧洲那样有科学依据。

"不过是显而易见的常识"

休息疗法在 19 世纪被感到焦虑和压抑的人普遍提倡。人们相信,受折磨的人每天进行思考不能超过一定的次数,这对他们来说至关重要。这一禁忌甚至扩大到阅读材料:神经衰弱的患者应当只阅读"最好听的说教"或平淡的"田园"诗歌;如果因为阅读了超过这一刺激程度的书籍而加重病情,那就是患者自食恶果。另外,在精神错乱的治疗过程中,一般应选择清淡的饮食;辛辣和异国的食物很有可能使神经系统兴奋并彻底衰竭,其影响如同坐火车、玩牌、跳舞和听现代音乐,尤其对敏感体质和出生高贵的人刺激较大。

所有这些规定用著名苏格兰心理学家里德(Reid)的话来说"不过是显而易见的常识"。研究变态心理学的方法理论实际上是对道德败坏的心理层面的研究。辛辣的食物、探戈和浪漫主义小说与神经衰弱有什么关系呢? 若用里德的模式来分析,答案是显而易见的:它们都刺激了性神经系统。处于持续兴奋状态的性神经系统会使人逐渐衰弱,直到从衰弱变成疯狂,如若不加医治,患者将会死亡——除非病人是吉普赛人或地中海沿岸居民的后裔(或是非洲人,尽管这些搞科学的人对美国黑人根本视而不见)。

这些维多利亚时代的美国人在性的问题上乏味得要命,但他们完美地体现了苏格兰心理学的根本:禁酒、节欲。根据上帝自己创造的精神法则,极端遵守礼仪对于虔诚的基督徒是应该的。我不确定早期的美国心理学家是否像维多利亚时代的欧洲内科医生那样十分相信"性毒素"的作用,但可以肯定的是,这些虔诚的基督徒相信,性能力衰竭是对情感健康和社交健康的最大威胁。

疯狂与孤僻的性格缺陷

他们认为,有悖于基本人性的最大罪过是手淫。这种"孤僻的性格缺陷"不仅消耗了肉体上珍贵的津液、枯竭了活力精华,而且偷享了快感。任何一个基督徒都势必因此被毁掉(基督徒如此地脱俗、进步,从神经学上来说,比那些皮肤较黑、没有

"进化"彻底的人不知胜出了多少）。

同时作为内科医生和心理学家的玛丽·玛兰蒂（Mary Melendy）在她的《少女、妻子和母亲：如何保持健康—漂亮—幸福》(*Maiden, Wife, and Mother: How to Attain Health-Beauty-Happiness*, 1903)一书中呼吁母亲们承担起义务，防止她们的儿子陷入孤僻性格的深渊。玛兰蒂警告说：

> 教导他，这些[性]器官是上帝赐予的圣物，在他较成熟的岁月里被用来生儿育女、传宗接代。

> 让他记住，如果这些器官被误用或被用于上帝创造它们的初衷以外的目的，它们就会带来疾病，毁掉那些糟蹋和违背法则的人——上帝支配着这些器官，不愿意让一个男孩在完全长大前使用它们。

> 如果他已经学会触摸他的性器官，或以任何一种方式接触、弄脏它们，教导他，再也不要这样做；如果他不听劝告，他将不会快乐、健康、茁壮地成长。

> 教导他，当他触摸或刺激他的性器官时，身体的每一个部分都在遭罪，因为它们是由贯穿整个系统的神经相连而成的，这也是"手淫"被称为"自我糟蹋"的原因。当身体的这一部分受到任何触摸或刺激时——无论是哪种方式——整个身体都会受到虐待。

> 209 教导他们，避开所有纵容这种讨厌的习惯的孩子们，避开所有谈论这些事情的孩子们。这种罪孽是深重的，事实上这比撒谎和偷窃更糟糕！因为，撒谎和偷窃虽然邪恶，会毁掉他们的灵魂；这种自我虐待的习惯却会将灵魂和身体一起毁灭。

> 如果性器官被触摸，过多的血液将被输送到这些器官，这将会导致一种病态；它还会引起身体其他器官的疾病，因为这些器官应有的血液被带走，剩下的血液远远不够。另外，性器官还通过神经，与脊髓和大脑有着紧密的联系。如果它们被触摸，或者你不停地去想它们，这些神经会兴奋起来，然后变得疲惫，这会造成背部酸痛、大脑昏沉、身体虚弱。

> 它会给肺病、麻痹和心脏病埋下病根，还会使记忆衰退，使一个男孩变得粗心大意、无精打采。

> 它甚至会使很多人不能自控；还有一些人，长大后选择了自杀。

（pp. 32-33)

教化疗法：性与疯狂

疯狂与手淫和其他无节制的性冲动之间的外显关联对于早期美国心理学家来

说是一个重要的命题,对于弗洛伊德和他的同行来说,这一命题同样重要。在精神病院里,你将看到精神病患者们不断地刺激着自己,使自己一步步陷入无药可救的堕落深渊;你还将目睹手淫的效果。其他常见的不良性习惯所造成的后果和这一样,是毁灭性的。其中极端危险的习惯是中断性交(coitus interruptus),或者叫作"撤回"(withdrawal),它声名狼藉,几乎是每个青春期少年的不可靠的老朋友。

早在 1832 年,性知识指南就告诫过青春期的男孩远离与撤回有关的危险行为。让我们来看看一个虔诚的维多利亚时代的苏格兰心理学家可能持有的意见:首先,《圣经》明确声明体外排精是被禁止的:

> 犹大要俄南与他哥哥的妻子同房,向她尽为弟的本分,为他哥哥生子立后。俄南知道生子不归自己,所以同房的时候便遗在地,免得自己给他哥哥留后。在耶和华眼中,俄南的所作所为是不道德的,耶和华就叫他死了。(创世记 38:8 – 11,《牛津新英语圣经》)

作为心理学家,我们必须运用上帝赐予的常识官能去领会这一圣经教诲所蕴含的"心理学"。那就是:当一个男人初次与他的妻子在新婚的床上做爱,却陷入中断性交的挣扎时,他的妻子被置身于极度紧张的兴奋状态,却没有自然的方式释放。这种状况给妻子带来了很多烦恼并使她神经亢奋,并可能导致情绪急转、精神过敏和说话带有与女性身份不符的尖锐。为了处理好这些情况,妻子会努力着手解决这些尴尬的问题,尽管她可能自己也没有意识到自己的计划。她也许会夸张自己的女性特质或在主餐中加入奇异的辣味来重新燃起她丈夫的欲望,这样也许能让他"完事"。

丈夫是否应该屈从于这种诱惑并与此同时改正他的中断性交呢?他可以把一切都处理得很好,但是如果他的撤回的习惯重演怎么办呢?如果他的妻子是个固执己见而不懂得心理学的女人,她也许会坚持自己的要求。这将引发一系列的神经症状(根据维也纳和巴黎的同事的看法,这些症状将归结为歇斯底里)。同时,她的丈夫很可能陷入虚弱的状态,再也无法完全恢复。

如果你对自己说:"好吧,如果这种事情一定要发生在我身上,那也是我自己选择去承担的",那么你没有清楚地理解这个故事的要旨。这个教训的寓意在于:只有正确地学习《圣经》和心理学,坚定意志力,才能获得良好的心理和活跃的情绪。然而,正如你所知道的那样,大多数男人在性的方面坚定意志力时,都显得十分无能。尽管 19 世纪的指南忠告男孩和男人远离自我刺激和"违背自然"的性习惯(如中断性交),过基督徒自我约束的生活,与妻子共同遵守基督教的德行;但是这些劝告大多数都被当作了耳旁风。

主张妇女纯洁的教派

道德哲学因此将注意力转移到了妇女身上，并力劝她们成为家庭安康的守护者。美国心理学家甚至在心理学发展初期便频频为妇女杂志写长篇大论，并出版书籍建议"维护基督教家庭"。妻子们被警告道：在性活动中浪费男人的精力是危险的；她们还被授予道德的权威，以消除由性引起的神经和情绪疾病的威胁。

到 1880 年代中期，这项运动已经团结了基督教妇女禁酒联合会（Women's Christian Temperance Union）的政治力量，通过实行严格的禁酒条律来杜绝殴打儿童和虐待妇女的现象。如此便出现了一个强大有力的中产阶级妇女运动，名叫"主张妇女纯洁"。

这场运动的影响很大，美国家庭的道德力量戏剧性地脱离了传统犹太教和基督教男性至高无上的权力。取而代之的是以科学方法掌管基督教家庭的母亲。

这场运动的实际影响体现在：1900 年，美国女性的寿命在历史上第一次超出了
211   男性，同时，出生率陡然下降。基督教家庭在当时逐渐成为里德和他的追随者们一个世纪以前就提出的"在心理学上意义正确"（psychologically correct）的家庭。但是，这场号召人们远离性交的运动并没有减少盛行的手淫这一被认为具有毁灭性的习惯。

威廉·詹姆斯

现在要介绍的是一个真正不同凡响、独一无二的年轻人。他命中注定要把苏格兰心理学家从他们的巅峰宝座上赶下台。威廉·詹姆斯（1842—1910）降生于纽约的一个旅馆，他的家庭有着非凡的天赋、才干和特质。

充满传奇色彩的家庭

作为新英格兰社会贵族阶级的成员，威廉的父亲老威廉却并没成功地获得应有的长老教神职人员的席位。他觉得神学院几乎没有给具有独立的经济地位、且有着卓然不群的观点的年轻人提供自由思考的空间。

小威廉、小威廉的弟弟亨利和他们的小妹艾丽丝一起，组成了美国历史上著名的作品丰富的文学之家。爱默生（Ralph Waldo Emerson）到他们家品尝雅致的晚餐，在纽约巡回讲演期间还居住在他们家里。梭罗（Henry David Thoreau）带着他"内心极度的自傲和外表优雅的风度"（Lewis，1991，p. 64），成了詹姆斯家餐宴上的常客。

詹姆斯一家乐于招待任何一个进步、大胆、先锋的客人。在美国独立战争开始前和战争期间,他们的生活是一切"波士顿奇迹"的中心。他们是高雅的上流社会家庭中的"现代绅士"——尽管他们中间没有人对新英格兰社会的贵族阶级表示过真正的赞同。

对当时的每一种思想进行辩论并成为思想独立的评论者是詹姆斯家族的传统。孩子们要参加到与造访的形形色色的文艺界和市民阶层的重要人物的生动对话中去。在一些旁观者看来,他们中的许多人是"永世的罪人、被毁的货色"(Lewis,1991)。

入学与辍学 也许最值得注意的是,詹姆斯家没有一个孩子喜欢正规的教育。老亨利眼见教育的各条途径都被目光短浅的人控制着,便决定在他们周游世界的旅程中请私人家庭教师来教育他的孩子们。

16 岁时,小威廉在法国的一所公立高校学习了很短的一段时间。在那儿,他对科学着了迷,对摄取致幻物质的科学调查特别感兴趣。但是,不到一年,这个年轻人就在瑞士日内瓦城的一所艺术学院注册入学了。在瑞士,他对必修课解剖学产生了兴趣,这也是画家正规训练的中心内容。然而,因为喜欢罗得岛州纽波特上一位著名的风景画家,他离开了这所艺术学院,做了那位画家的学徒。

不久以后,威廉开始更严肃地思考科学。因此在 19 岁时,他的父亲安排他进入了哈佛大学劳伦斯理学院。在那儿,威廉打算开始学习化学。他在哈佛遇到的第一任教师是查尔斯·威廉·艾略特教授(Charles William Eliot)。艾略特被这个年轻大一学生的魅力和原创性所吸引,但他得出的结论是:威廉"没有以一个化学家的身份完全投入到他的工作中去"。大部分原因在于他喜欢运用他的"发散型思维"(Lewis,1991)。

在 21 岁时,威廉从哈佛退学,闲居在家中。因此,当他在一年后宣称自己要成为一个内科医生时,他的父母一定备感安慰。他的父亲(通过艾略特教授)安排威廉在哈佛大学医学院注册入学。在那儿,他重新发现了自己对解剖学的兴趣,但与此同时,他也发现了医学教育"整个儿是欺骗"。

跟随路易斯·阿加西航海 于是,永远耐心的艾略特教授安排威廉与著名的反进化论的瑞士博物学家路易斯·阿加西见了面。阿加西当时刚刚加入哈佛的教师队伍,正在组织去亚马孙河流域考察的探险队。他决定解决圣经《创世记》的记载与化石记录的明显矛盾——他认为化石记录应当表明"所有的生物学种都是不可变的,并且它们是有着严格区分的神圣的生物"。阿加西相信,对于化石记录的适当研究将完全证明他的理论,之所以还没有获得他想要的化石记录是因为巨大的冰河作用抹去了必不可少的证据。

阿加西当时正在物色年轻、勇于冒险、能够自费探险的科学家。因此,威廉在

1865 年启航踏上了去往亚马孙古陆的旅程,寻找并研究消失在亚马孙三角洲冰川沉积中的化石记录。当他们南下航行到大西洋的波士顿海岸时,可以看到独立战争的战火依旧燃烧着,于是他们绕过了仍处于战火中的查尔斯顿的城市港口。

威廉在整个航海过程中一直晕船:"这次航行的全部内容就是可怕的、潮湿的大风将波浪漂白成泡沫。"一旦登上陆地,他就因一种像天花一样的疾病而病倒(也许是假性天花),这导致了他暂时失明和重度抑郁。对于他与阿加西在一起的这段经历,威廉写信给他的父母说,他已经吸取了一个大教训:"我天生不应当过活跃的日子,当个观众就行。"(Lewis,1991,pp. 173 - 177)

尽早抓住机会返回哈佛后,威廉认为自己的健康已经被永远地毁掉了。他仍受到抑郁症的折磨,此外,他还患上了背部疼痛、眼睛疲劳、失眠症和急性消化不良。随后在波士顿冗长的冬季,他产生了强烈的自杀念头。换个环境显得十分必要。

跟随赫尔曼·赫尔姆霍茨在德国　1867 年,威廉注册成为柏林大学的生理学学生。在那儿,他对新兴发展的实验神经学进行了初步的学习。威廉为他在柏林的所见而兴奋不已,写信回家肯定地说:"心理学成为一门科学的时候到了!"

当威廉听说由赫尔曼·赫尔姆霍茨(Hermann Helmholtz)和威廉·冯特(Wilhelm Wundt,"实验心理学之父")主持的工作是专门致力于发展以实验为基础的心理学的时候,他决定加入他们,于是收拾行装从柏林去了海德堡,决定继续研究学习神经学和神经解剖学。然而,不到一个星期,他就预订了开往波士顿的回家旅票。他的"忧郁的绝望"使得他无法正常生活。

威廉常常抱怨,他的家庭对此非常宽容,这在当时显得相当难能可贵。不过,他们已经熟悉了心理问题:他的父亲和姑姑都遭受了一辈子的神经失调,他自己的妹妹艾丽丝一身中大部分生活都是作为一个神经衰弱者度过的。

医学文凭在手　当威廉递交了一份十分短小的研究论文并通过了一个 90 分钟的解剖学考试后,他的家庭安排他在 1869 被授予了医学博士文凭。在为考试做准备的几个星期中,他对这种死记硬背的学习方法做出了一贯的评价:"噢!这么多的苦工,它们实在太令人讨厌了!"然而,他在抑郁症里越陷越深,1870 冬,他的情绪低落到了毁灭性的极点。

埃里克·埃里克森(参见第十章)认为威廉·詹姆斯的痛苦煎熬是典型的青春期晚期的"同一性混乱"(identity crisis),病因是年轻的威廉没有正确处理好恋母情结的危机。从心理动力学的角度来看,威廉的问题根本上是因为抵抗老亨利对孩子们的生活的影响而引起的。这种冲突植根于父亲的

衰老和对家庭影响的混合作用。他使家庭生活变成了自由主义的专

治、乌托邦理想的学校。每一个选择都基于最自由且最全面的观点,最重要的因素在于,这些问题必须与父亲讨论。(Erikson,1968,p.151)

自由意志

威廉·詹姆斯在1870年那个糟糕的冬天靠单纯的意志来改变自己的状况,这些在上文中已作了许多介绍。他在情绪沮丧的低谷宣称,只有运用自己的意志才能够得救。也就是在这个时候,他说出了那段著名的格言:

> 我的第一个自由意志行动将会是相信自由意志……我将从一味地沉思和冥想中摆脱出来,释放我的天性,除了行动,还要通过阅读喜爱的书籍有意识地培养道德自由的感觉……迄今为止,我喜欢自由的主动权、喜欢别出心裁地行动,我不去小心翼翼地等待客观世界对我们的注视和为我们决定的一切。自杀看上去是展现我的勇气的最有男子气概的方式。现在,我将随着我的意志再进一步,不仅以这个意志来行动,而且还要相信它,相信我自己的真实性和创造力。我的信念肯定不乐观——自我一旦被外界冲击便会自我约束,我的生活(真实的、美好的)也将处于其中。生活需要去经历、去受苦、去创造。(1870,摘自 Lewis,1991,pp.204-205)

214

采取行动的生活　大多数作家忽视了这一点:詹姆斯决定运用自己的"自由意志",是为了摒弃他自愿承担的"旁观者"中的生活,取而代之的是将自己献身于"个人的现实性和创造的力量"。还有一点通常被忽视,那就是这个"决定"、"承诺"和动力实际上并没有给他带来任何益处。他在1870年底写道,他没有能力做任何事情,仅仅"病态地畏惧运用脑力的谈话"。他告诉朋友们,自己作为一个理智的、社会的人,已经"死亡并入土"很久了。

艾略特教授,也就是现在的艾略特校长,再一次拯救了这个年轻人。这一次,艾略特为詹姆斯提供了一份在哈佛讲授比较生理学的兼职。尽管詹姆斯在余生中或多或少地感到抑郁,但看起来教书恰恰是这个30岁的年轻人正在寻找的转折点。在哈佛为年轻人讲课的过程中,"与人而不是与我自己的思维打交道,我从导致某种哲学臆想症的自省研究中摆脱了出来",这使詹姆斯看到了走向正常生活的第一缕曙光。

虽然这门课极受欢迎,但是在第一年教学的最后,詹姆斯遭受了严重的精神崩溃。他写道:"我着了魔,对于自身的存在感到深深恐惧,我极度惶恐。从那以后,宇宙永远地为我而改变了。"他断然宣布"摒弃"精神科学,要求投身于比较解剖学。艾略特校长接受了他的请求,同意他"再也不面对教学",并聘任詹姆斯为哈佛比较解剖学博物馆主任(Lewis,1991)。

婚姻   最终,如果说有哪件事情将詹姆斯从抑郁症的精神病中"拯救"出来的话,那就是他在 1876 年的婚姻,那时他 34 岁。他写道:"我在婚姻生活中找到了过去从来不曾知晓的平和。"在这一人生关头,他终于能够重新开始他的教学工作,并开始从事他承诺已久、热切盼望的编写心理学教科书的重要工作。

也许,詹姆斯从抑郁症中的康复、对意志的重要性的透视,以及对手淫危害的想法的梳理统一,都与他的婚姻有着直接的联系。这些都包含在詹姆斯日记的那个词组——"道德问题"之中。

"道德问题"   这个术语是老亨利定义的,用以描述他自己和他的孩子们所遭受的神经疾病。毫无疑问,詹姆斯一家认为,道德与这个家庭挥之不去的悲剧——那些神经过敏、歇斯底里症,甚至疯狂等"病态心理"——有着至关重要的深远联系。

威廉·詹姆斯的心理学理论是他第一个、也是最重要的理论,在他剩下的人生岁月里,这一理论大致上都是关于道德加固或是关于道德意志力的:

> "道德问题"是威廉的方式,受了老亨利影响,把整个问题看成主观能动的意志……以及坚定的自我……事实上我们可以将意志、自我、身份、甚至威廉脑力劳动中的男子气概视为等价事物。用威廉的话来说,在老詹姆斯宣布"我的道德或自主的力量彻底死了"之后,威廉就已经坚决地摒弃了道德问题(在 1844 年威廉精神崩溃时老亨利这样宣布),让自我的存在屈服于对上帝的热爱。威廉确实预感到了这样的选择对他而言痛苦到了极致:自己是否应该学习父亲的榜样,放弃所有对支配自己意志的尝试;还是恰恰与此相反,孤注一掷地集中生命的所有力量来实现主观能动的意志?直到那个时候(威廉在他的日记里写道),他尚未对"道德权益"进行过任何追究,却已经首先用它约束了一些不良的习惯和"道德沦丧"的趋势(也许是对自发性冲动的另一种影射)。(Lewis,1991,p. 201)

回归道德哲学

到 1878 年,威廉·詹姆斯已经获得了医学文凭;已经开过生理学和解剖学的讲座;已经在美国教过心理学实验课;甚至即将获得哈佛大学授予的第一个心理学博士学位。但是詹姆斯认为自己是一个地道的哲学家。1877 年,艾略特校长兴许是因为受到了哈佛的生物系教师们的鼓励,同意将詹姆斯的本科和硕士心理学课程列入哲学系课程。1880 年,詹姆斯成功地将生理学助理教授的头衔改为哲学助理教授。从此,他开始教授一系列异常受欢迎的"精神科学"的课程。

这些行政调整造成了哈佛大学教师团体中的政治危机。在当时,心理学被广泛认作生理学和道德哲学的一个分支,但道德哲学并不包括异教邪说、康德的道德相对主义学说和其他后启蒙运动哲学家。然而,詹姆斯的道德哲学课却鼓吹这些自由事业:妇女权利、活体解剖(用动物做研究)及德国的实验主义。他倔强地抨击建立在限制人类行为、美国帝国主义对外政策和神造论基础上的理论。让威廉·詹姆斯教授心理学简直就是一种亵渎! 216

詹姆斯把那些神圣的心理学教科书发给了他的学生们,但之后他就大胆地利用这些书有针对性地发起进攻,奚落所谓的"官能心理学"和"常识"的观点。在当时的哲学系,他的同事们仍一丝不苟地讲授着这些观点。难怪詹姆斯后来轻蔑地宣称:"我从来没有接受过哲学教育,我听到的第一次心理学讲座便是我的第一节心理学课。"(引自 Erikson,1968,p. 152)

一种北美心理学

詹姆斯感兴趣甚至着迷的"道德问题"是美国心理学和心理治疗初期的核心所在,这种情况一直延续到了今天。詹姆斯显然相信,运用自己的意志是避免自己每况愈下、最后走向完全疯狂的唯一方法。下面的这段文字传递了每当詹姆斯无法严格控制自己的心理过程时所感到的恐怖,他承认自己对抑郁症无能为力:

> 我同时陷入了哲学上的悲观主义情绪和对前途绝望的状态……突然,它毫无征兆地降临到我身上,仿佛是从黑暗中冒出来的一样,我对我自己的存在感到深深的恐惧。与此同时,我的脑海里出现了一个癫痫病人的影像,我曾在精神病院里见过他。那是一个黑发、皮肤有些泛绿的年轻人,完全是个白痴,整天坐在一张长椅上,或者干脆坐在靠墙的橱上,脸颊靠在双膝上,灰色的粗布汗衫垂下来将他的整个身体遮盖住。他坐在那里像某种埃及猫的雕像或秘鲁木乃伊,浑身上下只有黑眼珠子在动,看起来完全不像个人。这一影像与我的恐惧交织起来,我隐约感到,那就是我。我掌握的任何力量都无法使我逃脱此劫。钟声为我而鸣的每一小时,也为他而鸣。我对他感到恐惧,有一种对我自己的感知,在某一瞬间与对他的感知相互矛盾。这就好像原本牢牢地在我胸腔内的东西顷刻间完全垮掉了,使我变成颤抖和恐惧的主体。(1902,引自 Lewis,1991,p. 202)

意志的心理学

任何一个严肃看待詹姆斯观点的人都很容易明白:摆脱精神错乱和意志的自由

大体上是一回事。可以认为,心理健康就是道德自由;两者都意味着人们对自己的
坚定信念敢想敢做。如果他们能够把自己的想法转化为行动,那么就可以将世界随
心所欲地转变为他们所期望的那样。从而,人类的头脑拥有了一个"上演可能发生
的事情的同步剧院",它将按照意愿而运作。

　　对于詹姆斯来说,需要牢记的是:意志的运用是一种强大的道德力量。对他来
说不存在对自由意志的辩论;自由意志的存在不仅是一个"事实",而且是人类的必
需:"因此,在对自由意志的争论中,论点很简单:注意力所在,便是自由意志"
(James,1890,vol.2,p.571)。

　　　　这是宇宙的道德命题:应该做的事情就可以做到,错误的举动不能受
　　命运的支配,但正确的举动一定留有希望……自由的第一需要应当是确认
　　自由本身。(James,1890,vol.2,p.573)

英雄气概　　只有通过发扬詹姆斯所谓的"英雄气概"(1890,vol.2,p.578)做到自
我克制,我们才能够成功地抵御这个世界破坏性、腐蚀性的影响(这影响也许还包括
"学生们为拼命争取好成绩而显出的一张张愚蠢而迟钝的面孔"),并且为存在本身
欢欣雀跃。

　　　　这不但是我们的道德信条,而且是我们的宗教信仰。如今,后者已经
　　思虑成熟,要靠我们的努力去实现。"那么你会信仰它吗?"这是我们被最
　　多试探的问题;我们一天中每一个小时都受到这样的质疑,从最大的事情
　　到最小的事情,从最理论的到最实际的……如若它们所要求的就是我们作
　　为人的价值尺度,如若这一尺度就是我们为这个世界所作的固有的原始贡
　　献,那么这太令人惊叹了! (James,1890,vol.2,p.579)

　　詹姆斯所实践的明显不是"医学",就连他的拥护者们也看出了这一点:用他的
助手雨果·缪斯特伯格(Hugo Munsterberg)的话来说,他的"实用主义"哲学学派可
以被认为是"一个对伊曼纽尔·康德的作品一无所知的人"的原创。詹姆斯在他的
著名的教科书里包含的当然不是德国科学,正如你所看到的那样,这看起来当然丝
毫不像来自欧洲的精神分析。不过,詹姆斯的理论从沙可那里借鉴了不少(詹姆斯
曾在1882年到萨尔佩特里埃拜访过沙可)。

　　詹姆斯的工作整体上是全新的、带有北美特征的。他把握住了"人类状况的流
变"(flux of the human condition),并像他在世纪之交的一个叫作乔治·桑塔亚那的
学生所说的,把它变成了一门文雅的甚至是诗意的学科。詹姆斯的工作充满了对人
类根本的创造性的精神本质的赞赏,但它的核心是用反活力论的唯物主义思想写成

的——关于神圣的体验是人类精神的创造,荣格在写及普遍的原型时也对这一观点有所发展。

晋升　与此同时,艾略特校长正为不知如何对待他这位老朋友的现实问题而烦恼。詹姆斯"适合"到哈佛大学的哪个科系去呢? 1889 年,艾略特校长对詹姆斯建议道:下一个毕业典礼时,他将被聘任为哈佛大学首席心理学教授。詹姆斯听后答道:"你就这么办吧,我会在宣布会上当着所有人的面朝我的脑袋开枪。"这算是詹姆斯对其他自称心理学家的哈佛教授的态度。但最后,艾略特校长如此宣布了,詹姆斯也并没有真的自杀。

可是,到了 1892 年,詹姆斯又重返哲学系。尽管他已经着手负责在美国建立第一个实验心理学实验室,詹姆斯还是差一点抛弃了他在实验心理学新原理方面的同事和学生。作为美国首席心理学家和格外固执的美国心理学协会的领军人物,詹姆斯在经历了这几年近乎散漫的生活之后,回归了他的初恋——写作和教授哲学。

实用主义

在最后的几部作品中,詹姆斯试图把实用主义建立为一个正规的哲学学派,区别于康德的新柏拉图建构主义和理性主义,两者对那些遥远、崇高、全面的终极真理予以非功利性的空洞许诺。詹姆斯试图将自己对"生活中根本的热忱"的思考系统化。这种热忱,活生生的人和执着的人都能够感受到,但其他哲学家在研究人类状况时却没有将它列入考虑范围。他想确定,是什么"温暖我们的心并使我们感到自己配活下去"。

他的结论是,先验的本质是无法用自然科学来解释的,比如心理学。他观察到,虽然我们只有透过对独立和自由意志的强烈要求才能够完全地感觉到人类的感情和生命的活力,但是所有的科学都必须从逻辑上否认有机体内存在着任何一种自由意志。

詹姆斯说,实用主义者是"希望之党"的成员。作为道德哲学新分支的心理学实际上和以下这些没有差别:

> 一堆琐碎的事实、一些闲言碎语和不同意见的争执、一些仅停留于表面的分类和综合、一种严重的成见——说我们占有着不同的状态,说我们的大脑调控着这些状态。可是,根本就没有任何规律可言,不像物理学给我们列出的那些定律,可以从中找出规律,没有一个命题可以由因到果地推断出一个结果来⋯⋯这不是科学,只是一门科学的希望。科学的实质与我们同在。(James,1992a,《心理学简编》,最后一段,p. 433)

实用主义在某种意义上是一种形而上学的思考——一门研究如何通过应用人

219　类意向性将想法转换成行动的学问。詹姆斯写道,意志的运用能够靠持续的练习和习惯来维持,但是在最初,需要创造性的生活,最重要的是,需要承担风险。

　　詹姆斯开始相信英雄主义是心理学的构成要素。他看到我们普通而乏味的生活泯灭了我们的判断力,我们不知道活泼而有意识地生活意味着什么——用他童年时的朋友梭罗的话来说,生活是"宁静的绝望"。这种"英雄主义"无疑是詹姆斯自己生活中的一个重要方面。1899 年,结束了纽约北部的肖陶扩湖学会(Chautauqua Institute)举办的持续数周的无聊讲座,他记述了自己持续增长的需求——需要"一些原始而野性的东西来平衡";而不是"你们这些平均年龄 57 岁的学术界人士"的思维定式。他认为,要成为一个人所需要的努力就是一个人为施加仁慈所作的努力,从事"光明的力量与黑暗的力量之间永恒的战斗"。

詹姆斯对谈话疗法的影响

　　在我看来,北美的心理治疗仍然反映着詹姆斯建立的人类境遇的英雄主义观点。多少次我无法入睡,思考着怎么才能激励那些完全被打败的来访者,让他们"英勇地举起自我的旗帜"来与"黑暗的军队力量"作斗争。无论当前的状况有多么严重,一个人必须重申自己被粉碎了的意志。一个人必须抱着无限的可能性来拥抱"当时未被确定的可能性"。这是"英雄主义的最后一线希望,不然,不久以后直到永远,必须从鬼门关攫取胜利"。

　　你将在下一个章节读到典型的北美谈话疗法的取向,因此我希望你有机会发现:如果没有詹姆斯建立的坚实基础,这些取向中没有一条能够言之成理。詹姆斯并不是对发展心理治疗情有独钟(他甚至轻蔑地将其写成"道德治疗女博士"),而是像他的灵魂伴侣梭罗、惠特曼和弗洛斯特一样,赞美人类的意志,赞美意向性克服怀疑、软弱、胆怯所取得的胜利。像他父亲的老朋友爱默生一样,詹姆斯期望着"在高歌猛进中直面(生存的)危险",并不真正地相信"黑暗、污秽、卑贱"(Lewis,1991,p.560)这些人类灵魂的障碍。

　　一个世纪以前,杰斐逊就曾宣布过美国人的信条:"人人生而平等,造物者赋予他们若干不可剥夺的权利,其中包括生命权、自由权和追求幸福的权利。"生命唯一的真正神圣之处在于:向前跳入生命的河流——那同时发生着各种可能性的洪流——去拥抱机会、去充分地体验生活。

　　为了给詹姆斯一个公正的评价,我必须以谦卑的语调来结束这一章节。他说过,人类之于宇宙就像宠物狗之于客厅——至多断章取义地了解了广阔现实生活中无关紧要的内容。虽然我们能够感受到实用主义的道德力量,甚至被其鼓舞,但我

220　们同时也必须记住关于那只客厅里的狗的比喻。詹姆斯告诉我们:如果我们将意志

屈服于宇宙的吹风，我们将完全失去判断我们是谁、我们要做什么的能力。但同时，他并不是完全地鼓吹虚无主义和实用主义的无政府状态下的极端自恃。

詹姆斯不仅仅呼吁我们每个人"做自己的事"——尽管这一主张源于北美学派（参见第十六章关于格式塔治疗的讨论）。詹姆斯将一个"激进的实用主义者"描述为一个"类似逍遥自在的无政府主义者的生物"（Leahey，1992，p.279），与那种机械顺从的人相反。詹姆斯号召我们加入"意志坚强者"的行列。他力劝我们成为捉住生活每一天的人，"及时行乐"，为的是得到可能的救赎。实用主义促使我们每一个人好好地了解我们自己，以便拥有足够能力来最大限度地掌握我们自己的命运。

由于受到詹姆斯的影响，北美的谈话疗法成了一个"谈话挑战"——它是一次跃入人类潜能深渊的蹦极跳、一次扑向人类体验河流的大冒险。

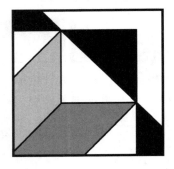

第十二章

华生与斯金纳——激进行为主义

实用主义的胜利

　　自由意志、英雄主义、个人主义、自我力量——所有这些都是美国心理学的构成元素，20世纪早期华生开始从事研究时，它们就已经存在了。华生对人类行为的机械论看法给了欧洲心理治疗一记耳光。作为"行为主义之父"，华生因研究恐惧反应的婴儿期根源而留名于世，他对恐惧问题进行了调查和归纳，其中的著名案例研究已经成了数不胜数的心理学讲座的主题。谁没有听说过小阿尔伯特的案例呢？华生向大家展示了在正常婴儿身上引起"神经性"恐惧的条件反应。

　　华生的学生琼斯致力于消除先天、后天恐惧的研究。她对婴儿彼得进行的实验显示了行为主义的条件作用"疗法"所具有的效果和早期应用情况。

　　甚至在华生自己的家里也可以看到应用行为主义的影响，他根据自己的行为主义哲学和方法培养他的两个儿子，却造成了悲剧性的结果。

　　过了一代之后，斯金纳将行为主义推向了新的高峰，他的研究被称为激进行为主义。斯金纳出版了大量的经验主义著作和哲学著作。其中的很多作品都试图证明：在理解人类行为科学的过程中，行为主义心理学比人本心理学、认知心理学和精神动力心理学享有更高的地位。

再看磁性说

　　说吧，朋友，你觉得紧张吗？压抑吗？工作劳累吗？你的朋友是否说你毫无幽　222
默感？说你萎靡不振，或是读书读傻了？你是否感到筋疲力尽？是否发现自己心灰
意冷、百无聊赖、缺乏真正的体力劳动？你的大学寝室或公寓是否已成了监狱？你
是否向往室外的自由？是否希望自我完善？

　　倘若真是这样，19世纪末期维多利亚时代的中产阶级美国人就是你的原型
（Cushman，1992）。那是一个无论做什么事情都崇尚克制、冷漠、逻辑分析、数量、妥
协的社会，作为社会的产物，许多生活在那个时代的美国人都渴望出现某些事物使
他们的灵魂变得生机勃勃，给他们的生活带来意义、目的和方向。威廉·詹姆斯所
说的“热忱”在哪里？人们怎样才能过上浪漫主义诗人曾享受过的跃动的日常生活？
是什么使得生活值得我们过？到哪里才能够找到生活的核心？

　　最初的美国世俗心理治疗提供了一个答案：动物磁性说。埃德蒙·沙夫茨伯里
（Edmund Shaftesbury，1925）在他的《无处不在的磁性》（*Universal Magnetism*）一书
中说道：

　　　　磁性是普遍的，这是第一条原理。我们在确认这一事实的那一刻就对
　　我们存在的许多奥秘做出了解释：自然的力量遵从伟大的磁性原理——尽
　　管人类没有能力解释这种原理的动机或起源。（p.12）

　　沙夫茨伯里向他的读者提供了“掌握人类一切力量的家庭训练教程宝典”，共由
八卷冠冕堂皇的皮边本组成，其中包括了个人磁性教程、他人磁性教程、通过磁性把
握生活、破解“最深奥的存在之谜”、控制他人的神秘磁性原理和“预知未来命运的方
法”。我个人拥有的《无处不在的磁性》还含有一件限时特卖：“《性磁性说：男性和女
性的私人研究》，原价25美元，现售7美元！”

　　由于担心读者不把沙夫茨伯里的想法当回事，作者特意在书中告诫读者说：某
位年轻的女士“最近为了摆脱某种降临在她身上的不幸而将自己催眠，结果发了疯。
医生说，要是她开发了磁性，她就可以消解开始的麻烦，也就不会落到那种下场”
（p.5）。还有一个年轻的男士“患上了一种由精神错乱引起的烦躁不安症，这种坏习
惯使他失去了所有的磁性、所有的优良品质、所有的自制能力。最后，随着任由它一
点一点地加深影响，他丧失了所有的心智。”（p.119）

唯心论者的理由

　　沙夫茨伯里的理论中有没有听起来让人感觉很熟悉的内容？应当如此。因为　223

这简直就是一部麦斯麦理论的美国版。麦斯麦的理论由他的弟子查尔斯·鲍耶(Charles Poyen)1836 年传入美国,很大程度上掺和了手淫恐惧症。磁疗成为一种风尚,用以治疗大量的精神病症状,包括精神萎靡、痉挛、体质虚弱、道德迷惘(Cushman,1992)。

要理解这一早期心理治疗运动,关键在于记住磁性论既是科学的,又是精神的;它将伦理道德和科学方法融合在了一起。磁性说预示着瑞夫(Reiff,1966)所谓的"心理治疗的胜利"——掌控人类的信仰的力量,以减轻他们在世俗生活中的重担。

> 在这些理论中,主要的内在原则是:相信在非传统的、凭借经验的环境中,精神领域依然有着可入性和可用性。它们构成了一种世俗的普救说和一种建立在欧洲浪漫主义运动和反启蒙主义运动上的自我表现评估。麦斯麦的陈述代表了这一普遍观点的特征:"只有一种疾病,也只有一种疗法。"鲍耶利用催眠恍惚状态帮助病人接触每个人都有的非宗教的普遍精神(如动物磁力)。接触到这种精神力量的源泉后,病人将感到精力充沛、精神焕发,仿佛变了一个人。麦斯麦催眠术及其继承者对意识的交替状态,异域美国人的天真烂漫和乐观精神,及一种世俗的反理性的唯灵论都有十分强调。(Cushman,1992,p.31)

在这些彻底唯灵论的治疗法中,真正既"先锋"又有美国特色之处在于它们与宗教全然无关。相反,它们是"科学的"。它们靠的是对自我力量毫无怀疑的信仰。《无处不在的磁性》中,有整整三分之二的内容都是用来强调"增强意志""树立明确目标""开发个人能力"的。

可以想象,惠特曼(Walt Whitman)和詹姆斯(William James)一定会觉得整个理论非常有说服力,事实上他们也确实相信这套。实用主义对于詹姆斯来说,是哲学理想;对美国中产阶级文化来说,是一种道德标准。磁学家们的"谈话疗法"与实用主义理想完全一致:它们都承诺务实的效果——让来访者更受欢迎、更安心、更成功、甚至更迷人。正如沙夫茨伯里所发现的那样:

> 生活中找不到比整理客厅更大的抱负……一旦磁化,即便缺少财富和家庭渊源,客厅也会大放光彩……那么对你来说,想要在交际方面富有吸引力,第一步就是用你的意志宣布:这些魅力都是我的。(1925,p.332)

自我的力量

224　民主、乐观、有科学撑腰、没有束缚——以新的谈话疗法的方式,你可以"想怎样就怎样"。但是如果你达不到这种程度,就只能责怪自己,这与其他人毫无关系。不管你选择催眠术、颅相学、唯灵论、玛丽·贝克·艾迪(Mary Baker Eddy,基督教科学的奠基人)的正面思考,抑或是磁性说,美国学说在根本上是一样的。它们的焦点都是自我。人们认识到自我的四大基础是——

自立 第一个基础是自立,这是"非政治私人状态"的构成中最深奥的部分(Cushman,1992,p. 32)。这一美国理论使得建立在种族、宗教信仰和性别问题上的"借口"都站不住脚。无论什么疾病降临到我们身上,在经济学和社会学的理论中都不会找到疾病的起因和解决方法。像马克思(Karl Marx)、恩格斯(Friedrich Engels)和韦伯(Max Weber)那样的理论学家,他们的对象是欧洲人,而不是波士顿和布法罗的布衣百姓。我们有必要作实质性的重新调整、在精神上重新觉醒、赞美和实现上帝的计划。

意志力 第二,詹姆斯曾清楚地给出过重要的结论:解决问题的方法在于发展意志力,从而集中和引导我们的思想。在所有这些早期的世俗心理治疗中,这种类似禅宗的自我调节、控制的取向正是核心所在;你将在后面几章内容中看到,现代认知疗法的中心还是存在着这种说法。如果你愿意的话,请想象一下,如果我们对弗洛伊德这样解释:一个学会控制自己意识思维进程的人能够消除焦虑。我几乎可以肯定,他会摇着长满白发的脑袋嘀咕道:"一个巨大的错误,但只不过是个错误。"

在美国佬的家中,"思维胜于物质",这是与他人相处的金箴;而看医生就是对道德软弱的公开供认。如果一个孩子能够在这样的家庭中成长,我可以向你保证,他会很好地学会精神自控。

美德与自我回报 第三个美国理论的基本概念是,自我发展享有欣赏自我回报的权利。因为美德大致上就是个人的自我控制,是智力的训练和精神的富足,也就是说美德事实上是对它自身的回报。但是高尚的人不单单满足于了解他们自身的美德,他们的愿望远不限于此。当美国人说美德是对自身的回报时,我相信他们是想说:那些高尚的人已经得到了回报给他们的每一分钱,美德保证了那些高尚的人已经拥有的回报的所有权。(而且上帝总帮着那些不中用的政客——那些承认想从这些回报中征收走一部分税收的政客!)

从这种观点来看,心理学上的幸福大致上是个人的世俗救济。拥有这种幸福状态的人在这个世界上活得很好;他们在社交方面和物质方面处境都很好。如果我有7美元闲钱用在"性磁性家庭训练课程"上,我当然会发现,磁性强大的男人吸引磁性强大的女人,反之亦然;毫无疑问,他们生出磁性强大的小孩。那些小孩的归宿会是磁性显著的学院和大学,在那里他们会遇到和他们一样被索取这么多钱的人。

性格 第四,我们必须考虑人格的问题。美国心理治疗已经有一个重要的信条,即每个人都要有一个真实、坦诚的自我,心理上的幸福要求的是自我的发现与重申——这是一个要求抛弃虚假的、顺应社会的自我的过程(Cushman,1992)。有些人将这种真实的自我归类于人的"真实天性",这通常是自我的某一方面,从孩提时代起就已经显露出来,也许还反映了其父母中的一人或双方的性格本质。这种美国式的看待自我的观点一点也不像弗洛伊德建立的关于性的、攻击的、自私的、不安的自我的观点。对于美国的"治疗学家"来说,自我是努力的、竞争的、解决问题的、向着目标的胜利者。自我是其他事物的主宰。它既追求精神上的教化又追求物质上的满足,并且意识不到在这两者的尽头之间可能产生的任何矛盾。

另外一方面,"性格"有点类似于道德完整性。世纪之交的美国治疗学家相信,性格需要被慢慢地灌输进入自我——"通过自我约束、节俭、努力工作、清洁和宗教指引"(Cushman,1992,p.35)。性格使自我不至于深陷享乐堕落、性变态和卑贱。

在早期美国心理学家看来,享乐的问题(或者至少是对享乐的追求)在于它耗尽精力,而那些精力是用来做一些不得不做的事情的。那些追求享乐的人丧失了他们的干劲、他们竞争的锋芒。他们缺乏决心和雄心;他们无法将他们的资源转化为动力,来保证他们自己和家人的成功。穷人可以受到怜悯,但绝不能助长偷懒的习性;慈善事业应该只帮助那些愿意自食其力的人。如果说这种新心理科学为这个民族带来了些什么好处的话,那就是它帮助恢复人们的生产力、乐观主义精神和充沛精力。

约翰·华生

这是一段我们必须记住的内容,以下这段是卓越的美国心理学家华生(John B. Watson,1878—1958)在1924年所作的声明:

226

　　　　"给我一打健康的婴儿,形体良好,并让他们在我特别营造的世界里成长,我担保,随便从中挑选一个,我就能把他(她)训练成任何类型的专家——医生、律师、艺术家、商场巨贾,甚至乞丐和大盗,而不管他的天赋、倾向、能力、职业和他祖辈的种族是什么。"(p.104)

我认为,"美国行为主义之父"华生也是詹姆斯的"继承人"——确实,詹姆斯几乎无法从华生的思想中辨认出实用主义哲学,但是,从华生的出现开始,我们才第一次拥有现代的、有美国特色的自然科学,同时,它完全迎合了美国"人人生而平等"的神话以及美国人对于完美、成就和控制欲的迷恋。

詹姆斯的心理学基础是他所谓的"天真的现实主义",这种思想试图建立一种属于自然科学的心理学——"看到的就是获知的"。詹姆斯认为这种原则是"稳定的现实",是"最强烈的道德、智慧的渴望",就像虔诚的(但也许不幸思想僵化的)托马斯·里德(Thomas Reid)那样,詹姆斯要求心理学言之成理。然而,和康德一样,詹姆斯也估计到了:理性的力量必须被用来测试,并找到"常识"的极限。这种美国心理学的新科学建立在可测试的、可证实的并且可以实际运用的命题之上。

不幸的是,詹姆斯的思想真正达到其目标的部分微乎其微,他在实用主义理论上的大多数研究实质上是对意志力、决心和个人勇气的自传式陈述。普通人能从詹姆斯身上获得的与从艾迪(Mary Baker Eddy)身上或从当下任何"正面思考的力量"自助手册中,包括从顶性私立学校中得到的并没有太大的不同。

心理学的牛顿主义观点

华生是与众不同的。他预见了一种心理学的牛顿学说式的科学,从而去除了使人事因果联系变得难以捉摸的神秘机制,并使人类对控制和引导自己的命运承担起全部的责任。华生发现,我们有可能创造那个早期清教徒们预见的"光明灿烂坐落于高山之巅"的新世界;他还发现,这需要通过应用科学来实现。

华生的**行为主义**(behaviorism)因此而摆脱了宗教、意识形态或公众情绪等强加的人为约束。行为主义不在乎你在哪里出生、你的祖先属于哪个种族(或智商高低)或者你的父母现有的环境机会和障碍是什么。

行为主义还展示了进化生物学的胜利。这是华生在 1913 年发表的宣言:

> 就行为主义者的观点来说,心理学是自然科学的一个纯客观的分支。它的理论目标是要预测和控制行为。内省并不成为其方法论中必需的部分,其资料的科学价值也并不取决于人们是否根据意识术语来解读它们。行为主义者在为动物反应争取独立研究计划的过程中,认为动物和冷酷无情的人之间并不存在界线。人类的行为以其精致性和复杂性所构成的只是行为主义研究的一部分。(p. 158)

227

华生在这段声明中否决了之前 40 到 50 年时间里所有由德国一些大学的实验研究和内省研究发展成的心理学基本理论。行为主义反对所有赞成严格经验的唯物主义的心灵论;反对任何相信人类"精神"特质的理论,赞同严格的生物机械论;反对自由意志理论,赞同严格的科学决定论。人类绝对是生活在符合牛顿物理学原理的宇宙系统中的实体。行为主义者的任务就是确定这些原理,使它们在总体上为全人类和全社会造福。

华生在概念上的手段是十分有限的。他从俄国心理学家伊凡·巴甫洛夫(Ivan Pavlov)那里学来了"条件反射",这是构成腺体和平滑肌习得反应、在根本上构成所有情绪反应的因素;从爱德华·桑代克(Edward Thorndike)那儿学来了"效果律"——桑代克是詹姆斯的学生,他在测量猫类智力的研究中得出了这样的结论:

> 在面对相同情景做出的一些反应中,如果其他条件相同,那些使动物获得快感的反应将与这一情景产生更强的联系,因此,当这一情景重现时,这些反应也更有可能重现;如果其他条件相同,那些使动物不快的反应与此情景的联系将减弱,因此,情景重现时,这些反应重现的可能性会减小。
>
> (Thorndike,1911,p.244)

效果律解释了所谓的操作性和工具性学习引起的行为变化——这种学习在本质上都不包含腺体和平滑肌的相关条件反射。

心理学:有机体的行为

要充分地了解华生,就必须知道:他是在芝加哥大学开始他的研究的。他对动物心理学很感兴趣并成为劳埃德·摩尔根(Lloyd Morgan)——"本能论之父"的学生。当人类心理学尚处于婴儿期的时候,他被迫为自己对动物心理学的研究做出辩护。华生盲目地将这样的假设写在笔记本上:物种之间约束行为过程的原理是不连续的。然而,当他看到当时(1911 年到 1914 年期间)著名心理学家都开始用原始的、类似人类的意识来解释动物行为的时候,华生觉得他们的想法很"荒谬"。

1913 年,华生发表了自己的理论,次年,他的著作《行为:比较心理学导论》(*An Introduction to Comparative Psychology*)出版。这本书详细阐释了利用动物课题研究心理学的基本原理。他提倡仔细控制实验中随机变量、掌握确切的遗传情况、并为以人为研究对象的伦理上令人无法接受的实验程序开绿灯。

当时的心理学界开始接受他的观点。1915 年,35 岁的华生当选为美国心理学协会主席。行为主义战胜了心灵论和内省心理学,心理学就要成为一个实用的、本质上非理论的、完全可操作的应用科学的分支。人们会将它应用到人类生活的各个方面——包括抚养子女、组织企业、评估兵役、制作广告以及治疗精神和情绪疾病。

华生对心理健康问题有着特殊的热情。也许这是因为他自己在年轻时遭受过一次严重的精神崩溃,而且他当时接受的精神分析并没有给他带来有益的帮助,于是他开始相信精神分析是"装成科学的鬼神学"(Watson,1926,摘自 Leahey,1992,p.360)。在他后来的文章里,华生用大量的篇幅来说明,只有行为主义才可能解释当时被叫作"精神疾病"的东西。

在对华生行为主义的经典解释中,实验动物心理学家的解释击中要害:精神疾病无非是——

　　人格疾病,或是行为疾病、行为障碍,或是习惯冲突……当精神病理学家试图告诉我"精神分裂症",或是"杀人狂症""歇斯底里症"时,我的脑海中冒出一种数年来越来越强烈的想法:他并不知道他自己在说什么。并且,我认为之所以他不知道自己在说什么,是因为他总是从精神的角度而不是从整个身体的行为方式和行为遗传原因的角度来检查他的病人。(Watson,1924,p.27)

华生虚构的狗　华生在一种动物身上实施了精神疾病的"案例研究",为的是证明"用心灵的概念来判断失常行为"是多么不切实际的误导。

　　设想一下,曾经在没有和任何人商量的情况下,我训练了一只狗,训练他从质地精细、新鲜的汉堡牛排边上走开,只吃腐烂的鱼肉……我训练他(用电击)不去用犬科动物的方式嗅母狗——他会围着她转,但不会走到离她十英尺以内的地方去……再来一次:当他试图与母狗交配的时候,我只让他与雄性的狗和幼犬一起玩耍,我把他变成了同性恋……早晨,当我向他走过去的时候,他不再舔我的手或显出一副活泼调皮的样子,而是躲躲藏藏、发出呜呜声,还露出牙齿示威。他不再追逐老鼠和其他小动物,而是躲得远远的,显出强烈的恐惧。他睡在垃圾桶里——他弄脏了自己的床、每半小时随地小便一次。他不再去闻每一根树干,而是咆哮着、挣扎着刨土,却不走进离树两英尺以内的地方。他每天只睡两小时,在这两个小时里,他不再躺下把头和屁股靠在地上,而宁可靠着墙睡。他变得很瘦,因为他不吃脂肪。他时不时地分泌唾液(因为我训练他对数以百计的东西产生了条件反射)。

　　然后我带他去见了一个狗类精神病理学家。他的生理反应是正常的,任何地方都不存在机体损害。因此精神病理学家称:这只狗得的是心理疾病,事实上是精神错乱……那精神病理学家说,我必须把这只狗交给专门照顾精神错乱的狗类的机构;如果不加约束,这只狗会从十楼跳下去,或者毫不犹豫地走进火坑。(1924,p.27)

这些事情华生实际上什么也没有做。他炮制这一例子就好像弗洛伊德用这样的说法做了他的实验:"想象一下,现在父亲威胁阉割他的孩子,为的是惩罚孩子对母亲的乱伦幻想。"虽然华生是一个伟大的现代科学家,他的例子却简直是荒谬。用最坏的方式来形容的话,这个例子听起来就像一个疯了的科学家为证明自己的邪恶力量而做的实验室报告。

华生并没有看出用这种假设的方法来研究科学有什么值得讽刺的。事实上,他用同样的方式继续为这只虚构的狗做了虚构的治疗、虚拟地运用效果律和巴甫洛夫条件作用来——去除"症状",直到那只狗刚好达到你所希望的那样正常为止。然后他写道:

> 是的,我承认这有些夸张,但要点都在这里了。我是在为构建我们行为科学的材料的简单性和牢靠性辩护。我想通过这个家常的事例来证明:你不仅可以制造刺激条件来引发畸形人格的行为并发症,而且可以通过相同的进程为真实有机体的变化(最后导致传染和病变)设立基础——所有这些都没有引进身心关系的概念("精神对身体的影响"),甚至没有脱离自然科学的范畴。换而言之,作为行为主义者,我们甚至与神经病学家和生理学家采用相同的材料和相同的原理来对付"精神疾病"。(Watson,1924,p.28)

华生的中心论点看起来有些奇特,他认为人类就和准备被"抽打成型"的原材料**230** 差不多,可以被塑造成为"任何种类的社会或反社会的人类"。

在华生看来,他的观点在培养孩子上最清楚不过了。他认为孩子好坏都由母亲一人造成。他相信每个母亲都应当修读科学培养孩子的课程并应当这样培养孩子:

> 对待孩子有一种明智的方法,像对待年轻的成年人那样对待他们,小心仔细地帮他们穿着打扮、洗澡沐浴。让你的行为成为他永远的目标和信念。永远不要拥抱或亲吻他们,永远不要让他们坐在你的大腿上。如果你一定要这么做,就在道晚安的时候吻一下他们的额头,在早上与他们握一下手……试验一下……你会为你过去处理这些问题时多愁善感的、令人讨厌的方式彻底感到羞愧……
>
> 总之,当你将要爱抚你的孩子的时候你要记住:母爱是一台危险的仪器,这台仪器可能会造成永远无法痊愈的创伤——给婴儿期带来不快乐、把成年期搞成一场噩梦。这台仪器可能会葬送你的儿子或女儿成年后的职业生涯和婚姻幸福。(Watson,1928,摘自 Leahey,1992,p.361)

小阿尔伯特的传奇 不过,使华生留名的最重要的原因是那一系列经典的活体实验。最初的实验是 1920 年(Watson & Rayner,1920)在一个名叫阿尔伯特·B 的11 个月大的婴儿身上形成高度泛化的恐惧的条件反射。以下内容节选自华生对为何选择这一最著名"实验"的说明:

> 我们起初很不情愿操作这种领域的实验,但是太有必要进行这个实验了。因此我们最终决定尝试一下,在婴儿身上建立起恐惧感然后研究消除

恐怖的实际方法。我们首选了阿尔伯特·B来充当实验对象。他重21磅，11个月大，是哈里特街道医院中一个护士的儿子。我们和他在一起的那段时间里，一直到我们做那个实验为止，我们从没见他哭过！（Watson，1924，pp. 158 - 159）

我怀疑每一个阅读这本书的读者都从心理学导论的课程上记住了小阿尔伯特。你们会想起这项研究的关键是在于演示：婴儿最初对毛茸茸的小动物的迷恋是怎样转变成恐惧的。开始时，华生将阿尔伯特对一只白老鼠的兴趣与在他脑后用钢筋敲击出响声进行了配对：

1. 白老鼠突然从篮子里窜出并出现在阿尔伯特面前。他开始伸出左手去够那只老鼠。正当他的手碰到老鼠的时候，他的脑后立即响起了敲击钢筋的声音。婴儿猛地一跳，向前扑倒，把脸埋在床垫里，但没有哭。

2. 阿尔伯特用右手去抓，当他碰到老鼠的时候，钢筋又一次被敲响。婴儿又是猛地一跳，向前扑倒，开始啜泣。为了避免过度刺激孩子，进一步的试验被推迟了一周。（Watson & Rayner，1920，p. 4）

一个星期后，老鼠被放到阿尔伯特面前，他没有哭。但经过五次将老鼠出现和在他脑后敲击钢筋配对的试验后，单单那只老鼠就完全产生了婴儿对恐惧的条件反应和回避反应：

老鼠一出现，婴儿就开始哭。他几乎立即向左侧猛地一转身，倒在左侧，用四肢撑起身体快速地爬动，在他到达试验台的边缘前，我们用了相当大的劲才抱住他。（Watson & Rayner，1920，p. 5）

阿尔伯特对恐惧的条件反应持续了五天，进而恐惧泛化到其他东西上：兔子、狗、毛大衣、绵羊毛，甚至圣诞老人的面罩。每一次的次级刺激都在孩子身上引起了明显的、但已经减弱了的情绪反应。

华生和他的同事罗莎丽·蕾娜（Rosalie Rayner）因此证明：条件性恐惧和泛化的条件性恐惧是完全稳定的，并且在经历了几个星期没有钢筋刺激的"淡化期"后，条件反射依然有效。他们还证明：条件反射并不受到原始测试情景的约束。然而有趣的是，阿尔伯特似乎并没有对华生和蕾娜建立起恐惧的条件反应——尽管当钢筋被敲击的时候他们也在刺激物之列。

正在这时候，阿尔伯特的母亲终于表现出了迟来的理智，把他从试验中营救了出来，于是他无法再为科学做出更进一步的贡献了。

与许多已经公开发表的言论相反，华生对小阿尔伯特是有一个"治疗"计划的，计划内容为：

1. 使孩子持续不断地面临那些刺激以引起反应，希望习惯化能够使治疗奏效。

2. 展示能够引起恐惧的条件反射的事物（视觉）并同时刺激性感区（触觉）（从嘴唇开始，到乳头，直到最后才是性器官）以"重建条件"。

3. 在那一类动物出现的时候给被试者吃糖果或者其他食物来"重建条件"。

4. 模仿操作试验时手的运动，从而在物体周围建立起"建设性"活动。

(Watson & Rayner,1920,pp. 12 – 13)

小彼得的治疗   这一案例没那么著名，因为它没有被太多地报道。在华生用阿尔伯特的案例证明那些原理之后，他的毕业班学生琼斯(Mary Cover Jones)拓展了那些理论并在 1924 年发表了后续研究情况。琼斯的被试者是一个名叫彼得的 3 岁儿童。彼得对包括兔子、棉球、毛大衣在内的多种毛茸茸的物体都表现出令人费解的高度恐惧反应。琼斯演示了彼得在暴露于刺激时，恐惧感是怎样被消除的，这是关于行为疗法有效性的已发表的第一个案例。琼斯将彼得吃最喜欢的食物的过程同与一只装在笼子里的兔子逐渐靠近的过程进行了配对。

琼斯对 70 个不同的孩子进行了划时代的研究，小到 3 个月，大到 7 岁，所有孩子"都被留在一个临时照管孩子的机构里"——这个机构主要帮忙照看中产阶级小孩，通常是因为他们的母亲临时无法看管他们而把他们短期托管在这个机构。以下是琼斯对这些孩子的部分观察内容：

在一种通常会引起正面（令人愉快的）或适度负面（令人不愉快的）的反应的情形下，寻找那些明显表现出恐惧的孩子。呈现给所有孩子的情境是标准化了的：比如一个人待着、待在黑暗的房间里、与其他表现出恐惧的孩子们待在一起；面前突然出现一条蛇，或是一只白老鼠、一只兔子、一只青蛙、一些假脸（面具）、吵闹的声音等等。这些恐惧是本来就有的。实验过程并不是使他们产生条件反射，而是揭示已有的恐惧。对于绝大多数的被试儿童来说，我们设置的标准化实验情境没有引起明显的负面反应。

(M. C. Jones,1924,p. 383)

一旦受试者表现出恐惧，各种治疗步骤就会启动，以消除这种恐惧。这些方法包括以下内容：

■ **通过"失用"消除**。不再暴露于恐惧的刺激，随着时间的流逝，面对这些情形时恐惧将不再出现。但事实上,琼斯说:最初程度的恐惧仍在继续,有时候长达几个月。

- ■ **口头诉求**。这种方法几乎毫无用处——仅有一个 4 岁女孩"说出了"她对一只白兔的畏惧。

- ■ **负适应**。这种方法要求孩子在"没有再教育措施"的情况下置身于恐惧刺激。这种方法对一些孩子有效,但"从我们总体的实验来看,重复刺激引起累积效应的可能性大于引起负适应的可能性"。

除此之外,**压抑作用**(同伴间的奚落和责骂)、**分心**(将分心刺激与恐惧刺激放在一起引入)和**社交模仿**(让不恐惧的榜样接近恐惧的被试),这些方法都与在小彼德案例中使用的**直接条件作用**的方法比较过。

琼斯得出的结论直截了当:

> 在寻找消除恐惧反应的研究过程中,我们只有两次试验完全成功。用直接条件作用的方法,我们把引起恐惧的物体与引起占有欲的物体联系起来,使恐惧被正面反应取代。用社交模仿的方法,我们允许受试者在受控条件下分享一组孩子的社交活动。[其他所有的]方法有时候显得有效,但必须和另外的方法混合使用才靠得住。(1924,p.390)

一个行为主义者的生活后记

如果没有后记,早期心理治疗中行为主义的历史将是不完整的。华生对后来的心理学有着深远的影响。他是一位真正的奠基者,世界各地目前都在实践他所创立的行为主义心理治疗。但是,他本人的人品和他的见解都是有瑕疵的。想必大多数心理学家都知道,华生曾经失去了约翰斯·霍普金斯大学的教授之职,那是因为他的妻子发现了他与蕾娜(Rosalie Rayner)之间的风流韵事。蕾娜是华生的学生和科研伙伴,他俩在华生离婚后便结了婚,并生了两个儿子。华生主张用科学的方法培养这两个孩子,蕾娜顺从了丈夫的意见。两个孩子尚未长到青少年,蕾娜便意外死去。之后他们就被送进了寄宿制学校。从此华生或多或少地对他们失去了兴趣。

两个儿子都带着心理创伤长大,都成了某一领域的专业人士,但都被严重的抑郁症所困扰。其中一个是精神病学家,后来自杀了。另一个儿子叫詹姆斯,他将自己能够生存下来的原因归功于长期的精神分析治疗,是治疗帮助他克服了他和他的兄弟所受的怪异、严酷的童年的影响。几年以后,詹姆斯写到了他的父亲——伟大的约翰·华生:

> 我有一些不太愉快的想法……关于行为主义原理对我成长期的影

响……在许多方面,我崇拜[我的父亲]。作为一个人,也作为一个人物,他聪明、迷人、有男子气概、幽默并喜欢沉思。但同时,他迟钝、沉默寡言、无法表达或应付自己的任何情感,而且剥夺了我的兄弟和我的一切的情感基础——我认为这是他无心作出的决定。作为一个行为主义者,他非常坚决地贯彻他的基本哲学思想。(James Watson,1987,摘自 Fancher,1990,p.303)

我觉得就他对人类状况"该死的鱼雷,全速前进!"的说法来看,华生非常符合詹姆斯笔下的形象——詹姆斯把这位实用主义者描述成一位"逍遥自在的无政府主义者"。华生的心理学大部分内容都受到了这一信念的启发:在心理学中,除了他的理论,其他的一切要么仅仅是思辨,要么就是神秘兮兮的、胡说八道的伪科学。华生不曾走得更远,他并没有重新将常识确定为心理学的基础,但他确实将他的整个研究单纯地建构在两个现象之上:反射弧和效果律。

斯金纳

1920 年代中期以后,行为主义者们开始完善华生留下的心理学的细节。这项任务主要落到了伯尔赫斯·弗雷德里克·斯金纳(B. F. Skinner,1904—1990)身上。

234 斯金纳是哈佛大学的一名长期教工,也是美国心理学激进行为主义学派的创始人。**激进行为主义**(radical behaviorism)区别于其他追随华生踪迹的行为主义的地方在于其坚决主张:作为理解、预测、从而控制行为的综合取向,条件作用绝对地主宰了人类的一切。

斯金纳接受了"意志"问题的挑战,并认真考虑了威廉·詹姆斯在文章中对意志问题的深思:虽然我们感知到的一切都宣告着我们确实拥有自由意志,但事实上从科学的角度来看,我们根本没有。斯金纳认为,令人信服的人类行为科学必须百分之百地解释我们的一切行为——包括思维、感觉和形成概念等类似的"私事"都是确定并可知的。

以下这段具有洞察力的话是当代一位自称"自由主义行为主义者"的重要人物迈克尔·马奥尼(Michael Mahoney)(参见第十四章)所写,如果我们将它全面地分析一下,便可以对斯金纳的立场作出一个简明的总结:

[激进]行为主义者的当务之急在于解决其自身与机能主义之间的矛盾[由认知引起的矛盾,也就是詹姆斯所说的自由意志],它复合了各种思想遗产,其主要构成包含进化论、联想主义、决定论、操作主义、实证主义和

客观主义……这里值得注意的是……正统的行为主义者早已被他们学派的创始人抛弃,但他们却仍坚信创始人的观点。(1989,p.1373;内容强调后加)

马奥尼说得很有道理。斯金纳发展了詹姆斯首先提出的想法,然后受到华生的影响而进入一个完全客观、确定、符合牛顿学说的科学体系,但科学其实会摒弃这种不可行的、不符逻辑因而并不科学的理论。

1987 年,斯金纳发表了一篇论文,题目为《作为行为科学,心理学究竟怎么了?》("Whatever Happened to Psychology as the Science of Behavior?"),他在文章里表达了自己的失意:

半个多世纪以来,用实验变量函数对行为的实验分析,以及在解释和矫正行为的过程中对这种分析的运用,普遍渗透了传统心理学的每一个领域。然而它们却还没有成为心理学,这是怎么搞的呢? (p.782)

人类行为的科学所面临的障碍

斯金纳自己给出的答案是"三大障碍[已经]阻挡了人类行为科学的道路"——人本心理学(参见第十五章)、认知心理学(对人类思维和解决问题的过程的研究,参见第十四章),还有心理治疗。

对于激进行为主义而言,心理治疗是一个问题,或者说是一个障碍。因为:

它们依赖于对心理感受和状态的报告,这些报告在理论的建立过程中毫无合理性可言。但是,它具有很大的诱惑力,比如专门研究感觉的精神分析家,他们不去[客观地]调查病人过去的生活,也不把他们与他们的家庭、朋友、生意伙伴联系起来观察,而只是询问他们发生了些什么事情、对此感觉如何,然后习以为常地用记忆、感觉、心理状态等专业词汇来构造理论,他们或许还会说,以生活环境中的事件来分析病人的行为缺少"深度"。(Skinner,1987,p.783)

斯金纳对此做出了惊人的让步,然而:

行为矫正[与心理治疗相反]通常预防重于补救。在教育和治疗的过程中,当前的强化物(通常是人为的)都被用来巩固那些学生和来访者觉得在将来会有用的行为……仅仅建议人们如何以对将来有利的方法来行事是不够的;还必须给出他们那样行事的充分理由,也就是告诉他们现在所作的强化偶联。(Skinner,1987,p.785)

235

行为主义者的谈话疗法？

现在我承认：我是行为疗法促进协会(AABT)3 500名成员中的一员,并且已经入会20多年了。在我离开研究生院之前,我就已经通读过斯金纳所写的每一部心理学作品。我过去、现在都是一个行为主义者——也是一个治疗者。另外,有时候我还是一个心理治疗师。

这怎么可能呢？如果说心理治疗是人类行为的自然科学发展中的一个"障碍",怎么会有治疗者是行为主义者？怎么会有行为主义者是治疗者？(要回答这个令人尴尬的问题,我首先要说：我从来没有用任何方式的严格行为控制来饲养过任何种类的狗,即便要养,也一定会任它用狗的"主意"和"意志"来控制自己。)

但我当然不想将这个问题回答清楚。标题为《谈话疗法》的书是否应该收录建立在斯金纳理论上的激进行为主义呢？答案是肯定的,这样的回答很坚定,但需要作出详细的解释。下面我来谈谈自己的一个实例。

案例研究：罗布的恐怖症 罗布(这是他的真名,因为他强烈要求本书收录他的"治疗"档案)是一个普通而出类拔萃的大学四年级学生。在大学最后一年的11月,他勉强决定：或许自己真的应该开始严肃地考虑未来了。

在美国,主修科选课指导老师一般是德才兼备的模范,家长们都希望子女在大学里能被他们器重。罗布的指导老师将他收入门下,用一段时间研究了他的成绩单之后,掏出一张纸条,写上了6所主要研究型大学的名字。他对罗布说："这里面至少有2到3所大学会录取你。祝你生活愉快。"于是罗布成为他所选领域中博士培养项目的候选人之一。这给他的大学生活画上了一个圆满的句号。此外,大学教学人员免去了他作为教授应尽的一遍遍重复自己的义务。

罗布是一个非常成功的申请人。6所研究生院中的4所愿意录取他,并且其中有2所向他提供大笔资金。这2所向罗布慷慨提供奖学金的学校都地处市中心,都有市区的校园,学部都设在高楼建筑中。也就是在这时,罗布来找我了,他陷入了类似恐怖症的状态。

罗布的问题是对电梯有一种致命的恐惧感。他从8岁以后就再也没进过电梯。那年他在一家大百货商店拥挤的电梯里与他的母亲分开。他记得自己在拥挤的、快速移动着的电梯间里上上下下,撕心裂肺地尖叫个不停。

这种恐惧在后来的14年时间里一直潜伏着(尽管这种恐惧没有泛化到自动扶梯或飞机)。我见到他那当儿,他看到一副电梯门都会冒出一身冷汗。但目前使他冒汗的是对于未来的选择：是回绝所有研究生院的邀请,还是在今后的5年中每天爬一次20或30层高的楼梯,一边爬还要一边祈祷没有人发现他的秘密。

我让罗布坐下,听他讲述他的经历。"不值得引起注意"——我用最正规的文体这样写道。我对这位未来世界级的人文学者解释了巴甫洛夫、小阿尔伯特、小彼得、效果律。我建议他做放松训练,他立即同意了。我列出一张单子,写了 20 个左右与电梯有关的目标。治疗开始的时候我让他做一些关于美国的电梯历史的调查研究;结束的时候他已经能够乘坐我们镇上最高的电扶梯了——有 6 层! 我对他建议道:"我们以后做一个实地考察旅行,找更高的建筑,征服它们。"

不知你有没有注意到,我们没有讨论罗布对待他母亲的态度、他与电梯的性关联、他对"取代"他父亲的地位的感觉或是任何伟大的精神动力学的素材。罗布被要求每天做 4 次放松练习,(尽量)每 2 天实地尝试一件列表上与电梯相关的刺激物。但如果列表上的东西不能使他完全安心,我绝不会要求他非完成不可。如果他觉得恢复情况不如从前,就立即打电话给我进行巩固训练。一切顺利的话,我们每周见面,做放松练习和发展评估。

那件事发生在星期三。星期五的时候罗布出现在我的办公室里并对我说,他看着图书馆里送货的电梯上上下下,没有产生任何焦虑感。他看起来挺快活、挺放松的。

星期一的时候罗布又出现在我的办公室里。这一次他说他不需要周三的预约了。在上个星期当中,他开车到了芝加哥,让自己置身于西尔斯大厦(Sears Tower),这是当时世界第二高建筑。为了训练自己的放松技术,他在西尔斯大厦的电梯里乘上乘下达 5 分钟。练习到最后时,一切焦虑感都消失了。

237

我假装厌烦地看看他,说道:"这有什么了不起的。我打赌你不敢乘到马歇尔广场建筑的顶楼!"结果他回答我说:他可以做到。

可见,行为疗法在这本谈话疗法的书中是有一席之地的。实际上,行为疗法的技术已经发展得相当成熟,并且遍及范围相当之广,以至于我所知道的每一个从事心理健康工作的人几乎都常规地使用行为疗法,几乎所有的病人都前来接受行为疗法的治疗。行为疗法实际、高效、廉价、极端实在并且非常道德,其效果的长期性和稳定性也很令人满意。在行为疗法的运用中,通过对环境的仔细分析和改变行为产生、结果的系统步骤可以解决大量的问题。

遗留问题 但是我们仍然需要讨论两个问题。第一个是:行为疗法何时有效?普遍的回答是:当要解决的问题与斯金纳的大量研究内容相似时,它是有效的。比如,我们在逐渐理解创伤后应激障碍和强迫症的过程中,掌握了越来越多重塑环境的有效方法,使深受其害的患者从中解脱出来。

另一个回答何时使用行为疗法的角度是:对它的使用取决于我们解读、理解和控制造成问题行为的环境因素(包括内在生化刺激)的程度。

从我的经验来看也是如此。你可以从罗布的案例中看出,行为疗法对那些希望增强自身意志力(詹姆斯哲学中的意志)的人是起作用的。我所治疗的、看到的或是读到的成功的行为疗法案例中,至少有 75% 可以被理解为用建立和增强意志来治疗。我将会在第十三章从"个人实现"的感觉、动机的角度对这种观点作出解释。但目前来说,我不过是想追溯行为疗法在美国实用主义哲学中的源头。也许这种做法有些反常,但我乐意如此,因为任何加强和巩固患者意志的方法都是值得寻根问底的。

第二个遗留问题是:行为疗法对某些情况和某些来访者不起作用,如何处理或解释它们? 你如何解释有数不清的案例的来访者的生活发生了本质性的变化,但完全找不到行为治疗的痕迹? 要找到这个问题的答案,是否有必要回到心理与意识、潜意识动机的假说,或是智力在调节情绪中所起的作用?

斯金纳斩钉截铁地回答:"这种问题永远都不应该问出来。心理学应当将自己
238 限定于力所能及的主题范围内,把剩下的人类行为的情况留给生理学来解释"(1987,p.785)。但是问题果真如此简单吗? 如果罗布不愿意或者不能够进行放松练习,或者他对我提出的去图书馆看送货电梯的建议不够信任,那又如何是好呢?

我愿意向斯金纳承认自己对罗布的治疗是"科学的",但是我不认为在我和卢克之间形成的治疗关系(第七章中有所描述)中发生的事情对一个自重的"心理学家"来说有什么不妥。我的许多临床治疗都不是非常"科学",但我认为在看待心理治疗如何进行方面,我仍是一位不折不扣的"科学家"。我认为我对来访者的关注不会成为障碍——不会比我坚持的客观性、实用主义和温和实证主义带来的障碍更大。

我怀疑由"爱"来解决的精神病理学问题比"科学"解决的要多得多。我敢这样说吗? 马奥尼用学术散文道出了我的这一想法:"换而言之,反哲学的经验主义者通常是一切哲学体系中的极端反科学主义的牺牲品,包括实证主义以及贝克莱和休谟的主观唯心主义,它们至高无上的目标在于限制科学的范围和重要性。"(1989,p.1374)

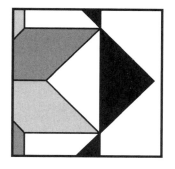

第十三章

心理治疗的行为主义革命

人间天堂的构筑

到了 1920 年代,心理学在美国确立了其作为一门现代自然科学的地位。心理学
对公众的影响力非常之大,以至于它应当为 1930 年代的大萧条承担部分罪责。

1930 年代至 1940 年代,大量欧洲心理学家为逃避法西斯主义和第二次世界大战而来到美国。这对美国心理学的知识、哲学基础是一种挑战。学院派的行为主义心理学不得不为新兴的临床心理学腾出空间。于是受到排挤的行为主义者们开始质疑精神动力心理学的合理性和有效性,以此作为回应。在耶鲁大学,约翰·道拉德和尼尔·米勒试图把行为主义理论塑造成与西格蒙德·弗洛伊德的精神分析理论齐肩的学说。其他一些行为主义者,如约瑟夫·沃尔普、汉斯·艾森克和阿尔伯特·班杜拉,则着手发展一种完全建立于科学的、可证实的条件作用和学习原理之上的临床心理学。

欧洲心理学的精神动力学构架和较为实用、实验的美国"行为疗法"各执一端。在整个 1960 年代,多数美国心理学家的注意力都集中于它们之间的竞争。拥护美式理论的人中最直言不讳的要数斯金纳,他写的文章全面反对人本心理学、认知心理学和精神动力心理学。他认为这些都是"人类行为科学"发展道路上的障碍。

行为主义者信仰科学方法;依赖以实验研究为基础的可试验模型;排斥精神疾
病的"病理"模型而拥护"症状"模型,这就将行为疗法建立在了心理治疗发展的前沿。在这一章节中,马丁的案例说明行为疗法在治疗复杂的心理障碍中十分有效。接纳与承诺疗法等行为疗法的近期成果展现了行为主义理论的持续发展。

行为主义:"希望之党"

　　我们还有许多事情要做。而且,当环境的作用取代内心生活的外在表现、获得其应有地位的时候,这些事情将被迅速地完成。正如狄德罗在200年前所说——"不幸的是,请教自己要比请教自然更容易、更肤浅……"

　　于是我回到为我设计好的角色——当一个20世纪的加尔文,号召众人不再追求安逸生活的个人主义、自我实现、自我崇拜、利己主义,重新拾起人间天堂的构筑。我相信这可以通过科学的方法来实现。我渴望证明:一旦习惯,这条道路根本不是陡峭险峻、荆棘丛生的。(Skinner,1975,p.49)

我为这一章节选择了这样的副标题——"人间天堂的构筑",为的是解释清楚一个要点:从1920年代起,美国的心理学就认为自己比"仅仅"发展一门行为主义的自然科学要伟大得多,试图创立并完善威廉·詹姆斯的"有用的心理学",把它作为完美人类状况的方法。

早在1893年,心理学的实际效益就已经显示了出来。当时,年轻而叛逆的雨果·蒙斯特伯格(Hugo Munsterberg)——威廉·詹姆斯在哈佛大学时的助手,举办了世界上第一次工业心理学展览:在芝加哥世界博览会上,参观者可以测试自己在模拟有轨电车装置中作为"驾车者"的反应时(reaction times)。到1930年代,心理学在美国普遍被看作企业管理、教育、移民入境、广告、智力低下测试和癫狂治疗的基本要素。虽然心理治疗仍是一项舶来的、未被证实的事业,但建立教育咨询、儿童指导所和大学咨询中心的想法已经相当成熟,心理学家为公众提供着生活中方方面面的"科学"建议。

　　詹姆斯在世纪之交时就已经宣布过实用主义者是"希望之党"。在1920年代,这一称呼被进步的青年心理学家获得——其中有许多是女性,他们为了寻求最棘手的社会问题的答案而求助于行为主义心理学(Benjamin,1993)。

　　与托马斯·里德(Thomas Reid)同时代的官能心理学家断言:心理学将揭示如何"唤醒、提升和控制想象力;将记忆收集的财富巧妙地编织起来,并激发和引导天赋的力量"。心理学家在华生的劝说下向人们许诺,愿意帮助他们培养孩子、管理公司、选择朋友、最大限度地优化他们的个人习惯。有一位报纸专栏作家曾向读者建议道:"如果没有心理学家提供关于自身心理、性格的知识,你是无法充分地获得[幸福和效力]的。"(Wiggam,1928,摘自Benjamin,1993,p.165)

到1930年代,心理学家已经变得相当有影响力,《纽约时报》的社论将经济大萧条归罪于心理学领域,虽然心理学家在富足的1920年代就已经成了为大家排忧解难的方案之源,但是他们对眼前全国面临的"严重的经济和民心问题"似乎没有提供实质性的帮助(Benjamin,1993,p.165)。到了1940年,一度受到广泛赞誉的科学的学院派心理学开始丧失过去的地位,逐渐被精神分析所取代。当时北美在职精神病学家的数量和美国心理学协会心理学家一样多。精神病学家经营着一种纯粹生理和医学的心理疾病模型,也就是接受了心理疾病于精神与身体疾病于身体的表面相似性。

精神分析登陆美国

从华生的时代开始,转化心理学实验室的科学发现并将其应用于人类问题已经相对较少。大多数的心理学研究用实验来研究动物(特别是猫)的诱导神经。在美国,仅存的对谈话疗法的一点兴趣几乎全在欧洲培养的精神分析学家的圈子里。

到1936年,临床和应用心理学家越来越担心他们的职业收入。大萧条给美国各大高等院校带来了灾难性的影响。这些心理学家提出的另两个难题更是雪上加霜。第一个问题很明显,就是精神分析在美国急剧增加:由于更多欧洲培养的学者和精神分析师为逃避纳粹迫害而来到了美国,人们总体上对实验心理学丧失了兴趣,尤其是北美的行为主义。

面对这样的情况,精神分析运动决定投靠医学,试试运气。结果美国德高望重的心理学博士竟然因为不是医生而被禁止操持精神分析治疗。而实际上,西格蒙德·弗洛伊德自己都在《非专业治疗师的问题》(*The Question of Lay Analysis*, 1926/1959a)一书中毫不含糊地表过态:"医学文凭并不是操持精神分析治疗所必需的。"然而,随着经济大萧条愈演愈烈,这一趋势也在逐步加剧。

242

谈话疗法在美国"医学化"(medicalization)的倾向引起了弗洛伊德的警觉。他用清楚的措辞说道,他将精神分析视为一种建立在科研基础上的原理,它是心理科学的一部分。他提醒他的追随者们:精神分析师的必备条件是专业训练,和包括内科医生在内的所有候选人都需要掌握的个体精神分析。

在美国,不仅弗洛伊德的追随者无视他的直言教诲,而且在他于1939年逝世后,多数不是医生的精神分析师在这场运动中被免去领导层的职务,甚至连弗洛伊德亲自培养的也不例外(Vandenbos,Cummings,& Deleon,1992,p.74)。因此到了20世纪中叶,"心理治疗"在美国就几乎完全地"医学化"了。这一情况巨大地改变了精神分析和相关精神病学在政治、思想方面的社会力量,使其沦为美国医学上层的小众分支,而且从那以后相当长的时期内都是如此。

移民心理学家挑战行为主义

美国心理学面临的第二大挑战源于 1930 年代大批欧洲知识分子移民美国。在欧洲的中部和东部,法西斯主义造成他们根本不可能在自己的祖国工作。这些新移民当中有不少心理学家受过心理学学派(比如格式塔心理学)的训练并仍然活跃其中。这些学派不仅不排斥心灵论,而且信奉对心理、现象学和动机的见解。

在这些刚入国籍的人士当中,库尔特·勒温(Kurt Lewin)1933 年从柏林来到美国,后成为当代社会心理学的创始人;马克斯·韦特海默(Max Wertheimer)、沃尔夫冈·科勒(Wolfgang Köhler)和库尔特·考夫卡(Kurt Koffka)成了纽约新社会研究学派的"流亡大学"的组成部分,开辟了正面挑战美国行为主义还原论、并以实验为基础的心理学。德国心理学家库尔特·戈尔德斯坦(Kurt Goldstein)专攻"整体论"的研究,将格式塔学说引入当代神经学的主流。

迫于美国心理学主流保守势力施加的压力,美国心理学协会(APA)史无前例地搁下了对于谁来领导下一届学术界的讨论,认真考虑起了眼前的这一系列问题。于是,1935 年产生了这样一项纪录:大约 2 000 个 APA 会员上书请愿,支持成立一个新的、进步的、活跃于社会的组织——**社会问题心理研究社**(Society for the Psychological Study of Social Issues)。这一组织的目标是——

> 鼓励研究心理学问题中与现代社会、经济和政治政策最紧密相关的部分,帮助公众和议员在制定社会政策的过程中理解和使用人类行为的科研成果。(Krech & Cartwright,1956,p. 471)

243

六分之一以上的 APA 成员积极响应,加入了这一新组织。(美国联邦调查局[FBI]为这个新的、"左倾"阴谋性的组织设立了一个新的秘密档案。)于是,美国的主流心理学有了第二次为建立"人间天堂"作出贡献的机会。

道拉德和米勒测试精神分析科学

在美国 1930 年代的知识分子圈内,将弗洛伊德的原理转化为行为主义的科学语言成了学院派心理学的新方向,这给精神分析带来了巨大的影响。1940 年代在耶鲁大学主持的一项主要研究成果中,约翰·道拉德(John Dollard)和尼尔·米勒(Neal Miller)试图通过"刺激""反应"和"强化"这些词汇,用可试验的假说来重申弗洛伊德"定律"。他们希望对实验心理学的严格测试能够改进并明确这一分析性的学说,使之成为一门真正的行为科学。

但是,道拉德和米勒(1950)很快就发现:就连弗洛伊德最基础的概念都难以转换成实验心理学的确切语言。这就好像他们在尝试给电脑编程,让它写出浪漫主义诗歌的诗句;结果呢,不但糟蹋了诗歌,而且白白耗费了电脑程序员的精力和技术。在行为疗法可圈可点的历史中,威尔逊(Terrence Wilson)评述道:"将精神动力学疗法转化成……学习理论,对于临床革新是不会有任何结果的,因为[道拉德和米勒]仅仅是在对心理治疗本身进行重新解释,并没有提出不同的概念和治疗方法"(1989, p. 247)。

请记住,道拉德和米勒曾试图说明行为主义取向在方法上是成熟的,它有足够的能力把握精神动力学的概念构架,从而证明行为主义是有价值的。他们并没有真的打算把精神动力学的概念构架归入严格的行为研究。事实上,这种心理学的形式在 1940 年代太不受欢迎了,甚至没有人认真考虑过这个建议。

费斯曼和弗兰克斯(Fishman & Franks, 1992)这样形容精神分析在 1940 年代至高无上的地位——

> 唯一可行、可接受的心理治疗形式建立在由医生主持实现的精神分析的前提基础上。心理药学家相对来说贡献很小,唯一非医学的正面影响来自社会工作者的服务。心理学家没有提供什么实际价值,于是他们开始质问自己,本科三四年的时间价值何在? 他们学习的主要内容都在强调行为主义科学家们的方法论,到头来却发现临床心理学的毕业培训和最后的求职申请完全依靠医生的慈悲心肠和医生在精神动力学方面的辅导。

244

> 一旦摆出这些情况,我们就不难理解这是个盛行一时的精神疾病病理模型了。人们认为行为障碍必须由"病原学"来找出原因,并给出某种"治法"。自此,重点集中到了"诊断""病人""疗法"和"治疗"上。对精神紊乱的治疗仍是尚待解决的医学难题,非医学(出身)的心理学家却顶多在疗程中当个助工。(p. 166)

心理学还是医学?

1950 年代,科学心理学出现了挑战当下医学化准精神分析(quasipsychoanalytic)的两大力量,其中并没有美国人。

约瑟夫·沃尔普

1958 年,南非精神病学家约瑟夫·沃尔普(Joseph Wolpe)出版了《交互抑制心理治疗》(*Psychotherapy by Reciprocal Inhibition*)。其中,他直接以巴甫洛夫的条件作用原理重新解释了焦虑障碍,并认为这种障碍可以通过**去条件作用**

(deconditioning)的过程来消除,他称其为"系统脱敏"。于是,1926年琼斯(Mary Cover Jones)对小彼得所作的研究终于在精神病文献中获得了一席之地。

系统脱敏是第一个建立在行为主义理论上,具有科学可行性的"谈话疗法"。它最终成了除标准精神动力学实践以外的选择。这种疗法依赖于揭示病原的深层历史根基,完全建立在人类行为的规律上。

焦虑被定义为"自主神经系统通过经典条件反射而获得的持续反应"(Wilson,1989,p.247)。沃尔普认为焦虑是所有神经病性反应的根源。对于由特殊刺激引发的病理学程度的焦虑,我们可以系统地阻断焦虑的出现,使患者对同一种刺激产生对抗性条件作用的情绪反应,以此实现去条件作用。放松被证明为适用范围最广的、能够产生对抗性条件作用的反应,但沃尔普还证明,性激发和自信也可以有效地产生对抗性条件作用,阻断焦虑。(我不禁想象出这样一个画面:詹姆斯在天堂正倚着他那哲学家的宝座,忽然收到这样一篇"发展"报告,于是他迷惑不解,不明白心理学家为什么要多花这50年来弄清楚这一点。难道形成对抗性条件反应和詹姆斯的意志锻炼有什么不同吗?)

沃尔普著作的革命性在于:他声称接受他的对抗性条件作用治疗的病人中有90%"被治愈"或"有明显好转"。弗洛伊德学派的人甚至从不谈论"疗法",他们所谓的"将歇斯底里症的痛苦转变为普通的日常苦恼"需要通过年复一年的集中精神分析来实现;而沃尔普的方法最多只需要为期数周的时间。如果效果相同,那么革命即将拉开序幕。

汉斯·艾森克

备受瞩目的证据来自英国伦敦大学马德斯勒医院(Maudsley Hospital)由汉斯·艾森克(Hans Eysenck)领导的心理学家小组。1961年,艾森克出版了《异常心理学实验手册》(*The Handbook of Abnormal Psychology：An Experimental*)。他把这项研究贯彻到了1964年,并收录了介绍如何运用这一"行为疗法"的案例研究。然而,马德斯勒小组没有满足于单单证明实验心理学运用于临床治疗的有效性,他们还将行为分析的细活扩展到了临床治疗的核心领域,在此过程中提出了用医学方法理解并治疗情绪障碍和心理问题的可靠性、有效性和适用性等根本问题。

事实上,在沃尔普的书出版之前,科学界就已经出现了对心理治疗医学模型的第二大主要攻击。1952年,艾森克发表了题为《心理治疗的效果评估》(*The Effects of Psychotherapy：An Evaluation*)的论文。其逻辑、方法十分简单明了,将分析建立在几项已发布的成果上。其中包括"住院治疗"对神经症患者康复比例的影响的研究,另一个研究是关于耗费了大笔残疾保险赔偿金,得到的却只是一般的医学治疗的神经症患者的康复情况。艾森克在报告中提到,如果重度神经症患者不接受任何心理治疗,大约三分之二可以在两年左右的时间里康复。(要注意的是,在做这项研究的时候,近代使用的镇静剂还未被引进疗程。)

显而易见,艾森克提出的是这样一个问题:主流心理治疗的支持者能够证明他们的疗法成功率明显高于其他疗法吗?艾森克在发表的 24 份心理治疗研究成果中探讨了这一问题,还附上了 8 053 名病人的数据资料。大多数的病人(7 293 名)接受过"折中治疗"——这是艾克森起的名字,指的是除精神分析以外的任何疗法;剩下的 760 名病人接受过精神分析。

接受"折中治疗"的病人中,痊愈、有很大好转或有所好转的占到 64%。而接受精神分析的病人中只有 44% 达到同样效果。精神分析师们对此提出异议,认为艾森克的数据具有误导性,因为中途放弃精神分析的病人比例很高。于是他重新计算了这些数据,将没有完成治疗的人排除在外。修正后的计算结果是:精神分析的成功率也是 64%,与折中治疗一样,与普通医院不接受治疗的患者康复率、残疾病人的康复率基本一样。

艾森克总结道:

> 这些数据无法证明心理治疗、弗洛伊德理论或者其他疗法中的任何一种对病人的神经康复起到更大的作用。在一组神经症患者中,无论他们是否接受心理治疗,约三分之二的病人在开始患病后的两年时间内会痊愈或明显好转。无论病人接受的是哪种治疗,无论治疗中实施的是什么方法,无论康复的标准是什么,这一数字在一个接一个的调查中显得异常稳定。这些数字从神经症患者的角度来看是鼓舞人心的;从精神治疗师的角度来看却与他们的声明有着相当的差距,并不尽如人意。(1952,p.321)

艾森克在论文的最后说道:临床心理学家所修的课程,包括传统心理治疗的方法在内,都是"不成熟"的。

在 15 年的后续研究中,艾森克在控制良好的对照研究中一遍遍地重复着自己的发现。在这许多发现中,他总结道:

■ 临床医生对好转的判断与来访者自己的叙述几乎毫无关系,两者对真实行为都不具备良好的预计能力。

■ 对于在对照组的"等待名单"上签过字的病人来说,等待接受治疗的过程往往比实际接受治疗更有效。

■ 如果人们真的从治疗中受益,那么接受一个受过训练的专家的治疗并没有太大的优势。如果让家庭妇女和本科学生当"治疗者"的话,治愈比例与那些有经验或没有经验的治疗者是一样的,甚至更高。

1966 年,艾森克将他对于谈话疗法有效性的研究结果总结如下:

> 作者必须承认,对于研究的否定结果,他多少有些震惊。为了完善那篇发表在 1952 年的报告中的结论,文章的主要动机就是在这一十分重要、但在某种程度上被忽略的领域里,带动更好、更多有价值的研究;有一条根本的信念是:当假说尚未被推翻的时候(条件相同的情况下),以后一定会有改进的研究方法来证明它。这一单纯的乐观信念已不复存在,心理学家和精神病学家甚至因此承认:当前的心理治疗程序不像它在五十年前刚出现的时候那样被给予厚望了。(p.40)

行为主义革命

当我还是一个年轻的、雄心勃勃的心理学专业本科生以及行为疗法促进协会(Association for the Advancement of Behavior Therapy)的准会员的时候,历史性的运动恰好在那时展开——走出旧迷信! 走进自然科学的心理学,重新走上帮助人类寻求幸福生活的道路!

阿尔伯特·班杜拉的社会学习理论

247　我们立即被卷入了下一轮由阿尔伯特·班杜拉(Albert Bandura)和斯坦福大学的同事推进的下一波发展。1969 年,班杜拉出版了《行为矫正原理》(*Principles of Behavior Modification*)。它成了我研究生时期的圣经。班杜拉发展了"社会学习理论"的内容。他演示了上百个不同的实验(我能一下子把全部的实验都背出来),证明人类是通过观察过程学习如何习得、矫正、抑制、解除抑制行为的。班杜拉认为效果律、斯金纳对强化机制的研究以及巴甫洛夫控制情绪反应的条件反射理论仍然很重要,但是,他特别推崇个人与环境的互动作用。

关于这种理论有一个经典的实验:实验者的合作伙伴是一个叫比利的坏孩子。他进入实验用的游戏室时,全然不知别人可以通过一块单面玻璃观察他。于是比利尽情地按照规则玩耍,或是违反规定——玩禁止触摸的物体,甚至气势汹汹地"殴打"屋里巨大的塑料充气娃娃。过了一会儿,"老师"重新出现在屋里,是强化申明比利是个好孩子(不管他是不是),还是因为他违背游戏室规则而处罚他呢?

在这个实验中,其他孩子是真正的被试。实验开始时他们观看了一盘录像,通过录像观察比利在游戏室里的所作所为,连同最后老师回来对他的表扬或者批评。

然后让这些真正的被试独立地在游戏室里玩耍,同样可以通过单面玻璃观察他们。他们会玩那些禁止触摸的物件吗?他们会揍玩具娃娃吗?当然!他们做什么取决于他们在录像中看到了什么。

但是有一点很重要:当孩子观察到比利违反规则、揍玩具娃娃,并因此受到惩罚后,他们在受试过程中就不会去接触被禁止的玩具。这些受试的孩子从比利的下场中得到了教育。

他们也完全学会了所目睹到的比利的所作所为和伴随这一行为的**强化偶联**(reinforcement contingency)。目睹了比利的行为和所受处罚的孩子在被要求的情况下可以几近完美地演示违规行为。

不带有反射和强化物的学习

如果你有兄弟姐妹,或者已经开始上学,或者在成长期与任何生物一起生活,那么你也许已经知道了班杜拉在实验中发现了什么。但是你要记住:优秀的心理学家进行仔细观察之前是几乎什么也"不知道"的。

在班杜拉的研究之后,科学心理学深陷尴尬的境地:单单通过观察,或者当观察到的行为尚未被"强化"——事实上是被惩罚时,如何掌握这些新的行为(玩禁止的玩具、用特殊的方式敲击玩具娃娃)?巴甫洛夫的条件反射作用和斯金纳的偶联管理都无法为此提供解释。然而,我们大量的情绪行为、社会行为、动力行为明显是从观察他人的行为及其后果中学到的。

班杜拉提出了一个非常类似华生理论的解释:"榜样"(modeling)效应具有直译调停作用——通过对它进行思考从而获得、储备和重新获得行为。也许你会为这种解释感到震惊,但那些忠实的激进行为主义者们首次读到班杜拉的这一观点时,受到的震动更为激烈。我极其清楚地记得:我那斯金纳派的研究生导师对他的学生们说,如果缺少"内在的心理活动"——即所谓思考带来的启示,就无法解释行为问题。于是,我们很快讨论起了"期待""价值""符号过程(语言)"和"自我调节机制(通过对周围环境强化偶联的理解,决定自己将要做什么)"。

我和我的新婚妻子避免了这类选题,而是做了一项涉及面较窄的论文。妻子布兰达将行为疗法运用到了病态的啮齿动物身上(大概那里没有口头回旋的余地),而我则对"痛苦的电击"所产生的预料之中的应激反应进行了巴甫洛夫式的研究。(在你强烈抗议之前,我想说明的是:我在这个实验过程中必须电击自己数次,而其他男同学作为研究对象只需轻轻的一次。)在离开激进行为主义的精彩世界之前,我们确实做了一些实验以证明,通过观察旁边盒子里"老道的"老鼠的行为,它们能够学会踩压障碍物并对线索做出相当熟练的判断。我们是在试着向班杜拉证明:做一个好的实验对象是不需要思考的。

实际上,我从没有真的相信过正统的激进行为主义。甚至我在学习系统脱敏的时候,也保持自己的判断:系统脱敏大致上是90%的谈话疗法和10%的巴甫洛夫理论。看着我们的孩子长成会走路、会说话、会解决问题的小生命是一个奇妙的经历,他带着独特的气质和个性慢慢地长大,这些气质是我们把他从医院领回来的第一天就有的。这使我同意了斯金纳的观点:我们在孩子的游戏行为中能够找到关于任何一种完全独立的(并且相反的?)心理学"系统"的足够资料(参见 Benjamin,1993)。至于我自己的或所了解的宠物身上所具有的反行为主义者的倔强个性就更不用提了。

行为疗法的局限

行为疗法在思想上和认知上仍处在自我梳理的过程中。在很大程度上,行为疗法继续通过展现与其竞争的其他心理治疗各学派的无效性来宣传自己,而不是通过做各种艰苦的实验把自己发展成一门自然科学。行为疗法在1980年代成功地将所有精神障碍都归为行为解构,但后来却无法证明行为疗法的治愈率高出等待治疗和使用安慰疗法的对照组。

与此同时,精神病学——其根本定位仍是精神动力学——再一次对行为疗法使用了迂回战术。如今我们的来访者们来看病时装满了"药"。被诊断患有强迫障碍的病人在接受行为疗法的同时还要服用抗抑郁药物;企图自杀的大学生被建议使用利他林(Ritalin)来缓解痛苦症状;甚至美国总统乔治·布什(George Bush)也用强力镇静剂来"帮助"自己入睡。

时下呼声四起要求授予心理学博士开处方的资格。当我表态无心加入"圣战"大军时,我被当成了只讲究原则而不顾经济损失的天真学者。然而,惋惜的绝不止我一人:行为主义治疗师越来越关心自己的"职业身份",说白了就是要占一块专属行为主义治疗师的医疗市场份额;至于行为主义疗法的核心理念、学术与科学内容,他们早已忘本(Fishman & Franks,1992,p. 189)。

从乐观的一面来看,行为疗法治疗师似乎确实越来越注重学院派与非学院派心理学研究者们的贡献。新兴的行为主义把重点放在了生命发展、生物学、胚胎学、社会、文化、性别、阶级、环境的变化情况之间的相互作用上,在整体、自然、反还原论的背景下提供了令人兴奋的未来可能性。在已建立的、已证明的科学的局限下,行为疗法治疗师仍然有可能成为"逍遥自在的无政府主义者"和实用主义者(像詹姆斯所预见的那样),发挥自己的才能。

在1990年代,行为疗法原理适用于所有类型的障碍和个人情况。生物反馈、行为医学、社会和环境心理学进入到了行为疗法的领域。但要知道，"扩展"并不一定是"成功"的同义词。因此，尽管行为疗法会被选为自闭症的疗法，但治愈是两码事。行为疗法显示出治疗方面的胜利，这虽然很令人满意，但行为疗法的优势并不在这里，而在于其方法的独特性。研究失败原因与成功有着同样的价值。（Fishman & Franks，1992，p.189）

一个行为主义者的谈话录

大量关于行为疗法特征的资料已经出版。它们都有以下三个普遍特征：

■ 在研究障碍、发展干预策略、评估治疗效果的过程中，忠于科学方法

■ 依赖建立在由实证研究发展而来的学习原理基础上的行为模型及行为变化模型

■ 用心理学而不是疾病模型和准疾病模型解释行为变化，认为"症状"行为折射生活问题

我很想说：行为疗法治疗师与其他治疗师的本质区别不在于他们在治疗过程中做了什么，而在于他们分析来访者的问题时的想法。无论我在治疗过程中使用了什么技巧，我对治疗情境的总体观点决定了我的行为疗法治疗师立场。

奥利里和威尔森（O'Leary & Wilson，1987）推导出九个"核心"设想，用以描述大多数行为疗法治疗师信仰的体系：

1. 大多数异常行为的习得和维持的原理与正常行为的原理相同。

2. 大多数异常行为可以通过社会学习原理矫正。

3. 评价是连续的，并且集中在当前行为的决定因素上（而不是典型传统心理学和精神动力学评价中贴标签式地评价人的一贯性格）。

4. 要描述一个人的话，最好的方法是描述这个人在特定生活情境下的所思所感、所作所为。

5. 治疗方法须具体化、精确化、可重复化，可客观评价（还可以为满足情境要求而改变）。

6. 治疗成果的衡量标准为：行为变化的初始诱发、泛化至真实生活情境、保持程度。

7. 治疗策略是根据不同的问题、不同的人度身制定的。

8. 行为疗法全面适用于多种临床障碍和教育问题。

9. 行为疗法是一种人本主义的方法，其治疗目的和方法是相互制约的，而不是独断、强加的。（p.12；内容强调后加）

案例研究：马丁——崩溃的人

　　你是否还记得第十二章中行为疗法成功地治愈了罗布的电梯恐怖症？行为疗法治疗师喜欢治疗那些患有恐怖症的来访者，因为治疗恐怖症时，我们看上去像是很厉害的科学实践者——而这正是我们所追求的。我大胆地说一句：任何一个家住大学附近（那所大学培养行为疗法方向的心理学毕业生）的恐怖症患者如果没被治251好，那么，他要么生活在完全与世隔绝的环境里，要么就在不接受治疗的对照组里。

　　但是，如果遇到更为复杂的情绪障碍呢？我在此证明：行为疗法同样有效。我将会用马丁的案例来说明这一点。但你最好知道：行为疗法治疗师都是心理学的案例研究狂人。我们出版的案例研究理所当然地比其他临床心理学的案例研究加起来的总和还要多；这种倾向一定与他们身为逍遥自在的无政府主义者有关。但无论如何，这个案例是迄今为止在未发表的医治案例中我最喜欢的行为疗法。

　　马丁（不是真名）是我的一个私人开业的心理学同行在当地精神健康中心接收的患者。一个星期五的下午，我在那里做值班治疗师，我有机会对同事说，应马上取消对马丁的治疗，不能再拖了。出于职业礼貌，我告诉我的同事：这个病人应该在周末前就住院看病。于是，我提醒医院的主治心理医师在周末匆匆而至以前为我保留一张床，然后等待马丁和他的家人完成必要的手续。

　　治疗师对我说过：马丁是一个不可救药的精神分裂症患者，有严重的人格障碍。他的情况在前几个星期中明显恶化，但是我的同事分辨不出自己是在研究病人的心理情况、生理情况，还是他的财政情况。在我看来，马丁在这三方面都遭受打击。马丁的住院治疗费用将由印第安纳州的纳税人来承担，因为他已经耗尽了所有个人医疗保险储备金和残疾人社会保障福利。

再看歇斯底里症

　　我料到马丁境况不妙，但并没为他住院做多少准备。他坐在一张轮椅上，用很多毯子包裹着保暖，抵御北国的大风雪。他抬头看着我的时候，突然昏倒。

　　接待员并没有慌张地打911急救电话，而是将他的轮椅轻轻地推了一下，以便让他离我的办公室门近一些。"等等！"我屏住呼吸，"他是怎么到这里来的？"这个接待员遇到并交谈过的心理病人比我还多；病人的一切行为都没有使她停止工作。（我真希望其他的职工——包括我在内，能像她一样。）因此接待员看了我一眼，关上门，对我说道："他当然是走进来的，你还不明白吗？"

　　马丁披着毯子走了七个街区，爬了几层楼梯，从他的治疗师的办公室一直走到我的办公室。显然,这把轮椅是我们的,他应该是在休息室里找到的。

马丁恢复了意识。他回答我的问题时声音很小,但非常配合。他已经准备好住进州立医院了;他明白一旦入住,就不能保证自己什么时候可以再度出院。他只是要求我给他正在工作中的妻子打电话,告诉她自己去了哪里。

我要求马丁协助我填写一份《症状核检表》,这张表格是我当场发明的,我们生成了一张写有 57 种独立症状的列表。其中最有趣的是"血液停滞""多发的脑中风""呼吸瘫痪""心跳停止"和"失明"。我表达了发自内心的关心,同时也为自己不是"真正的医生"感到歉疚。

"我不介意你是不是医生",马丁回答说,"医生们都认为我精神错乱。这就是我不得不进那家医院的原因。"

"但是精神病院不能治愈血液停滞和心跳停止的毛病! 你有必要去梅奥诊所或是类似的地方! 难道你不知道吗? 那所医院里最好的医生待在那里的唯一原因就是他们对真正的疾病一无所知!"

马丁盯着我。他开始呜咽,眼睛转来转去,腿开始颤抖。他努力地试着回答问题,但能听到的只有透不过气来的声音。

"血液停滞了?"我问道。

马丁点点头。

"很好。"——我知道我说这个很傻,但这是我唯一能想到的。

接着,最奇特的事情发生了:马丁笑了起来。我也跟着笑了起来,然后我们一起大笑。于是,他的症状消失了。

"你上一次笑是在什么时候?"我问。

"很久了,很久很久以前。我不记得是什么时候了。"他现在几乎要哭了。

"好吧,这也许是这一个星期里别人告诉我的最重要的事情了。"我答道。

几乎在我刚刚说完这句话的时候,马丁开始过度呼吸。我从垃圾堆里一把抓出我的饭袋,将它罩在他脸上,并把他的头从两膝之间用力向下推开。

"请别这样。"我说,"如果你昏倒在这里,我们都会很难堪。"

"那么你确实相信我?"

"马丁,我相信一切。我还相信你今天走出这间办公室时已经是个痊愈的人了。现在让我们言归正传。"

马丁是个 26 岁已婚白种男人,高中毕业。他明显是我遇到的门诊病人中最"一团糟"的一个。然而,他的心理在很多方面和我一样"健康"。他智力很高,不使用任何会导致大脑损伤的药品;他的抑郁程度并不像你想象中的那种将被关进精神病院的人那样严重;他有熟练的职业技能,有一个他钟情的、吸引人的妻子。他也从来没有遇到过法律方面的麻烦,并且仍然能够自我解嘲。因为这些,虽然他瘦得像根竹竿、上身没有力量可言,但是他的身体健康状况很好。

253   在一百年前,他的名字也许会是安娜·O. 或艾丽丝·詹姆斯;诊断结果会是歇斯底里症或神经衰弱症。马丁仅将这称为"神经问题";而我对此的正式诊断结果是"躯体化障碍",也叫**"布里凯氏综合征"**(Briquet's syndrome):

> 从医学的角度来看,存在周期性、多发性的躯体主诉,却没有明显的生理病因。普通的主诉包括头痛,疲劳,过敏,腹部、背部和胸部疼痛,泌尿生殖症状以及心悸等……住院治疗甚至外科手术都很普遍。病人表演——他们用戏剧夸张展示着他们的病症,或是被当作漫长而复杂的医学史的一部分。许多人相信自己已经患上了相伴终生的疾病。(Davison & Neale, 1982,p. 181)

一种行为主义的解决方法

我的策略是将马丁变成一个逍遥自得的无政府主义者那样的家伙。我有两个目标:一是说服他 100%地控制自己的身体,这样他就能让他的症状任意地出现、加强、减弱、消失,然后再度出现。我的第二个目标是让他发现"强化偶联"——它操纵着马丁的人生,导致他"生病",危害自己和他人。

身体控制   在追求第一个目标的过程中,我让马丁"练习"血液停滞。马丁按照要求使自己皮肤上出现鸡皮疙瘩,然后让它们消失。他练习使自己失明,然后恢复视力——起初只是管状视(视野狭窄),不过后来就恢复到完整的视野。我让他"停止"他的心跳(他能够把自己的心率在 30 秒之内降到每分钟 38 跳),然后让他将心率提升到每秒 140 甚至更高。我让他练习抽搐,骨骼颤动和不颤动的都要练习。我告诉他,我可以使他免受头痛、恶心、眩晕之苦,但我向他保证如果他自己用双倍的努力来诱发这些状态,他就可以在家里练习。

我们让这些奇怪的表现与一种新的生理反应交替上演。这使他如鱼得水:逐步肌肉放松。在 15 分钟之内经过四五次尝试,马丁就学会了把自己的身体调节到一种生理放松状态。我给他一条重要的线索:"你能够感觉到你的血液开始停止流动。"然后大约 15 秒钟之后,我提示他深度放松。

马丁在这种形式的治疗中绝对是一个天才。他已经用了一生的时间去完善自己对自律神经系统完全或接近完全的控制。他是一个鼓吹瑜伽的神秘主义者——尽管事与愿违。瑜伽的信奉者将他们自己修炼得健康、完整;马丁却学着把自己分割成无数254碎片,任意地让每一块碎片都生病。但是他做这一切时都是不经意的。他只是认为他的"身体"做了这些事情。他并不知道可以通过自己的力量来控制这些奇怪的身体系统。

如果我在初遇时使他笑令他震惊,那么他很可能对我的下一个行为感到恐惧。因为他要求我给他的妻子打电话(告诉她我们接受马丁入院),我大约过了45分钟诊疗后打了电话。我要求安娜到办公室来,因为我要向她展示一些东西。

15分钟以后,一个24岁的漂亮女人出现在我的办公室。她几乎灵魂出窍——她后来告诉我,当时她认定了我是要她签字同意把马丁关起来住院。而我却要她看看马丁在我的办公室里学会些什么。我让马丁完全按照常规治疗进行——让血液停滞、放松、麻痹、放松、抽搐、放松、失明、放松。

她看得目瞪口呆。首先,她无法相信有人能够像马丁这样单靠集中意志做这些事情。第二,她无法相信,眼前这个卖弄、大笑、像一个正常的26岁男人的表演者就是她丈夫。

我们有倒数第二件需要关心的事。"性?"我问她,"他能性交吗?"

"噢,不能。"她回答说,"他觉得性交太痛苦了。我们已经一年多没性交了。"

"马丁?"我问道。"我不太清楚,"他回答说。

我看着坐在我面前的漂亮女人,说道,"我相信你能。毕竟,这比让你停止血液流动要容易得多。"

然后我对他进行了知觉聚焦的速成训练,这是针对非插入式性取悦的。我将马丁指派为提供愉悦的角色。我建议他们在离开我的办公室后马上到城外去入住一家廉价的汽车旅馆来做一下"家庭作业"。

强化偶联 这一处方引入了计划的第二阶段。我要求安娜告诉我"强化偶联"在他们生活中的情况。她告诉我说,他们的婚姻被马丁的母亲和外婆控制着。这两个厉害的女人坚持认为马丁是残疾人,认为他虚弱得什么事情都不能自己做。

安娜详述了最近4年中马丁的生活方式受到他母亲和外婆越来越严密的控制。倘若安娜胆敢在初秋带马丁外出散步,她将会受到她们最残忍的对待。对于她来说,与马丁在他家庭的同一屋檐下过夫妻生活是一个持续的灾难。正如看上去的那样,与她结婚5年的丈夫,已经在感情上死去了。

马丁同意安娜说的每一件事,并且补充了在安娜早晨离开房间去上班后发生的事:他发誓自己真的已经精神错乱了,并且无法控制自己的身体,更不用说处理他母亲和外婆的恐怖行径了。说到这时,安娜和马丁双双落下了眼泪。这种新的理解对未来意味着什么呢?在我这位浪漫的、逍遥自在的无政府主义者眼里,他们在为此感到恐惧的同时,至少彼此深爱着对方。

我答应定期见他们,两个都来,作为个体,也作为一对夫妇。我要求他们让我来全权安排他们的计划，要求他们不折不扣地答应我所要求他们做的一切。

最开始的一项指示就是在接下来的一个小时内住进汽车旅馆。第二是让安娜打电话给她的婆婆，告诉他马丁正由治疗中心的班克特博士照料，并且她也不知道他们什么时候能再回家，然后把电话挂掉，不要留下电话号码或地址。

英雄主义的反抗

第一次会谈持续了两个小时不到一点。我为他们接下来制定的计划是：在马丁努力使自己的生活回复到过去的有序状态、重新开始夫妻生活的过程中，我要为他们可能遭遇的变数做好准备。我布置给马丁的第一件任务就是参加一个基督教青年会（YMCA）的体育锻炼项目，这样他就可以恢复自己的体力。一个月以后，他们弄到了一些钱，租下可供他们自己居住的一方天地。于是我的工作变得越来越容易了。让我高兴不已的是：在他们解决自己问题的同时，性的问题也几乎同时自然地解决了。

另一件值得高兴的事情是马丁有了一位盟友——他的父亲。他的父亲几年前已经对他不抱希望，但当他确定这个年轻人正在努力恢复时，他劝告他的妻子和岳母"退后一步，给孩子们一个喘息的机会"。他还在妻子不知情的情况下，帮马丁找到了有偿兼职，直到马丁能够再度自立为止。

意料之外的偶然事件是由马丁的兄弟姐妹造成的。他们受到了两位女家长对马丁的"反抗"施加的压力，还有来自安娜母亲那边的压力——她一直静静地等待安娜从这场婚姻中抽身。安娜的母亲是对整个治疗计划最不热情的。最后我们意识到，我们不能指望她支持这对夫妻独立或是协助马丁恢复健康。当安娜越来越忠于与马丁的婚姻时，她的母亲在感情上就不再那么支持她了。

马丁发现自己对身体知觉的敏感程度比其他人精确得多。他必须学着对身体向自己传递的大量信息不予理睬。他必须明白打一个寒战与血液停滞是不同的，另外，有时候对付轻微头疼的最好方法是吃一片阿司匹林，放松或将注意力转移到其他外部刺激上——比如音乐或电视。他开始理解，过去他是通过全神贯注于一种无反射的自我催眠状态来逃避不快的。安娜和马丁必须学会以夫妻的方式来处理这个问题；是坚定地遵从现实还是对她丈夫自我强加的"失神"不再抱希望？安娜必须在此之间找到平衡点。他们有许多结要解开，因为他们和马丁的家人一起生活时，经历了悲惨的四年时间的疏远。

两年后，我在办公室接了一个电话，是安娜打来的。她邀请我参加几个星期以后小马丁的洗礼仪式。我告诉他说：我非常愿意参加。

接纳与承诺疗法

史蒂文·海斯(Steven Hayes)和内华达州里诺大学的同事做了一项研究,这项研究被他们称为**接纳与承诺疗法**(ACT,发音和"act"一样),这种全面的斯金纳式的方法是针对像罗布和马丁这样的来访者的。他们的研究目标是发展一种建立在激进行为主义原理上的多级"深度心理治疗"(Kohlenberg, Hayes, & Tsai, 1993)。ACT 的基础理念是:来访者必须学会重新掌握对自己行为的有效控制——大多数情况下,为了重要的目标和价值,来访者要学习破坏、学习完全忘却厌恶刺激引起的防御性情感回避反应。

接纳

海斯和他的同事提出:在很多例子中,来访者失去了自我控制的意识。他们错误地总结道:因为他们在对厌恶刺激做出反应时,不能控制不安的想法、当前的知觉、唤起的记性和强烈的情绪,所以他们对这些情况无能为力。来访者将他们所有的精力都投入到"避免感觉糟糕""驱散不好的想法"和"感觉安全"中。然而,正如任何一个好的禅宗大师所知道的那样,所有这些令人不快的"事件"都不是真实的,也不是永久的结果。令人不快的感觉、记忆、想法、直觉也许是自动的,但它不一定会控制我们的行动。

我们对英雄主义行为的看法提供了一项有用的证据。当英雄为了救溺水儿童而跳进冰冷的河水时,英雄最初情感、想法、恐惧、直觉等与你我没有什么不同。英雄和其他所有人一样,想要生存下去。但是对于英雄来说,情况自动引发的恐惧被更急迫的对有效行动的要求超越了。

海斯和威尔逊(Hayes & Wilson,1993)将这种现象记述为"意义的成功创造",并将它与有效的心理治疗联系起来。对于英雄来说,处在汹涌河流中的孩子的意义优先于恐惧、思考和自我保护的冲动。对罗布而言,电梯起初意味着惊慌、尴尬、恐怖和极端的心理不适。但在咨询的初步阶段,罗布还意识到:电梯制造了一个令人无法接受的(在这个案例中是"毫无理性的")限制——限制了他作为一个正常人的行为能力。罗布需要明白:尽管他对电梯的恐惧很强烈,但这是他的生活中陈旧的、多余的、不必要的一个方面。他还需要相信他无法期望或强迫它们消失,但他有能力依靠自己,"英勇地"面对与电梯相关的情境。

承诺

ACT 的承诺方面在于确认:我们作为人类都有能力将使命、目的、意愿付诸实践。关键问题是,有时候我们无法清楚地理解我们的使命是什么。对于英雄来说,营救溺水儿童的使命是毋庸置疑的;对于罗布来说,使命就是乘电梯;对于马丁来说,使命就是与他的妻子一起过一种成熟、丰富的生活(或者按照弗洛伊德的说法——去爱、去工作)。罗布和马丁都不得不英勇地面对他们过去恐惧和逃避的情境。

有一种简单的方式空闲时可在家中试验 ACT。首先,找出一些你想改变的不愉快和不必要的生活限制,弄清自己为何没有实施有效的方法来解决它们,找出你在这种情境下的逃避方式,然后把它们写成逻辑命题:"我要做(或想、说)×,但是如果我这样做,我会以难受告终。所以,我不能(或不会)这样做。"你鉴别出这一陈述中的逃避方法了吗? 结果你不做、不想、不感觉你想要用来避免体会不快(害怕、抑郁、心虚、害羞)感受的事。

现在对你的陈述做一个小小的、但意味深长的语法改动,将"但是"改为"于是":"我要做(或想、说)×,于是当我这样做时,结果会使我产生不快的感觉。它们确实存在着;但它们不过是这一情况的组成部分。"这一简单的语义转换本身就能够对调整生活产生巨大影响。在日常生活中常规地改变所有"但是"的借口在很大程度上可以提高评判自身优点的能力,并使你变成一个更具创造力的问题解决者。

不过,要完成 ACT 的内容,我们必须加上承诺的因素,也就是你强行中断或逃避的原理或价值:"我要告诉她真相,当我这样做时,我会感到羞耻和心虚。然而对我来说,坦诚是两人关系中最为重要的东西。"

治疗

因此 ACT 发生在两个阶段中。第一个阶段也许是最长的,对一个人不按照自己的希望行事的原因作出行为分析。换句话说,治疗师要帮助来访者全面发掘他们情绪中的逃避系统。在第二个阶段,治疗师要求来访者找出、表现出使自己的生活有深度、有意义的根本思想。来访者必须直面不快的情况,而不是逃避,他必须接受不愉快的事,但这是必然的短期后果,然后来访者必须按照自己的理想和价值观来行动。

我特别希望你注意的是:ACT 与激进行为主义原理是完全吻合的。虽然它使用了"口头行为"来暗示和引导有意识的行动,但是它并不以矫正、操控这种"私人事件"为宗旨,它也不依赖于任何假设的"认知结构重建"作为产生治疗性变化的工具。海斯这样写道:"ACT 希望将私人事件重新融入背景,而不是改变它们"(Kohlenberg et al.,1993,p.584)。

行为疗法辩护

尽管案例研究中有一系列对于激进行为主义原理的合理运用,许多有识之士似乎继续抱着对行为疗法的怪诞和相当死板的观点。媒体和流行小说往往展现一些无道德观念的机器人程序员对人类的某种强迫操作来描述行为疗法。如果这种"治疗师"确实存在,那么我从来没有见到过,而且我可以肯定,他们与任何一个真正受过良好训练的行为疗法治疗师没有相似之处。

我希望留给你一个完全不同的心理疗法的形象。这一形象来源于厄休拉·勒古恩(Ursula Leguin)1969年出版的科幻小说《黑暗的左手》。这一段内容是书中的叙事者在解释他为什么独自一人从进步的文明去到一个遥远的星球,就为了帮助处在交战状态中的双方讲和:

> 为了你的缘故,我来了,独自一人,形影相吊,如此无助。对于我自己,我无法施加威胁,无法改变平衡:不是侵袭,而仅仅是一个通讯小兵。但是,除此以外,还有更重要的要做。独自一人,我不可能改变你的世界,但它能将我改变。独自一人,我必须诉说,也必须倾听。独自一人,我最终所建立的关系,如果我建立了,它不会是冰冷的,也不会只是政治:它是独特的;它是个人的;它比政治更政治,同时也更不政治。不是"我们"和"他们";不是"我"和"它";而是"我"和——"你"。(p. 245)

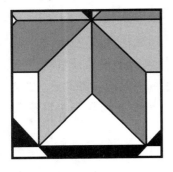

第十四章

认知(行为)疗法

反思

要是威廉·詹姆斯还活着的话,他很快就会看到我们思考和认识自身的途径,以及世界影响我们的行为和感觉的方式。认知行为疗法的前提基础就是这些思考和认识的方式能够被系统地调节。阿尔伯特·班杜拉的儿童研究推进了20世纪认知行为主义的理论,而这些理论从古希腊哲学家那里就可以找到源头。

现代认知行为疗法大致上是从行为主义基础和行为矫正发展而来的。唐纳德·梅钦堡姆通过研究多动症儿童,建立了最早的行为矫正认知成分的演示。阿尔伯特·艾利斯建立了理性情绪行为疗法。这种治疗形式是认知疗法中对抗性最强的;这一理论认为人们的不适应行为是由非理性观念造成的。亚伦·贝克的认知重建疗法被广泛用于治疗抑郁障碍和焦虑障碍,其基础就是观察焦虑症和抑郁症病人对周围世界建立的不适应表征。

尽管认知行为疗法是从行为疗法演化而来,但在一个问题上还有待商榷——治疗性改变的产生是否要靠认知的变化来完成?斯金纳自己也摆出了这个问题:

> 行为"主义"并不是对行为的科学研究,而是一门有关心理学主题和科学方法的哲学。如果说心理学是心理生活的科学——有关心理和意识经验,那么它必须发展、保留一种特别的方法论。在这一点上,行为主义并没有做好。(1964,p.79)

心理·自我·行为

行为疗法治疗师已成功发明多种疗法,来治疗焦虑引起的障碍。实践证明,这 些治疗对马丁(第十三章中介绍过)这样的**躯体形式障碍**(somatoform disorder)患者尤其奏效。这些心理障碍引起的身体症状并不存在生理基础,连躯体化障碍、歇斯底里症和疑病症等类似生理原因都没有。

一般来说,行为疗法结合了约瑟夫·沃尔普(Joseph Wolpe)的最初范式,干预这些障碍的主要目的是缓解潜在的焦虑,或是使病人认识到摆脱这些症状的价值。在前一章中,我已经说明了混合使用幽默、放松技巧和行为练习帮助马丁重新控制住了自己的无助感和担心自己精神错乱的感觉。马丁发现自己能够有意识地控制身体的行动后,行为得到了迅速恢复,这些行为是丰富、正常的生活所必需的。

有一则报道过的案例,治疗针对的就是增加病人摆脱症状的价值:某人因为腿部无力和晕眩症发作而放弃了工作(Liebson,1967),治疗师让病人家属不要强调他游手好闲,而是告诉他如果他能够重新工作的话就安排他做一份薪水更高的工作。治疗师通过这种方法帮助他回到了全职岗位上。

斯金纳若是地下有知,一定会感到高兴的。还有约翰·加尔文(John Calvin)、托马斯·里德(Thomas Reid)、我的家庭中所有共和党员、行为疗法促进协会的全体成员也一定会感到高兴的。但是杰拉尔德·戴维森(Gerald Davison)和约翰·尼尔(John Neale)这两位杰出的行为疗法前沿治疗师这样补充道:

> 对于这种操作技巧,有一点要郑重考虑……尽量不要让病人因心理障碍而丢脸;也就是说,病人有可能觉得治疗师连"医学"问题都没处理,自己就好转了,这会使病人感到遭受侮辱。(1982,p.188)

细心的读者也许会好奇戴维森和尼尔怎么会说这种话,同时还保有行为疗法治疗师的自尊。这种说法和斯金纳(1975)所反对的"轻浮的享乐之路"不是一回事么?一旦我们开始严肃地谈论"顾及颜面"和"觉得受到侮辱",我们不就已经抛弃了斯金纳的"险峻陡峭、荆棘丛生的行为科学之路"了么?

答案是:没有人知道真正的答案。毕竟,斯金纳的激进行为主义之所以激进,是因其绝不排斥任何对人类的经历起到重要作用的分析。病人提出或暗示要求顾及面子,这是他们面临的现实问题,优秀的激进行为主义者在实践中不会忽视这一点。主要就是因为考虑到他们"保住面子"的想法,我才让马丁和安娜周末的时候到"治 疗中心"的"天天门诊"处来看病。当我这样建议的时候,我是否已经越过了雷池?——我曾向马丁承诺,用科学的方法来帮助他恢复健康。我这样做要紧吗?

我的结论是：这很要紧。我想与斯金纳进行一场激烈的辩论。他在逝世前一个月发表的最后一篇文章中写道："认知科学是心理学的特创研究①，它在保住心理和自我的地位问题上力不从心"（1900，p.1209）。要我作为一个治疗师而全然不顾"心理"和"自我"的问题，我是不可能做好工作的，而且我觉得这些问题完全能够以严格、科学、客观的方式提出。

斯金纳认为（p.1210），行为分析师接受了这样的事实——"研究富有创造性的头脑是一无所获的"。但是我没看出还有其他什么是值得研究的。确实，我仔细观察了马丁的"病态"行为，但更重要的是，我使他发笑，发现了他最阴郁的恐惧（疯狂）、他最私人的希望（常态）和他最重要的财富（他对安娜的爱）。那么我是一个离经叛道者么？一个在异乡接受审判的异教徒？——就像弗洛伊德控诉荣格的那样？

许多心理学家会这样认为，但是更多的心理学家会探求不同观点。他们中的许多人会自称为认知行为主义者——当我迫不得已地在大师荟萃的心理学世界中自我归类的时候，我也常用这种称呼来定义自己。本章内容主要是发掘"认知行为疗法"的主要思想。但是，如果你是一个激进行为主义者，你可以将中间的术语去掉，就称其为"认知疗法"。

我会在这一章里介绍认知疗法治疗师的分类情况。他们每一个人都会说自己从事行为疗法。行为疗法运动最终究竟会不会排斥以认知为主导的"特创研究"疗法呢？"认知革命"是否会从巴甫洛夫的条件反射和斯金纳的行为矫正理论那里抢过行为疗法的统治权呢？心理学界对于这些问题众说纷纭，莫衷一是。

谈话疗法的认知（行为）取向

要学习认知疗法，最好从1960年代阿尔伯特·班杜拉（Albert Bandura）建立的社会学习理论研究成果学起。班杜拉认为观察学习是行为的重要决定因素之一（第十三章中提到过），他将"中介变量"或内在观察学习者的概念重新引入到科学心理学中。

班杜拉确信，观察学习的机制或形式是口头的。他还反复强调，即便是小孩子，也不单单通过观察复杂的行为来学习，他们还会观察控制行为的规律。班杜拉还观察到，孩子有能力对这些行为规律作出复杂的调整，从而在自己与社会集体交往过程中，实现行为最优化。换而言之，儿童非常清楚自己观察、改变、展现社会行为和工具性行为的方式。另外，一些孩子在观察学习方面比其他孩子更机灵，这也是很好理解的。

---

①   特创研究是为《圣经》创世记篇提供科学依据的研究。——译者注

自我调节

机灵的孩子会在他们的环境中成为出色的操纵者。他们会快速地学会使自己的行为适应变化情况,在自我调节和自主行为变化方面也游刃有余。这些孩子在与人相处、集中注意力和完成复杂任务等方面与那些不机灵的同伴——尤其是那些被诊断患有注意缺乏和多动障碍的孩子相比,显得鹤立鸡群。

从行为主义的角度看,认知行为的迷人之处在于,它是持续进行的;而不依赖特定刺激发出有机会强化的信号或从先前的经历引发条件反射。一些心理学家——如斯坦福大学的沃尔特·米歇尔(参照 Mischel,1973)——甚至认为我们通常所指的"人格"就是我们每个人关注、解释、剖析、归类和管制我们与环境相互作用方式所形成的独特模式。这是一种持续的适应与发现的过程。我们要让自己适应这种持续变化的自我与环境之间的关系,这是社会学习的根本,也是社会学习理论的核心主题所在。

从社会学习理论的内容来看,我们可以把心理治疗看成一种专业的、有教育意义的、有客观标准的社会学习。与精神动力理论框架完全不同,在传统的关系聚焦的精神动力疗法中,病人的无意识涉及人格面具(或者说是分析师的潜存意象)。在移情关系的作用下,情绪的矫正学习体验应运而生。来访者在治疗过程建立的关系中测试自己过去的想法,从而了解真实的自己,对自己有更新、更有建设性的认识。

而在行为疗法中,来访者自我意识的建立显然不仅与治疗师有关,而且涉及职业、家庭、爱情和社会的状况。在行为分析中,了解和处理这些状况是来访者与治疗师或治疗小组之间共同的主题。比较理想的情况是:来访者将自己对所处世界的应变性的设想清楚地表达出来,然后以各种方式改变行为,看结果是否变得更完美或有所改善,用这种方法可以测试自己的设想是否正确。大致上,自我显示中那些产生积极影响的结果会被"强化"和巩固——它们在将来发生的可能性也会增加;而过去的思维、认知、统筹、行为和关联的方式则逐渐淡化,被更多的有益行为取代。

自我效能

班杜拉解释道:这一过程是所有人际交互所共有的。人们当下的交互建立起类化预期,这样就可以预计各种情况可能产生的结果,运用自己的能力控制这些结果。这种对个人效能的类化预期被班杜拉(1977)称为自我效能,它是外界刺激与生物体继发反应之间的媒介和联结。

宋某的羞怯问题　想象一下,有一个姓宋的人很害羞。她觉得与陌生人交流相当痛苦,在迫不得已与自己不认识的人交流的时候,她对自我效能的期待值很低。

换句话说,她觉得自己不能够(或者不知道如何能够)在这种社会情境下正确行为,并尽可能地避免负面结果。在对宋某的羞怯感的环境决定因素做出分析后,我们确定,她这种低自我效能的感觉是非常普遍的。

如果我在接受宋某咨询时问她和兄弟姐妹在一起时是否害羞,她也许会像看一个外星生物一样地看看我,然后告诉我,与兄弟姐妹交流是完全不同的。简而言之,她与家庭成员交流的时候对自我效能的期待值并不低——就跟我们这些处于相同文化中的绝大多数人一样;宋某只在有陌生人出现的场合下"羞怯",或感到缺乏自我效能——也就是当她知道自己被要求与不熟悉的人交谈时,她才会这样。

如果宋某配合的话,她也许还会告诉我她的羞怯感在某一种刺激下会更强烈,比如和一群不认识的处于大学年龄的男男女女在一起的时候;也许在和不认识的老师或工作单位的陌生人讲话时,她的羞怯感就不会这么强烈了。

作为一个认知行为疗法治疗师,我可能会要求宋某解释她为什么在与单位的陌生人交谈时相对感到安全和自信。她在工作单位的安全感是源于那里的物件或人吗?还是因为当她为不领情的老板卖命工作的时候她就成了"另一个人"?无论她怎样回答,我都会对她在那种环境下对成功的期望和对自我效能的感受重新作出解释。我会告诉她,她在工作中所表现出的微笑、眼神交流、提问或回答、主动帮助别人等社会行为完全可以在参加心理学专业学生的校园野炊时使用。

那么这个问题还有什么大不了的呢?宋某会告诉我,我不理解她面临的问题,她的处境很不一般,她从来就不会处理社会情境,而她的工作环境并不是一种社会情境。我会问她,工作环境有什么不同?陌生人就是陌生人,难道不是吗?在不同的地方,宋某不还是宋某吗?难道她人格分裂,而我却毫无察觉?

于是宋某终究会掉入我的治疗"陷阱",她会告诉我,当她处于工作情境时,她感到非常安全、自信。我会暂时忽略宋某在其他社会情境下感到彻底无望这一事实,因为我们都已经知道,她总是在那些情况下感到彻底无能为力。但更为重要的是,在这一点上,"负面"信息与帮助她解决问题的有效干预手段无关。

问题在于为什么她在工作中感到安全、舒适、高效。宋某起初一定会说她也不知道,搞清这类问题的答案应该是我的工作。但是我会继续迫使宋某回答她是怎么知道自己在工作时是安全的、有能力的、高效率的。宋某最后会回答:身处工作情境时,她相信、并期望自己能够控制环境,并给她的顾客、同事、上级以及她自己带来理想的结果。

用班杜拉的术语来说,宋某之所以能够在工作环境中消除焦虑感并有效地工作,是因为她在那种环境中体验到了自我效能感。自我效能的机制被认为是所有认知行为疗法中最为有效的自我展示和自我管理的基础。用更为专业的术语来说:

"自我效能被看作是一种调节所有心理变化进程效果的机制，即这些进程被假定为有效，是因为它们调动并巩固了来访者对个人效能的期望。"(Fishman & Franks，1992，p.170)

再看罗布　让我们回头来看那个害怕电梯的学生——罗布的案例。普通的行为疗法会这样解释：罗布与其母亲在一架拥挤的电梯里离别的创伤经历造成了他的恐惧反应条件，在几年的时间里恐惧对象泛化为所有的电梯；此外，电梯和焦虑之间巴甫洛夫反射式联结在一步步进行的放松与渐强的电梯刺激的配对练习中被系统化的去条件作用逐渐减轻。

要是罗布是一个"好的"（被动的、顺从的）来访者，以上这种解释能够令人满意。但罗布是个"坏的"来访者。他没有按照要求去做；他开始时还遵医嘱，但几天后他就跑到芝加哥自我治疗去了。罗布用专业的方法让自己经受一系列"冲击"的试验，通过"冲击"自己的神经系统来消灭恐惧条件反应。

认知主义对此的解释为：罗布在做放松练习的过程中，在自己与电梯相关的唤醒水平上培养了一种微弱的、可高度概括的自我效能感。通过十几次左右的放松练习训练，罗布（像其他大多数的来访者一样，但可惜不是所有来访者）发现自己可以任意地放松自己。然后，他站在图书馆里的送货电梯前对自己说："我能够坦然地看着这个小电梯上上下下了；事实上，我甚至能够一边看它一边放松自己"，当罗布明确地向自己传递了这条自我效能信息后，他又给了自己一条新的信息，像这样："我可以用接下来几个月的时间到处转转，寻找大些的电梯，然后放松自己，直到我能够像这个国家里其余2.6亿人一样，安然自得地乘坐电梯而不至于尿裤子。或者，我可以直接找一个200英里之内最大的电梯，然后征服它。"

如果你想知道自己更像一个行为疗法治疗师还是认知行为疗法治疗师，你可以问问自己："你觉得罗布是成功地消除了对电梯的条件反射，还是站在图书馆里看着书籍上上下下的时候意识到了自己能够克服童年时因电梯产生的恐惧？"我更倾向于自我效能的解释，但我也认为我们谈到的系统脱敏、放松和巴甫洛夫条件反射可能对罗布恢复都是有益的，这些都帮助他重新认识了自己，消除了乘电梯时莫名的焦虑和不适感。我怀疑，许多人在生活中多年体验着无精打采、笨拙、无助和失败的感觉，他们都能从中挖掘出自我效能的纯粹的意志力量。

认知疗法的六条假说

介绍认知（行为）疗法可以拓宽这一话题的讨论内容。肯德尔和班密斯（Kendall & Bemis，1983）认为，认知行为疗法有六条较为突出的假说：

● 人类对现实的认知释义所作出的反应，要胜过他们对现实的客观特征作出的反应。

- 人类的大部分学习都建立在认知的基础上。
- 思想、感觉和行为互为因果,主要为循环因果。
- 态度、期望、归因、范畴及其他认知活动构成了的行为基础——包括正常的、病理的、治疗的。
- 认知过程可以被转化为可试验的行为科学表现,研究现实是如何被建立起来的。
- 认知行为疗法治疗师的任务是扮演诊断医师、教育者、技术顾问、估税员、令人厌恶者、教练和导师的角色,他们通过这种方法帮助来访者设计学习经验,从而改善功能失调的认知和相应的行为、情绪方式。

266   以下的一段"概括"是亚伦·贝克(Aaron Beck)所写,他是认知主义的主要拥护者之一,在这段话中,他用叙述的方式解释了这些假说。但要注意的是:贝克把原因的构成归于认知,而肯德尔和班密斯(Kendall & Bemis,1983)以及我却认为思想、感受和行为都是彼此之间相互创造、相互强化的:

> 认知疗法建立在人格理论上,它认为人们的想法在很大程度上决定了感受和行为。这种疗法要求治疗师与患者合作,过程包括实证调查、现实测试和问题解决。患者适应不良的释义和结论被当作可测试的假设。行为实验和口头操纵被用来检验各种可能的释义产生的结果,证明某些释义会产生不良后果,支持能够得到较好结果的观念,从而实现治疗上的改变。(Beck & Weishaar,1989,p. 285)

操纵 vs. 劝说

在行为疗法发展的早期(1960 年代和 1970 年代),许多人都觉得行为疗法是行为矫正的同义词。"行为改造"这个术语被普遍地赋予贬义的内涵,一说起这个词,大多数人就会想到正强化、负强化、代币经济、计时隔离和正惩罚等训练代理机构所举的幌子——号称对那些需要立即彻底改变行为的"来访者"进行治疗。

从行为矫正到行为疗法

行为矫正项目大多是由精神病院、监狱、教室、庇护工场,甚至企业研究室等机构来贯彻实施的。有时候,我们中间大多数有过这些经历的人也会被要求加入某个行为矫正项目。例如,读研究生的时候,对我们感到绝望的父母急着找人来"搞定那堕落的孩子"。一般而言,参与这种工作的心理学家与其说是在治疗患者,不如说他们承担了"管理"来访者、在机构中维护社会秩序的任务;而"真正"的工作则是由精神病学家来完成的(Ayllon,1989,摘自 Glass & Arnkoff,1992,p.596)。

对于普通大众来说,行为矫正"工程师"的工作看起来很像骇人的、未来主义电影《发条橙》(*Clockwork Orange*,1971)里的描述。这部电影在英国直到现在仍不能合法放映,它描述的是一个行为科学家疯子为了"科学地"矫正主角的暴力行为而折磨他。到了 1974 年,行为矫正得到了广泛运用,其操作过程引起了相当大的反响,以至于美国法律执行委员会宣布:以后联邦基金不得用于扶持监狱的行为矫正项目。

倘若行为矫正原理被无能、恶毒和心存不良的人掌握,被控制者的基本人权当然会受到严重威胁。但是,如果枪支、警棍掌握在恶意的狱警手中,或是高中的校长助理掌握了公开羞辱、体罚或罚学生课后留校的权力,类似这些情况的任何恶意的控制都有可能损害人权。

最令人失望的是,虽然有证据表明行为矫正项目效果明显、成本低廉、按照令人满意的方向改变了被矫正者的行为,但这些项目还是因当地选民的缘故被部分删减甚至取消。比如,有一项高效低成本的行为矫正计划在伊利诺伊州被禁止,尽管项目中所有的重度精神分裂症患者可以使用较少的药物剂量来维持正常社区生活(Paul & Lentz,1977)。

弗兰肯斯坦博士疯狂制造机器人,从事行为矫正的形象都给公众留下了极深的印象,以至于声名远播的《纽约时报书评》——这种大报本应学识丰富——在评论一本关于大小便行为矫正的书籍时,开篇就说:"这本书一定是关于狮子或狗的,而不是关于孩子的!"

对行为矫正的批评还来自行为疗法促进协会(AABT)。其中最激烈的一项辩论是:行为主义心理学家是否应该运用自己的技术,帮助那些想改变性取向的人,当时认为这一技术成功的可能性较小。杰拉尔德·戴维森(Gerald Davison)是这一领域的先驱。他的研究针对暴力型罪犯,用有效的行为矫正改变他们的性爱取向。这种治疗过程叫作"**性高潮条件反射重建**"(orgasmic reconditioning),通过治疗性自虐男性把手淫幻想逐渐转变成较为常规的性幻想。

运用这种疗法来激发男性对异性的兴趣也许是个不错的主意——这些人都是"自我失调"(ego-dystonically)(即不幸福的)的同性恋者。这一类别被列入 1973 年版精神病学诊断手册。当时美国精神病协会曾投票表决同性恋到底是不是一种精神障碍,投票结果非常接近,但回答是否定的,同性恋从此不再属于精神病。戴维森赢了,他的意见得到了普遍的认可,即对自我失调性取向的诊断毫无道理,因为这种诊断是针对同性恋者的,而从不在异性恋者身上使用——尽管同性恋者和异性恋者不满的原因和表现的症状可能完全相同。

戴维森(1978)并没有质疑使用性高潮条件反射重建的疗程是否真的有希望成功地改变性取向,但他还是这样写道——

> 我们究竟在对我们的来访者说什么?我们一方面确认他们没有不正常,另一方面却对他们实施一系列的治疗技术,有些还很痛苦,为的是消除我们刚告诉他们说毫无问题的感受和行为?(1976,p.161)

戴维森坚决认为这样的准治疗干预是不道德的。作为 AABT 1976 年的主席,他有足够的能力说服会员们听从他制定的政策。但我想指出的是:美国最为著名的性学家威廉·马斯特(William Master)和维吉尼亚·约翰逊(Virginia Johnson)仍在他们的诊所里提供矫正性取向的治疗。

到 1970 年代末期,"行为矫正"发展成为"行为疗法"。这一改变的本质是:心理治疗的重点从科学家疯子的模型转移到了以自我控制为基础的治疗变化模型上。这一转变主要涉及自我控制的问题——如自我监督、自我评鉴、自我评价、自我强化、自我效能和自主改变,它将"认知革命"推向了高潮。在本章剩下的内容中,让我们来看看这场运动的一个重要组成部分——"自我谈话"疗法。

从行为疗法到认知疗法

从行为矫正到行为疗法再到认知疗法的转变过程中,加拿大心理学家唐纳德·梅钦堡姆(Donald Meichenbaum)是一个最为明显的例子。梅钦堡姆曾在传统行为矫正盛行时从事精神分裂成人和多动症儿童的研究。他逐渐认识到,如果这些病人默念行为矫正师的遵嘱,进行自我训练的话,他们也许能够更好地掌握自己的行为——掌握更强的自我控制力。

自我指导训练   梅钦堡姆将这种自我控制的方法称为 SIT,也就是"**自我指导训练**"(self-instructional training)。其基本思想为:对某种紧张或困难的情境作出认真评价,然后准备一系列包括放松和引导性想象法在内的指导,在这种情境下"说到做到"。梅钦堡姆还用这种方法来作应激免疫训练。

在一个 SIT 原理的展示实验中,梅钦堡姆"管理"了一组患有多动症的小学生。他给每个孩子发了一个郡长的徽章,每个徽章里面装有一个微型麦克风。孩子们按照要求将既定任务的计划"发送到基地"。他们所要学习的就是轻松下来,清楚明白地说出行动计划,然后按照这些计划采取行动。

你很可能在学习新技术或是进行复杂操作的时候使用 SIT。有时我自己照着复杂的食谱烹调,装配家具和器械的零件,或者拿着地图寻找别人的住宅,这时我都会用正常谈话的音量使用 SIT,我的妻子几乎为此发疯。SIT 确实可以用来不费神地完成复杂、困难的任务。在 SIT 的基本运用中,我尽量避免记忆或者背出操作方法。一些研究者也报道过,SIT 并不能够将行为的改变维持下去或将其泛化(参见 Arnkoff & Glass,1992, p.644)。但是我的日本同事告诉我,日本的咨询者和治疗师很喜欢用 SIT 的方法来缓解压力。

梅钦堡姆的自我指导训练可以在各种不同的自我教练情况下使用。梅钦堡姆(1977)报告说,这种疗法对慢性病患者减轻疼痛很有用。SIT 还可直接运用于运动心理学。我记得迈克尔·马奥尼(Michael Mahoney)(参见第十三章)这样分析过:如果要[在一组竞技水平相当的运动员当中]识别出强者,只要看他们对眼下竞争的认知期望做出的简单评估就行了。不太成功的运动员给自己施加的是负面的惩罚性自我指导训练,他们想的都是面临的困难和需要尽量避免的错误;而成功的运动员则会进行正面的自我指导训练,他们关心的是在参与每一个项目的过程中需完成的任务的细节内容。

在咨询过程中,我发现这种策略对有考试焦虑问题的学生相当有效。典型的负面自学方式会说:"哦不,细胞结构的问题! 我从来就答不好这类问题,这方面的问题在这次考试中肯定至少会占到 25%。"我努力让他们这样对自己说:"好,细胞结构的问题! 关于细胞结构我还记得哪些东西? 我该怎么运用对这个问题所了解的知识?"学会这一技巧的学生能将考试成绩提高至少一个标准差。

同样的策略可以运用于自我强化和自我惩罚。很多人在处理复杂、困难的任务时完全不善于控制自己,无法做到正面的应急强化。有时候我觉得,人们内心深处一定认为:自我强化是一种可耻行为,类似于其他不良的自我取悦方式。因此,极少有人能够很好地运用它。但是同样是这些人,他们常常能够对自己实施各种令人不愉快的自我惩罚作为治疗,比如用难听的名字称呼自己,或者用耽搁、疏忽和妄自菲薄的方式破坏自己的工作。

案例研究:莎拉——无能的叛逆者 莎拉是个可怜的自我强化者和过分自我惩罚者的典型。她是一个毕业班的学生,还有最后一个学期就毕业了。莎拉已经读了九个学期了,因为她在大学一二年级时成绩太差,不得不多次改变自己的专业。她的姐姐贝丝几年前毕业于同一个本科学校,并且包揽了那里颁布的所有奖项。

令莎拉感到恐怖的是,她最终转入的主修和辅修专业都与贝丝完全相同,甚至连上课的教授和教室都是一样的。她还加入了贝丝参加过的大学女生联谊会,这简直令我感到不可思议。作为她的咨询师,我的工作就是帮助她度过这极不稳定的第九个学期,指导她完成最后数周的考试和论文,这样她就能顺利毕业。

莎拉的思想是一个认知"灾区"。她的认知当中至少有 95% 是自我惩罚。她每天重复50遍,责备自己"很懒""一事无成""令父母失望""智力迟钝",还有"无能的叛逆者"(这是我最喜欢的用语)。

　　彻底弄清了莎拉的认知秘密以后,我要求她严格按照会面治疗的指导进行思考。为了毕业,她必须一个接一个地完成我们制定的200个左右的目标。我们草拟了一个精确的时间安排,必须严格遵守。每按时完成一个目标,她对毕业的想法就得到了强化——告别学院后的自由生活是莎拉期待已久的。莎拉每完成一项主要任务(如按时上交论文),就可以和她最好的朋友聚一两个小时——这些同学感兴趣的是沉思宇宙之谜,而不是将所有的精力都用来完成毕业考试,他们答应轮流支持莎拉的自我管理计划——如果她不能完成某项时间表上规定的任务,就拒绝她参与谈话。

　　要消除和取代莎拉负面认知的潜在危险,方法只有一个。莎拉和她的祖母异常亲近。她是典型的和蔼体贴的奶奶,而且看起来在莎拉和贝丝之间对不争气的莎拉更为疼爱和欣赏。我让莎拉在自己的桌上放上一张奶奶的照片,要求她无论在什么时候弄糟了任务,就花两分钟时间看看照片上的祖母,想象自己给远在佛罗里达州的奶奶打电话说:莎拉由于懒于完成哲学论文(或其他什么作业)而无法毕业,奶奶不必大老远地从佛罗里达州飞过来参加毕业典礼了。

　　这种做法奏效了——并不显著,但足以让"无能的叛逆者"毕业。我们可以想象,莎拉成倍地增加了学习时间。也许更重要的是,她学会了在每一次遇到障碍或失去动力的时候振作自己。我还从她的不少朋友那里了解到进一步的信息,确认对她的治疗确实获得了成功。他们曾经拜访我,为我研究拖拉与逃避的类似问题提供了帮助。

理性情绪行为疗法

　　我觉得,在我和莎拉的合作过程中,虽然我没有使用任何备案计划;虽然行为矫正确实是一系列非常私人的自我陈述;虽然我最同情的是"无能的叛逆者"而不是未来的律师、工商管理硕士(MBA)和直肠病学家,但是我仍然觉得自己是一个行为疗法治疗师。

　　下面让我们来看看一些认知疗法,有些治疗性变化并不明显与行为有关。一些行为疗法的"卫道士"坚持认为这些方法与系统的行为改变几乎没有关系,因此判定这不是真正的行为疗法。他们会认为,这些以个人态度为基础的谈话疗法与其说是行为疗法,不如说是一种运用逻辑方法说服来访者的心理治疗。

如果追溯这些认知疗法的历史,那么它们的哲学渊源就是斯多葛学派(Stoic)的著作——特别是古希腊斯多葛学派的哲学家爱比克泰德(Epictetus)的著作。爱比克泰德生于公元55年,他认为"困扰人们的并不是事情,而是人们对事情的看法"。用阿尔弗雷德·阿德勒(1912)的话来说(参见第八章):"我们作出决定的依据在于我们对自己的经历所赋予的意义。Ominia ex opinione suspense sunt(万事由观点而定)。"

理性情绪行为疗法的基本原则

从这一观点演化出来的方法中,最为著名的是由心理学家阿尔伯特·艾利斯(Albert Ellis)在1950年代发展起来的理性情绪疗法(RET)。1993年,他又将RET改为**理性情绪行为疗法**(rational emotive behavior therapy,简称REBT)。

REBT有八个基本命题(Ellis,1989,pp. 197 – 200):

● 理性与非理性同是人们与生俱来的潜质。人们认真地考虑自己的想法,从错误中吸取教训;但是人们也会重蹈覆辙,变得迷信、浮夸、吹毛求疵。

● 人们所处的文化和家庭环境常常会加深某些倾向——非理性的思考、自损的习惯化,还有愿望思维和不宽容。

● 人们的感知、思考、表现和行为倾向于同时进行,这就意味着改变自己的行为通常需要运用感性认知、情绪唤起和行为主义再教育的方法。

● 心理治疗应该是高度认知的、灵活的、定向的。还应当布置家庭作业,同时还要相对简短。

● REBT的治疗变化机制不是建立在"亲密的"人际关系上的;而是常常故意使用"冷静的方式,说服来访者多采用自我约束法"。

● REBT的治疗师为了使自己的观点清晰明了,使用了角色游戏、自信训练、脱敏作用、幽默、操作条件作用、暗示和支持等"诀窍"。通常,REBT的目标不仅仅是去除来访者的现有症状,还要帮助他们摆脱其他的症状,也就是矫正引起症状的潜在倾向,这才是最重要的。

● REBT认为,严重的情绪问题直接来源于那些无法用经验证实的异想天开。如果受到逻辑和实证主义思想的反驳,这些引起障碍的观念就会被消除、减少,最终再也不会重现。

● 情志不遂的"真正"原因并不是发生在人们身上的事情,而是他们对令人不快的事件作出的脱离现实的释义,这是由他们对这个世界脱离现实的信念造成的。如果想要过美好的生活,就不得不改变"钻牛角尖思维"。要顺利地完成这种变化,只能重复地反思那些非理性的信念,重复地采取矫正行动来消除它们。

理性元素　你也许会发现，REBT 不光是一种患者与专业人士之间的治疗谈话，它是针对"钻牛角尖思维"的全面攻击。阅读艾利斯的著作是一种纯粹的享受，每一次治疗经历都是抵御谬论的圣战——那些大多数人在孩提时代从成人那里得到的谬论。这种观点对卡伦·霍妮（在第十章中提到过）所说的**"应该的专横"**（tyranny of shoulds）是一种攻击，艾利斯将所谓的"应该的专横"更形象地称为**"强迫执行狂"**（musterbation）。

艾利斯指出："人们思考、说话时就像摩西"①——为大家布置必须遵守的戒律，而一旦违反这些戒律，情感灾难就会降临。从某种程度来看，艾利斯是在单枪匹马地反驳乡村音乐中草率、自怜、多愁善感、爱情傻瓜式的歌词——"于是你离开了我，去寻我最好的朋友，还偷走了我的狗"——比如看到这样的歌词，艾利斯就会说："噢，当然了，如果我能要回我的狗，那是再好不过。对于我来说，生活必然会因你的离去而变得不方便、不舒适，但这并不是什么灾难，没有这么糟糕。而且，实际上我可以给自己重新弄条狗，身边新找的情人估计没原来的那样糟。"

情绪元素　REBT 在这一方面也许不是特别明显，甚至连那些阅读过艾利斯大量作品的读者也不能一眼看出 REBT 中的"情绪"元素（艾利斯是在世治疗师中最多产的，其作品也最畅销）。我认为，要成功地运用 REBT，关键就是运用情绪元素。

如果我们回头来看莎拉的案例——我用它解释过认知行为方法，我们就能发现一些刚好能用来充分释义 REBT 的元素。由于莎拉的表现和贝丝不在一个档次，也因为学习对莎拉来说比贝丝要困难，她就觉得生活对她不公平。"生活必须一直是公平的"——这是艾利斯最喜欢的世界观之一（另外我最喜欢的一种说法是："我决定去爱的每一个人都必须爱我，否则这就是一个无法容忍的灾难。"）。

莎拉还是个"世界级"的拖拖拉拉的人。和每个身处这种情境的人一样，她坚持认为：如果一件工作不是十全十美的，她就无法完成。从理论上说，我们所做的大多数事情都是不完美的，由此得出的结论是，莎拉从不打算按时完成任何事情。她完成的每一件事都是她强迫自己完成的，那么也就难怪她个人无法控制完成的质量了。

273　这些论点全都是绝佳的 REBT 反面素材。但 REBT 治疗师可能会提出这样的问题：在莎拉的非理性的信仰体系中，情绪核心是什么？莎拉是一个相对不易动感情的人，与一群同样不易动感情的人为伍，她是那种把有意义的精神活动定义为熬夜沉思宇宙之谜的 B 型人。我对她情绪核心的了解最多也就是问问她祖母是否认为莎拉对自己的负面看法都是真的，而回答当然是祖母绝不如此认为。

情绪元素是莎拉在学校时面对问题的重要原因，但问题是我们有足够的时间来

---

①　摩西是《圣经》中希伯来人先知，曾率以色列人逃脱埃及人的奴役。——译者注

谈论并解决这些问题吗？我觉得没有,因此我无法真正使用 REBT。我觉得如果莎拉面对的是艾利斯,她的情绪议程会在他的质问下显露无遗。但是就像约瑟夫·布洛伊尔(Joseph Breuer)认为的那样,我不太愿意在和病人谈话时讨论关于性的问题,我觉得这种类型的质问"不符合我的品位"。幸运的是,事实证明我的那种不太激烈、倾向于认知主义的策略已经足够了,它有效地将莎拉和她祖母就毕业问题的看法达成了共识。

案例研究：弗洛的极度悲痛

REBT 的成功关键在于发掘非理性的强烈观念及其情绪根源,然后将二者结合起来。多少次你说,或听见朋友说"我知道这很疯狂,但我相信……"？当 REBT 奏效的时候,情绪和理性之间一般总会有直接的冲突,"情绪发泄"(弗洛伊德也许会这样叫)使得理性替代无理性,自我替代本我。

弗洛是一个 47 岁的美国黑人,为她看病的神经学家拿她的虚衰头疼毫无办法,于是那位神经学家就向我求助。现在弗洛的毛病是严重的头疼病经常发作,她无法控制这种疼痛,而且她在心理和生理上对强力止痛药依赖性越来越强。

弗洛考虑到一个(相对)年轻的白种男性心理学家、一个真正的大学教授那里去看病,而决不再理会那些用数不清的证据证明自己有能力、有同情心的神经学家了。事实上,有相当多的证据证明,美国黑人对谈话疗法持怀疑态度,对他们来说,要完成这种源于忏悔模式的心理治疗几乎是不可能的(Ridley,1984)。

所以,当我直接把会谈的话题集中在控制痛苦、药物疗法和缓解头疼上的时候,弗洛也许感到挺放松的。我教给她一些缓解疼痛常用的基本练习,告诉她伊克赛锭(Excedrin)和类似大路药品的神奇作用,制定了一项"在家十步头痛预测和控制法"。在会谈开始的时候,她的头疼程度达到九成,到结束的时候降低到了三成半。我认为她应当把疼痛的减少看作重要的收获,然后伊克赛锭会把剩下的三成半的疼痛减少到忽略不计的程度。

接下来的两次会面都非常顺利,而且弗洛渐渐开始认为自己对痛苦和疼痛的控制能力都远远超乎想象。她甚至在三个星期内都不曾向医生或急诊室求助过一次。

但是再后来的会谈糟糕透了。弗洛再也不愿意用"行为矫正"的方法"欺哄自己"。她全盘否定了我们过去实施的"真正"的疗法。我想知道是什么改变了她的想法。于是她给我讲了一个很长的故事：她去参加一个教堂的集会时,在《圣经》研究班上讲述了自己的治疗情况,结果牧师和修女当场就抨击了心理学、"行为矫正",甚至心理健康保健本身。

当我深入地研究了"钻牛角尖思维""强迫执行狂"和"深度自责"以后,我在其中发现了 REBT 的宝藏。弗洛听信了某种说法,认为头疼是对她作为妻子和母亲犯下罪孽的惩罚;她罪有应得,因为她是一个不称职的女儿、一个玩世不恭的女孩、一个"堕落"的基督徒;我为她制定的疗法是一场"骗局",因为这使她重拾过去的耻辱、与那些行为不端者成一丘之貉。她进一步解释说,她从来就是家里的"害群之马"——青春期的时候不愿意去教堂;十几岁的时候怀孕;嫁给了一个"错误的"男人;现在又管不住她那些处于青春期的子女。(弗洛同时兼职三份工作,一个儿子就读于当地大学,但这些相对于她先前造下的罪孽来说都是无足轻重的。)

我认为,在弗洛的这个案例中,非理性的观念与痛苦的头疼病之间被强有力的情绪议程(agenda)联系到了一起。这种联系作用非常强烈,以至于她抛弃了一种对严重精神生理障碍非常有效的疗法。

弗洛和我订下了一个契约——将疗法集中于所有这些哲学和情绪的问题,这样她才能够重新接受头疼治疗,而不再自我惩罚。几次会谈之后,我意识到自己没办法有效地解决弗洛所遇到的所有问题,于是便将她引见给了我们诊所的一个家庭咨询师。那位咨询师觉得自己比我更了解弗洛的背景。我力劝弗洛继续接受"行为矫正"来治疗头疼。弗洛在临走时告诉我,她换了一个教堂唱诗班。这大概算是一件"告别礼"吧。不过这一"好消息"似乎不久便化为了泡影,因为这个教堂是她丈夫家族去的教堂,而她丈夫一家对弗洛都不好。

现今的理性情绪行为疗法

REBT 近期的两项发展不得不提。第一项发展在前文中已有所提及,即 1993 年艾利斯决定将自己研究的疗法改名为理性情绪行为疗法。他从那时开始就明确地强调我们的信念和行为之间所存在的直接联系。用艾利斯的话来说,"RET 或 275 REBT 的理论认为:除非人类常常违反自己深信不疑的信仰,否则他们很少改变这些不利于自己的信仰,也很少坚持自己对这些信仰的怀疑"(1993,p.258)。

> 实际上,RET 或 REBT 一直是认知行为疗法中最倾向于行为主义的。它不但结合了[约瑟夫·沃尔佩的]系统脱敏,教会来访者用想象法直面产生恐惧与焦虑的情境,而且赞成活体脱敏作用,还经常鼓励人们有意地进入令人反感的情境——比如一次不幸的婚姻或一项糟糕的工作——直到他们改变自己失常的想法和感觉,然后决定自己是否最好逃离这些情境。(1993,p.258)

REBT 的另一项新发展是将应用领域扩展到了成瘾和物质滥用的治疗。艾利斯分析:对于那些持续滥用酒精、尼古丁和镇静剂等物质的人来说,他们所面临的治疗方面的主要问题是,为了逃避不好的感觉而使用这些物质作为替代品。艾利斯声称,要改变这一治疗学问题,关键不在于来访者在滥用物质后感觉充实还是空虚,而是这些来访者实在太孩子气了。无论什么时候开始有不好的感觉,他们就会对自己说"我实在无法忍受",于是滥用物质。

"你当然能够忍受,"REBT 治疗师提出不同看法,"你就这么脆弱、这么娇贵、这么特别么? 所有的人不是都要忍受痛苦、迷茫、失望和烦闷么? 大家和你是一样的。美国不欢迎孩子气(无条件的自我宽容)!"

当我用这种方法对滥用成瘾物质的来访者进行训练后,一批本科生来找我看病,于是我获得了在他们身上试验这种疗法的机会。初步获得的数据资料非常鼓舞人心,连艾利斯也没有机会从接受严格 REBT 治疗的来访者那里获得后期的数据资料,而我却预感到自己能够证明:运用 REBT 原理是可以获得成功的。以下就是在我治疗一个学生、帮助他克服一次恋爱失败带来的持续情绪影响的过程。

案例研究：查理心碎

查理每次觉得"受煎熬"的时候,情绪上就会产生强烈波动——想要把他的前女友抢回来。我对此的分析是:他的孩子气行为是他的信念造成的——只要一想到那个"十全十美的她"从来不曾爱过自己,甚至永远都不会真正爱自己,他就受不了。失去她是一个令人无法接受的灾难。

自从一年多以前他们分手,查理糟践自己的行为几乎成了一种慢性强迫症。他煎熬自己、疏远所有的朋友、令家人沮丧、咒骂那个"十全十美的她"、让治疗干涉显得毫无价值。除此之外,查理表现得像一个孩子气的"老顽童"——他开始逃课、不写论文、把考试搞得一团糟。 276

所幸的是,在不到三周的 REBT 强化疗程里,他的症状就得到了彻底的缓解。第一次治疗突破是我观察到我反唇相讥时查理的反应。我说:"呀,查理,这也太失败了! 你现在才 20 岁,但看你的样子这辈子都不打算做爱了!"查理听了我的话以后看上去很平静,但我察觉到他正"卡在一块岩石和一处坚硬的地方之间"。他会敷衍我那些有意的荒唐可鄙的臆断,他会因为现实中浅尝辄止的尝试而绝望,单单因为被人甩掉就想一辈子打光棍,这太不值得了。

随着 REBT 疗法的深入,治疗的重点放到了琢磨查理内心的想法:他觉得自己感觉不好是一个巨大的悲剧。我直截了当地告诉他本体论的事实:他完全可以"忍受这种感觉"。此外我还指出,如果他还是这么孩子气,很难说他周围的人是否能够继续容忍他。

我说查理的病情几乎"彻底得到缓解"是因为治疗完成一个月后,那个"十全十美的她"决定和查理重归于好。但故事的最后,查理还是和她分手了,他觉得处理爱人的依赖需求太麻烦。这是一个真实的故事。

劝说的本质

REBT 对人生的尴尬情境作出了一种非常基本、直接的分析。我无法确定自己是否成功地说服过别人改变自己持有的非理性信念,但可以肯定的是,我成功地让别人质问过自己臆断的人生信念——那些给他们带来不小打击的古怪或者功能失常的臆断。我承认,当我自己的生活中出现了一些类似非理性的信念时,我倾向于用格式塔方法来处理(参见第十六章)。但是就我所读到的理论而言,艾利斯的理性生活协会(Institute for Rational Living)是对性和性态度的问题最敏感、最重视的。

正如第十三章中提到的那样,史蒂文·海斯(Steven Hayes)和他的同事在研究相同的问题时建立了接纳与承诺疗法;而艾利斯则将此定义为 REBT。海斯还在他的病人和滥用成瘾物质的来访者身上发现了被艾利斯称为"孩子气综合征"的症状;人们就是无法忍受不好的感觉。

然而,海斯对艾利斯正面对抗、攻击非理性信仰的方式不以为然。实际上,海斯告诉我,他不怎么相信通过治疗能改变人们坚守的信念;他和他的同事更愿意对来访者最重要的价值观做出集中、彻底、深刻的解释。海斯相信,如果人们能够把行为和价值观之间的关系看得更清楚一些,那么它们的行为很可能会为了支持这些价值观而相应改变。

比如说,有一个来访者失业、离婚,对多种药物有依赖性。有人问他,世界上对他来说最重要的事情什么,他回答说——"我和我儿子的关系最重要"。这一"价值"成了 ACT 治疗的核心焦点。如果他想和他的孩子建立融洽的关系,那么来访者改变物质滥用的行为是十分必要的。在我看来,这一疗法的关键在于,如果来访者说——"但是我是个孩子气的人,我不能忍受不喝酒或不打镇静剂的生活,我需要用它们来驱赶痛苦和寂寞",这时候治疗师应该直接告诉他——"你是想放任豪饮、自甘堕落地做一个'老顽童'呢?还是努力看病,挽救和孩子之间的关系呢?"治疗师有必要把这两者之间的矛盾解释清楚。

认知重建疗法

还有一种取向——也许有人认为那是"行为"疗法的一个分支,它涉及亚伦·贝克(Aaron Beck)在宾夕法尼亚大学对于抑郁症的谈话疗法的研究。这无疑是当今美国同一领域当中最重要的研究。贝克的成果在治疗焦虑障碍和人际关系问题时也取得了显著的成效,它还很可能成为治疗广场恐怖症、偏执狂、神经性厌食症和强迫障碍的重要方法。

贝克和艾利斯一样,放弃了精神分析而转向认知疗法。用传统的精神分析治疗抑郁症患者令他越来越感到失望。精神动力学理论认为抑郁和自我惩罚有关——自我惩罚的过程在弗洛身上尽显无遗。但是贝克觉得对抑郁想法的这种释义并不准确,而且也没有太大用处。

有缺陷的信念

贝克反驳说,抑郁症患者深陷有缺陷的"认知图式",他们倾向于将"注了半杯水"的杯子看成"一半没水"的杯子;他们认为这个世界是一个残酷而糟糕的地方;他们不一定会发表非理性的言论——像艾利斯所形容的那样,但是他们总是以消极、不利于自己的态度来对待看见和正在发生的一切。正如安可夫和格拉赛(Arnkoff & Glass,1992)所说:

> 抑郁症患者犯了一个基本的认知错误——他们更多地关注了世界消极的一面。这种抑郁的"图式"或是组织信息的认知结构导致了消极认知的三连锁反应——对自己、对世界和对未来都持有消极的看法。(p.662)

患者和治疗师之间的关系是认知疗法成功的关键。患者必须清楚地说出他们的想法并对认知过程深信不疑。治疗师则必须准确地听懂来访者所说的内容,并对听到的"错误"给出回应。治疗师的主要工作就是对患者的核心信念作出假设,为患者探索那些核心信念的检验方法。

根据贝克的情况来看,抑郁症患者总是对他们的经历作出最坏的推论,然后变得意志消沉。他们之所以会这样是因为他们把体验建立在一系列特殊的"认知曲解"上,或是推理的系统误差,这是苦闷期最典型的特征。艾利斯有"一打"让生活看起来肮脏无聊的自我声明;贝克(1979)列出了六项病人对生活进行描述时带有的曲解——认知疗法治疗师倾听他们时应该注意。

● **武断推论**。"我其他方面都很好,但在某一门课的考试中得了个很差的成绩,这说明我不属于学校,也许这所高等教育的圣殿让我入校是个错误的决定。"

● **断章取义**。"我妻子一定准备离开我了;格雷格讲笑话的时候她笑得比我讲笑话的时候更高兴,而这个无聊的笑话她已经听过几十遍了。"

● **过分概括**。"哈佛大学出版社没兴趣出版这本书,出版商对书中提出的重要问题太迟钝了。我何必自找麻烦写这本书呢?"

● **夸大和缩小**。这种曲解有一个敏感化和否认的过程。患者要么小题大作，把一些事件理解为灾难，要么就对那些可能对自己的世界观产生重要影响的信息听而不闻。本科生总是在应付这些(无法沟通的)关系时手足无措。

● **个人**。"前天我在麦当劳看见了我的治疗师。他甚至不想抬头看我。我讨厌被人拒绝的感觉！"

● **二分思维**。"如果我在 4 月 15 日截止日还不申请退税的话，以后申请还有什么意义？"

请注意，我们都会时不时地产生这些曲解。认知疗法治疗师所关心的是，当情绪受到挑战的时候，我们可以使用其中的哪条？产生的结果又是怎样？我自己的认知曲解在于总是想解决全宇宙的"平等"问题。在我人生的困难时期，我确信自己也受到了不公正的待遇，开始产生上述几项"曲解"，因自认为的不公平待遇而变得越来越抑郁，贝克会如何看待这些事情在临床治疗中的意义呢？

我的 REBT 治疗师也许想要知道，我为什么非要自己相信生活是公平的；为什么当我发现世界上存在不公平的时候就要崩溃。

279　　但是我的认知疗法治疗师一定会要我说出觉得自己受到不公平待遇的证据。如果我因年龄、种族、性取向或个人信仰这些基本因素受到歧视，我的治疗师会要求我复述整件事情的经过，找出我认为自己受到歧视的证据。然后她会仔细教我怎样检验我的知觉和信念的可靠程度，告诉我如何应付认为自己遭到拒绝和不公平对待的"自动想法"。

改变的挑战

作为一个谈话疗法的专业人员，我是一个相当出色的认知行为疗法治疗师。我能够时刻留意来访者的曲解，我能够帮助他们找到释义现实的新方法。但是我从来不知道如何改变他们的思维。

我希望你记住第七章中介绍过的卢克，他是我着手研究"移情"奥秘的契机。我对卢克的最初诊断是：他过去很长一段时期内患了严重的抑郁症。作为一个有冒险精神的青年行为疗法学家，我渴望在卢克身上验证一些认知疗法的治疗技巧。于是有一天，当他又感到生活无聊丑恶的时候，我要求他试着不去想任何关于生活价值的假设。那是一个秋天的下午，美丽而神奇：阳光灿烂、空气新鲜、枫树显出最动人的色彩。

我给保健办公室打电话临时借了一辆卡车，就借几个小时。然后把郁闷的卢克请到乘客席上，在附近州立公园的乡村小路上兜了兜风。当我们返回的时候，我感到亨利·戴维·梭罗、沃特·惠特曼和罗伯特·弗洛斯特合为一体了——成了一个优秀的认知行为疗法学家。

"那么,卢克,"我说,"你感觉怎么样?"

"你知道的,"他答道,"我的一生都在印第安纳州度过,过去却他妈的从没有像今天这样觉得它原来这样平淡无奇。"

那么结论是什么呢?我觉得——你能够硬带着一个人去感知,却不能强迫他以某种方式思考。

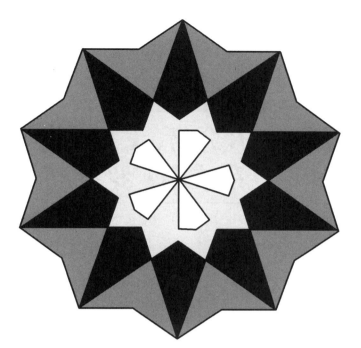

第三部分
对心理学的审判

在得到数据之前就给出理论，那是最大的错误。有人不知 不觉地扭曲事实来适应理论，而不是以理论来适应事实。

——柯南·道尔

化名福尔摩斯

选自《波希米亚丑闻》

你对自己的生活"大题小作"——这就是你应该感到内疚的地方。你觉得悲剧人物微不足道；你说流浪英雄不值一提；当一个人被动地受苦时，你说她扭捏作态；当一个人鼓起勇气准备行动时，你把这叫作"刺激"和"反应"；并一边课上对学生炫耀说那叫"满足基本需要"，一边在休息时对秘书说那叫"释放压力"。你把人当成了童年时代的积木建筑玩具和业余学校的座右铭——两者同样可怕……太简单化了！你服罪还是不服？

——罗洛·梅　化名圣彼得

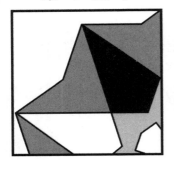

第十五章

人本主义心理疗法：玛丽·卡尔金斯、戈登·奥尔波特和卡尔·罗杰斯

重中之重：发现"个人"

　　第二次世界大战后,美国心理学和心理治疗对威廉·詹姆斯关于个人主义和自我发展的理想产生了新的兴趣。这种思想学派就是我们所说的人本主义心理学,它将自己定位成美国心理学领域与行为主义和精神分析并驾齐驱的"第三势力"。

　　玛丽·惠尔顿·卡尔金斯是詹姆斯早期的学生之一,也是第一个倡导纯粹个体心理学的心理学家。尽管卡尔金斯从未被授予博士学位——因为她是女性,她仍然将毕生献给了心理学研究,而且继承了詹姆斯的衣钵,成了一名研究人类存在问题的哲学家。

　　戈登·奥尔波特是另一个对人本主义心理学发展起到重要作用的人物,其最为著名的成果是对人格特质的研究。奥尔波特反对把宗教的基本观点从心理学的基础知识中分离出来(但他认为从心理学的角度理解人类并不需要任何特定的宗教观念)。奥尔波特从这一角度发展了自我统一体、自我最深处的理论。他认为这些就是人类存在的核心经验。这就是灵魂吗?

　　卡尔·罗杰斯是人本主义心理学运动的创始人,也是我们的同龄人中最为著名的心理学家之一。所有的心理治疗学派都接受了罗杰斯提出的无条件积极关怀的概念,并将其视为建立良好治疗关系的关键所在。人本主义心理学在美国和世界各地都极受欢迎;然而,罗杰斯创立的疗法实际上要比大众理解的复杂得多。想要成功地实施罗杰斯来访者中心疗法,治疗师就必须掌握杰出的社交技巧,而且还要保持对每个来访者当下体验全身心的关注,这样做虽然能启发来访者,但对治疗师是一种挑战。

玛丽·卡尔金斯：自我心理学的开端

　　我再也不是一个老师了——这对我来说挺痛苦的。这个念头是逐渐产生的：当我开始信任学生时，我发现他们在相互交流时，在学习教材内容时，在长大成人时，表现都非常出色。最重要的是，他们让我找到了自由释放自我的勇气，于是我们之间形成了互动。他们告诉我他们的感觉，提出我从未想过的问题。这些问题对我来说很新颖、很精彩。但同时我也发现对他们……我不想再做老师和评分者了，我想变成一个学习的参谋——这是一个与老师完全不同的身份。(Rogers,1983,p.26)

　　我在写这本书的时候，身边堆满了一叠叠的研究资料——关于心理学历史的一叠，人物传记的一叠，社会历史的一叠，还有一堆哲学方面的书籍。如果光从我在这些书籍中读到的内容来判断的话，我会以为谈话疗法中所有的重要人物都是白人，都是男性(有人在大约十年前说过："在心理学领域，就连老鼠也是白种的，公的。")。

　　如果一件事情的政治因素是其最现实的一面，我们也许会在这一点上妥协，然后继续前行。但值得庆幸的是，如果我们实践詹姆斯的意志理论，就会发现女性对谈话疗法的历史所作出的贡献，就能正确评价女权主义对治疗事业的批判和重组(参见第十八章)。我在第十二章中收录了罗莎丽·蕾娜和琼斯(两人分别进行了小阿尔伯特和小彼得的实验)在华生时代为行为主义疗法发展中所作的贡献。

　　另一位不得不提的女性是玛丽·惠尔顿·卡尔金斯(Mary Whiton Calkins，1863—1930)。她从1890年起在哈佛大学的研究生院学习，是威廉·詹姆斯的门生。但是詹姆斯的导师——哈佛大学的校长查尔斯·埃利奥特强烈反对让一个女人闯进男人世界的精神堡垒。詹姆斯认为这一政策"罪大恶极"——这是一个"极好的但现在很少使用的词语，意思是'可耻下流的、卑鄙的、中伤的'，用在这里再合适不过"(Fancher,p.264n)。

　　在和艾略特校长打交道的过程中，通常是詹姆斯占上风——但这只是一时的。校方允许卡尔金斯继续在哈佛大学进行研究工作，但不让她享受正式注册生的待遇。她完成了博士学位的全部要求，詹姆斯对她的工作进行了测试，认为"这简直是哈佛大学历史上最为卓越的博士生考试"。包括西格蒙德·弗洛伊德在内的各地学者都赞成"卡尔金斯理所当然是全国最优秀的教授之一"这种说法。她被列入1903年美国最重要的50位心理学家名单，先后在1905年成为美国心理学协会主席，在1918年成为美国哲学学会主席。尽管如此，哈佛大学的研究生教育仍然没有向女性开放，这所大学保留了这条不健全的校规，并拒绝授予卡尔金斯学位。

最后,哈佛集团有一位高尚绅士愿授予卡尔金斯拉德克利夫学院的博士文凭——这所本科学院从 1894 起向女性开放。但是,卡尔金斯理智地谢绝了这一荣誉,她认为这个学历对她来说是一件赝品,因为她与拉德克利夫学院从未有任何联系。

自我的体验

不管那些鼠目寸光的校园政治家当时如何看待卡尔金斯,她对心理治疗是功不可没的。她将**自我**的理念引进了现代心理学。如今,我们几乎无法想象心理学中没有了"自我"会是什么样子。卡尔金斯在 1910 年写道,"有一种最为自然的、连续的、实效的看法,即深信心理学所研究的是有意识的自我,自我与其他自我和外物相关。简而言之,自我和所处的环境有关——个人的和非个人的"(转引自 Furumoto,1991,p.60)。在当时的心理学家来看,这种理念错综复杂、相当大胆。

卡尔金斯提出,心理学应当重新与意识经验联系起来,成为一门严肃地、整体地研究人类体验的学科——"对意识、经验、机能的研究,这是对人的研究,对自我的研究"(Calkins,1912,p.43)。难怪哈佛大学觉得她的理论是异端邪说!

卡尔金斯(1930)认为自我有五大要素:

- "整体性:多种特征的总和。"
- "独特性:具有'我就是我,你就是你'的意识。"
- "同一性:成年后的自我与十岁时的自我是同一个自我。"
- "变化性:成年后的自我与十岁时的自我有所不同。"
- "自我与其自身和自身体验、个人和非个人外界对象的关联都具有不同的特征。"(p.45)

前四条要素的含义想必不言而喻。第五条要素对于 1910 年的心理学来说却是前沿的、革命性的:这个世界中的"对象"既有共性,又有这些共性所体现出的现象学经验表征。在第一章中,我曾邀请你与我一起吃一碗米饭。你知道什么是一碗米饭,但你也许没有想到:我把吃一碗米饭视为一项象征性的举动——示意性的举动,这在本质上是亲密的举动。在卡尔金斯看来,我写这本书就像给你一碗米饭,我的自我与邀请你吃饭这一举动紧密相关,这其中的个人重要性需要你来体会。

卡尔金斯认为,将意义赋予自我的机制是态度——她对这一术语的使用远远超越了她身处的距今不远的时代。这一用法的反例包括我自己在内——我不会和我的学生争论对待成绩的"态度"问题。在 19 世纪和 20 世纪早期,哈佛大学的督学不知道怎样处理女性专家的问题,因为男人们觉得他们的自我高人一等,这种潜意识的"态度"是扎根在他们心里的。

卡尔金斯自己对态度作出了更精确、更有趣的释义。她说,凝望天空这一行为会使她对云的"接纳体验"包含"如絮的白云""魅力和愉悦""愿望和幻想"等；她在看这些云时也可能产生强迫冲动——比如冲到家里，关上窗户，等待一场即将降临的暴风雨。

卡尔金斯认为人类是从普通体验中"构筑"变幻莫测的现实的，但她深知，那些心理学的泰坦巨人* 不会欣然接受这种观点。对此，她的态度既平和又挑衅：她害怕自己的观点会被评判为"无伤大雅的、无聊的……但是，所有［在此心理学体系的帮助下］研究这份心理学材料的人，只要不带偏见，就会认识到这些观点的实质——它们并不是对体验的强迫要求，而是对体验的表达"(1930,p.48)。

卡尔金斯对谈话疗法的贡献

对卡尔金斯来说，心理学是一门研究意识经验如何形成的学科。她写道：

> 我度过的每一年、读过的每一本书、完成的每一次观察都使我越来越相信：心理学是一门研究自我的、个人的科学，与自我所处的生理和社会情况相关。（1930，转引自 Furumoto，1991，p.64）

这一观点极大地改变了心理学家对于个人的看法。范彻(Fancher,1990)指出："卡尔金斯将自我看作存在于意识的各种状态中的活跃的、导向性的、有目的的能量，任何完全自省的报告中都有这种能量。"(p.267)

确实，当华生和行为主义出现的时候，卡尔金斯和所有其他内省者的理念都黯然失色。美洲大陆皈依了科学心理学而将卡尔金斯淡忘了半个多世纪。（参见Madigan and O'Hara。1992,他们重新发现了卡尔金斯早期对于人类记忆的科研内容。）然而，她点燃了美国心理学的星星之火，将其人文主义的光辉一直持续到激进行为主义退出历史舞台的时代。

卡尔金斯给后人留下的思想财富是：人类除了有反射和神经回路的特征外，也拥有心脏和头脑。她认为，我们每一个人都是以一种被我们称为"自我"的特殊造物的形式而存在的。她希望心理学不要停留在它的基本真理上裹足不前。但是她发现事实已经如此，于是，她像她的导师詹姆斯一样，转而研究哲学——后人都对她的先见之明赞不绝口。

戈登·奥尔波特

我的出生地不是印第安纳州，但我是个地道的印第安纳人，我在印第安纳州生

---

* 泰坦是希腊神话中的神族，曾统治世界，但被宙斯为首的奥林匹斯神族推翻并取代。——译者注

活的时间甚至比 99% 的本地学生还要长。下面,我将用几页的篇幅来介绍我最喜爱的印第安纳州心理学家——戈登·奥尔波特(Gordon Allport,1897—1967)。

奥尔波特出生于印第安纳州的蒙特苏马(Montezuma),我家离那儿不过几英里路。他是一个乡村大夫的儿子,排行老三。用他自己的话来说,他被培养成了一个"朴素虔诚、工作努力的新教徒"。他的成长受到了一种经典的、具有中西部特征的信仰的影响——"如果每个人都尽可能地努力工作,用最少的钱来维持家庭开支,那么大家就会有足够的财富来满足需求"(Allport,1967,pp. 4,5)。奥尔波特和其他所有印第安纳州强健的男孩受到的要求一样:要在生活中培养坚强的性格;培养特长、合群的个性、科学和逻辑的才能;要爱好运动、手工技巧、一些简单的艺术或音乐技艺;关注社会、适度地追求社会地位。

戈登的长兄弗洛伊德(Floyd)完全符合要求,甚至超标。但在这个乡下地方,如果你是小镇上风云人物的小弟,那么你就得尽一切努力做好事情。可是,戈登在高中年鉴上被称为"吞字典的男孩"——诺曼·罗克韦尔(Norman Rockwell)①所描绘的完美美国男孩没给他这样的聪明学生多少发挥空间。戈登与他哥哥不同:他的哥哥活跃、善于社交;而他却比大多数的孩子都敏感、谨慎。

戈登是那种整天在图书馆闲逛的孩子;而他哥哥们的名字却每周出现在奖学金、运动比赛的获奖名单上,刊登在"扶轮社"的精彩语录中,出现在"全美南北战争遗族妇女代表会"当地分会的名录上。戈登最后随弗洛伊德去了哈佛大学,但即便在那里,戈登的光芒还是被他的哥哥盖过了。暗示戈登后来对谈话疗法做出贡献的唯一迹象就是:他是个用功、热情的心理学专业学生,他想"找出人们生病的原因",并且他真心相信每一个个体"[一旦]被给予足够的自由,就能把自己的能力展示到极致"(Allport,1967,p. 5)。

身为来自小镇的学者,奥尔波特有着"初生牛犊不怕虎"的精神,他觉得以本科 **287** 生的身份前往维也纳去访问西格蒙德·弗洛伊德博士是一件无比美妙的事情。然而,弗洛伊德在谈话中嘲笑了他,然后"原封不动"地把他送走,把他当成一个随便闯进别人住宅的招人厌的小男孩。这一耻辱的经历粉碎了奥尔波特的理想主义,不过这次教训让他明白了心理学的危险之处,这也塑造了他后来的人生。

奥尔波特回到哈佛并留在了那里。他在 1922 年获得了博士学位,其后大体上继承了卡尔金斯在二十几年前开始的研究。他从没当过治疗师。据我所知,他对心理治疗也没产生过真正的兴趣。但他将心理学中对个体的定位扩展到了"独特的自我"。在此过程中,他为后来在"二战"后发展起来的人本主义心理学奠定了基础。

---

①　罗克韦尔是美国插图画家,他的绘画表现了对理想化的美国人日常生活的怀念。——译者注

个人的成长过程

多数人是因为奥尔波特在**特质**方面的研究而记住他的。他的研究兴趣在于揭示由社会、生理、心理混合因素决定的大大小小的特质是怎样定义自我的。然而，从我们的角度来看，奥尔波特更有价值的贡献是：把有机体看作完整和动态的整体，综合体现了个人的独特性和整合性。他相信每个人的人生都可以被理解为个人进步动机的统一体，其直接目标是充实自我、成长、抓住一切机会表现自我、发挥潜能。

这是对人类行为的以过程为导向的观点。但是和弗洛伊德的观点不同，奥尔波特认为过程并不总与过去绑定在一起，也不是总与冲突同步。他的观点强调的是**生成**，认为每个人的人生都是一种不断发展的过程。

常规观点还是独特观点　除此之外，奥尔波特认为人生只能从独特的角度，或其特有细节处理的角度来理解。与此相比，奥尔波特同时代的美国心理学家所持的是常规观点，他们对有机体的看法建立在"**集中趋势**"（central tendency）的基础上，并将其编成行为定律。奥尔波特反驳说，"原理"重要与否取决于它们是否在特定情境、特定时间适用于一个特定个体的生活情境。

为了用非临床的例子来解释这一理论，下面我来讲一段我自己最近的经历。我所在的学院要求毕业班学生在两天的专业课题综合笔试中成绩合格。这一古老的传统使学生感到不安，却打消了学院的疑虑，这种做法还使校友们相信：我们对培养的学生要求仍然很高。

但问题在于什么才是"综合"测试？每个学生似乎都接纳了其合理性（也就是常规的观点）。一些院系为全国标准化选择题考试设置了最低分数线，以保证"客观性"，但是没人知道这些分数到底意味着什么，大约有25个不同院系最后制定了至少25条及格"标准"。其实，不管考试最终有多么客观，考试合格或"成绩优秀"的决定权还是在某个院系中的某个教授手里。

这些考试对于鉴定那些什么都知道的优等生是很有效的，虽然他们不通过考试也会脱颖而出，但是考试还能找出那些大学四年实际上什么都没学到的大学生。此外，考试还提供了"集中趋势"的相对较好的衡量尺度，我们可以以此比较不同年级的学生情况。比如说，近年来的心理学毕业生考试平均成绩比过去的学生高出了几分，成绩浮动似乎也略小于过去。但这些考试几乎没有反映出中等生的情况，而他们却是占大比例的。我们没有个人的数据资料（除了个人的考分以外），因此我们的常规判断是没有意义的。

几年前，我志愿掌管我们院系的能力考试流程。我说服了我的同事把这种测试叫作"形态发生心理学综合测试"。（"形态发生"[morphogenic]是"独特"[idiographic]的另一种说法；我不希望自己这个绝妙想法跟任何听起来像"蠢蛋"

[idiot]或"白痴的"[idiotic]的词连在一块儿。)考试本身并没有改变,但是学生们现在还要写一篇自传——描述自己是怎样走上心理学专业的学术道路的,选出哪种思想对自己的影响最大,一般还要写一下作为一个青年心理学家的成才之路。

我的奥尔波特式理论是:院系可以在阅读学生的考卷同时参考一下他或她作为一名青年学者的个人经历。对每个学生考试的评价标准不是那些毫无意义的分数或是规范统计,而应当根据学生特定的个人学术经验和爱好作出合理分析。

这是一个几近完美的方案。我的其他学院的同事很喜欢它,还要我把操作过程的资料寄给他们。但是我的学生却讨厌这一方案,因为他们不想做额外的功课;我的同事也讨厌它,因为他们不知道按照这一方案怎样打分才算"公平";还有学院管理者也讨厌它,因为他们觉得并不是所有的学院都在这样操作。

经过两年时间的试验以后,"形态发生"考试被取消了,主要原因是我没有意识到大多数的学生有没有"形态发生"地实践过他们的教育。他们学习不是为了充实、愉悦自己,而是为了追求考试分数的"曲线图"、迎合每个教授的特定要求。然后,他们就和一届届多如牛毛的学长们一样,一考完试就尽可能地把记忆仓库里所有的资料一扫而空,为记忆下一学期零碎的理论和概念腾出空间。

于是我所处的院系回到了那个一切都与"中等"有关的体系——在美国本科教育中处于中等水平,于是每个人又高兴起来。詹姆斯在一百多年前就说过:对于大多数的大学生来说,入学的主要先决条件就是对枯燥的忍受能力。

人生的"累积记录" 就目前我所了解的情况来看,只有1950年代严格的斯金纳主义心理学家才能够完全理解奥尔波特和我想说明的观点。他们的兴趣是从个体那里记录特定强化方式对于特定行为的效果。和奥尔波特一样,他们对某些问题毫无兴趣,比如普通的老鼠挤压普通的杠杆的平均次数是多少,在单位时间内导致的平均刺激为多少等;他们认为重要的是这一环境——"强化时间表"的轻微改变是如何增加或减少生物体的行为的。那些观察只有在个体行为的"累积记录"中才会有意义。斯金纳曾在1950年代写过一本题目为《累积记录》(*Cumulative Record*)的书(Skinner, 1961),这是他最重要的著作之一。

奥尔波特还对个人生活的"累积记录"感兴趣。但是奥尔波特认为,理解生物体的关键不是简单地理解它的历史。在斯金纳主义的概念中,"控制"意味着一种能力——利用生物体的历史来预测各种不同的环境对行为造成的影响。而奥尔波特则想超越控制,探索那些统一人生独特性的原理。

统我:自我的核心

奥尔波特将自我描述为"被感知和被了解的我"(1961, p. 127)。他相信自我是人格最主要的组成，是了解我们自然本性的关键。奥尔波特将这一基础核心称作**统我**（proprium）。如果你能够很自然地将这一内心最深处的部分看作自己的灵魂，那就再好不过了。

在学院里，我的几个上司责怪我，说我试图用"形态发生"综合测试侵犯学生的个人想法。他们号称我们的文化环境之所以不得安宁，是因为总有人想要从超越常规的层面上"了解"别人。再重复一遍卡尔金斯在 80 年前所说的话：

> 我度过的每一年、读过的每一本书、完成的每一次观察都使我越来越相信：心理学是一门研究自我的、个人的科学，与自我所处的生理和社会情况相关。（1930，转引自 Furumoto，1991，p. 64）

一项理想主义的练习　美国的小镇生活被奥尔波特的心理学赋予了最为宝贵的价值。他怀念个人主义精神，但不是 1980 年代的利己主义；他实现了早期的共产主义价值，社区的每个成员都为社会作出了有价值的贡献；他相信一个人只有在真正成为自己的过程中才能过上最充实的生活，才能避免陷入混乱的境地。斯金纳有一部作品就建立在行为主义基础上，书名为《瓦尔登湖第二》（*Walden Two*，1948），这部乌托邦小说也表达了相同的思想。

在念本科的时候，我参加了一项长期主题研究项目。我被要求在一天之内数次描述自己的心情，并记录自己的想法和动机。研究者们感兴趣的主要是心情和人格，但是他们的方法完全是奥尔波特式的，因为他们关注的是日常生活。以下这段文字节选于资料的整理稿：

> 那些快乐的人们拥有自尊和自信。他们成功地建立了人际交往关系，展现出自己的强项，表现出良好的自我同一性；而那些不快乐的人们则对自己的前景十分悲观，缺乏自尊和自信，在人际交往方面很失败——这可以从他们孤立、焦虑、内疚的表现上看出来。他们几乎没有自我同一性，觉得自己在学校里的表现很糟糕，他们的人生缺乏连续性和目的性。（Rick & Wessman，1966，p. 15）

奥尔波特希望心理学能够建立"价值观的模板"（Allport，1955），用以帮助不快乐的人——比如把那些上学的年轻人变得快乐一些，就像课文中描述的快活的人一样。

奥尔波特还有一个梦想，那就是"民主理想"。他认为民主能使人们的生活更为开放、更具创造性，从而使人生更有意义。奥尔波特（1955）将民主理想描述为"一种理性的衡量尺度、一种自由、一种基本意识、一种可实现的理想，具有独特的价值"(p.100)。

如果仔细体味一下我们存在于这一世界上的具体感受,就不难在其中找到这些理想。但是,奥尔波特所担心的是他在美国看到的趋势——回到对人性原来的衡量尺度上。他说,也许美国人正在失去神学家保罗·田立克(Paul Tillich,1952)所说的勇气:

> 要成为所属群体中的一员、成为所属民族的一员、成为全人类的一员,这都需要勇气,这些和典型的美国哲学表达的理念是相同的——实用主义、进程哲学、成长伦理、渐进教育、民主改革。(转引自 Allport,1955,p.81)

291   奥尔波特相信,心理学已经成为至关重要的角色,它能帮助我们重获杰斐逊关于"我们的小镇"的理想主义信念,它"提供了一种未来的意向——让[每一个人]在各自的位置上更好地调整自己,成为一个整体的人"(1955,p.96)。

对个体的持久的尊重   如果你觉得奥尔波特的想法听起来很像你在周日去教堂学到的东西,那么我的看法是:它们也许就是一回事。奥尔波特认为,在追求人类体验和满足感方面,宗教和心理学之间的过程和结果是完全一致的。对于奥尔波特来说,所谓的统我就是灵魂——尽管他从来没让我们把这种观点看作理论。舒尔茨(Schultz)在 1977 年指出:

> 奥尔波特对一个人是否成熟健康的定义似乎就是古往今来的哲学家和神学家那里提炼出来的基本真理——要有确定的自我形象和自我同一性,要有自尊心,要能够公开地、无条件地去爱,要有情绪上的安全感,要有使人生有意义的目标和意图,这些都是健康的表现。(p.22)

这些理想也许看起来无懈可击,但是你要知道,在那个以华生式行为主义为主流的心理学界,引入这些观点是多么地具有革命性。仅仅在几年以前,心理学家才刚刚开始鼓励大家避免接触、怀抱自己的孩子,不要把慈爱表现出来。卡尔金斯和奥尔波特都反对美国加尔文教的传统,鼓励人们扔掉刚毛衬衣①,抛弃所谓的原罪和与本性的抗争,穿上温暖的毛绒上衣,享受家庭、社区的关爱,尊重个人主义。

奥尔波特并不是一个真正的应用心理学家。尽管他组织学生与波士顿的新移民一起从事先锋社会工作,但是他自己的一生都是内省式的、带有书生气的,回到印第安纳家乡以后也是如此。他是学院、象牙塔里的心理学家,长期与"最优秀、最聪明"的上层阶级白人打交道,而这些人都是有追求的、自从被送进哈佛就注定有所作为的重要人物。奥尔波特退休以后,他教过的学生们献给他一本装帧精美的专业论

---

    ①   刚毛衬衣是宗教禁欲者苦修时直接穿的一种粗糙的衣服。——译者注

文集,以此表达对他的尊敬与爱戴。论文集的题词为:"感谢您对我们个体性的尊重——您的学生们敬上。"

卡尔·罗杰斯

卡尔·罗杰斯(Carl Rogers,1902—1987)也出生于美国中西部地区,他将卡尔金斯和奥尔波特的作品转变成了谈话疗法的形式。罗杰斯从1940年一直到逝世都致力于人本主义心理学领域的建立。我个人曾有幸多次拜访罗杰斯,听他畅谈心理治疗。这几次访问对我成长为一名治疗师起到了关键性的影响。我自己感到,凭我现有的真本领是无法实施个人中心的非指导疗法的。但有趣的是,每一个看过我工作的督导或学生都说我在治疗风格中结合了大量罗杰斯主义的手段。我希望他们的意思是:无论是以个人还是以治疗师的名义,我都对我的来访者或多或少地表达了罗杰斯强调的无条件的尊重和关爱。

独立宣言

罗杰斯在六个孩子中排行老四。他将生活在伊利诺伊州北部郊区的父母描述成非常务实的原教旨主义基督徒,他们对自己和孩子都实行"绝对的强制控制"。罗杰斯的家庭拒绝与外界任何形式的联系,他们还把孩子们教育成清高的知识分子。他的母亲最信奉的圣经经文是:"从他们中间出来,与他们分别"(《歌林多后书》6：17)和"我们所有的义都像污秽的衣服"(《以赛亚书》64：6)。罗杰斯几年之后这样写道:

> 我认为我所处的大家庭对待外人的态度可以总结为:外人的行为是可疑的,我们的家庭对此表示不满。有许多人打牌、看电影、抽烟、跳舞、喝酒,还参与其他活动——其中有些活动见不得人。因此最好的方式就是对他们宽容一些,因为他们也许不知道自己的行为很糟糕。同时,不要与他们有任何交流,好好地在自己家里过日子。(1973,p.3)

在罗杰斯的家庭里,罪孽和邪恶会受到围攻。年少的罗杰斯就这样步入了青春期:

> 现在我意识到自己很古怪、不合群,我在人群中找不到自己的位置。在社交方面,我极其无能,只能应付一些最表面的交往。在那段时间里,我的想象绝对离奇,也许诊断医师会把这种情况归类为精神分裂症,所幸的

是,我从来没有和心理学家打过交道。(Rogers,1973,p. 4)

讽刺的是,罗杰斯后来表现出来的治疗风格与其童年所学是完全相反的。他在自传笔记中解释说,他的成长实际上是与基本的"人本主义"元素相抵触的——这个词的同义词就是我们现在都知道的"罗杰斯主义"的世界观。

罗杰斯成为真正的罗杰斯(奥尔波特也许会这样说),是在那艘众所周知的驶向中国的慢船上。1922 年,罗杰斯还是个 20 岁的本科生,他和一组同学去中国参加一个世界基督教学生联合会(World Student Christion Federation)的会议。中国在倒霉的义和团运动结束后成了虔诚的传教士们的首选目的地,在那段时间里,中国对外国各种形式的入侵都毫无办法。

罗杰斯和奥尔波特不同,和其他美国中西部地区的理想主义青年本科生不同,**293** 他经历了一场意义深远的思想转变,与自己在家乡形成的思想越来越远。当最初的青年传教士驾驶蒸汽船缓缓穿越太平洋的时候,罗杰斯一天天地熬夜,谈论、反驳神学。当他更多地思考了自己人生经历中展现的真理后,他发现自己越来越不能说服自己支持保守的宗教意识形态了。

罗杰斯回到美国后就像变了个人似的。他对父母宣布自己"神学独立",并宣称要和青梅竹马的女伴结婚。更夸张的是,他决定搬家到纽约,进入(对于他的原教旨主义的父母来说)相当激进的联合神学院(Union Theological Seminary),成为一名神学学生。

我眼前浮现出生动的画面:当这一令人震惊的消息传到他的家乡农场时,发生的事情可想而知。作为一个精明的大学生,罗杰斯决定将他的计划从中国邮寄给他的父母。到与父母的战争不可避免地爆发时,他的决定已是既成事实,于是,他不准备放弃自己的计划:

> 由于没有航空寄信业务,收一封回信要等待两个月时间。因此我用写文章的方式来倾吐所有最新的感受、主意和思想,而不去顾及这些内容会使我的家庭成员瞠目结舌。等到他们找到我、对我的行为做出反应的时候,不可调和的矛盾肯定早就已经形成了。所以,为了把痛苦降到最低,我与我的家庭断绝了知识上、宗教上的纽带。(Rogers,1967,p. 351)

在进入纽约联合神学院学习几个月之后,罗杰斯突然发现自己完全"跳出了宗教思维"。当他觉得自己陷入了一种理解宇宙的另类方式后,他很快就向哥伦比亚大学师范学院申请了心理学一年级研究生,这个学院是 1920 年代激进行为主义思想的"温床"。他在哥伦比亚大学遇到的第一个重要的心理上、学识上的挑战就是要抛弃教条的宗教视角。

在严酷现实中形成的疗法

在哥伦比亚大学,罗杰斯成了华生(参见第十二章)最忠实的仰慕者。他认为,行为主义心理学为他提供了一个理想的机会——通过帮助别人来谋生,把宗教的影响和教条放在一边。

罗杰斯的临床训练是在纽约罗彻斯特阿德勒协会的指导服务中心里进行的。他在那里担任儿童研究室的治疗师和主任。对于罗杰斯来说,那几年都非常顺利——"我和大学没有联系,没有人会来检查我使用的是哪一种治疗方法,也没有人介意我用了什么操作过程,只要我的疗法对患者有些帮助就行"(Rogers,1970,pp. 514 – 515)。

罗杰斯在罗彻斯特一直待到 1940 年,还写了一本关于儿童心理治疗的教科书。书中包含了他在后来的几年中发展的非指导疗法的雏形。离开罗彻斯特后他担任了俄亥俄州立大学的心理学教授职位,创立了心理咨询项目,还设立了心理健康专业训练的示范项目。他将自己的心理治疗方法写成了一本书,题为《咨询与心理治疗》(*Counseling and Psychotherapy*),后于 1942 年出版。

新书的出版使罗杰斯成了美国国内备受瞩目的人物,他还因此在 1945 年受邀创立芝加哥大学学生咨询中心。这一新的职位给了他一个期待已久的机会——除了将理念运用到实际操作中外,还可以实践非指导疗法。然而,就和在罗彻斯特时的遭遇一样,他被迫卷入了与精神病学家的"地盘争夺战",因为他们坚决反对任何心理学家实践心理治疗。

额叶切除术　当时,外科手术在精神病学的机构中很流行。1942 年,《时代周刊》杂志刊登了一篇文章,描述了实施前额叶切除术的最新技术：

> 外科医生先在头骨两侧的太阳穴位置分别钻出一个洞,然后用一把钝刀深入大脑,在额叶前部割出一个扇形切口,过几分钟以后再向下割。然后在大脑的另一边重复操作一遍……病人只在太阳穴的位置被局部麻醉过——大脑本身是无生理感觉的——医生鼓励他［原文如此］说话、唱歌、背诗或祈祷。当他的回答显示出他的思维已经毫无判断力的时候,医生们就知道自己在大脑上已经切得足够深了。(引自 Dawes,1994,p. 48)

读者们,请用你们的头脑来记住这样的景象,用你们的耳朵来听听这些唱歌、说话、祈祷、背诗的声音吧！1952 年《时代周刊》刊登了 228 位做过脑前额叶切除手术的患者的情况：其中 151 人被判定为"有所好转",73 人"没有变化,甚至更糟",4 人在手术中死亡(Dawes,1994)。现在,请出去租一盘《飞越疯人院》(*One Flew Over the Cuckoo's Nest*)的录像带,在这部电影中你能看到罗杰斯所处的精神病学界的环境,他就是在那几年时间里创立了自己的心理治疗方法。

罗杰斯后来表示,这场与精神病学家的激战是他一生中最为恐怖的斗争。他说他曾一边抗争一边呐喊口号:"别来糟践我!"(1980,pp.54-55)。

"信任、倾听、鼓励、营造" 罗杰斯的基本方法与当时的治疗形成了鲜明的对比。他的方式是:信任他的来访者、同僚、学生和同事。他的办法是仔细地倾听人们所说的话,鼓励他们按照自己最喜欢的意愿行事,在人类交往的每一个层面上营造民主气氛。

1957 年,罗杰斯调入麦迪逊的威斯康星大学兼任心理学和精神病学教授。这一次的任命是他与医学组织争辩胜利的结果,也是一次与严重受损的精神分裂症患者合作的机会。然而,尽管罗杰斯在麦迪逊的生活还不错,那里的情况还是违背了他对学生发展和教育的一切信仰。于是,他在 1963 年离开麦迪逊,到加利福尼亚州拉周拉西部行为科学研究所(Western Behavioral Science Institute)建立了自己的训练和研究中心。在那里至今依然可以找到人本主义学家的智囊——个体研究中心。

离开威斯康星后,罗杰斯试图在《美国心理学家》杂志上发表他对研究生教育的声明:《当前研究生教育假说》(*Current Assumptions in Graduate Education*),但结果没有成功。在一份文件中,罗杰斯指责研究生院"在培养心理学家方面不明智、没有效果、浪费金钱,他们只会成为社会的祸害"(Rogers,1969,p. 170)。在 1960 年代后期,这篇未出版的论文在研究生中被偷偷地传遍了。当我读到传到我手里的版本时,我明白了为什么我们的研究生课程从来不提起罗杰斯。

到 1960 年代后期,年轻的激进心理学家普遍认为罗杰斯与自己志趣相投——尽管他已六十多岁,研究生似乎仍觉得他是自己的革命同僚。罗杰斯和他们一样想让意志和知识得到解放,从而改变这个世界。一个世界著名的临床心理学家因其学生经常受到美国心理学协会的审查和唾弃而辞职离开像威斯康星大学这样享有盛名的地方,在许多人看来,这种举动明显是在为叛逆思想和冲动表现作辩护。也就是在这个时候,我的职业心理学家的身份定位逐渐形成。

"是人还是科学?"

与此同时,罗杰斯建立的"理论"正在逐步发展成熟。他在早期职业生涯中努力做到心理治疗的非指导性,并允许来访者的内在冲动"朝成长、健康和调整的方向"(Rogers,1942,p.29)引导治疗关系。非指导疗法对智力的关注较少,对感觉的重视程度超过其他所有的相关疗法。心理治疗的会谈集中在当前发生的事情上,而不是像弗洛伊德那样把治疗师分析情绪揭示患者的过去作为治疗的重点。

罗杰斯在 1955 年发表了一篇精彩的论文,他在这篇题为《是人还是科学?》(*Persons or Science?*)的文章里提出,这种方法不但在人道主义方面具有重要意义,而且在治疗方面很有效，另外，在科学上也是可行的。他呼吁人本主义心理学家拥护科学方法而抛弃其他的观念——比如认为科学竟不过"个体的社会行为，人们能够从基本原理的客观认识中获得更多的建设性社会行为，而这些行为作用于有机体的生成进程都是很自然的"(p. 277)。

罗杰斯在这篇论文中表述了两项关于人本主义心理治疗本质的原理：

> （a）有许多人对他们的经历采取开放态度，这些人较为具有社会可塑性。（b）心理治疗的主观经历和相关科学发现都表明：个体的内在动机帮助个体发生改变，改变的方向使人们对经历采取更为开放的态度，使人们的行为对自己和社会更有益。(1955, p. 277)

非指导疗法关系的建立给人类提供了一个相互关心、理解和接受的典范。治疗师的角色就是帮助来访者学会"用更成熟的方式将自己与另一个人联系在一起" (Rogers, 1942, p. 30)，其主要途径为澄清自己的感受，以此提高自觉性和自我接纳：

> 有效的咨询包括构筑正确和自由宽容的治疗关系。这种关系允许来访者在一定程度上理解自身。建立这种程度的理解能够使其鼓起勇气，向新的目标迈进。(Rogers, 1942, p. 18)

以上这段话曾被日本心理学教科书引用，1989 年，一位日本临床心理学家在东京恭敬地给我看了这段内容，并称其为非日本心理学家作品中最具有权威的。实际上，如果你想跳开本书最后几章关于日本心理治疗的内容，那么就读一读这一段引述吧——反复地念咒般地读给自己听，直到顿悟为止。

道德危机

当罗杰斯还在芝加哥大学工作的时候，他在门诊治疗中遇到过一位令他非常烦恼的青年女性患者。这位患者在情绪上和心理上的错乱程度超出了罗杰斯的治疗能力和同情心，这一过程很像我自己治疗卢克（第七章中描述过）时的经历。罗杰斯迷失了自我，一方面是恣意地放任，另一方面是冷静地保持距离 (Monte, 1991, p. 700)，他在这两者之间摇摆不定、反复无常。结果，来访者和治疗师的情绪和智力都受到了冲击，变得混乱不堪。罗杰斯写道：

> 我顽固地以为自己应该能够帮助她，与她接触一定时间后答应继续为她进行长时间的治疗，但结果却是自己受到了折磨。我认定她的许多见解比我的更有道理，这毁掉了我的自信心。从某种程度上来说，我在这种关系中放弃了我的自我。(1967, p. 367)

　　在这个时候,罗杰斯很明智,他对自己进行了治疗。正如他自己所说的那样,他很幸运,因为在那次经历之后,他成了训练有素、富有同情心、面对难关能够为自己提供真正治疗的治疗师。罗杰斯开始用自己的医术治疗自己,他后来说自己用这种方法救了自己的命。

　　罗杰斯在反思的时候质问自己:治疗那位青年女性患者的过程中究竟是什么环节出了问题?也许是她接受的咨询对她脆弱的自我来说冲击太大了?治疗关系中太多的接纳和太多的自由也可能是治疗(以及治疗师?)崩溃的原因之一。在1951年,罗杰斯描述治疗方法的用语从非指导式转变成以来访者为中心——其中明显的差别在于:疗法的重点从技术上径直地转移到了治疗关系所表现的心理现实上。

罗杰斯谈话疗法的本质

　　罗杰斯不再把重点放在技术上的接纳、信任和开放,而是将眼光投向了对来访者的**共情性理解**和这种理解反馈出的**人际沟通**。1957年,罗杰斯关于"在来访者中心框架中发展出来的治疗、人格和人际关系"发表了明确的结论(Rogers,1957/1992,n.1),文章的标题很引人注目:《治疗人格改变的充分必要条件》(*The Necessary and Sufficient Conditions of Therapeutic Personality Change*)。罗杰斯在文章中指出:

> 　　要使人格产生积极的变化,这些条件都有必要存在,并且有必要持续一段时间:
>
> 　　1. 两人之间有心理接触。
>
> 　　2. 第一个人,也就是那个被我们称为来访者的人,处于内外不协调、脆弱或焦虑的状态。
>
> 　　3. 第二个人,也就是那个被我们称为治疗师的人,在治疗关系中表现出协调性和整合性。
>
> 　　4. 治疗师对来访者提供无条件的积极关注。
>
> 　　5. 治疗师对来访者的内部参考构架具有共情性理解,并尽力将此体验传达给来访者。
>
> 　　6. 治疗师对来访者的共情性理解和无条件积极关注,在与来访者的交流中应达到让对方感受到的最低标准。(1957/1992,p.827)

　　他们的谈话治疗在这套充分必要条件下发展,人本主义心理学家开始建立另一种现象学的理解。人本主义心理学的真谛包括将这种现象学的理解与内省的"主观认识"及经验的"客观认识"结合起来。对于自我和他人的最后认识使得罗杰斯所谓的"个人的科学"成为可能。

> 它将努力做到勇敢地面对心理学领域的一切现实……它将完全开放
> 人生体验，使其成为一项令人满意的研究。它将探索人们私人内心世界的
> 意义，努力发掘其中的有规律、有条理的关系。(Rogers，1964，p. 119)

心理接触 罗杰斯在威斯康星大学任职期间完成了对其疗法的最后发展，他在"来访者中心"疗法中增加了"经验"的元素——关键是来访者和治疗师"相互表达感受"。随着罗杰斯将疗法的使用范围扩展到各种人群——包括那些定型的精神分裂症患者和顽固的教育官僚主义者——形式设计显得越来越有必要。因为这两个群体都不是特别擅长于理解他人或者把感受用语言表达出来，而人本主义心理疗法需要通过非语言的方式表达出接纳、同情和理解来访者的看法。

现在，谈话疗法至少在有时候是非语言的疗法。情绪表现和接纳可以通过面部表情、接触和其他形式的直接交流来传递，这种疗法主要依靠的是在脆弱、"不协调"的来访者与"综合、协调的治疗师"之间建立起"心理接触"。治疗师在其中明显传达出的是无条件的积极关注、共情性理解和情绪协调(Rogers，1957/1992)。

也许你能看出我为什么不称自己为罗杰斯主义治疗师，那是因为我觉得长时间地全面做到这些要求太难了。但我至少在做这些事情，这已经令我感到满意了——不过，我可以向你保证，我还没有"综合、协调"到将放松录像和结构化认知家庭作业捆绑兜售的地步。

这一挑战也许在程度上与我的一次经历十分相似。为什么我会为下面这件事情感到震惊呢？——我在学院里对高年级心理专业学生进行综合练习口试时，一位其他院系的教师问其中一个学生："你认为自己是哪个心理学学派的？"那个学生回答说："卡尔·罗杰斯的人本主义心理学。"我相信当时几乎100%的学生都会这样回答，这使我恨不得跳起来用橡皮玩具砸他们的脑袋——不光是因为人人都随大流地赶"罗杰斯主义"的时髦，还因为他们根本就从来不知道自己在说些什么。罗杰斯主义对于他们和对于其他很多人而言是一样的，它意味着带着同情心不加判断地听取来访者的倾诉——这样的事情你在很多时候也有能力做，比如你的好友被她的男朋友甩了，心情很不好……

我只能希望大家反思一下罗杰斯主义的治疗师所面临的额外任务：在咨询会谈的每一分钟时间里向每一个患者传达出无条件的积极关注；从共情的角度和现象学的角度了解来访者每一刻感受和表达的是什么——它们甚至与来访者说出的话是相反的；"领会来访者正在经历的一切感知领域，越敏感、越准确越好"(Rogers，1951，p. 4)；与患者保持真实的、纯洁的关系……当我的儿子18个月大的时候，我很

难同时做到以上的一切要求。

下面,我来总结这一部分内容的三项结论:

● 罗杰斯真的做到了所有这些要求。对我来说,观察他就是一种神圣的体验。他与来访者之间的交往就像一个个理解与交流的圣迹。

● 在我对大量的来访者进行治疗的过程中,我有时候能够做到这些要求,得出许多种不同的结果。有时候,我取得了短暂的成功和突破;其他时候,我很害怕来访者会重新钻入自己的怪圈。有几次这种技术使得来访者对我产生了强烈的不切实际的依恋。

● 假如我遇到某个人号称自己用这种方式治疗患者,我会解雇他,而不是雇用他,甚至可能以闪电般的速度跑开,远离他。毕竟老练的精神变态者也具备这些技巧——我们将会在第十八章回到这个话题。

我认为大多数真正遵循罗杰斯"来访者中心"疗法的人都能够理解我的第三条结论。我觉得罗杰斯也会理解的——他甚至有可能会对我的说法赞不绝口,以至于我会感到不好意思而想要收回这些话。

人本主义导向 事实上,在精神病学家、心理学家、社会工作者和咨询师当中很少有人本主义心理治疗师出现。诺克罗斯和普罗契卡(Norcross & Prochaska,1988)对在职心理学家进行了一项关于理论导向的调查。调查结果表明,即便有些心理学家称自己持有人本主义导向,他们也急于在这一标签上划上连字符,添上认知主义的字样。其实,如果我被迫回答这个问题,我也许会承认自己是一个人本主义加认知主义加行为主义加存在主义加女权主义加禅宗的治疗师,这样的回答基本上表示我拒绝回答问题。(在我最喜欢的学生当中,有一个曾被他的伙伴们问到这样一个常见的问题:"你的性取向是什么?"他以类似禅宗的方式答道:"单偶制。"我刚才所设想的故事与这个故事异曲同工。)诺克罗斯和普罗契卡说:宣布自己具有彻底的人本主义导向(56%)的专业组是社会工作者,他们看起来和什么都沾点边——其中有78%的人称自己同时还是(心理)动力主义者,51%的人同时还是行为主义者,49%的人还说他们同时是认知主义者。

如今,与其说人本主义心理治疗是一种理论导向还不如说是一种哲学导向。说自己是人本主义意思就是在咨询室里面不做一个法西斯主义者,并让来访者为咨询过程分担责任。

现在,一个真正的以人为本的治疗师也许会将其95%的工作放在小组中进行,而避免局限于过多的"心理接触"的即时表达中。关于治疗组的文献非常多,罗杰斯认为"治疗组"代表着其理论取向的终极成就(Rogers,1970)。如果你回头看看我所描述的"交心"治疗中可能发生的事情,你就会明白其中的原因。如果你有兴趣了解管理不善的人本主义治疗组带有的危险和陷阱，那么我向你推荐这本书——《开启之后》，由侯斯和薛巴（Houts & Serber，1972）编写。

与格洛丽亚的面谈 要对罗杰斯的心理治疗有比较具体的感觉，就必须大量地阅读他的作品以及罗杰斯与来访者之间逐字的交流记录。此外还可以买到有关的录音磁带，当然有录像带的话就更好了，因为有许多交流都是非言语的。只可惜录像带的供应数量有限。

我最喜欢的一盘录像带是关于一位 30 岁的来访者的。她名叫格洛丽亚，先后到阿尔伯特·艾利斯（参见第十四章）、弗里茨·皮尔斯（参见第十六章）和罗杰斯（1965）那里接受过治疗。格洛丽亚与丈夫离异，9 岁的儿子帕姆对她与男人的性关系感到好奇。自从离婚之后，格洛丽亚不知该对这种好奇做出怎样的反应。艾利斯是典型的纽约人作风，为人耿直，极端理性。皮尔斯和他有点像，为人严肃而且直言不讳。罗杰斯在这一点上与他们两人完全一样，但是除此之外，你会认为罗杰斯和他们是来自不同星球的人。

在罗杰斯与格洛丽亚第一次会面之前，罗杰斯作了一些准备。他问自己："我能做到坦诚吗？"（我会在会面过程中展现真挚、和谐和透明的自我吗？）"我会自发地奖励这个人吗？"（我会向她传递接纳、关爱和无私的爱吗？）最后，"我会理解这个人吗？"（如果我是她，会有怎样的感觉？）

大约在之后的 20 分钟时间里，罗杰斯和格洛丽亚讨论的主要问题是：格洛丽亚不知道怎样接纳自己、接受对自己的感受所承担的责任。"我不喜欢责任，"她说。罗杰斯答道："活着是十分危险的。"在罗杰斯看来，这一遭遇给了格洛丽亚一次机会发掘自己人性深处的感受并重新认识对自己的重要态度。罗杰斯认为"如果我更加坦诚一些，那么她也会更坦诚一些"，格洛丽亚的自我了解和自我接纳就会更进一步。然后随着格洛丽亚从外在的思考和判断转向内在的价值观和信仰，她将逐渐变得更加自发，感觉更加完整，对自己的感知更具有怀疑精神。

罗杰斯是这样总结自己的观点的：

> 我努力地建立治疗关系的工作是因为我觉得人类关系具有相当的价值。在治疗关系中，感受与认知融合成为统一的体验。这种体验与其说是诊察到的，不如说它是本身就存在着的。在这种体验当中，觉知是无需深思的。而我的角色则更像一位参与者，而不是观察者。（1955，p.277）

301

对来访者中心疗法的功能分析

人们通常会有这样的误解——认为罗杰斯主义心理治疗就是当一个比"积极的

听众"层次稍微高一点点的倾听者就可以了。实际上,如果按照罗杰斯的理论,就必须让来访者全神贯注——就像禅宗所要求的集中注意力那样(参见第二十一章和第二十二章)。与禅宗不同的是,在罗杰斯的理论中治疗师的注意力是集中在双方共有的一切信息上的,双方同时送出、接收信息,治疗关系亲密。尽管谈话的"内容"也许是感受和情绪,但是罗杰斯的目标看起来明显是帮助来访者更好地理解自己内心世界发生的一切。

1966 年,一个名叫查尔斯·杜亚士(Charles Truax)的心理学家发表了一篇有趣的功能分析。实际上,罗杰斯主义咨询的来访者和治疗师都知道这份分析。杜亚士在威斯康星治疗精神分裂症患者时运用了罗杰斯的疗法,他的主要研究目的在于确认患者与治疗师关系中的"有效成分"(1963)。在 1996 年的报告中,杜亚士节选了一段罗杰斯在芝加哥大学咨询中心的治疗记录——那是一段单独的、长期的治疗关系。杜亚士从中搜集了罗杰斯在治疗来访者时对共情、热忱和指导式治疗的实证。

五位临床心理学家分别评估了一份从 40 段 TPT(治疗师/患者/治疗师)交互作用中抽取的样本,内容有关九项病人角度的衡量尺度和三项治疗师角度的衡量尺度。三项治疗师的衡量尺度基本上是三种类别的强化:共情性理解、接纳和指导式治疗。

有技巧的接纳   评估结果证明,罗杰斯倾向于"有技巧地"显示共情和热忱。也就是说,他要对不同的来访者实施不同的共情和热忱。当来访者明显将注意力集中在自我、自我感受、顿悟、不停地提到困难,甚至"以类似治疗师的方式表达自己"的时候,来访者就已经被治疗师的兴趣、热忱和积极关注"强化"了。然而,他可能会重新丧失清晰的思维,这时候罗杰斯就会在对他的共情和无条件接纳中增加指导和还原(Truax,1966,p. 5)。

我在读到这项研究的时候还是个研究生,当时我对此得出的结论是:一切有效的疗法都是治疗师对患者有针对性的强化。不过,当我在 30 年之后回顾这些资料的时候,却有了许多不同的发现。"感受与认知融合成为统一的体验。这种体验与其说是诊察到的,不如说它是本身就存在着的。在这种体验当中,觉知是无需深思的。而我的角色则更像一位参与者,而不是观察者"(p. 277)。当罗杰斯在 1955 年说这些话的时候,他是个正宗的自我知觉论者。打个比方来说,卡通人物小恐龙巴尼无条件地爱着你,把你看作他的欢乐大家庭的一员;美国公共电视台的罗杰斯先生喜欢你就和"你喜欢他的程度一模一样"。但是对于大多数成年人来说,尽管有阿甘这样的电影人物形象存在,现实生活却要复杂得多。那些"全面促进个人成长和融合的条件"(Truax,1966,p. 7)被运用于人本主义心理治疗,这使得治疗师和来访者间的人际关系变为动态。不论从哪一种理论来看,治疗师都必须以某种方式在来访者的

302

行为中区别出非适应性人际交往行为和非适应性口头行为；不然，治疗师就只是一种"共情—接纳"的自动装置，用杜亚士总结报告里的话来说，治疗师不过就是一个"强化机器"，而来访者则成了"叽叽喳喳的小鸟"（Truax，1966，p.8）。

证据　美国几乎没有真正的"来访者中心"心理学家（有人告诉我日本倒有不少），因此要科学地评估这一疗法的价值就算不是完全不可能，至少也是很困难的。实际上，每一种心理治疗的疗效研究都用"非指导式反馈"的对照组来说明，有名有号的疗法比"单一地"与人建立联系更有效。但是，我从没见过哪个人成功的案例比罗杰斯还多。这些资料来源于接受过治疗的来访者们的证明。

有一个来访者（实际上就是格洛丽亚）甚至问过罗杰斯和他的妻子是否愿意成为自己"精神上的父母"。

> 我们两个都回答说，我们很乐意这样做，能在她的生活中具有这样的身份是一种荣幸。我们回报了她对我们的温情……十五年的交往（在我写下这段话的不久前，格洛丽亚去世了）是从我们第一次真正见面的三十分钟时间里发展而来的，我对这一事实充满了敬重与感慨之情。半个小时的时间竟会使人生变得如此不同。（Raskin & Rogers，1989，pp.188–189）

案例研究：印第安纳的两个男孩

如果要我告诉你罗杰斯疗法的人情味，也许最好的途径就是谈谈我现在与一个本科生之间的关系。我把他叫作萨姆。几年前他来见我，因为他觉得自己需要找人说话，想"让自己的头脑正常地思维"。他对自己与各种人之间的关系都感到非常困惑，其中包括他与离异的父母亲的关系——他的父母相互怨恨对方与儿子的关系；与继父继母之间的关系；与同胞、表侄和同父异母、同母异父的兄弟姐妹之间的关系；与交往了很久却看不到共同未来的女朋友之间的关系。此外，他关心的事情还包括：自己的从业选择——其他所有人都希望他从事的职业在他看起来都很奇怪；自己对学校里那些朋友的反社会行为已忍无可忍；自己与高中的老朋友逐渐疏远——他们之间的关系曾经比家人之间的关系还要亲密；自己的酗酒行为……最关键的是，在他的每一条人际关系中，复杂、烦恼、压抑的罪恶感挥之不去。

萨姆叙述了自己为弄清这些问题而参加各种自助小组的经历。他有时和别人在一起，有时一个人待着。但在会谈结束后，他总会产生憎恨和内疚的感觉。憎恨的是自己完全被搞糊涂了，一点办法也没有；隐隐感到内疚的是自己竟厌恶那些慈爱、友善的人对他的劝告，因为那些人看上去像是帮了自己大忙。

近来,他面临的最棘手的问题是:要不要承认自己完全没有能力变得完全"正常"。他成了又一个无法接受关于自身的深刻而普遍的真理与自身在这世上肤浅存在共存的男子汉?还是成了一部无聊肥皂剧中的人物?——这一集的主题是一位温文尔雅的本科生萨姆的生活?

在第一次会谈的过程中,我们之间出现了一些强烈的非语言交流。萨姆好奇地上下打量我,而我则试着判断出他是否和其他一些男孩一样,来咨询不过是寻找一些自恋的"容许",然后继续过自我放纵、自我伤害的生活。那位为我预约这次会谈的同事告诉我:"萨姆是一个非常与众不同的男孩;你会在他身上发现很多东西。"当我与萨姆第一次交谈的时候,虽然内容很肤浅,但我还是明白了那位同事的话是什么意思。也许萨姆与我的儿子几乎同时出生只是一个巧合,但是如果我们生活在罗杰斯的时代,我会和罗杰斯的家人打赌说——不同寻常的事情发生了。

从"有技巧的"自我表露开始

在我们第一次会谈的过程中,我感到了一种创造性的、超感的、直觉的力量,于是我便开始自我表露。我告诉萨姆,我自己的家庭也是破碎的,父母离异,生活陷入混乱。我经常处于矛盾心态,不知道应该怎样评判我的朋友,不知道自己是否能够在类似萨姆参加过的自助小组的帮助下摆脱困境。我对萨姆说,我了解他的感受。我试图表达、传递的不光是我觉得他的感受如何,与萨姆谈话还使我想起了自己的那些生活往事。

我说过,我不太像一个罗杰斯主义者。当时我完全是跟着内心沸腾的直觉走的,随着谈话继续进行,第一次的会谈被证实为一次真正的会谈。

但是我想知道萨姆还会不会再来。他也许会觉得我比他自己还要疯狂。我们没有谈到任何他想谈论的人际关系问题。"我们"几乎把所有的会谈时间都用来谈论感受了;我在"我们"上面加引号是因为当时也许只有我一个人在谈论感受。

那天晚上,我做了一些特别生动、有灵气的梦。醒来的时候,我觉得我的潜意识里发生了一些重要的事情,这些事情会重组我的整个思考和理解模式。如果我在与萨姆的第一次会谈中发掘了自己的需求,那么至少我自己已经受益匪浅。在那些梦中,我还"了解"了一些关于萨姆的事情,这些事情在现在看起来显而易见,但在做那些梦的前一天我都没有意识到。

两天以后,萨姆顺道来"看我是否很忙",我刚巧不忙。这一次我希望他好好地谈一谈,我还向他道歉说,上次会谈自己说得太多了。这次会谈情况良好,内容丰富,很像商业洽谈——来访者聪明、有动力、有悟性;治疗师负责、有爱心。我相信他在会谈结束时和我一样为"我们"感到骄傲。这次会谈的感觉有点像一次世界级的治疗，针对的问题不亚于生存的灾难。不过我们双方都对这桩"生意"很满意。

于是我又鬼使神差地重复上演了一次过去的行为。当萨姆准备离开的时候，我问了一个事关重大的问题："萨姆，你上次在这里出现对我意义重大。我无法完全理解其中的原因，但是有一件事情令我感到疑惑——哦不，我简直没有信心去回顾。当我谈到在一个酗酒的家庭中成长是什么滋味的时候——所有方面都那么糟糕——我感到那些就是我需要说出来的。那就是我们之间的纽带，我们谈到的那些东西极其重要。老实说，萨姆，当我说起那些事的时候，我真的是在集中精神克制强烈的感受。但是，这确实令我感到不安——不管我的咨询师的直觉告诉了我什么，我当时一点也没有看出你被我打动。我的理解对吗？"

萨姆的眼泪夺眶而出。"我在那次会谈后回到了我的房间，"他说，"我像个婴儿一样号啕大哭了两个小时。这是我从九岁以来哭得最厉害、最畅快的一次。"

"你为什么板着脸呢？"

"你为什么又说起了那些'强烈的感受'呢？"他问道。

"男人之间的事情。"我答道。

"对！男人之间的事情！另外，我感到窒息。你看不到我的任何感情变化是因为作为一个男孩，我被训练成这样——把脸板着——这样就可以避免向一个陌生人或另一个男孩表露自己的感受。而人们靠面部表情来信任他人的方式太根深蒂固了。"

"哇！那么我终究是一个了不起的治疗师！下周一你能来吗？那么我们就可以真正地谈一谈了。"

从经历中学习

在之后的几个星期时间里，萨姆和我之间言语和非言语的交流都变得容易起来，都变得非常地自然。我从他的童年经历中开始逐渐地了解他。我预见到（却有些后悔），他与女友间长期、依赖的关系并不能对他的成长和自信心的树立有任何帮助。我预见到，他与他的父亲之间的关系将有新的进展，但这是以牺牲其童年时代与母亲之间的亲密关系为代价的。我预见到，他正在学习——用罗杰斯的话来说就是学着将"自我理解，改变自我概念和对待他人的行为"这些"促进自尊和创造丰富经历"的资源开发出来，变为现实（Raskin & Rogers，1989，p. 189）。

在会谈终止的大约一个学期时间里，萨姆取得了巨大的进步，许多过去需要咨询的问题现在他都能够自己解决了。他正在为进入研究生院学习做准备，对未来充满自信。我们保持着联系，大约一个月一次，不过不再是以来访者和治疗师的身份见面了。

305

罗杰斯在他的专业著作中从来不使用"爱"这个字,过去我对此感到十分惊讶,甚至不安,但我现在不会有这种感觉了。萨姆和我并不是彼此"相爱";我也不太确定我们是否是所谓的"朋友"。我们是两个男人,发现了维系情感的有力纽带,这一纽带通过强大的、卓有成效的途径同时改变了我俩的人生。

我在这种关系中使用的一切就是共情、关爱、真诚,还有无条件的、无私的关注以及思考、感受与表达之间的一致性。

我不禁将自己与萨姆的关系和自己与卢克(参见第七章)的关系进行了比较。除了我遇见萨姆时年龄上大了一些之外,我在这两种情况下是同一个人吗?固然萨姆不像卢克那么失常,自毁倾向也不如他严重,但是我现在疑惑的是,卢克身上有多少失常反应能够使我用相同方式治疗他?——就像罗杰斯在芝加哥的时候那样,在有把握的情况下运用热切和共情的方法;在交流和情感变得不顺利的时候则运用方法论和自我保护的方法。我想,如果我在与萨姆的第一次会谈结束时就问他"怎么会",那结果又会怎样呢?

我们之间的联系可能真的是巧合。但也有可能我仍然具备对职业的学习能力——包括认识自己。

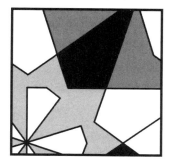

第十六章

对现存秩序的挑战：威廉·里奇和弗里茨·皮尔斯

全然不同的事物

19世纪中期，全世界发生了巨大的社会变革。第二次世界大战带来的巨变导致了全球的政治和经济动荡。而在美国，反共产主义成了一种"世俗宗教"。众所周知，哪里有社会变革，哪里的心理学领域就会有新的发展。

威廉·里奇从欧洲的战乱中脱身出来，结果却发现自己成了美国反共产主义运动的牺牲品。他试图在精神分析和共产主义之间建立起理论与政治的联系，但最终这两方面的人都将他视为叛徒。他把一生都用来挑战现存的社会秩序，最后死在了美国联邦监狱的牢房里。里奇认为，在性解放与生理、心理健康之间存在着某种生物学上的联系。这种革命性的思想使他成了一个破坏现存秩序的危险人物。他在很年轻的时候就体验过性，并认为这是强大的生理、心理力量。他的伟大理论就来源于这些体验：人类自由的基础是生命能量的积累——生命能（orgone）。

弗里茨·皮尔斯是里奇过去的一个学生，他也曾被卷入欧洲社会的动荡与混乱之中。不过，皮尔斯在1946年来到美国之前逃往南非。他早期曾与弗洛伊德有过一次会面，而恰恰是这次会面形成了他后来的生活道路。皮尔斯建立格式塔疗法的初衷是为了迎接当下生活的挑战，并完全按照自我调节原理生活。皮尔斯的面质治疗风格要求病人"现在就到这里来"。从格式塔疗法的信徒身上可以看出：这种个体展示也是人类境况的一部分。

306

三个伟大革命

> 我的人生是一场革命,一场自内向外的革命——或者说是一出喜剧!
> 如果我能够找到拥有正确判断能力的人该多好(Reich,1988,p. 116)!

进化论

在写这本书的过程中,我读了戴斯蒙德和摩尔(Desmond & Moore,1991)写的达尔文传。他们在这本书里详细地描述了法国大革命之后法国和英国的混乱社会状况。欧洲的社会结构最重大的变化之一,特别是在英国,就是国立教会丧失了原有的坚实力量。在启蒙运动以前,教会对人民生活、社会秩序等各方面的权威影响就已经得到了控制和规范。启蒙运动又提出了天赋人权和追求科学真理等思想,这使得传统思想和权威处处受到挑战,教会的权威也随之土崩瓦解。

这样的时代塑造了达尔文,他对新兴的进化论生物学作出了卓越的贡献(Desmond & Moore,1991)。达尔文曾经受过巨大的痛苦,因为进化论在当时来说太具有破坏性和革命性了。我怀疑大多数现代人是否能够想象生活在这样一个社会中:神权掌管着超级富翁,圣经经文指引着中产阶级,穷人如果太过积极地发表自己的观点则会被扔进监狱,甚至被判死刑。

当达尔文的进化论粉碎了人类作为特殊造物升入天堂的梦想,当他告诉我们人类只是生存竞争的产物,当他宣布唯一存在的道德真理就是适者生存的时候,我们还拥有什么东西值得我们坚持呢?科学下一回将对人类尊严和社会秩序作出什么样的打击呢?无政府状态!妇女权利!普选权!婚前性行为!这一切什么时候才能结束?如果宗教与传统没能对自我理解起到有意义的导向作用,那么我们是否会选择用弱肉强食的理论来理解人类状况呢?

马克思主义

在 20 世纪初期,有两个响亮而清晰的声音回答了这些问题。一个是马克思,他提出了一种乌托邦的社会自然进化论。工人和农民当然会拥护无产阶级专政。我们都会像列夫·托尔斯泰那样,扔掉手中的书本和论文,快乐地奔向田野,加入兄弟姐妹的队伍,一起收获丰收。按照卡尔·马克思的理论,在一个全世界平等的社会中(很像奥尔波特的那位印第安纳父亲所预言的那样),每个人都会贡献出自己最大的力量而索取最少的满足个人需要之物。

我想,也许我们离实现马克思主义走得最近的一步就是俄国革命了,但是对于印第安纳州蒙特佐玛的现实生活来说,这只是人本主义乌托邦,马克思主义所勾画的蓝图只是美丽的幻影。在世纪之交,一些激进的青年学生——比如阿尔弗雷德和他的妻子(参见第八章)——曾梦想参与到全世界的斗争中去,迅速地把资产阶级领导的社会转变成一个政治、经济都平等的社会,让所有的男人和女人都联合起来成为一个真正的集体。我希望我们能够对这些学生表示同情。

精神分析

另一场大革命当然就是精神分析了。这场革命相对安静,而且绝对平和,却在某种程度上比马克思主义更具有颠覆性。毕竟警察和军队可以控制动乱,可以保护生产资料,革命者和无政府主义者可以被跟踪追捕、被打入大牢,但是这个"犹太人的心理学"(被法西斯主义统治的全欧洲都知道这个称呼)威胁着当时对于人性最根本的认识。它质疑了宗教的合法性、国家的最高权力和家庭的神圣性。有些人甚至指责它为自由恋爱争取了权利并把孩子看成了性交的产物。马克思主义攻击的是谋利动机,而精神分析攻击的则是无知和纯洁。在现有制度的拥护者看来,精神分析是一种"下流的宗教",其对人性的看法比进化论者的学说更为恶俗。

讽刺的是,西格蒙德·弗洛伊德和达尔文很像,不但提出了"革命的"科学发现,而且本人也相应地"革命"。弗洛伊德宣称:宗教也是一种疾病,它是因生理需要受到抑制而产生的集体歇斯底里症。这种论调是相当激进的,但是没有人会因为早期的分析师成为独立的思想者而指控他们,更不用说那些"逍遥自在的无政府主义者"了。甚至我们可以这样说:弗洛伊德创立了一种世俗的宗教,并用对于"科学进步"的忠实信念取代了对于上帝的精神想象。

但是,就连这样的主张也受到了限制。弗洛伊德在同性恋、妇女权利、百姓疾苦以及中央集权等方面的观点都被仔细地处理过,目的就是为了保持现有的社会状况。弗洛伊德支持的是一个"有秩序的"世界,他简直无法忍受家人和同事的不同意见,他对这些异议的厌恶程度不亚于对外界那些"乌合之众"的态度。弗洛伊德认为:美国是一个相对混乱的社会,美国的民主是一个巨大的错误。在这样的社会中,怎么可能用道德力量来控制日常生活中的性冲动和攻击他人的冲动呢?

还有一个问题是精神分析本身带来的。作为一种学说,精神分析与智力的联系太过紧密,从而造成了其构筑的多变性。因此,它在任何情况下都很难得到准确的定义。精神分析对自由恋爱和公开的性表达是赞成还是反对呢?卡尔·荣格是弗 309 洛伊德的正当继承人还是另一个"叛徒"?精神分析是一种治疗精神病的医学学说吗?还是一种杰出的人本主义哲学观点?因大多数的人在智力水平和文化层次上"仍然可望而不可及"而认为其几乎没有实用价值?

更重要的是,精神分析是一种科学吗? 如果是,那么它为何不能毫无保留地接受独立审查? 为什么它要求所有的人在被确认将对精神分析作出贡献之前举行一个烦琐的入门仪式? 为什么它被某一个人全权控制,而那个人享有选择继承人的专权?

威廉·里奇: 把治疗看作解放

在这一历史时刻,威廉·里奇(Wilhelm Reich,1897—1957)出现了,他是一个有着德国和乌克兰血统的中产阶级犹太人。作为一个 25 岁的维也纳医科大学毕业生,维也纳精神分析协会于 1922 年录取了他。于是,他成了这个学校历史上最年轻的成员。里奇不光年轻,而且聪明、鲁莽、喜欢空想,而且很有革命精神。最后,也许是弗洛伊德觉得自己找到了一个"儿子"——学说的继承人,其实他很早就开始在约瑟夫·布洛伊尔、威廉·弗利斯、阿尔弗雷德·阿德勒、卡尔·荣格和其他"叛逆者"当中物色接班人了。

西格蒙德·弗洛伊德的继承人

在与年轻的里奇结识两年以后,弗洛伊德对他的追随者们宣布:自己已决定将这位新来的 27 岁的年轻人指定为精神分析研究会(Seminar for Psychoanalytic Therapy)会长。由于这一组织能够决定谁有资格成为一名精神分析师,因此弗洛伊德作出这个决定就等于宣布自己想把掌管这一"帝国"的钥匙交给里奇。

这当然也是里奇意料之中的事情。因此,1927 年,他与弗洛伊德谈起了批准、确认自己身份,或以其他的方式作出公众性质的示意,当时他丝毫没有怀疑弗洛伊德,他看不出有什么明显的理由反悔。然而,当那一时刻真正到来的时候,弗洛伊德拒绝了。他拒绝了所有的人,除了自己的女儿——1918 年,他批准了自己的女儿安娜。和其他圈内人士一样,里奇可以加入那些人的行列,也可以带上主人的"神圣戒指"(Dyer,1983),但他却无法得到弗洛伊德本人的分析指导。

弗洛伊德拒绝了他的"养子",这给里奇带来了巨大的影响,以至于里奇不久便病倒住进医院治疗。在瑞士住院治疗的那段时间里,里奇反复思考了自己的处境和精神情况。首先,他是一个心理学家。但其次,他又是一名社会空想者、一名革命思想者、一名革命鼓吹者和煽动者。他是一个有着忠实信仰和坚定意志的人。这难道不就是弗洛伊德选他当整个运动的守门人的原因吗? 难道弗洛伊德其实是在用这种方式强迫里奇作出选择——在社会政治信仰和精神分析师的专业身份中选择其一？

里奇回到维也纳后，使用了两种行动方法，于是一切又恢复了正常。首先，他向他的治疗师同僚宣布自己加入了共产党并打算将毕生都献给人人平等的理想、坚决地抵抗法西斯主义。第二，作为运动的主要专业分析师，他坚持严格遵守弗洛伊德关于神经症性本原的学说——认为神经症必然是由性不满（sexual dissatisfaction）引起的。里奇主张：唯有满足神经症患者的性需求，神经紊乱才可能被治好。马克思主义想将人类从经济独裁中解放出来，精神分析则想将人类从性本能的压抑中解放出来。

下面是从里奇的传记中选出的一小段内容，从中我们可以看出里奇对于性欲的态度。（警告：有歇斯底里症倾向的读者请坐下来阅读这一部分。）

> 我们农场里有一个帮工养着一个二十来岁的儿子。那孩子完全是一个弱智，他整天躺在屋前晒太阳，只穿一件衬衣，总是玩弄着自己的生殖器，嘴里还发出弱智的、喃喃的声音。我很喜欢看着他，也喜欢和他一起玩，从中我得到了非常愉悦的感觉。我不知道自己后来持续多年通过手淫获取快感的行为是否就来源于此。但我觉得这种可能性很大，因为我在观察这个弱智的行为时体验到了强烈的快感。但是这并不意味着这件事情造成了我的手淫习惯。（1988，p.13）
>
> 大约十一岁半的时候，我经历了第一次性交，对象是一个城里某个人家雇用的厨师。她是第一个教会我那些事情的人，她告诉我射精时推压运动很有必要。对于那时候的我来说，这太迅速、太意外了，以至于我受到了惊吓，我还认为这是一场事故呢。在那以后的多年时间里，我几乎每天都性交——总是在下午我父母睡午觉的时候。（p.25）

里奇还写道，当他是个男孩的时候，每天晚上都看到他的母亲和他的家庭教师激情地做爱。这件肮脏的事情最后被男孩的父亲发现了，他的母亲因此自杀了。那时里奇14岁。

放逐荒野

这种对于自身存在的洞察在原则上也许与弗洛伊德的理论是一致的，即找回童年时期性方面的历史中遗失的大量细节。但这与弗洛伊德无关，是一种对精神分析运动的叛变。作为回应，弗洛伊德在1930年将他放逐到柏林。于是另一个"儿子"由于性欲理论方面的分歧而与父亲决裂。讽刺的是，这个儿子努力推进的一切理论都超越了弗洛伊德的忍耐限度："患者从性压抑中解放出来后在哪里表达 311

自然的性欲呢？怎样表达呢？弗洛伊德从未暗示过这种问题,后来他甚至对这个问题忍无可忍"(Reich,1973,p. 152)。

1934年,里奇被国际精神分析协会开除。这件事情对他来说是雪上加霜,因为他在前一年已经因为类似的原因被共产党组织开除了。里奇曾想把激进的理论引进当时的救世军——共产主义和精神分析的阵营里。但结果他发现这两方都无法容忍自己关于人类解放的观点。分析师无法放弃根深蒂固的中产阶级意识,仍然要求职业工作者做到"礼貌得体";而共产主义者的唯一兴趣就是用阶级的观点来分析人类所受的压迫。在里奇看来,与其说这两个组织是在解除人民大众的枷锁,不如说他们是在维护教条的原则和标准的意识形态。

当时还有比所有这些挫败和失望更麻烦的事情,那就是里奇受到了德国纳粹的追捕。纳粹也对他的革命社会观产生了怀疑。更糟的是:里奇是一个犹太知识分子。于是,他逃亡到了丹麦,并在那里与同为分析师的妻子离了婚。仅仅过了一年时间,他又被丹麦驱逐出境。后来,他又被逐出瑞典,最后被逐出挪威——他在那儿与自己的第二任妻子离了婚。

最终,里奇在纽约找到了避难所,他于1939年来到了美国新社会研究学派(New School for Social Research,"流亡大学"——参见第八章)。然而,灾难并没有在美国停止:1917年,马格利特·桑格(Margaret Sanger)因极力传播妇女避孕知识而被捕入狱;爱玛·戈德曼(Emma Goldman)因公开陈述观点而被驱逐出境;美国对国际共产主义也怀有深深的猜忌心理。里奇的移民文件被批准的时候,胡佛(J. Edgar Hoover,美国联邦调查局局长)一定是在打盹。

里奇在美国曾再度结婚,并着手创立了综合的心理治疗理论。理论的本质在很多方面是弗洛伊德早期著作的合理延伸。事实上,相比弗洛伊德在1928年之后写的东西,里奇的理论也许是更为纯粹的"弗洛伊德主义"。

人类性欲的综合理论

里奇的核心理论是全面地否定身心二分(mind/body dichotomy),这种理论早年曾被当作"科学心理学工程",使得弗洛伊德深受其害(参见第六章)。里奇认为,心理和生理是不可分割的。二者的结合关键不是本体的性欲本能,而是生物体的神经心理学机制。里奇宣扬生理和心理健康是一回事,它们所依靠的都是"让生殖器彻底地、重复地得到满足"(1973,p. 96)。性驱力在本质上就是生活的驱动力,对性高潮的渴望不亚于"争取从自身有机体的臭皮囊中解脱出来"(Reich,1961,p. 348)。

要从生理和心理的束缚中解放出来,就必须自由地表达出所有性欲和情绪的感觉。抑制这些感觉也就是控制了力比多(libido)——很有效的性能量。这种控制会引起生理和情绪的机能缺失，甚至导致麻痹。里奇相信，无论关于生理还是心理，治疗的目的都是去除障碍、全面释放生命能量——也就是他所理解的性高潮的全部能力。

后来，里奇将性能量的理论引申为所有生物体普遍存在的能源。里奇把这种无穷的能量称为**生命能**(orgone)。他相信生命能是这个星球上所有生命体的基础构成。生命能将所有的身心健康、性格、自我表现和创造力都混合到了一起，作为基础的元素。"在终极理解上、在自我觉知中、在完善知识及完善自我的过程中，这种无穷的生命能逐渐觉知到了它自己"(Reich，1961，p. 52)。

里奇认为，政府和阶级强制民众的主要手段就是压抑性欲。统治阶层通过压抑人们性欲的方式，不让他们体验自身拥有的自然力。然而，治疗过程却可以释放、显现这些力量。里奇的疗法想解放我们每个人内在的被束缚、被抑制、僵死的生命能，从而使我们更加清醒、有力、自信。于是，我们不但能够摆脱统治阶层及政府、行业的走狗的控制，而且可以避免情绪和生理上的麻痹。另外，我对我的学生们说过：一个真正拥有美好性生活的人——那些经常体验到如梦似幻、天旋地转的感觉的人，不可能会为生活琐事或地方上的荒唐政策而陷入神经混乱状态。

在这里有一点必须向大家澄清：里奇的理论并没有宣扬肤浅的、随便的性交。相反，里奇指出过：无意义、无感情的性生活是重度神经症和具有操纵倾向的症状。在这种性交过程中，我们也许能够在性方面彼此利用、获得快感，却很少能够完全地、公开地、交互地表达自己。因此在理论上，性是一种生理的、情绪的行为——简而言之，性是"做爱"。但是，里奇发现——

> 我觉得从大体上来看，我们的文明中很少有充分的性体验是以爱为基础的。愤怒、仇恨、虐待情绪和轻视等干涉构成了现代人爱情生活的一部分。（转引自 Rycroft，1971，p. 81）

对有机体整体的心理治疗

阅读这段引文的时候，我想到了卢克的性乱交——其实，他曾经轻生过；我想到了咨询过的数不清的大学生，他们尚未有过性体验，对待爱情还非常地冷静；我还想到了我咨询过的数不清的已婚夫妇，他们把大量的精力都用来处理生意或是餐宴、舞会等应酬，他们在这些事务中表现出来的自我甚至超过性生活中向伴侣表达出的深度自我。说实话，作为一个典型的中产阶级美国人，我很想知道我自己的"放荡潜能"，也就是我自己的"屈从于生理能量流动、挣脱一切束缚的能力以及对性亢奋带来的无意识的、令人愉悦的身体痉挛的控制能力"(Reich，1973，p. 102)。

　　我希望我的话能使你立即采取行动——找出完成这一光荣任务的方法。想象一下自己对着老板或最不喜欢的教授或是系主任说道："我刚和我的情人一起体验了一次无与伦比的、如坠云雾的、天马行空的高潮，所以我觉得今天没有必要来工作或上课了。过会儿见——也许吧。"出于一些原因，我会在片刻后感到烦躁，要做到这种程度的自由确实不容易。但是从根本上来说，尤其是当你的问题涉及生理或心身的时候，心理治疗有必要从里奇主义的、增加生命能的方法着手。

　　性格伪装   在接受治疗的开始，你需要做一份彻底的生理测试。你的治疗师会为你记录下特别的"性格伪装"。里奇主义的治疗师想要了解你的生命能的来源和储存场所：通过你的声音、你的凝视和身体的某些部位来获取一些临床印象。治疗师会记录下你的防御方式，比如你抱着头、玩弄手指、跻踏地吸气、无精打采地坐在椅子上、说话的时候摇腿等。治疗师也许会让你夸张地做一些特殊的动作或面部表情并让你保持一会儿，也许还会问你在这种时候想起了哪些往事。分析师会通过你的全部人生经历，特别是通过你在孩提时代学得的自我控制技巧来评估你身上的某些生理疾病产生的原因，如头痛、胃痛、腰疼、四肢麻痹等。

　　在会谈中，谈话疗法至少有一半的时间涉及"身体谈话"，这是一种非语言交流的形式。治疗师会攻击你的身体甲胄，他帮助你解决因常年压抑而导致的躯体行为固定化问题，还会解下社会要求你每天穿着的、束缚情绪和性欲的"生理紧身衣"。治疗的技巧也许包括按摩、练习、跳舞、运动或类似于瑜伽、禅宗的练习（参见第二十一章到第二十三章）。

　　里奇理论的主要概念是：你的身体是精神历程的完美反映——你的身体被普通的日常不快带来的疼痛和痛苦束缚了；你的生理表征体现出了所有的伤痛和失望，失恋和童年封闭，还有受到压抑的冲动。

　　释放快感   疼痛的肌肉和疲劳的器官深处有着一种渴望，它们渴望释放出年轻的激情；渴望体验无拘无束的强烈快感；渴望把长期处于约束状态以至于感觉已经脱离身体的背部肌肉解放出来。

　　这种治疗的目的在于通过唤醒你的性本能来唤醒你的心理觉知。你的性本能

314 反过来又会被表达运动唤醒，因为它能释放被抑制的能量并带来积极有效的变化，增强你体验现实的能力。在这些情况下，如果你的伴侣和你同样热情四溢，那么性就可以成为有效的解放体验。自己完全拥有性本能的人是永远不可能被违抗他们意志的力量左右的。他们所达到的是真正意义上的自由、解放和自治。

　　关于里奇式疗法，最令人震惊的部分莫过于奥森·比恩（Orson Bean, 1971）所写的书了。书的题目是《我和生命能》（*Me and the Orgone*）。作者在书中描述了自己接受贝克（Elsworth Baker）博士治疗时所经历的彻底的情绪释放。下面这段交流

是从此书中节选出来的，这里传达出的主要信息让人觉得他们尚处在治疗的初级阶段：

> "用手指戳喉咙的下部"，贝克说道。
>
> "什么？"我说。
>
> "让你自己感到窒息。"
>
> "但是这样我就会呕吐，会吐得你满床都是脏物。"
>
> "不会的，如果你心里想做到，你就能够做到的。"他说，"只要在这样做的时候保持呼吸。"
>
> 我躺在那里深呼吸，用手指戳喉咙下部，让自己窒息。然后我又重复了一遍。
>
> "保持呼吸。"贝克说道。我的下嘴唇开始颤抖了。我像个孩子一样，眼泪从脸上流下来。我开始号啕大哭，哭了足足有五分钟，好像心碎了一样。最终我平息了下来。
>
> "你感觉到了什么吗？"贝克问道。
>
> "我想到了我的母亲。我是多么地爱她，却觉得自己永远无法到她身边。我很绝望、很心痛。"我接着说，"从我小时候到现在为止，我第一次觉得自己有能力对这些事情产生很深刻的感觉。能这样哭一场真的是一种安慰，而且这不是什么粗俗的行为，这很神圣。"
>
> "是的。"他说，"这很吓人。你有许多愤怒需要宣泄出来，还有许多的仇恨和暴怒，其次是爱和被爱的渴望。很好。"
>
> 我站起身，整理了一下衣冠，然后离开了。（转引自 Frager & Fadiman，1984，p.192）

与按摩疗法的短暂接触　我自己也遇到过这种现象，虽然程度不能相提并论，但也许还是值得与大家分享，因为你兴许能够从中受到启发，在必要的情况下还能试一试。

我有一天晚上参加了一个宴会，那天白天我感到非常疲劳，我觉得脖子又僵硬又疼痛。我旁边正好坐着一个老朋友，她叫罗贝塔，年纪和我的母亲差不多。我把脖子疼的事告诉了她。她拍拍我的手，说她刚上完了按摩治疗方面的训练课程，正在准备申请女按摩师的行医执照。她问我是否愿意让她按摩一下以减轻脖子的疼痛。我愉快地答应了。

顷刻之间，她就站到了我的椅子后面，对着肌肉酸痛的部位推拿起来。一开始，我感到很疼，但后来就觉得舒服极了。然后我准备向她道谢后再重新集中注意力听

315 宴会后的演讲。可是不一会儿我就打消了这个念头。罗贝塔继续摆弄着我的脖子，但我不知道她到底是怎么弄它的。我觉得自己飘在离地板 3 英尺左右的地方，我的眼眶里莫名地滚动着泪水。同时，一股暖流向我涌来，我对这位老朋友充满了爱和温柔的奇妙感觉。当我转过头看她的时候，她朝我微笑了一下，然后回到了我身边的座位上。

当我重新清醒过来的时候，我把我的感受说了出来："我想这种按摩和坐在卡车后的拖车里在陡峭山顶刹车时受到的按摩不一样吧？"

罗贝塔狡黠地一笑，说道："我想这种脖子疼也不是你坐在方向盘后一整天的那种脖子疼吧？"

秘密遗产

大家也看到了，罗杰斯忍受着双重折磨。一是美国陈旧的精神病学，二是弗洛伊德把精神分析从美国医学体制中解放出来的尝试宣告失败。与里奇在 1930 年代欧洲看到的体制相比，美国精神病学在本质上并不先进多少。在纽约这所保守、极端正统的大学里，里奇的想法太过激进了。他甚至得不到芝加哥美国精神分析"自由"中心（参见第十章）的认可——大家普遍认为那里的精神病学家较为开明。于是，里奇建立了自己的组织——生命能研究所（Orgone Institute），他在那里开始了自己的研究和教学工作。

下一步的工作成了最后的工作。里奇开始相信：生命能是可以被积累储存起来的，还可以通过治疗将其输入到生命能匮乏的生命体中。于是他发明了生命能储存器（orgone accumulator），最后还把它推向了市场。他宣称：这种仪器可以治疗多类疾病，包括癫痫、高血压、哮喘、心脏病和癌症等。

1954 年，美国食品及药物管理局（FDA）下达了一道强制令——禁止里奇销售或使用生命能储存器。里奇拒绝服从命令。不久，他就被法院以蔑视法庭罪逮捕并起诉。里奇被判入狱，后因心脏病死在联邦监狱里。于是，在某种意义上，他成了心理治疗历史上第一个真正的烈士。

美国政府在 1950 年代中期简直患上了歇斯底里症。他们害怕共产主义者、无政府主义者和破坏分子把我们整个生活方式都毁掉。联邦机构对这些潜在的威胁极其重视。在里奇入狱以后，美国食品及药物管理局没收并销毁了他所有的论文、出版物和研究笔记。他们还把所有的生命能储存器都销毁了。

这些事情在 1957 年里奇死后才被公之于众。然而，他把自己最为重要的论文和发现都藏在了一个隐蔽的地方。他的追随者们透露：这些东西都埋在"时间胶囊"里面，要到 2057 年——也就是他死后的一百年才能打开。人们在里奇的实验室里发现了仅存的物件——现被陈列于缅因州北部瑞吉里（Rangely）的"生命能博物馆"里。316 因为里奇曾为躲避政府当局的迫害而流亡到那个小镇。

如今，在修车场或是杂货商店里偶尔还能找到生命能储存器（在1950年代，数以千计的机器曾按照订单逐一寄出）。可惜，所有我见到的所谓生命能储存器只是一个盒子，里面装了一个紫外线灯。此外什么也没有——这也许就是里奇的瑞吉里实验室的正宗产品，也许不是。

很显然，里奇在坐牢的那段时间里已经不再与科学有关。这一点至少我们大多数人都能够理解。他在那时就已经超越了谈话疗法教科书的范畴，进入了另一个全新的境界。从某种角度来看，他的作品确实是一种空想，但他成功地把身体和精神重新联系了起来。他的联结方式完全是从像瑜伽那样的非西方视角出发的，这同时也向西方的思想传统提出了挑战。因为在西方人看来，虽然身体是属于自然的，但是精神——灵魂是属于上帝的。

阅读里奇的理论是一件有趣的事情，特别是当你在享受了美妙的性生活之后，你会觉得他说得很有道理。当然，也可以认为他是个疯子、一个极端的自由主义者，然后把他的想法扔到一边去。但里奇至少是一个"无可救药的"浪漫主义者。在我们这个一切都是现代化的、一切都依赖于"运用化学使生活更为美好的"后启蒙运动社会中，我常感到厌倦，一想到这些我就会为里奇的存在而感到庆幸。这里有一道题目，你可以测试一下自己：假设你的儿子将会被华生和里奇中的一个抚养长大，你会选择哪一个呢？

弗里茨·皮尔斯：格式塔治疗

里奇在维也纳精神分析协会担任分析师的短暂职业生涯对后来的谈话疗法具有深远的意义，尤其对1920年代和1930年代早期学习精神分析的年轻一代欧洲学者产生了重大影响。这些人为了躲避纳粹的追捕，在欧洲各地流亡，同时把他们从里奇那里学到的精神分析传遍了世界各地。弗里茨·皮尔斯就是其中的一位。皮尔斯于1893年在柏林出生，第一次世界大战期间曾当过军医，战后成为一名精神分析师，1927年时接受过里奇的训练和分析治疗。

令人难以置信的是，皮尔斯从事精神病学工作开始时是一个相当传统的人。随着反犹太人的高潮在德国掀起，他把自己的成功经验带到了荷兰。但荷兰后来遭到了德国的侵略。他只得再次搬家，移居到南非。他和他的妻子都在那里取得了相当的成功，成了那里唯一得到官方承认的精神分析师。

未完成情境理论

1936 年,皮尔斯把他的私人快艇从南非一直开到了 4 000 英里以外的德国,以一位成功精神病治疗师的身份出现在捷克斯洛伐克的精神分析大会上,并递交了论文。他还与弗洛伊德单独见了面——亲自与这位伟人一起讨论自己的精神分析理论正是皮尔斯所热切期盼的。

317 有报道称:皮尔斯先和弗洛伊德过去的弟子里奇见过面。那时的里奇已经背叛了那场运动。皮尔斯说:"里奇坐得离我们很远,几乎认不出我。[他]长时间地坐在那儿,凝视着什么,好像在沉思"(Perls,1969b)。皮尔斯感到很失望,便离开了这场面谈,直接拜见弗洛伊德去了。

皮尔斯打算在与这位老师开始谈话前先说一段自己从约翰内斯堡到这里来的一路航行中发生的故事,想以此制造轻松的气氛。皮尔斯说道:"我从南非来到这里,为的是递交论文,还有就是来见您。"弗洛伊德站在房间门口,听了几秒钟,然后闭上眼睛说道:"嗯。你打算什么时候回去呢?"皮尔斯对这种侮辱表现出了极大的愤慨。他发誓说:"我会让你看到的——你怎么可以这样对待我!"(Perls,1969b)——这一举动很像奥尔波特在二十年前在类似情况下作出的反应(参见第十五章)。

三十三年之后当皮尔斯回忆这次事件时,他有了全新的想法。"与弗洛伊德面对面并向他指出一个错误,这是我人生中四个主要未完成情境中的一个[另外三个分别是:唱歌唱得不好,不会跳伞,不会轻装潜水]"(Perls,1969b)。弗洛伊德竟能够对人们产生这样的影响。

这一次经历把皮尔斯变成了一个非常难相处的人。他回到南非后处处指责他的"老"妻,还宣布从此以后"我必须对自己的存在承担起一切责任"——这句话听起来和威廉·詹姆斯在半个世纪前说的话非常相似。皮尔斯在这个新建的信条中说道:

> 我反感一切身外之物:家庭、房子、仆人等,反感我赚的钱超出自己的需要……我只想把自己从怨气和叛逆中解脱出来……对弗洛伊德主义的抗拒和内心的疑虑铺张开来,将我吞没。我成了一个怀疑论者,近乎一个虚无主义者——否定一切……确实,我因此接受了禅宗,[但]我是以一种冷漠、理性的方式接受它的。(Perls,1969b)

1946 年,皮尔斯从南非移民到美国,并于 1952 年在纽约建立了格式塔疗法协会(Institute for Gestalt Therapy)。在 1960 年代,他从纽约搬到了加利福尼亚的大瑟尔并加入了艾莎伦协会(Esalen Institute)。最后,他去了加拿大不列颠哥伦比亚省的温哥华，并在那里建立了格式塔公社，于 1970 年在当地逝世。

格式塔疗法的起源

格式塔理论的第一次提出是在 19 世纪的德国。提出这一理论的初衷是对当时迂腐的元素主义（elementalism）作出反应。一经提出，它便在生理科学领域非常流行。格式塔理论的本质是：一组元素的整体不仅仅是其构成部分的简单相加，不能把一个完整的物件分解成分子和原子来理解其意义和现实性。按照皮尔斯的理论，"格式塔是一种不可分解的现象。那是一种既存的本质。一旦把整体分解成其构成因素，这种本质就会消失"（1969a）。

皮尔斯的格式塔理论与格式塔心理学并没有很紧密的联系。格式塔心理学是实验心理学的一个专业分支，其要旨在于研究综合刺激的运作方式。格式塔心理学起源于 19 世纪后期，但在第二次世界大战以后就基本消失了。

对于皮尔斯来说，格式塔疗法是他自己的创造，标志着自己与自己过去在思想上的诀别。（本书以下所称**格式塔**均指格式塔疗法。）他申明道："弗洛伊德的垃圾理论到此为止"（1969b，p. 1）。然而，格式塔疗法中仍然存在大量的精神分析理论。其中的许多理论或多或少地借鉴了弗洛伊德主义的概念和术语（参见 Frager & Fadiman，1984，pp. 220 - 221n）。

不过，格式塔疗法强调的是"现下"，也就是此时此地（the here and now）。而且这种"现下中心论"（present-centeredness）关系到治疗的每一个时刻。也许，过去也是我们现下生活的形成部分，但是我们可以用意志和勇气来粉碎过去对现在造成的影响，我们能够克服生命中的"过去"带来的有毒残余。不过，要做到这些，我们就必须毫不犹豫地挑战我们的人类本性。

有一点很重要，那就是在想到格式塔疗法的时候记住：把它作为一个整体来看待。格式塔疗法追寻着我们疏远、分离真实自我的原因。如果我们从构成元素的角度来思考自身的存在，那么我们是无法理解真实自我的。我们必须努力把握这一要点：格式塔就是生命本身。因此，格式塔疗法当中的理论也必须作为连贯的、动态的整体来把握——无论我的这种说法看起来有多么零碎。

未完成情境与愤慨　人类总被过去——特别是童年时经受的精神伤害所折磨，这些经历阻挠了他们对满足感的基本需求。其中每一次的伤害都制造了一个"未完成情境"。这些未完成情境的总和便成为每一个个体的精神备忘录（psychic agenda）。精神备忘录迫使许多人回头看。他们总是努力把过去放置在眼下的事件和人际关系的背景下，试图以此解决问题。

主宰人类事物的主要原理是：每一个生命体都具有追求整体性和完备性的倾

向。但是,我们同样有把不完备性投射到未来的倾向,它会使我们产生不安全感、焦虑感。于是,我们生命中的未完成情境便成了生活和处理人际关系的过程中长期机能障碍的根源。

弗洛伊德所谓的"强迫性重复"(repetition compulsion)实际上是未完成情境迫使人们产生意识并在"此时此地"解决问题的过程。这些未完成情境被大脑编入了"重要层级",它们是人为的(或者说是"外部的")生活制约的来源。由于这些基本的神经制约与真正的自我约束是相反的,我们体验它们的时候就会带有矛盾和愤慨。

防御机制 如果遵照四种一般的"**神经类型**"(neurotic style)行为,我们就能够暂时摆脱愤慨:

● 投射(Projection)。我把觉察、理解到的自己的冲动当作其他人的责任和过失。我想说的是我,却说是你或者它。这是一种"谴责游戏"(blame game)。我对自己是谁、怎么样都不负责任。我用各种借口说明自己受到控制,比如我母亲教育我的方式、老板对我的期望,或是别人对我的伤害。我认为自己并不具有自主的人格属性。

● 内摄(Introjection)。为了按照我所接受的教育的方式来感受和思考,我从来不注意自己的真实感受和真实需求。我所体验到的"我"是他人人格属性中的垃圾。他人的动力、愿望和愤慨成了我的。我全盘接受了别人告诉我的事情,甚至不经"拥有"和"消化"就让它们来主宰自己。我时常对这个世界中"应当""必须"等武断的字眼感到愤怒,因为这些想法和要求并不是从我的内心发出的。我不太清楚自己到底相信什么,因为我没有真正的自我调节的能力。

● 回射(Retroflection)。我生活在充满悔恨和愤慨的过去。我总是这样解释自己的生活:"如果……就好了。"我似乎处于病态,意识不到这是新的一天,也意识不到自己对创造这个世界负有参与的责任。我觉得自己是一个任人调遣的对象,而不是一个作出决定的自我。

● 解离/混淆(Deflection/confluence)。这两个神经类型相互作用。我要么让事实真相隐藏起来、让它自己显现(解离),要么就"随大流"、完全与周围的环境保持一致(混淆),以此拒绝接受自己的责任。通过顺从(conforming)和逃避的方式,我从来不用和此时此地的现实打交道。

"此时此地"疗法

在这些神经类型中,可取的治疗方法就是接受眼前的现实。格式塔疗法的目标在于帮助来访者承认自己的动力就是意识。这样他才能成为一个拥有完全的意识、对自己负责的成年人。皮尔斯认为这种过程就是让未完成情境进入"**觉知地带**"(zone of awareness),这只有在"忘我"的状态下才能实现。

　　自我觉知可能会引起暂时性的不适甚至痛苦，但是一个人只有在完全觉知到自己的时候才能够觉知到自我调节的内在力量。这种机能性的自我调节是真实性（authenticity）的本质。有了它，人们就能在生活中保持清醒，时刻发掘潜力，让后悔、内疚、害羞的感觉从生活中消失。这就是"此时此地"理论的精要。

　　罗杰斯和皮尔斯 这一主题我在介绍罗杰斯的时候就已经提到过（参见第十五章），但一直拖到现在我才把这个话题展开。罗杰斯和皮尔斯都坚信这样一种理论——认为人类完全有能力几近完美地做到自我引导和自我调节。这种思想很古老、很具有美国特色，它把社会和文明看作本质上腐败的东西。当人类的生活状态处于自然状态时（清教徒在此基础上还加上了一条：优雅状态），人类理所当然是完美的，但是，在我们与社会接触的过程中，我们会开始堕落，会忘却自己内在的天性。

　　对于罗杰斯来说，这种"污秽"（这个词并不来源于罗杰斯，而是出自禅宗。这是一个很好的词语，贴切地表达出我们想说的所有问题）是他人强加于我们的**价值的条件**（conditions of worth）带来的；这些条件被嵌入了斯金纳的"强化偶联"，在这种条件中，我们完全是受支配的。罗杰斯提出：儿童没有能力认出这些陌生的标准，是因为它们关系到儿童唯一依赖的爱心和社会尊重。比如，在罗杰斯的家庭环境中，孩子们接受了父母以基督教原教旨主义的名义教给他们的压抑、强制的控制方法。罗杰斯家的孩子都产生了心理疾病。因为他们内在的、机能的自我调节机制的导向与父母要求的爱心和社会尊重的行为相互冲突。罗杰斯甚至在步入不惑之年之后，还说道：每当自己打开一瓶汽水的时候，他都会产生刺痛和神经焦虑——即便是如此单纯的愉悦，他的父母还是把这看作罪过。这种内摄作用对罗杰斯的影响非常大。

　　罗杰斯相信，一个无条件的积极关注的治疗环境可以缩短这种处理琐事的状态。如果治疗师或治疗小组保持绝对的、无条件的积极状态——把我的想法、感受、言辞、举止都放到一边，那么他们就会使我找出一些可取的行为规范方式。当然，罗杰斯相信，最可取的调节方式就是自我调节。

　　里奇和皮尔斯 里奇也许不会与罗杰斯在这一问题上产生分歧，但他可能会提出：罗杰斯对这种疗法的研究还不够深入。里奇相信，外在的约束是通过精心安排的阶级剥削和压迫来完成的。他在《法西斯群众心理学》（*The Mass Psychology of Fascism*，1970）一书中写道："每一种社会秩序在它的成员群众中制造出其为完成目标而建立的结构。"（p.23）

　　里奇认为性欲是获取自由的关键，但这同时也是我们受到约束的关键。如果家庭、教育体系、教堂和政府能够有效地阻止我们完全地体验力比多，我们的生命能量，我们也许会永远地成为"问题人物"。

里奇也许不会对罗杰斯主义的治疗会谈产生多大的兴趣,除非它能够使人们产生真诚、有力的情感。让我们看看实验小组中有多少人表现出这些情感。有一位患有严重精神疾病的来访者曾对我说起过参加实验小组的体验:"训练小组是一个很棒的地方,你可以去那里躺躺。"

皮尔斯曾公开地表示,他的导师里奇后来经营起了生命能生意这件事令他感到很遗憾。他认为"这项发明是里奇痴人说梦,完全是误入歧途",这使得里奇"荒废自己的天才,把自己糟蹋成了一个'科学狂人'"(1969a)。皮尔斯对里奇关于自我调节的理念十分欣赏,但他不同意自我调节的缺失是由外在的恶意强制力引起的。他说里奇的理论是"温和的偏执",并坚持认为精神自身完全有可能造成干涉,使人受到外在力量的约束。皮尔斯甚至从弗洛伊德主义的视角出发,提出:治疗过程中释放出的能量可以被自我重新结合、形成动力。里奇则坚持认为:如果能量对自我来说是外在的,就不可能有这种过程。

格式塔信徒 我们还剩下一个问题:格式塔心理治疗怎样才能帮助个体重新做好自我调节?我对这个问题的看法是这样的:皮尔斯向我们展示了谈话疗法的真正要旨。皮尔斯认为:无意识中表现出的矛盾必须去除过去,去除空想、梦、回忆等"非武装地带",从而进入"此时此地"。治疗会谈必须变成一个不存在梦与冲动的精神生活剧场。虽然这常常是象征性的,但它总是突然地、完全地出现。当某个人的觉知在意识中突现的时候,那个人必须把自身体验中的事物当作现实。比如来访者旁边那张空椅子变成了一个失去爱心的母亲,来访者手中的泡沫球棒变成了一把剑,用它可以把寡情父亲的心脏"刺穿"。这时,梦的象征意义显露了出来,它的力量将把我们从未完成情境中(它阻碍了我们"此时此地"的体验)解放出来。

治疗的主要目的就是掀开错觉的面纱,治疗的方法通常是突破被皮尔斯叫作人格"**发作层**"(explosive layer)的东西。里奇会把这叫作"**高潮层**"(orgasmic layer)。伟大的觉知会是一种发泄的体验,这种体验会帮助来访者把握控制自己的人生。

格式塔疗法并不是把理性驯化成本能,和无条件的积极关注或发展意志也没有多大关系。它甚至与追求快乐无关。"快乐?那是迪斯尼乐园的追求,"皮尔斯说。这种疗法既不想把大众从经济剥削中解放出来,也不是教人在屈辱和失望中生活。格式塔疗法希望人们彻底地活着,完全关注自己的感觉,学会表达、接纳、承担责任。喜悦与愤怒,胜利与失败,合群与遁世,格式塔疗法希望人们能够同时接纳它们,而不是顾此失彼。这种疗法关系到对于生命的觉知,关系到帮助格式塔信徒生活下去:

我干我的,你干你的。

我生活在这个世界上,并不是为了迎合你的期盼;

你生活在这个世界上，也不是为了满足我的期盼。

你是你，我是我，

如果我们有幸彼此寻到对方，那确实美好。

如果不能，那是无奈。（Perls，1969b，p. 4）

自由主义者的观点

　　和里奇一样，皮尔斯在解决问题的同时也给我们带来了许多问题。我们怎么对 322待格式塔疗法呢？这是一个全新的疗法还是一种换汤不换药的精神分析呢？在我们的社会出现里根当政时期的相对过剩之前，我非常喜欢皮尔斯，而且与他直率的个人主义思想很有共鸣。但是我越想就越觉得自己并不理解格式塔信徒。有一天，我突然确定了自己不安的原因——我看到费城的一家激进书店里在销售一种 T 恤衫，信徒图案的下面印了一张肖像，酷似阿道夫·希特勒。让人们"做自己的事情"真的就足够了吗？万一"他们的事情"是反社会的或者不人道的呢？

　　有一个关于皮尔斯的传闻，其真实性虽甚为可疑，却影射着一些事实。皮尔斯喜欢对自己的思想和感受侃侃而谈。从某种程度上来说，他这样做也是迫不得已，而且他认为一个能够自我调节的人应该具备这种重要气质。皮尔斯会从反感自己的人身边走开，并对他说："我从来就没想认识你。"（Shepard，1975，p. 9）他会对他的病人埋怨说："真搞不懂你们为什么一次次地来我这里抱怨自己和其他人之间存在的问题。"一天，一个妇女在接受皮尔斯治疗的时候痛苦地埋怨自己的丈夫——比如丈夫如何残忍地对待自己，她因此每天受到多少虐待。皮尔斯回答说："既然这样，你为什么不回家和你的丈夫一起解决你的问题呢？你不可以先回家为自己找一些疗法，然后再回来接受治疗吗？"于是，接下来的故事是这样的：这位妇女站起身，回到家里，用猎枪把她丈夫的脑袋打了个稀巴烂，然后回到皮尔斯那里完成了治疗会谈。

　　这个故事和费城 T 恤衫的故事一样，都反映出一个严重的问题。无论是哪一种疗法，如果把个体从其他人中孤立出来，那么这很可能产生一种误导——让人们完全不考虑他人。我知道皮尔斯生活在一个公社里，他反对物质主义，他也许认为在机能上自我调节的人与他人都会有温暖和令人满意的人际关系。但是，从我现在的立场出发，我不知道个体自身和其中元素的真实性是否构成了一个完整的人，也不知道"觉知本质"（awareness per se）是否是治疗工作的要点。

　　但不管怎么说，皮尔斯至少提供了一种谈论人类问题的方法，这种方法极其异端，但发人深省。对于我们中间一些墨守成规、只会从抽象行为的基本变化来看待心理治疗的人来说，他的理论使我们为之一振。

　　格式塔练习　我想用一个强音来结束这个章节。下面，我来介绍一些格式塔技巧,这些技巧我常在大四的班上使用,有时候也用于那些受规范控制、过度社会化、情绪压抑的病人。如果你觉得自己属于以上的某一类人群,我欢迎你加入我们的练习。

首先,找一张纸,把它撕成窄条。(如果你在这一步上花费的时间超过五分钟,请回头看看第十四章,重新阅读关于完美主义和理性情绪疗法的部分。)现在,在每一片纸条上写上你主要的愤慨之事或者你"必须"遵循的规范,这些是你像摩西一样强加给自己的工作、配偶和学生等身份。但是,写在纸片上的内容必须是同一种类型的。

把你写下的东西读给自己听。(在一个小组中互相读纸条上的内容可以增加趣味性。)你的面前应该有四到六个主要的生活干涉。如果你写的不是令人血压升高的愤慨之事,也不是真正的独裁主义的法规,那么请重写。

现在,把纸条放进一个塑料垃圾袋,扎紧袋口。确定所有的纸条都在袋子里。

好。现在你已经有了自己独特的、定制的、缝制过的"消失式抗议包"。不必恐慌! 无论什么时候你想折磨自己,都可以让这个包重现。但是首先请你给自己一个机会,体验生活的时候不要去玩那个皮尔斯所说的"自我折磨游戏"。

花一点点时间来回顾一下你刚才做的事情。问一问自己:一旦你决定远离包里那些象征干涉,你的生活会变得有多与众不同吧(不一定变得更好——这可不是伟大的性,也不一定变得更快乐——这也不是迪斯尼乐园)。谁会不再和你谈话? 谁会鼓励你? 哪些事情会变得轻松一些? 哪些会难一些? 最后,对这些问题的回答是如何改变你对人生已有的觉知的呢?

逍遥自在的无政府主义者的叛变　我估计,在做过这项练习的人中,大约有一半人一无所获。但是剩下的有些人从这一练习中受益。这项练习似乎给了他们一次机会,帮助他们变得更加具有自我觉知,增强了自我负责和自我调节的能力。他们对自己目前的情况也更为清楚了一些。

你还记得我的朋友莎拉吗——那个在第十四章中提到的"无能的叛逆者"? 这一项练习帮助她思考,还帮助她确定了自己的重要性。于是,她的许多朋友也把一些折叠的塑料袋压在笔记本里,我经过校园的时候经常会瞥见他们这么做。这些学生组成了一个秘密的社团,他们把各种文化宝藏放在了非法的、未授权的"抗议包"里。有一个小伙子甚至把他的包带到了我们系的综合测试的口试考场上——这很危险,像叛变似的。要知道,逍遥自在的无政府主义者如果叛变是会掉脑袋的! 老天保佑系主任不会发现,不然我会因为这小小的练习而被立即开除。

现在我把那个包放哪儿才好呢……?

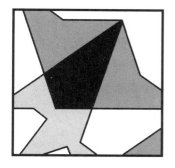

第 十 七 章

存在主义心理治疗：莱因、弗兰克和罗洛·梅

关于人类存在的心理学

尽管不能以技术为标准把存在主义心理治疗从其他形式的心理治疗中区别出
来，但是它的重点和目标还是使它与众不同。存在主义治疗师的目的，不是帮助他
们的病人适应周围的社会、政治和文化现实，而是引导病人发掘"本真的"自我。这
个自我在本质上是指一个人的存在，包括所有的愿望与梦想。但不幸的是，真实的、
原本的自我必须与既有的社会、政治和文化现实共存——它导致了本体焦虑。

对于像莱因这样的存在主义治疗家来说，现今世界所谓的正常几乎就是在这个
疯狂的世界里成为一个半疯癫状态的生物。莱因希望他的病人们突破疯狂的状态，
发掘真实的自我，勇敢地生活下去，摆脱社会、政治和文化的束缚。

弗兰克鼓励他的病人体验真实的自我。他的意义疗法试图帮助我们体验并理
解我们存在的意义。弗兰克在纳粹集中营的那段经历使他体会到：如果没有目标，
人很快就会死亡。在弗兰克看来，终极的问题就是发掘生命本身和人生经历的意义。

罗洛·梅的存在主义心理学主要关注的命题是自我整合、本真存在，以及对被
误导者的重新发现——他们在现代文化的非人性化作用中迷失了自我。存在主义
者眼中的英雄是抵御疯狂世界的"反英雄主义者"。梅认为，生活的关键在于获得
"在这个世界上的本真存在"。要做到这一点，人就必须从自我的核心开始体验生
活，不要过滤，也不要寻找借口。

得势当局的谈话疗法与力量

325   美国心理学的主流与客观科学有很大的距离。作为一项科学学科,心理学是与主流社会的政治、经济和道德联系在一起的。心理学不去追求对于真理的理解、不开展自由研究以解决人类问题。心理学在很大程度上仅仅是现行价值观的女仆,服务于社会现状……

　　造成这种对人类状况反应冷漠的原因,要么是心理学家自愿的回避(比如那些纯粹主义者在他们布满点缀的作坊里像一个"科学家"那样工作),要么是他们没有能力把自我的注意力转向有意义、有智慧的职业行为。主流的心理学被嵌入了主流的政治、经济和宗教意识形态,专业的心理学家维护着这些意识形态,而不去仔细考虑它们对他人生活的影响。因此,许多研究者完全没有想到过有意义的问题,而其他的人则无法超越自己的社会意识形态去看待这些问题。(Braginsky,1985,pp. 880 - 881)

正如布拉金斯基(Braginsky)在引述所写的那样,这是女性主义对传统谈话疗法的批评,你将在第十八章中看到,批评现有心理疗法的人不止我一个。治疗师经常忽视病人的利益,甚至和他们对着干。有的人甚至会提出:这种批评几乎适用于这本书中的每一种谈话疗法(Szasa,1970,1974)。下面我们来看一些例子:

● 班杜拉(1969)曾告诉我们"疗法"是否能够成功,往往取决于病人是否完全地表述了自我并完全接受了治疗师的看法。他实际上是在告诉我们,疗法的主要任务就是为病人梳理治疗师所认同的主流文化意识形态,不是吗?

● 心理治疗师对那些被情绪障碍和性虐待困扰的患者劝告说,他们必须"闯过去""掌握"自己与父母之间的冲突,然后认为父母应该因错误对待自己而承担情感上的责任。这种劝说还不够频繁吗?

● 行为主义治疗师把问题都"套到"行为上面——比如爱上"错误"性别的人或害怕遭受羞辱和失败——而从不质问来访者内心对"正常"和"改正"的传统假定,这种情况还少吗?

● 罗杰斯主义治疗师无条件地接纳和支持他们的来访者,而毫不顾及病人在结束治疗后回到失望的状态,这样的治疗师有多少? 治疗师努力地帮助病人在治疗小组中克服了"价值的条件",但是这些"价值的条件"很可能重新打击来访者,甚至乘虚而入、报复他们,那么,帮助来访者做好接受现实的准备是谁的职责呢?

326   ● 问问那些跟孩子和年轻人打交道的治疗师:孩子稍有恢复的时候想做的第一件事情是什么? ——他们想要径直跑回那个混乱的家庭中去! 而那种家庭环境或

婚姻状况正是心理问题的根源。在这种情况下，治疗师的人本主义精神和职业责任是什么？治疗师的来访者是谁？治疗师到底忠于谁？

文化之窗

东京的某份报纸有一个"读者救援"专栏。几年前，A女士向这个栏目写信寻求帮助。她是一个35岁的工作妇女，带了三个孩子，有一天忽然发现自己的丈夫和别人有着长期的同性恋关系。她丈夫决定摆脱这种令人厌倦的关系，但他的不正当性伴侣向他索要500万日元（相当于5万美元）的"分手费"。丈夫同意了，并要求妻子从她的储蓄中抽出这笔钱。妻子于是向"读者救援"求助。她写道：

> 我感到很不安。我的丈夫背叛了家庭，然后又要我和他共同生活，这是机会主义者的行为。如果我和丈夫离婚的话，我有信心抚养孩子。但是我不知道这对孩子是不是一件好事。

报社的回答如下：

1. 这听起来像一个美国的问题，不像日本的。

2. 既然你有孩子，你就一定是一个正常人；所以你的处境不是毫无希望的。

3. 你的丈夫和那个男人发生性行为的时候很有可能喝醉了，因此他的行为并不一定真实地反映出他的品格。

4. 你必须坐下来和你的丈夫好好地沟通一下；他要的钱太多了。

5. 如果你的丈夫是因为性方面的问题而和那个男人在一起，那么他应该去看一下精神病大夫。

报社作者得出的这些结论在我们这些非日本人看起来很清晰却很陌生，我们都可以马上成为社会评论家。显然，这个提供建议的专栏作家是一个地道的"社会女仆"。她的思想所达到的层次就是：一个"真正的"日本家庭不可能有这种问题。令她感到满意的是：这个妻子尽到了抚养子女的义务，因此她是无可指责的。问题被过度简化，全部集中到了那个自私、贪婪、愤愤不平的情人身上。

我的学生可以马上"解构"（deconstruct）这个问题并成为一个勇敢的人类学家——尽管他们对这种文化几乎一无所知。他们会觉得报社的建议很古怪、很不人性化，然后质问它得出的每一条结论。

不过我在讲完这个案例后马上给了他们一个美国人的案例。那个美国人在工作和家庭生活中都存在问题，他酗酒，经济上有很大的困难。在与邻居贪欢之后，他

327　想自杀。(我告诉课堂上的一半学生他是和男人贪欢,告诉另一半学生他的对象是个女人。)* 我所有的学生都想知道这个可怜人更多的性生活情况。我拒绝了,他们对此很不满。而且,那一半得知这个人和男人贪欢的学生总是专门用"潜伏的同性恋"(latent homosexuality)这个术语来解释病人绝望的原因。尽管我在给他们看这个案例之前已经给了他们机会来讨论 A 先生和 A 太太的案例中"不可思议的日本结论",可是大多数的学生还是掉入了我的圈套。

缄默

一群年轻人,高中毕业才没几年,怎么已经学会了用这么教条主义的方式来思考问题了呢? 我过去讲到可变性(同性恋)的时候,他们吓坏了,还好他们现在至少克服了这一点。但是在我的课上难道只发生过这一件还原主义的事情吗? 学生中极少有人——甚至一个都没有——问过我企图自杀的患者的知识、精神,或者仅仅是情感生活。本科生的这种反应令我感到困惑。这一群人整夜辩论的问题是:上帝是否存在;"她"是否全知;一个人是否能同时以相同的程度爱上两个人;平均成绩为 B 的人是否能够进入医学院,等等。这些年轻人虽然聪明,但他们都处在最单纯、最理想主义的阶段,根本不知道应该怎样去了解人类困惑的核心问题。另外,我们对那些冷漠的专业心理治疗师又能指望什么呢? 那群人以事业成功的名义把自己的灵魂同时出卖给了五六所研究生院、诊所和研究所。

那么,我们怎样看待那个自杀的美国郊区居民呢? 我提到过他有艾滋病吗? 好吧,也许他没有这种病。我暗示过他的父亲在他童年时虐待他吗? 或者他的女儿读高中时在舞会上被强暴过? 还是他正在给岳父打工却讨厌这份工作? 他相信来世吗? 还是不相信?

还有,我们怎样看待那位东京的家庭主妇所面临的困惑呢? 她要么甩掉她那个在外面调情的丈夫,要么赚钱,然后让她的丈夫回来。我们还知道些什么呢? 我们还能做些什么呢? 我们想用哪种谈话疗法来给她和她那不幸的家庭出主意呢?

我们是否应该把她送到艾利斯那里,让他把她"拐弯"的思维"拉直"? 或者把她送到罗杰斯那里接受无条件积极关注? 还是把她送到荣格那里搞清致病原因? 答案究竟是什么呢?

治疗师的责任

答案也许是:我们应当试着理解那位东京家庭主妇的生活意义——是什么使她

---

* 这一练习取自戴维森和弗里德曼的著作(Davison & Friedman,1981)。

在心里和脑中感到生活有意义？难道我们不想知道她内心最深处的承诺是什么吗？我想知道她为什么相信一个匿名的报社专栏作家知道自己该做什么、不该做什么。

存在主义心理治疗家罗洛·梅会让我们不要去考虑人们面对的选择，而是考虑选择给人们带来的困惑。如果我没记错的话，威廉·莎士比亚表达过这类困惑。哈姆莱特面临的困惑也是我们在生活中时常经历的。我们是彻底投向深渊，还是继续"存在"于枪林弹雨之中？是对我们的问题做一个了结，还是抛开一切自我怀疑、勇敢地面对问题？哪一种行为更高尚？

在这种紧要关头，心理治疗师可能会起到哪些作用？想象一下，如果哈姆莱特向一位"治疗师"咨询压抑记忆（repressed-memory）的问题会是什么情景？你能想象一个现代版的莎士比亚写出一部这样的闹剧吗？其实，你连一个安眠药的处方都休想得到——除非你的治疗师是个医生。托马斯·斯扎茨（Thomas Szasz）曾经说过：治疗师的作用就是帮你拿定主意——如果你想从14楼的窗口跳下去，你至少要等路上的行人都走光了再跳，这样才能确保你的行动不会伤害其他任何人。

这果真属于治疗师的责任范畴吗？当我处理学生来访者的滥用成瘾物质问题时，我简单地告诉他们：如果他们想保住性命的话，我会白天黑夜、一年到头每天帮助他们，直到他们完全摆脱成瘾物质为止。但我不会要求他们为了我而这样做，也不是为了他们的母亲或是为了耶稣——不为任何人。如果我发现他们把毒品传播给其他人而对他人的生命造成威胁，我会把他们交给当局。但是，如果我发现他们在街上昏倒，我也许不会打电话告诉他们的室友。也许这是我的工作：清除跳楼者楼下的行人或把吸毒者送进看护所从而避免对他人造成伤害。但是营救来访者或者促使他们拯救自己并不是我的工作。东京的 A 女士必须理解：不管她是否和她的丈夫在一起，任何一个报社专栏作家对于这件事都是无动于衷的。

真正的问题在于：有没有人觉得 A 女士的选择不是那么无关紧要的。这并不是说我的学生用酒精或可卡因自杀无关紧要，也不是说 A 女士是否付清勒索钱款无关紧要。我确信这很要紧——对于他们来说。我想说的是，我对此也是无动于衷的——除非 A 女士是我的母亲或者酗酒的大二学生是我的女儿。但是即便如此，我的女儿是死是活或者我的母亲是否离婚不应该取决于他们的行动是否会改变我的生活状况。如果他们考虑一下我所说的话，我将感到很荣幸；但是如果他们所需要的仅仅是这些，那么我会感到惊喜。我怎么可能告诉一个站在14楼窗口准备跳楼的病人不能往下跳呢？首先，我怎么可能知道跳楼者会伤害行人呢？其次，即使会，我的学生也一定对我的想法感到非常生气，以至于他们会觉得被伤害的行人活该。

人类自由的困境

我相信,我们现在正在讨论的主题是自由。如果 A 女士真的是我的来访者,那么我希望她能够把握住现有自由的现实以后再作出决定。梅(1967)说过:

> 在治疗开始时,[患者]显得缺少自由。这时可以制定这样的进步标准:观察患者体验自己拥有这个世界的能力(也许我应该说对世界的选择)是否有所增加,观察患者是否更好地意识到了这一点并开始采取行动……治疗是否取得进展可以用"意识的自由"来衡量。(p. 174)

也许我这么喜欢梅是因为他告诉了我一些有用的方法,帮助我在病人等待我对他们的选择作出反应时采取一些行动。我可以"显露"出各种心理学家的真知灼见。我可以帮助他们找到他们的梦境所隐含的意义、观察他们在各种不同情境下的行为,然后提出我的猜测。我甚至可以让他们哭,就像我在萨姆的案例中所做的那样(参见第十五章)——迫使他们产生麻木以外的感觉。我可以做一个存在主义者,从智力、哲学和学问的角度向来访者解释他们对世界的看法和面对的困境。我可以向他们展示温柔的感觉和对人的关怀,这些感觉他们从未从其他人那里体验过,更不用说从其他男性那里体验了。

这种治疗过程看起来也许不知所终,但它却有一种效果:

> 这里有一个极其有趣的情况:随着病人对自己的宿命体验[和强化偶联,这一点我要赶快补上]有了更深的了解,他会向着自己生活中的自由和责任前行。就是说,打个比方:他发现别人把自己看作孩子——拒绝他、溺爱他或憎恨他,他生活在一个少数群体中,这些对他的发展制造了条件。即使他所处的西方文明社会正处于一个痛苦的历史时期,当对这一点的认识逐渐清晰时,他还是会感到自己的自由范围扩展了。当他越来越清楚宿命的无穷力量时,他就变得更为自由了。(May, 1967, p. 175)

这是一个哲学悖论——一个相对古老的悖论。荷兰哲学家斯宾诺莎(Benedict de Spinoza, 1632—1677)曾说:"自由就是对宿命的识别。"美国行为主义学家斯金纳反复说:"我想要人们感到自由,感到从未体验过的自由。"而且随后还根据那些原理写了一部乌托邦小说《瓦尔登湖第二》(1948)和一本名为《超越自由与尊严》(*Beyond Freedom and Dignity*, 1971)的书。从斯宾诺莎到斯金纳,这些坚持认为人类受控于自然的人们都强烈地宣扬:

> 我们感到我们是自由的,但这只是一个错觉。如果我们适当地理解人类行为和思想的起因,我们就会发现我们不是自由的……因此智慧是一种

理性的自由控制，这种控制胜于自然或上帝的微不足道的控制。（Leahey，
1992，p.105）

我的意思并不是说存在主义心理治疗完全是行为主义或其他启蒙运动产物的
别样形式(尽管存在主义中包含了它们的元素)。我想说的是：在存在主义心理学的
背景下，患者能够发现"自由是中心自我的特征"（May，1967，p.176）。自由并不取决 330
于一个古怪的丈夫或一个勒索者，也不由宗教或家庭来确定，甚至不一定取决于常
识或道德观念。

当我们从中心自我出发时，我们就会体验到自由，这一部分的自我被梅称为"意
识——从自我的中心体验到的自我"：

> 它从个体的神经肌肉器演化而来，他过去的经历、他的梦境以及作为
> 一个生命体所拥有的或多或少的宿命体验都以各种方式与这种中心行为
> 联系在一起，而且这种中心行为只有在这种关系中才能被人理解(也许只
> 有这样它才是可以被理解的)。（May，1967，p.177）

治疗师通过训练或者经验来了解这一悖论，来访者则不一定对这一基本真理有
直觉的认识。

迎接挑战、重获理性

对于治疗师和来访者来说，真正的挑战并不单单是确认悖论，它还包括达到这
种意识状态和自我觉知水平。治疗师的"无条件的积极关注"是否足够？怎样实现
自我觉知？——通过克服"拐弯思想"？通过抵抗来访者的阿尼玛？通过把来访者
神经过敏的情绪现实"移情"到与治疗师的关系中？通过把所有的愤慨和自我怀疑
转移到"抗议包"里？通过仔细分析来访者个人逻辑体系中没有依据的、缺乏逻辑的
结论？通过让来访者接触自己的身体和性器、满足基本的性和攻击的本能？

这一问题的答案必须是非常日本化的：**多分**（tabun），这是通用的词语，表示"也
许"。它维持了和谐，对事件的自然过程不加干涉。如果我抛弃哲学家所指示的答
案，说"好吧，皮尔斯的跟随者们一定出去吃午饭了"或"行为主义也许对狮子狗适
用，但从来不适用于人类"，等等；那么一定会有人拿出证据说明某个来访者的整个
人生发生了巨大的改变——就因为他和一张空椅子说了话或学会了用正强化的方
法有效地管理孩子。正当我赞扬某种疗法的时候，一些热情的博士生准备发表一篇
论文，论文中显示：作个人打扮的对照组表现出的症状好转比接受我推崇的疗法的
对照组更为明显和稳定。因此，答案还不确定。

我想说，不可能有哪种方法能把所有人都带入持续的有意识状态。实际上我所

遇到的任何一个疯狂的主意都可能在花费大量的时间、受到严厉的审判的同时被证明对某些人适用。心理治疗的"科学"可以被用来尽可能增加这种可能性——特定 **331** 的某种干预对特定人群最为有效,而且,这种"理论"可以按照我们的需要程度解释疗法的效果。

所有的存在主义方法有一个谈话疗法的共同特征,那就是:它们都把这些困境看作人类境况的一部分。我可能在方法上比绝大多数的治疗师认为的都要更为"存在主义"。但是我没法告诉你我是怎么做到的、我最常使用的是哪种方法、产生的结果如何等。也许存在主义确实暗中指引着治疗师,帮助他们将注意力集中在目标来访者及其"症状"上。或许存在主义是我们在与他人的接触中所遭遇的最人性的一部分。我想知道,作为一个治疗师,我是否经常显露出真实的自我,更不用说作为一个人了,当人们来到我这里要求"被治愈"的时候,我显露了真实的自我吗?

存在主义疗法中有几个"学派",我们应该就事论事地来看这些学派。如果把存在主义哲学比作一个厨房的话,谈话疗法的存在主义者就是厨师。他们烹调了意识、意志和针对人生问题和困境的行为方法。我邀请你和我一起来光顾这个厨房,祝你找到对味的菜肴。

莱因

让我们从苏格兰精神病学家莱因(R. D. Laing,1927—1989)开始。他之所以确立了其存在主义的观点,既是因为他长期与严重的精神分裂症患者打交道,也因为他成长于一个不美满的家庭。和皮尔斯一样,莱因的作品综合了自传、散文、诗歌、梦境和对治疗过程的逐字记录。

在他半自传式作品《生命的事实》(*The Facts of Life*,1976)一书中,莱因是这样描述自己降生于这个世界的过程的:

> 我和父母一起住在一套三房的公寓里。
> 我和母亲睡在一个房间的两张床上,
> 我的父亲睡在另一个房间里。
> 对他们双方来说,一切性生活都已停止
> ——在怀上我之前,就已停止。
>
> 我的父母至今发誓说他们也不明白
> 我是怎么被怀上的。

> 但是他的右膝盖上有一个胎记
>
> 和我的一样。
>
> 这一事实有悖于童贞受孕。（p. 8）*

莱因的家庭不仅古怪（这首诗已经传达出了这一点），而且还相当庞大、混乱。332
他在回忆自己的童年时谈到了对成人世界的困惑：

> 我最早的记忆就是我曾努力地猜想这些人在干什么。如果我相信其
> 中一人，那么我就不能相信其他的人。特别是我的母亲、我的外婆和我的
> 阿姨三人同时在家的时候——从我十个月到十八个月大的时候——我无
> 法同时相信她们，要么相信其中的一个，要么一个也不信。（p. 4）

莱因的个人经历使他得出了这样的结论：疯狂往往起源于家庭。疯狂是"一种
谨慎的、敏锐的、狡黠的方式，它使自己艺术地适应失常的生活环境"（Monte, 1991,
p. 463）。

> 这个家庭的功能就是压抑爱欲（Eros）；引起一种对安全的错误意识；
> 通过逃避"生"来否认"死"；剥夺超脱的权利；信仰上帝，而不是体验虚无
> （Void）；简而言之就是创造"一维"的人；宣扬恭敬、从众、顺从的品质；反对
> 孩子玩耍；引起面对失败的恐惧心理；重视工作、重视"责任"。（Laing,
> 1967, p. 65）

这不奇怪，在莱因看来，治疗师所扮演的角色就是让病人恢复完整自我并接纳
这样的观点：

> 真正健全的神智势必要求常态的自我在某种方式上退化。虚假的自
> 我很好地适应了陌生的社会现实；"内在"神力的重要性不复存在，其原型
> 的中介死亡了，一种再生的、重新建立的自我开始运作。于是现在的自我
> 成了神的仆人，而不再是叛徒。（Laing, 1967, pp. 144 – 145）

许多同事拼命地反对我热情拥护莱因。他们从非常正统的角度把精神分裂症
看作一种悲剧、一种大脑受损的疾病，他们不觉得这是一种在这个疯狂世界中自我
表达的诗意形式。此外，对于"家庭与精神分裂症的产生有很大关系"的看法，他们
表示反对，但我赞成——除非疾病是由遗传基因变异引起的。

最好还是不要在同一个框架下把生理上的疯狂和莱因放在一起考虑。但是，请

---

* 选自 *The Facts of Life*，作者 R. D. Laing。Copyright © by R. D. Laing. 转载经过 Random House, Inc
旗下公司 Pantheon Books 的许可。

打开思路考虑一下莱因对于正常标准的看法。莱因认为正常标准在现存现实中是一种疏离(alienation)的形式——是"压抑、否定、唾弃、投射、内摄以及其他形式破坏行为的产物"(Laing,1967,p.27)。

存在主义练习：破解密码

如果莱因对家庭和正常标准的攻击使我的学生反感的话,我建议他们做一做莱因式的练习:想出一条在你的家庭中人人都要遵守的荒唐的规矩。不要选择实用的规定——比如"在家里不要用半自动手枪射击"或"不要在威利叔叔面前提起接受社会福利的母亲的问题"等。为了使实验有效,你要选择那些铁定的规矩。想象一下:年轻的罗杰斯就是在一个原教旨主义的中西部乡村家庭长大的。我的学生举过一个很贴切的例子:"男人必须穿袜子。"下一次你舒舒服服躺在家里的时候,请试着违反这条规矩,而且完全不要顾虑你违反了规定。

我保证你会大开眼界。莱因认为:"如果一个人的思想被剥夺,那么这个人的身体也被剥夺了,这个人就成了一个生活在疯狂世界里的半疯狂生物。"(1967,p.27)另外,他对家庭的看法如下:

> 在离热核战争发动尚有一段喘息期限之时,我们只得毁坏自己的理智。我们从孩子们开始着手。我们确保自己能够及时地找到他们。如果不给他们洗脑清除肮脏的想法,那么他们就会识破我们卑鄙的诡计。当新一代人类长到十五岁左右的时候,他们就变得和我们很相似——成为半疯狂的生物,这时他们已多多少少地适应了这个疯狂的世界。这就是我们这个时代所谓的正常。(1967,p.58)

我的那位不穿袜子的朋友在家试验了这一简单的叛逆行为,结果不仅发现这使得在那个星期家里发生的一切事情都蒙上了阴影,而且这件事情也成了家庭谈论数年的话题。"你能想象吗?竟然不穿袜子!"想象一下,如果他宣布的是:他和男性室友疯狂地坠入了爱河,他们的家人会作出怎样的反应!

人际感知法

莱因根据自己的个人经历和临床经验,精心建立了关于人类行为和心理治疗的"理论"。这种理论借鉴了存在主义、精神分析、现象学和家庭系统的理论。其主要的元素是**人际感知法**(Interpersonal Perception Method,IPM),用以捕捉我们所有互动中的**元视角**(metaperspective)。

对 IPM 最好的介绍是莱因的一本关于元关系(metarelationship)的诗选,书名叫作《结》(*Knots*,1970)。以下是节选：

> 一个人愚蠢,怎么做才能变聪明呢?
> 别人说她很愚蠢。于是
> 她把自己变得很愚蠢,为了不去发现
> 别人认为自己愚蠢是多么的愚蠢,
> 因为认为他们愚蠢是不好的。
> 她宁愿保持愚蠢和善良,
> 也不愿变坏变聪明。
>
> 保持愚蠢是件坏事:
> 为了保持善良和愚蠢
> 她必须变聪明。
>
> 变得聪明是件坏事,因为这就显出了
> 他们说她愚蠢
> 是多么愚蠢。(p. 23)*

作为一个存在主义治疗家,莱因努力地在自己与病人真实的"具身"(embodied)自我(这人究竟是谁;这个人目前的体验如何)之间建立有效的联系。无论病人曾经受到过怎样的惊吓、摧残和虐待,莱因都竭尽全力去了解病人的内心。他的技术"仅仅"在于表达出自己有极大的兴趣去准确地理解病人当时的体验。他和病人成了茫茫宇宙中的知己。

案例示范：菲尼克斯的流浪者

我曾有幸亲自观察工作中莱因。他的工作室是一个巨大的会议厅,用窗帘分割成一个个"剧场",每个剧场的中央有一个宽阔的平台,看起来像一个个拳击场。每个平台上都备有表演用的椅子和麦克风。每个大剧场可以容纳 500 到 600 名观众。数千名职业心理学家、精神病学家、社会工作者、咨询师和研究生参观了这个工作室,整个参观过程持续了一周左右,所有在世的心理治疗"大人物"在此汇聚一堂。整个活动还为这些大师们安排了小组讨论和讲座的时间表,以便共同讨论工作和治疗技巧。

---

* 选自 *Knots*,作者 R. D. Laing。Copyright © 1970 by R. D. Laing. 转载经过 Random House, Inc 旗下公司 Pantheon Books 的许可。

罗杰斯在那次活动中的表现我至今记忆犹新。和其他治疗师一样,他在开始的时候先陈述了一些原理,建立起一些基本的原则,然后问有没有人自告奋勇配合一下。许多只手举了起来。我不记得他确切是怎么选人的了,但是他的方法很小心、很有思想、很罗杰斯主义。一个40岁左右自称治疗师的妇女被选中。随后发生的事情非常令人难忘,充分证明了罗杰斯在当时的至高地位。在不到5分钟的时间里,那个原先沉着、职业化的妇女哭了起来,她甚至还在700名在场学生面前对罗杰斯谈起了自己最为私人、最为重要的感情。在会谈的最后,这位被治疗者明显有所好转,还对罗杰斯表示了感谢,说他对自己的人生起到了极其重要的影响——本来这种影响完全是职业关系带来的,但现在还加上了个人关系的影响。这时,人群中发出了充满敬意的呼喊和雷鸣般的掌声。这对我来说是一段有效的学习经历,并且我个人也有所触动。罗杰斯拥有怎样的力量啊!他拥有怎样的博爱啊!

我对莱因的印象却与之截然不同。罗杰斯镇定,甚至恬静、温文尔雅;莱因则不修边幅,看起来除了有一点紧张外还有些失落。他刚从亚利桑那州的图森市来到这里,他总把"图森"发成"屠孙"的音,惹得每个人都笑起来。我不知道他是否理解这个笑话,但他以"运动健将的方式"和人群打成了一片。我对这个人的印象是:他有点醉了,要么就是病得不轻,或是他本人有一点精神分裂。他说的有些内容看起来有一点不连贯,他的苏格兰口音很重,因此在巨大的礼堂里很难听清楚他说的话。

第二天,完全出于好奇,我去看了莱因的疗法展示。展示被耽搁了——开始得非常晚。莱因"离开了",但人们觉得他"很快"就会回来。过了一会儿,很多人逐渐失去了兴趣,逛到别的展区去了。

最后,莱因出现了。身边带着一个衣衫褴褛、蓬头垢面的中年妇女。莱因要她坐下来,然后要求她做自我介绍。她是一个精神分裂症患者!莱因出去为他的展演找了一个"病人"。她告诉我们她住在菲尼克斯的车站里,莱因就是在那儿找到了她。我想,我和观众席中的许多同行一样,过去从来没和这样的"背包女士"坐得这么近。我前一天在莱因身上发现的紧张和不安也不见了。在接下来的半小时时间里,他对这位新病人的态度展现出了他真正的魅力。

这是一件有趣的事情:在会谈开始的时候,那个病人非常疯狂。很明显,她是被某所州立心理健康中心"抛弃"的,她是一个被随随便便扔到大街上的慢性精神病患者,她只能自己找食物填饱肚子。但她毕竟在菲尼克斯车站找到了生路,这也是她唯一的现实。莱因与她说话的方式我也许要和来访者接触几次熟悉以后才能达到。当她对莱因说起自己作为一个患有慢性精神病的流浪经历的时候,她的生活在我们的面前逐渐展开。

我所记得的最后一件事是:那天莱因要求她解释为什么选择跟自己走(菲尼克

斯当时正刮风下雪,异常寒冷),而不是在车站的角落里安稳地待着。她用优美轻柔的声音解释说,如果她参加,"那里所有的医生"就有机会认识到:流浪者、精神病患者也是人。她希望他们能从自己这里学到一点东西,以便在工作中帮助他们遇到的人。

在之后没几年时间里,罗杰斯和莱因相继去世。我从他们两人身上都学到了很多,但我还是不清楚他们告诉我的事情究竟有没有区别。或许他们所说的事情实质上是一回事,但我太迟钝了,无法理解?但是我非常确定自己在那次会议过程中变成了一个存在主义者。

维克多·弗兰克

我提到过,存在主义疗法明显区别于其他疗法的技巧即便有,也不会很多。存 336 在主义疗法真正的与众不同之处在于:这些疗法坚持要求来访者在特定的人生境况下尽可能自由地生活。

此外,我还简略地看了一下存在主义者们发现的悖论:这个世界完全是由他人的决定构成的,一个人常常只有在直面这样的现实之后才会意识到自由。有一个经典的例子:有些人认为自己在生活中并不拥有真正的选择,直到他们发现了一个明显的例外——在继续生活和结束生命之间的选择。我相信说出这种观点的人是哲学家尼采:自杀救了很多人的命。我们无法选择成为一个完完全全活着的人,直到我们坦诚地面对"不存在"(nonbeing)。

1942 年,在弗兰克 37 岁的时候,他自己发现了一个悖论。在希特勒灭绝犹太人的行动中,弗兰克是家庭中唯一的幸存者,也是社区中少数幸存者之一。在自己的地位从维也纳最重要的教学医院神经科主任到现在的 119104 号犯人,弗兰克发现:要在这个已经彻底发疯的世界上活下去,唯一的支柱就是找到生活的意义并把它保存下去。

弗兰克的成就被保存在了一本很了不起的书里——《人类对意义的追寻》(*Man's Search for Meaning*)。初版于 1962 年,现在已经出到第四版了。在这本书里,弗兰克告诉人们:要不是一个人勇敢面对了恐怖的现实("人类除了可笑的赤裸的生命之外,没什么东西可以失去。"),他或她也许就不会真正地了解什么是完整地活着、完全地坚持人道主义、忠实地守护自由。

对生命意义的质问

弗兰克认为,用存在主义的方式来说,我们保持活力的唯一方法就是找到生命的意义。他相信意义并不完全是"发生"在我们身上的结论,它更是一项要求人们积极探索的人为品质。意义来源于"意义的意志",意义被不断地用来发掘"生命的意义"。我们只有在积极地质问自己的存在时才会发现静候于境遇和命运之上的自由,才能清晰地表达出对他人、对自己的存在所承担的个人责任。唯有如此我们才会发现:沉浸在超越我们自身价值的事物中,我们的整个存在才能得到彻底的救赎。

心理性神经症 如果不去为自由的体验和表达培养"创造性的、态度论的、实验主义的价值观",我们就注定走向毁灭。如果我们没有这些价值观,当我们被关进监狱、在暴风雪中迷路或者被病魔折磨的时候,我们就会死去。如果我们没有这些价值观,那么我们这些普通人就会把自己的生命引向绝望和毫无意义的虚无。

弗兰克描述了缺少有意义的价值观、精神性或责任心的生存状态,也就是所谓的**心理性神经症**。处于这种状态的人会使生活变得非常空虚、无意义、没有目的、迷惘。弗兰克(1962)在回忆集中营的生活经历时写道:"向他默哀吧! 他已经对生命失去了感知,没有目标,也不知道怎样去实现。他很快就会迷失方向。"(p. 76)

存在性神经症 存在的虚无还能成为一种精神病,马蒂(Maddi,1967)把这叫作**存在性神经症**。带有这种障碍的人们表现出无法实施意志、无法寻求满足感的状态。

> 对于真理、重要的事情、实用价值、从事的任何一件有趣的事情,他们表现得毫无兴趣或者长期无法相信它们。(还记得卢克说的"我过去从没有像今天这样发现真正的印第安纳是什么样子的"吗?)
>
> [他们]最明显的[情绪]特征是冷淡和厌倦,中间时不时地冒出抑郁的情绪。随着病情的深入,抑郁情绪的出现频率越来越低。
>
> ……即便出现某些精神活动,这些活动也只是为了保证把作出决定和付出努力的精神消耗降到最低。(Maddi,1967,p. 313)

戴维森和尼尔(Davison & Neale, 1982)进一步用"**发病前**"人格(premorbid personality)的术语描述了存在性神经症。有存在性神经症体验的人都强烈地感受到"空虚和缺乏满足感,尽管事实上他们在各自的岗位上极好地满足了社会的需求"(p. 60)。

弗兰克不清楚处在这种状态中的人们是否正在接受正规的心理治疗。他觉得,给他们提供治疗的主要是那些具有斯金纳主义倾向的治疗师——他们一直是以匿名身份对患者进行治疗的。

意义疗法

弗兰克指责精神分析营造的是一个虚幻的世界，里面只是面具和镜子。他担心许多精神分析师不信赖一切真实的东西(不管怎么说，如果人们跟着里奇的思路走，是不会犯这个错误的)。因此他们游戏般地把意义一层层地剥开，却从来不去了解在层层意义的底端的真正人格。

> 我要说的是，我们有必要把面具从那些为别人脱面具的人身上脱下来！虽然在某些情况下，为别人脱面具是正确的，但是他们应该在真正的人面前停下来，否则只能表示那个给人摘面具摘得停不下来的心理学家低估了来访者。(Frankl,1959,p.161)

弗兰克的存在**意义疗法**(logotherapy)的主要内容是更新对目的、意义、意图的理解，用以填补弗兰克所谓的"存在真空"(existential vacuum)。意义疗法所强调的是：

● **参与具有创造性的、内容丰富的活动**。追求生理、智力和以服务为目的的工作——"奉献给世界"。

● **接受陌生的体验**。把自我放置到自然和艺术的美丽环境中，感受它们的力量；在集中的感觉体验(sensory experience)中释放自我——"伟大的时刻"。

● **建立一套价值观**。有目的地、勤劳地、勇敢地生活，接纳不可避免的事实——超脱自我。

弗兰克对生活意义的诠释就好像乘坐火车去一个遥远的目的地。其真正的目的在于充满希望地出游、完全地体验旅行，这个过程的意义胜过到达目的地的意义。弗兰克不是要我们获得什么——比如像自我实现那样的高级体验。相反，他要我们摆脱对自我的关注，不去管这种旅行会不会实现自我保存或自我实现。他提出，如果人们对自我全神贯注，那么

> 他们就看不到自己在这个世界里存在的意义和目标了。当他们失去目标(他们的任务和意义)，而后意志消沉地对待存在意义的时候，他们变得只对自我感兴趣。在心理上保持健康意味着超越对自我的关注，超脱出来，将这种关注专注于自我的意义和目的中去。于是自我就会自然而然地被实现和满足。(Schultz,1977,p.115)

两段逃离地狱之行

弗兰克希望心理治疗通过汲取我们存在意义的方式为我们服务——通过与他

自己相同的方式生存下来。如果你对这种观点感兴趣，那么你自己可以自己读一读弗兰克的书。然后我建议你读读阿里克斯·黑利的《马尔科姆·X 自传》(*Autobiography of Malcolm X*)(Haley,1965)和埃利·威塞尔的《夜》(*Night*)(Wiesel,1960)。

当你阅读《马尔科姆·X 自传》的时候，问问你自己，用弗兰克的观点怎样解释马尔科姆经历的变化。马尔科姆开始时是一个街道流氓，后来却变成了一个领袖，领导美国黑人从深陷的绝望与毁灭中走了出来。

当你阅读埃利·威塞尔的书时，问问你自己，弗兰克在集中营的经历是否和年轻的威塞尔有相似之处。在《夜》这本书中，我没有看出多少内容是支持弗兰克的，但是我鼓励你作出自己的判断。

罗洛·梅

339　　　存在主义谈话疗法的第三种取向促成了本书的开始部分。罗洛·梅生于 1909 年，1994 年逝世。他出生在俄亥俄州的一个小镇上，毕业于奥柏林大学，在那里他对人文学科很感兴趣，并受到了当地进步的社会和政治风气的熏陶，奥柏林社区至今保留着这一风气。梅是我所知道的心理治疗家中唯一一个出版自己艺术书籍的人，那本书的名字是《我对美的追求》(*My Quest for Beauty*,1985)。他在这部作品中表露出这样的观点：在他刚步入成年的社会动荡时期，使他生存下去的唯一支柱就是感知和欣赏"美"的能力。

梅在读研究生时学习了心理学，但是他觉得他所学的东西"天真而且简单，[缺少]把生活变得丰富、精彩的真正内容"。他"渴望自己所处的群体中有人能够对绝望、自杀和常态焦虑的含义提出问题"(May,1973,p.2)。

梅在接下来的一年大学生活中(1932—1933)对阿德勒(参见第八章)的理论进行了研究，并到维也纳与他一起工作。他结束这段经历后明白了自己接下去想如何生活，但是他不知道怎么实现。美国的研究生院太行为主义和实验主义了。因此他抱着试一试的想法进了联合神学院，这也是罗杰斯本科毕业后选择的研究生院。梅在那里与同时作为存在主义者和神学家的保罗·田立克成了朋友，从梅的著作中明显可以看出，此人对他产生了深远的影响。

梅把宗教与 1930 年代其他一些学说结合了起来，写了一本关于咨询的书，他与阿德勒一起在儿童指导诊所的经历对他产生了很大的影响。那时，他已经回到了研究生院(哥伦比亚师范学院，这一选择再次与罗杰斯相同)。就读期间，他患上了肺结核,差点丢了性命,但他一边与病魔斗争,一边花时间学习,最终取得了临床心理学的博士学位。

我们中间有很多人有过类似的经历,在他们看来,梅一边与威胁生命的病魔作斗争一边完成心理学研究生学习是非常自然的。而梅后期的许多关于人类力量、耐性和获得成功的思想都来源于这段经历:

> 我生病的原因不光是过度工作或反对使用结核疫苗,还因为我努力地想成为另一个人。我的生活曾"极度外向",东奔西跑,同时做三份工作,因此我的另一面得不到使用和发展——这一面很安静,这一面促使我阅读、思考、"邀请我的灵魂"(又是惠特曼的诗),而不是上足马力、忙于工作。这次生病给了我一次机会重新发现失去的那部分自我。这一疾病仿佛是自然在以自己的方式对我说:"你必须完全地成为自我。如果你没有做到,你就会生病;唯有成为你自己,你的病才会好。"(May,1953,p.95)

完全的、整合的、本真的自我

梅的存在主义心理学涉及的主要问题包括自我整合、本真存在,以及在那些被现代文化非人性化作用误导的人身上重新发现自我。存在主义者中的英雄是反抗的英雄,他抵御着周围世界的疯狂。然而,这种人难道不是典型的疯子么? 他们难道不是"无法调整"自己的生活么? 难道不是无法适应现实么? 如果换一种角度来看待这个问题,我们可以问:"做到'正常'、完美地适应这个机械化的大学或公司要付出怎样的代价?"

精神阉割 梅提出:做到"正常"所要付出的代价是一种"**精神阉割**"(psychic castration):

> 我所接触到的一个又一个病人(特别是居住在麦迪逊大道的病人)选择了被阉割,也就是放弃他的力量(梅明确地说明过:男人和女人都会遭遇这种困境,尽管他使用的是男性的"他"),为的就是让自己被放逐。真正的威胁在于不被接纳、被驱逐出群体、被孤独地扔在一旁……一个人自身的意义变得毫无意义,因为这种意义是从其他人那里"借来"的。(1967,p.120)

BBC的系列喜剧《弗尔蒂饭店》(*Fawlty Towers*)是我最喜爱的电视节目之一。在这个故事里,约翰·克里斯(John Cleese)饰演的巴兹尔·弗尔蒂(Basil Fawlty)是一个处于半疯狂状态的饭店老板,饭店开在英格兰的山脚下。其中有一集内容讲的是:巴兹尔的妻子给他下命令,让他在饭店里做一些事情,并一遍遍地警告他:"巴兹尔,如果你不按照我说的去做,你知道会有什么后果,不是么?""当然,亲爱的",克里斯说,"但是你首先得安排好才行。"

此在   梅告诉我们,我们都在某种程度上与巴兹尔有着相同的处境。我们都面临着这样的选择:要么完全被认作一个疯子,要么向充当刽子手的当局低头。用存在主义的方式来说:我们都面临着持续的、不可避免的**存在矛盾**(ontological dilemma),这是我们自身存在所面临的困境。

一方面,我们都希望以一种活跃、清醒、真诚的状态"存在于这个世界"。在德语中,这种状态专用的术语叫作"Dasein",即**此在**(字面意义为"在那儿"):

> 此在反映出人类是在那儿的存在,同时还暗示着人类拥有一个"那儿",通过这个"那儿"知道他自己在"那儿"而不是其他地方,但是我的这个特定的"那儿"除了表示我当下存在的空间外还代表着时间。人类能够意识到自己的存在,因此人类对自己的存在负有责任。(May,1958,p.41)

另一方面我们感到,当一个人作为人类的成功一员站在上帝面前或面对宇宙的时候,他正处在被阉割的边缘。这样的人不但有可能被众神杀死,而且有可能被其他所有人孤立。这就是俄狄浦斯 * 的命运,这个国王挑衅了传统的智慧与虔诚,还想知道众神掌握的真理。这种反抗也许会激励那些崇拜兰德(Ayn Rand)的自负的个人主义者,但是我可被它吓得半死。

存在焦虑和罪疚   按照梅的理论,我们基本的、存在的选择总在存在焦虑和存在罪疚之间。当我们"实践前人从未做过的事情"或独自一人身处这个世界成为另类的时候,**存在焦虑**(ontological anxiety)就会萦绕心头。当我们"随大流"、不真诚、肤浅地生活时,我们会感到焦虑,当我们试图摆脱这种焦虑时,就会产生沉重感,那就是**存在罪疚**(ontological guilt)。

就像皮尔斯(参见第十六章)的理论所说的那样,为了分散我们对这种痛苦矛盾的注意,我们可以用盲目的愤慨和琐事来充斥生活——皮尔斯把这些琐事称为"鸡屎、狗屎、大象屎"(因此我们就不会过多地注意尺寸,也不会忘记我们和动物之间的共同点)。但最终吵闹会平息,胡言乱语会停下,大脑会进入思考状态。当我们开始认识到、感觉到、至少开始知道一些事情的时候,我们便无处躲藏。那么我们该怎么办?打开另外一瓶廉价的酒?寻找一夜情?制定一个发动战争的秘密计划?还是做一些更有创造性、更有内涵的事情?

梅说,如果现代心理治疗还算有点作用的话,那么它应当为存在的瞬间提供有意义的、可靠的资源。他把人类体验的困境放在了其治疗事业的中心位置。他希望

---

* 底比斯王子,曾破解怪物斯芬克斯的谜语,后误杀其父并娶其母为妻,发觉后自刺双目,流浪而死。——译者注

谈话疗法提供"一种情境，患者在其中能够获得认同感，也许还能[通过]深入、拓宽意识来发现并发展存在的重要性和责任感"（May，1967，pp. 211，220）。

梅的谈话疗法中的爱与意志

如果我们谈论的是意识，那么我们只是在威廉·詹姆斯和玛丽·卡尔金斯的基础上向前迈进了半步，甚至不到半步。因为玛丽要求治疗师做的另一件事情就是在来访者心中树立意志。自我指的是对个人存在负责的机制，梅重新定义了意志，认为它是对自我定义的承诺：

> ［詹姆斯对自己施加意志，让自己获得自由，这一自由练习显示出］我们拥有选择的力量……说得实际一点就是："让它成为我的现实"。当詹姆斯下令说"让它这样"的时候，这是他的飞跃，这是他的承诺。他知道，在行使意志的过程中，人类不光是为了表面的满足，更是为了创造，他们是在构造一些从未存在过的事物。作出这样的决定、下达这样的命令是要冒险的，但这使得我们对世界的贡献永远地保持了原创性。（May，1969，p. 269）

许多接受治疗的人被认为是没有意志的。如果他们坚持认为我会把桌子掀翻 342 以表明我正在报复他们对我的挑战，那么这是一件好事。

愿望的价值 我通常在开始讨论意志之前会先和我的来访者见面一到两次，谈论愿望。几乎所有人都有能力许愿，哪怕是在他们感到压抑的时候。

对于那些说自己没有任何愿望的来访者，我总能让他们说出他们不希望发生的事情。大多数人或早或晚都说出了自己一直渴望爱、渴望与现在不同的身躯、渴望权力、金钱，或获得第二次、第三次、第四次、第五次的机会来重做某件事情（当我们面对真正的机会时，我们特别"善于"错过）。

和梅（1969）一样，我相信愿望混合了感情。一旦我看过某人的愿望列表，那么这个人在我眼里就不可能再是怪人了。当然，来访者的愿望列表通常错乱而且毫无理性可言："我的愿望是减肥，那么 X 就会像我希望的那样爱我，然后我就不会过量饮食了。"这一句话里面显然有几个不同的愿望，它们都混杂在一起，被"拐弯的思想"连接在了一起，处于绝望的漩涡中。但是作为一个治疗师，一旦我洞察到一个愿望，我就一定能把自己与这种感情联系起来。一旦如此，我就能够集中意志做一个"治疗侦探"。

如果你能将某一愿望和感受联系起来，并且在他人帮助下明确这个愿望——使它变得容易理解而且符合实际，那么你就离意志行为仅半步之遥。一旦将愿望的力量与感受的力量相结合，你就能够作出决定来实现你的愿望。当一个人能为实现愿望而决心行动,他就在体验意志行为。

决定与选择   奇怪的是,当意志严阵以待的时候,你会发现愿望只是小事甚至毫无价值,这种情况时有发生。这时,你当然可以把它扔到一边。在很多情况下,愿望是"大型演出"的预演,它像一个"听话"的人那样存在于这个满是复杂选择的世界上。于是问题来了:你如何驾驭这一意志? 你如何把自己的存在从敌对力量中解救出来? 我想弗洛伊德曾把自己的精力都用来考虑这个问题。

343　　我们的回答也许会与荣格一样——他曾在反对实证主义反活力论者时说道:"如果你认为自己对意志没有控制权,那么你忘了一个事实——你正在继续着自己的生活。"

　　你活着。因此你面对的是自己存在的终极愿望。如果你对自己的意志没有内在的驱动或感知,那么你为什么选择活下去呢? 你所有的愿望归根到底难道不是你的此在的表达吗? 也许你读了太多弗洛伊德的作品。如果是那样,你是否对自身存在的最深处、最阴暗的部分感到恐惧呢?

　　你也许反对"所有的愿望都必须实现"这种观点——"每年有成千上万人自杀! 心理治疗当然必须认识到有些愿望极端有害,绝对不可以变成现实。重大的愿望必须经过审查、规范和鉴定,以保证人类文明得到延续。不然我们就会生活在人人追逐愿望的无政府状态!"(这就是许多治疗师在存在主义的空想中所构想的"逍遥自在的无政府主义者"。)

　　答案可能是这样:存在主义治疗师可以利用自杀的可能性和其他不好的愿望,就像护林员利用适当的燃烧来停息森林大火。也许可以让治疗师当面质问自杀未遂者和强奸犯,质问他们如何看待自己的存在——让他们知道选择活下去或爱一次事实上要比选择死去或暴力得到性满足更为勇敢——也许人生的轨迹可以改变。这种观点强调的是选择。也许唯有选择才能鼓舞那些生活在绝望中的人们。那么,人们或许不该指责心理治疗师过度简化了人类的境况。

从心理学的角度看待罪恶的力量

　　许多存在主义者对于原始生命力(diamonic)概念(意志的另一个方面)的想法要复杂得多。这是一个相当精巧的概念,我不得不在此简化梅的著作,尽管这样做会失去原作的优雅风格。原始生命力是"一种自然机制,具有完全控制一个人的力量"(May,1969, p.121)。生气和愤怒是原始生命力,或可能成为原始生命力。原始生命力可以被当作生活中的激情——比如诗人唤起愤怒,因为他不想平静地度过那个夜晚。

　　作为社会的成员,我们都知道当原始生命力在人际交往中超出正常范围的时候,是非常危险的。原始生命力这种现象在某些社会中极为忌讳。比如在日本,任何一种对激情的另类表达都可能影响群体中的"和"(wa),即和谐。我们这些处在西方文化中的人也有很多人害怕原始生命力,害怕能量被吸走的感觉,害怕严重的焦虑感。

下面这段内容是原始生命力控制意志的第一个例子：在弗兰克卷入大屠杀时 **344** (参见 1941 年埃里克·弗洛姆的《逃避自由》[*Escape From Freedom*]),原始生命力对这个被囚禁的精神病学家来说成了一次机遇,它使得弗兰克接受了自己的生活,使得他在自己的苦难中寻找意义。

有些本科生企图自杀,因为恋人背叛了唯一重要而且非常具有原始生命力的爱情。但他们(数据显示男性的比例较高)并不知道,治疗不但可以滋养他们已知的爱情,还可以开掘出那部分未知的自我。

艾滋病患者可以选择结束自己的生命,也可以成为现代的死亡天使——或者迎接原始生命力的挑战,用剩下的生命证明自己有资格做一个人。

结婚多年后被丈夫抛弃的妻子可以变得愤怒而绝望,成为一个受害者,也可以"做个婊子"——"好好生活是最成功的报复"(参见第十八章)。

梅(1969)是这样描述原始生命力改变人类的力量的：

> 我们知道,原始生命力开始时是非个人的(impersonal)。我被男性激素和性情的需求左右着。第二阶段中,意识得到了深化和拓展,在这个过程中,我把原始生命力变成了个人的(personal)。我把这种性的欲望转化成了爱与被爱的动力,对象就是我喜欢并选择的女人。但是第二阶段并非最后一个阶段。原始生命力把我们推向了逻各斯(logos)[深层的意义]。我越是倾向于与原始生命力和谐相处就越觉得自己接近现实。这种接近逻各斯的过程就是超个人(transpersonal)。因此我们从非个人走向个人,再从个人进入意识的超个人境界。(p.176)

生活就是这样

不管怎么说,迎接原始生命力挑战的人至少完完全全地活着。埃德加·爱伦·坡(Edgar Allen Poe)曾写道,一个人的一生中只有四件重要的事情：出生、结婚、死亡、以及衔接这些事件的恐慌。我们学校里有一个学生曾在图书馆的墙脚上涂鸦："恐惧最大的好处就是从来不会觉得无聊。"

存在主义治疗师把来访者带入完全的清醒状态,让他们对生活情境(恐怖或者其他)的每一个方面都保持清醒。其目的在于唤醒来访者,让他们进入存在的现实

(realities of existence)，让他们意识到："这就是生活！我现在的生活不可取代。"

精神病患者试图逃避威胁，因此他们的存在方式是了解一些无关痛痒的存在事实："如果我闭上双眼，那么狗熊、系主任、银行、工作结果这些事物就与我无关了！"治疗师的任务就是鼓励这些人把蒙蔽双眼的手松开，让他们将自身的存在暴露于各种可能性中。

存在主义心理治疗要求治疗师和来访者双方都以这样的方式来看待生活，不要过滤，也不要寻找借口。梅认为真正的自我肯定是由这些要素组成的：个人勇气、自我意识、未受污染的觉知、群体参与、知觉和现象学中心论，以及对探索未知的渴望(Monte，1991，pp. 489－496)。来访者向治疗师求助，就是希望能够拥有(有时候是重新发掘)这些特质。从存在主义的视角来看，治疗师是一位领袖或向导，来访者则是朝圣者。而生活本身，就是一种朝圣。

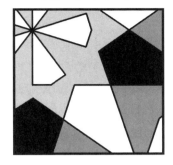

第十八章

走近女性主义心理治疗

反驳

可以这样说,谈话疗法就是一部关于强势的男性理解和解决女性情绪及心理障 碍的历史。近年来,女性却开始"反驳"她们的心理治疗师,并拒绝被动地接受那些让她们忍气吞声适应社会的治疗。

艾达·鲍尔(即弗洛伊德在案例研究中提到的多拉)是一个脾气暴躁的年轻女性,她生活在一个婚姻不忠和性反常的家庭之中。弗洛伊德并没有认识到造成多拉精神上痛苦的真正原因是她所生活的世界而不是她的精神,这在一百年之后的今天是很难以想象的。在弗洛伊德的思想遗产之中,最令人遗憾的一点就是他把女性情绪和心理上的问题都归罪于女性的精神。尽管如此,多拉还是勇敢地面对了那些破坏她心灵平静的成年人,并成功地进行了自我治疗。这也是最早记录在案的通过个人赋权而痊愈的案例之一。

心理治疗中的女性主义思想主要有两个流派。第一个流派中的一些心理治疗师,像南希·乔多罗等人,试图重写精神分析的历史。她们想反映出女性的体验,她们想从精神动力的角度书写对女性的全新理解。这种全新的理解不以男性为标准,并注意到了女性和她们的母亲之间的纽带。隶属于这一流派的其他治疗师,如卡伦·霍妮和卡罗尔·吉利根,则把女性独特的发展模式作为她们的研究中心。

另一个流派的心理治疗师质疑所有基于"女性之痛苦源于其心智"这一观点的治疗的价值。调查表明,社会对性别问题普遍存在的偏见在对女性的临床治疗中造成了重大错误。甚至连那些经验丰富的治疗师都不能避免这种错误(Broverman et al.,1997)。这项调查表明,心理治疗师倾向于把男性作为健康、成熟的人类的 标准。

女性主义社会批评家玛丽·戴利认为：一切现有的心理治疗都是以男性为中心的，它们并不关心女性在社会中面临的问题。基于这种想法，心理学家艾德娜·罗林斯和戴安娜·卡特在 20 世纪 70 年代勾画了一种真正意义上不带性别歧视的心理治疗。但实际上，不带性别歧视的疗法并不能解决女性的特殊需要。直到 1980 年，露西娅·吉尔伯特才提出了女性主义心理治疗的基本要素。这些要素是基于一个赋权模型运作的。

真正独立的女性主义疗法至今还没有形成，因为还没有统一的理论或特定的方法论能够为女性主义心理治疗指明发展道路。不过，有三条准则可以区分女性主义疗法和其他传统疗法，即：改变所有使患者感到压抑的治疗方法；在治疗师和来访者之间建立平等的成人间的关系；把向求助者赋权作为治疗目标。（我们将在第十九章中继续讨论赋权这一主题。）

很显然，心理治疗是政治性的。心理治疗相信特定的精神干预可以减轻病人的痛苦；相信人们能够探索真实的内心生活；还相信心理治疗可以帮助个人理解自己。这些想法都不是中立的。心理治疗的对象——个人，是在社会环境中成长的，所以应该把个人放在社会环境中理解。因此，我们构建对个人发展、精神障碍和为适应变化而出现的心理症状或疗法的理解的方式，恰恰反映了我们自己对这个世界的理解。（Bloom，Eichenbaum，& Orbach，1982，p. 7）

案例研究：艾达·鲍尔与西格蒙德·弗洛伊德

　　47 岁的菲利普·鲍尔面临着很多困扰。20 年来,他一直深受梅毒的折磨,还使他的妻子染上了淋病。现在,他年轻貌美的女主人的丈夫变得越来越不耐烦。最令他心烦的是,他的女儿艾达越来越难以驾驭。他还与朋友、邻居探讨过这些问题。医生对他很同情,决定试着和女孩谈一谈,以便找到一个解决办法。

　　但是艾达是一个固执己见的青春期少女。医生很快就发现,女孩的情况在最近的几个月忽然恶化。电击疗法显然没起作用。她现在除了喃喃自语之外根本不能说话,而且一直大声地干咳。任何一个医学院一年级学生都可以断言:歇斯底里症已经恶化成忧郁症。这种忧郁普遍表现在言行举止中,而且会使人变得虚弱。

　　给女孩做完检查之后,医生立即把她的父亲喊来,告诉他说,如果他希望女儿的病情不再恶化,就应该马上让她开始接受每天一小时、每周六天的治疗。这样的治疗可能需要一年甚至更长的时间。治疗当然需要很长时间,这是一个很奇特的案例。

　　作为医生的西格蒙德·弗洛伊德从来没有见过一个女孩如此沉溺于手淫。他对忧心忡忡的父亲解释了这种医学现象:

　　　　歇斯底里症状很少会在儿童手淫的时候出现,它们一般会在手淫之后欲望受到节制的时候出现。这些症状替代了手淫获得的满足感。对这种满足感的渴望一直在无意识中徘徊,直到更为正常的满足感出现。(Decker,1991,p. 105)

　　对于这个女孩来说,最好的治疗方法是结婚,而且一定要找一个成熟的、有丰富经验的丈夫,这样才能满足她郁积许久的性欲。处于同样情况之下的男性还有其他的治疗方法——情人或妓女;但是对于女性,特别是对一个 17 岁的少女来说,这是唯一的方法。

　　另外,还可以尝试新的精神分析法——谈话疗法。弗洛伊德说,这种方法在他的同事约瑟夫·布洛伊尔(Josef Breuer)的一些案例中已经奏效,特别是对像艾达这样很不稳定又固执的女孩,这种疗法很有效果。弗洛伊德本人在治疗年轻女性时,基本上已经用精神分析取代了电击疗法。精神分析也许能奏效。

　　但艾达是一个很顽固的女孩,她讨厌医生。她已经病了很多年,却没有一个医生能治好她。她憎恨所有的医生,那些所谓的医生曾差点把她害死:他们把盲肠炎误诊为假孕,把她丢在一边让她连续多天经受痛苦的折磨。但她的父亲坚持让她接受治疗,他用收容所和强制治疗来威胁她。有很多(可怕的)方法能让叛逆的女孩屈从于"理智"。1900 年,在过完 18 岁生日后不久,艾达·鲍尔开始接受精神分析治疗。她就是精神分析史上那个著名的多拉。（该故事的所有细节都来源于Decker,1991。）

维多利亚式的"绅士之约"

12 岁时,多拉发觉了她的父亲和"K. 太太"长期的情人关系。K. 太太是他们一家在维也纳居住时隔壁邻居的妻子。她很年轻,但身体不好。多拉对父亲的情人很着迷。她以帮忙照看年幼的孩子为借口,经常和 K. 太太一家待在一起。不过,其实多拉最喜欢观察她父亲在 K. 先生外出经商时大模大样地进进出出 K. 太太家。

两年后,当两家人一起去山区度假的时候,这段风流韵事开始披露出来。这对情侣住在相邻的单间,远离其他家庭成员。在这对情侣眼里,多拉比他们各自蒙在鼓里的配偶更加棘手。

终于,K. 太太告诉多拉的父亲,她的丈夫开始不满她的婚外恋。但她还注意到,他有些迷恋多拉。

这时,多拉的父亲想出了一个好主意。他暗中安排,在后面几天时间里把多拉留在旅店,让 K. 先生单独照看。他认为他绅士般地"回报了(别人的)好意",就像维多利亚时期的男人那样相互表示理解。

天真的多拉一开始很愿意接受家庭友人的关心,并对他赞美的眼神予以回应。但是,当他的关心逐渐升级,甚至想亲吻和爱抚她的时候,多拉冷淡地拒绝了。

从那起时,多拉就开始出现歇斯底里的症状。刚开始的时候,多拉的病和她母亲的疼痛综合征症状相似。她母亲的综合征来源于丈夫传染给她又没有得到合理治疗的慢性淋病。她把多拉带到巴伐利亚乡下的温泉浴场生活了好几个礼拜,这里的泉水据说有"清洁功能",可以治疗她们相同的妇科疾病。按照弗洛伊德的说法,接受这些治疗是在被抛弃后的生活中最强烈的激情释放,这是她的被动复仇,是一种"阴道攻击"的症状。

此时,弗洛伊德甚至认为母亲的强迫性"清洁仪式"是造成多拉病症的一大因素。最后,她的家里变得彻底"清洁",多拉的父亲甚至被禁止进入起居间拿雪茄烟。多拉的母亲认为:如果她允许自己的丈夫在屋子里自由行动,那么他就会污染这些干净的房间。弗洛伊德把这种做法称为"家庭妇女的精神错乱"。弗洛伊德描述道,"她清洁了所有的房间和生活用品……以至于别人都不可能使用和享受它们。"

同时,多拉拒绝了 K. 先生更为热烈的求爱。在此过程中,她的歇斯底里变得越来越严重——所有的神经病医生,包括弗洛伊德,都对她的咳嗽、失声、头痛以及呼吸急促无能为力。这些症状出现的时候,她才 15 岁。

1900 年下半年,从多拉的梦境和自由联想显示出的资料来看,弗洛伊德开始理

解并相信女孩一直在对他讲述的故事。不管怎么说,这个故事并不算稀奇,而且她 350
的歇斯底里症完全符合她所描述的与 K. 先生之间的遭遇。如果她愿意接纳所患病
症的本质并将幻想理性化,那么也许过不了多久她的病会好的。

　　弗洛伊德向多拉解释说:她不停地咳嗽是因为她在无意识中希望变成 K. 太太,
这样就可以成为她父亲真正的情人。这就是弗洛伊德早期的临床精神分析的解释。
多拉在无意识中盼望着观察父亲的情人(其实是自己)与父亲口交,而咳嗽恰恰是对
这种愿望无意识的排斥。

愤怒在治疗中的价值

　　作为一个成长在 1900 年代的维也纳中产阶级青少年,多拉发现自己被卷入巨大
的矛盾之中,这个矛盾是我们难以想象的。从外界的眼光来看,她和她的母亲都是
"确定无疑的病人":她们都精神紧张,虚弱,病态。同时,只有家庭成员才能发觉,多
拉不仅卷入了她父亲和情人的私情,还被 K. 先生的重重诱惑支配着。但现在医生却
告诉她:她的病是由她不纯洁的思想和行为引起的。

　　多拉对此感到十分愤怒。按照精神分析史的说法,这是弗洛伊德第一次遇见
"负移情"的病人(如第十七章所述,这是病人无意识地把过去的某种否定情绪议程
[negative emotional agenda]投射到了自己与治疗师之间的关系中)。但我认为这个
女孩只是愤怒——更确切地说,是狂怒。

　　最后,多拉决定把所有的事情都告诉弗洛伊德:"你可以让我父亲和 K. 太太分
手。另外,叫他让 K. 先生离我远点。"75 年之后,女性主义心理治疗师会把多拉的自
信表现解释为痊愈的第一步。

　　但弗洛伊德却很不满意多拉的父亲把这么麻烦的女孩丢给他。他发现多拉真
正的问题在于:K. 先生的求爱所激起的性欲给她带来了巨大的恐惧。特别是——
弗洛伊德解释道:在观察父亲与其情人做爱时,她对父亲的欲望被激发了出来,她无
法消解这种感受。显然,多拉和弗洛伊德居住在不同的星球上。

　　所有这些事情发生的时候,弗洛伊德正不知疲倦地工作着,制定着精神分析的
基本规则,欲使其成为一项革命性的科学运动。很显然,他最主要的目的是寻找符
合其理论的案例。在凯瑟琳娜的案例中,他曾经歪曲过一些事实——他隐瞒了凯瑟
琳娜曾遭父亲强奸这一事实;在伊丽莎白小姐的案例中,他也歪曲过一些分析,还认
为她和多拉很像。看起来,弗洛伊德完全不能应付年轻的女病人,用现在的说法就 351
是"不知其然"。

　　此时,多拉自杀的倾向越来越严重,而她的父亲也开始担心会有什么可怕的事
情发生。在这个时候,当然,K. 先生仍在要求那女孩做他的性伴侣。

最后,在连续三个月的治疗之后,多拉不再要求医生重新看待自己所说的一切了。1900 年 12 月,多拉不愿继续接受弗洛伊德的治疗。

当弗洛伊德听到这个消息时,他认为:多拉之所以放弃治疗,是因为她把对父亲和 K. 先生的"残忍冲动和复仇动机"移情到了医生身上。弗洛伊德的英语版传记的作者欧内斯特·琼斯(Ernest Jones)的想法更为极端。他在 1955 年写到多拉的时候,在注解中添上了几句话,说多拉抛弃弗洛伊德的行为证明她是一个"总是以怨报德的令人不愉快的人,[这也是]她过早停止治疗的原因之一"(p. 256)。

琼斯和弗洛伊德都没有告诉我们:多拉的结局还算幸福。她于 1 月开始接受弗洛伊德治疗之后,抑郁症先是有所加重,但之后又有所好转。她的父亲对她放弃治疗的事情感到十分恼火。但弗洛伊德却责备他没有强迫自己的女儿继续接受治疗。他仍然坚持认为:多拉的病根是由手淫引起的、并被 K. 先生的"关心"推动了性幻想和未被满足的性欲。但是在冬天,艾达(现在我们应该重新这样称呼她)却努力控制住了自己的情绪,于是歇斯底里的症状逐渐消失了,她终于有所好转。

五月,艾达参加了 K. 一家为他们的 9 岁女儿举办的葬礼。由于一些原因,可能是因为亲近多年的女孩的夭折带来的悲伤,艾达决定抓住这个时机。她质问 K. 先生和 K. 太太,要他们承认他们之间发生的事情以及对她所做的一切。两个悲伤的成人崩溃了,他们在所有人面前承认了艾达所说的一切。艾达回家之后,也要求她的父亲承认所有的事实。

这些事情的结果是:艾达的歇斯底里症大有好转。对于毫无经验的艾达来说,谈话疗法变成了"**对抗疗法**"(confrontative cure),而这种治疗十分有效。

最后一次相遇

阅读这个案例时,你一定会为人类的精神力量感到吃惊,特别是这种力量体现在了这个富有悲剧色彩的、自我毁灭的 17 岁女孩身上——这个 15 岁时就被弗洛伊德称为"聪明美貌又心智早熟"的女孩身上。

352　　关于她的下一条消息很值得注意:两年之后,也就是艾达 19 岁的时候,她的右颊突然开始神经痛。4 月 1 日,她决定找弗洛伊德治疗,而且非他不可。但弗洛伊德认为她的来访是神经症病人的圈套,便拒绝与她会面。他写道,她特意选择在愚人节的时候造访,他是不会上当的。他说,他已经看出这是多拉的残忍圈套,她想让他想起她对自己和对 K. 先生的侮辱。弗洛伊德特意指出:他不仅没有上当,而且还让人转告多拉说他决定"原谅"她 15 个月以前对自己的侮辱。这也是多拉最后一次闯入弗洛伊德的诊疗室、闯入他的心灵。

探索女性心理上的痛苦

在这则案例发表之后,弗洛伊德用精神分析法治疗其他女性患者的尝试也都以失败告终。人们以为这将结束精神分析(谈话疗法的一种变体)短暂而又不幸的历史。但事实却与此相反,多拉为女性性欲的"黑暗大陆"及神秘无意识生活之本质提供了教学案例。弗洛伊德通过多拉的案例开始探索在神经症治疗中起作用的移情关系的力量。但他从来没有认真审视过自己的动机和方法,也没有重新思考过多拉这个案例的真正本质。

弗洛伊德的精神分析法

无论我们怎样批评弗洛伊德对歇斯底里症女患者缺乏理解,我们还是得承认:他在很多方面都远远超前于他所处的时代。在那时,治疗歇斯底里症的常用方法包括窒息、用湿毛巾鞭打、嘲笑、公开侮辱,还有用冰水冲洗。下面一段话是一位著名的医学教授格雷(L. C. Grey)在 19 世纪 80 年代晚期说的。他在教他的学生如何"战胜"患有歇斯底里症的顽固女人。

> 不要自以为你们能够轻松地战胜(那些歇斯底里症患者)。恰恰相反,你得做好一切准备,因为你的性情、才智和神经都会经受到比最复杂的外科手术更为严峻的考验。那些有勇气和机智对付最棘手的歇斯底里症患者的人,一定能够应对生活中所有重大的突发事件。你们每天必须用坚定的意志、铁一般的决心和机智,教训你们的病人——这就是法国人所说的"天鹅绒手套下的铁手"。(1888,转引自 Smith-Rosenberg,1972,p. 675)

用另一种方式看待歇斯底里症　现在看来,多拉正是年轻女性对抗家庭和文化巨大压力而"逃向疯狂"(flight to craziness)的经典案例。在审视了 18 世纪女性的歇斯底里现象之后,史密斯-罗森伯格(Smith-Rosenberg,1972)把歇斯底里症归于性别角色和性别角色冲突,在当时的社会

> 完美的女性……被认为应该温柔、优雅、敏感并充满爱心。她是宗教的捍卫者和礼教的代言人。女性的任务是引导世俗的、容易受诱惑的男性安全地绕过无神论和性欲的漩涡……认为中产阶级妇女感情用事、虔诚、温驯和体贴的成见将会在整个 19 世纪变得越来越深。(pp. 655 – 656)

简而言之,维多利亚时代的女性是"软弱的性别",但是她却要解决作为一个女性面对的巨大矛盾:

> 在社会化的女性理想形象和女性被迫生活……的现实世界之间存在
> 很大的不连续和不一致性。前者来源于女人和母亲的理想形象之间的二
> 分。理想的女性温柔、感情用事、依赖别人,是天生的追随者。理想的母
> 亲,不管是在过去还是现在,都是强壮的、独立的保护者,要照料好孩子和
> 家庭……未成年和成年的女性角色之间的不连续,还有发展真正自我力量
> 的失败都和歇斯底里症一样,超越了阶级和地理差异。(pp. 656 - 657,659)

这样来看,应该把精神分析视作对歇斯底里症治疗的重大突破。但是,精神分析理论阻碍了我们为理解女性的疯狂找到真正有说服力的解释。正如史密斯-罗森伯格(1972)所说,长期以来,精神分析学家都苦于无法与歇斯底里症患者建立“令人满意的、稳固的”治疗关系。同时,他们却坚持认为歇斯底里症的根源在于女性有缺陷的心智,并且认为女性“和她们的母亲之间有一种非常矛盾的前俄狄浦斯(preoedipal)关系,[这导致了]恋母期的发展和成熟的复杂化”(p. 653)。

我们得承认:疯狂根植于病人自己难以控制的世界中。这是一个基础而又明显的观点,但直到多拉之后的一个世纪,人们才对精神病学的教条作出了重新审视。这时,女性主义者已经开始“解构精神分析的理论”。她们的观点显而易见:“多拉所需要的其实是别人承认她所了解的事情的真实性,这样她就可以坚定自己的信念。但是她却受到了成见的阻力——没有人倾听女性的声音(从来没有人访问过多拉的母亲),没有人相信女性(在葬礼上的那次重大事件发生之前,多拉的父亲、K. 太太和K. 先生一直都否认他们暗地里的行为)。女性就像孩子一样”(Hare-Mustin, 1983, p. 593)。

354　弗洛伊德对男性问题的理解和洞察十分透彻,但他却对女性需要面对的人类困境和生存挑战视而不见。这很可悲,也很令人震惊,但他只是时代的牺牲品,他拘泥于中产阶级犹太人对女性地位的看法。1883 年,他在给爱人玛莎·伯内斯(Martha Bernays,弗洛伊德热情地追求她)的信中表达了一种保护性偏见(protective bias)。

> 我敢说我们都同意这个观点:家务劳动,还有照看、教育孩子的任务构
> 成了女性的全部生活,并把她们排除出其他的职业……让女性和男性一样
> 为生存而奋斗是完全不切实际的想法。我怎么能把优雅可爱的女孩想象
> 成我的竞争对手呢? 无论如何,我会告诉她我爱她,愿尽一切努力把她从
> 竞争者的角色拉回宁静平和的家庭生活……年轻时是男人仰慕的宝贝,成
> 年后是男人爱护的妻子,这就是女性的位置。(1883/1960,pp. 75 - 76)

“这个女人想要什么?”　还有这样的可能性:弗洛伊德有厌女症(misogynic)的倾向。他在 1925 年(1964a)写道:

我不得不说(虽然我知道这样表达不好),女人对正常伦理的标准和男人是不一样的……我们必须顶住女性主义者拒绝承认这一结论的压力。那些女性主义者急切地想让我们承认男性和女性在地位和价值上是平等的。(p.258)

1933 年(1964b)他还写道:"羡慕和嫉妒对于女性精神生活的重要性远远大于它们对男性的重要性。"(p. 125)弗洛伊德在《文明及其不满》(*Civilization and Its Discontents*)一书中表述了他对女性的总体评价:

女性很快就开始与文明作对,展示她们阻滞和抑制文明的作用——而她们恰恰是用爱的宣言为文明奠定基础的人……她们发现文明的宣言使她们隐入背景……于是她们开始敌视文明。(1930/1961,p.56)

弗洛伊德如此绝望地呼喊,总结在他一生中女性给他带来的挫折,概括与女性之间爱恨交织的关系,这些并不足为奇。在他生命的最后时光里、在与玛丽·波拿巴公主(Princess Marie Bonaparte,弗洛伊德亲自指导其精神分析)的谈话中,弗洛伊德疾呼:"这个女人想要什么?"(Was will das Weib?)(Gay,1989,p.670)确实,女人想要什么?

米切尔(Mitchell,1974)对调和女性主义与精神分析的尝试进行过抨击。一位评论家称赞她的批评"勇敢而重要"。

女性主义运动中的很大一部分内容都受到弗洛伊德的敌视。精神分析坚持认为女性比男性低下,认为女性只有作为妻子和母亲时才能获得真正的女性气质。精神分析被视为维持中产阶级和家长制统治现状的依据之一,弗洛伊德本人就表现出这样的特征。我觉得极端的弗洛伊德主义者应该会对这些描述有所反应;但本书的论点之一为:抛弃精神分析和弗洛伊德的思想对女性主义来说是致命的。虽然人们运用精神分析,但这并不是对家长制社会的赞美,而是分析。如果我们想理解女性、反抗给女性施加的压迫,那么我们就不能忽视精神分析。(p. xiii)

355

但是,正统的精神分析可能会深陷于"解剖就是命运"的论断,如果是这样,那么它就永远不能回答弗洛伊德关于女性精神需求的问题。

海尔-马斯汀(Hare-Mustin,1983)在重新评定了多拉的案例和精神分析对女性的看法后总结道:"女性生活中的某些问题实际上可能是社会、经济、伦理、法律等外部因素造成的,但是人们却错误地认为这些问题是精神分析或临床治疗中的干预造成的精神性扰乱"(p.593)。除了阴茎崇拜之外,可能还有很多因素会对女性的心智造成影响。

但是,对一个如此总结自己对更年期的看法的男人,你又能说什么呢?

> 女性在失去生育能力之后,性格会发生特殊的改变,这是一个众所周知的事实,也是众多人产生抱怨的原因。她们会变得啰嗦、易怒、专横、偏执、吝啬。也就是说,她们会显示出以前没有的典型的肛欲(anal-erotic)特点。古往今来的喜剧和讽刺作品作者都热衷于嘲笑那些迷人的女孩、忠实的妻子和温柔的母亲变成更年期的妇女。我们可以看出,性格的变化与性生活向前性器期施虐(pregenital sadistic)和肛欲期的退行是一致的。在这个退行过程中,我们可以看出强迫性神经症的倾向。(Freud,1913/1958b,pp.323-324)

弗洛伊德怀疑多拉选择在 1902 年的 4 月 1 日那天与自己见面的动机是有道理的:那天是愚人节。

南希·乔多罗的女性主义分析

我并不是说精神分析师对女性患者无能为力。我想说明的是:他们治疗女患者的理论和伦理基础受到了一种深刻而普遍的厌女症的影响,因而带有严重的问题。后来所有的精神分析改革者,包括该领域最重要的人物卡伦·霍妮(Karen Horney,参见第十章),都试图从根本上改变对女性的精神分析的理解。但如果人们认为女性面对的问题都是因她们与男性标准不同造成的,那么怎么会有对女性真正有效的谈话疗法呢?

356　　**修正后的精神分析学说**　在当代心理学界,南希·乔多罗(Nancy Chodorow,1989)在重建精神动力学方面有所建树,她使精神动力理论绕过了弗洛伊德的厌女症思想。乔多罗带有女性主义取向的精神分析集中透视了精神体验对女性成长的重要性。她很愿意把男性对女性的压迫归罪于男性性别的社会化(masculine sexual socialization)。下面这一段很长的选段会帮助你更好地理解乔多罗的思想:

> 弗洛伊德的理论并不仅仅包括对女性的压迫。更确切地说,弗洛伊德给我们带来了有关女性和男性如何分配性别角色、女性和男性的特质如何发展、性别不平等问题如何扩大的理论。弗洛伊德告诉我们自然如何变成文化以及这种文化如何作为"第二自然"为人们所体验。精神分析理论可以用于展示性别之间的不平等,还展示了社会性别分工不仅通过社会和文化制度,还通过精神意识的变化而不断扩大。它显示了性别不平等的扩大是性别系统结构无心的产物;是建立在"女性只能做母亲"的家庭劳动分工

观点的产物;是建立在异性恋规范基础上的性别系统的产物;是假设并宣扬性别不平等的文化的产物。弗洛伊德,还有那些精神分析学家们,告诉我们人们是如何在家庭中成长为异性恋者的(原本恋母的女孩最终变成异性恋者,而不是同性恋者);告诉我们把女性仅仅当作母亲的家庭结构如何在男性(一定程度上也包括女性)心目中建立起心理和意识形态上的男性统治和男性优越的思想,如何贬低女性及女性气质;告诉我们女性如何在与母亲的交往中获得母性。因此,精神分析证明了性别是一种社会文化组织的内部机理,并证实了女性主义早期的论断——"个人的就是政治的"。精神分析认为以心理学形式存在的不平等和压迫是基础的、根深蒂固的。

但是,精神分析不光摆出了这些观点。弗洛伊德认为这些过程并不平稳,性别观念的扩大常常会遇到反对和阻力。冲突的欲望、不满和神经症会出现在人们身上。精神分析始于精神冲突——这就是弗洛伊德开始时试图解释的⋯⋯从心理学层面来看,男性的统治欲对他们来说是具有男性气质的自我防御,是建立在恐惧与不安全感上的;而不是一种直接的力量。精神分析反对过度社会化和完全统治(完全统治是缺乏社会化的体现)的理论。精神分析展示了人们对性别模式和性别不平等制度的不满与抵抗。

人们热衷于套用精神分析并把它运用于自己的生活环境和经历,希望以此解决问题。(1989,pp. 176 - 177)

关于女性的理论　乔多罗成功地避开了传统精神分析学说中"把男性作为标准"的问题。但是,在她修改过的精神分析中,女性心理学仍然普遍而不可避免地受 357 到了家长制的束缚。她是这样陈述的:

有关伦理、种族、性别、阶级身份的多样性问题都未引起足够重视。养育的定义是狭隘的、文化排他主义的,这会把对家庭的解释变得种族主义、民族主义和阶级主义。而且,女性主义精神分析学家很少通过探索改变社会的方法来改变支撑和维持家长制的养育模式。(Enns,1993,pp. 29 - 30)

乔多罗所采取的方法让我想起了我认识的一个年轻的太太。她的丈夫对棒球知识只略知一二,却总是想成为引人注目的焦点。她对此感到十分恼火,但她采取的策略就是:每当丈夫开始谈论棒球,她就把话题引向他不感兴趣的棒球队。这个战略虽然有效地向两人共同的朋友证明了她没有完全被丈夫控制,却不能告诉别人她到底在想什么。同样的,乔多罗使精神分析的焦点远离阴茎,但我们还想从她那儿直接了解每个女性都在想些什么。

虽然女性主义精神分析很可能是女性主义精神分析学家们最感兴趣的理论模

型,但由于他们中的大多数受到的专业训练都以男性中心主义传统的精神动力心理学为主(Enns,1993),女性主义治疗常常只是有关女性的理论。而且,如温伯格(Rigby-Weinberg,1986)所说,乔多罗以及其他"客体关系"(object-relation)理论家(参加第十章)仍"坚持认为女性的痛苦来自她们心灵的内部,这导致了与社会从属、经济歧视相似的'指责受害者'的行为"(p.192)。在传统的治疗学框架中,治疗师和他们的来访者从来没有被鼓励参与"认识并改变和男性、女性相关的个人以及文化意义"的过程(Kaschak,1992,p.211),很多人认为这种过程正是重建个人对自己的头脑、身体和心灵控制的先决条件。

与正统精神分析的历史传统相一致,精神分析的女性主义继续把女性描述为需要得到有力的、能解决难题的治疗学家拯救的被动客体(passive objects):

> 精神分析理论挑战了我们对自己作为一个完整、自主的个体的理解,并试图重建个体的整体性和自主性。它在元心理学(metapsychology)的层面上提供了实现这一目标的两种方法,并在理解方面和治疗技巧上尝试了这两种方法。[乔多罗把母女间的纽带视为女性生活中最主要的精神源泉。]但治疗环境最终可以让我们了解与他人相关联的自我。精神分析只能了解处于分析情境下的自我;对其他情境下的自我只是暗中观察。
> (Chodorow.1989,p.162)

心理学的无意识偏见

358   你也许还记得在第十二章和第十五章中提到的行为主义革命(及其替代品——人本主义的发展),在此之前,美国的谈话疗法业就已完全医学化,就已经以精神动力为中心了。很自然,美国的许多心理治疗师都深受旧世界的谈话疗法影响,他们都接受了正统精神分析以男性为中心的假设和对女性的偏见。

这一问题直到最近才被临床研究者提出。1970年布拉夫曼(Broverman)、克拉克森(Clarkson)、罗森克兰茨(Rosenkrantz)和弗戈(Vogel)发表在《咨询与临床心理学杂志》(*The Journal of Consulting and Clinical Psychology*)上的报告首次披露了一些令人震惊的材料。这些材料足以证明传统疗法对女性的偏见。她们调查了79位不同性别的精神病学家、临床心理学家和社会工作者,让这些人用双极形容词对描述精神健康治疗标准的122个维度。这些词对包括:"很有攻击性——不太有攻击性""很感情用事——不太感情用事""情感很容易受伤——情感不容易受伤""很有逻辑——很没逻辑"等。每一位接受调查的人都要选择极端的形容词描述这些特征。

被试被分成三个互相独立的小组。第一组成员要描述他们心目中"成熟、健康、在社交方面有竞争力的男性"形象;第二组成员要描述"成熟、健康、在社交方面有竞争力的女性"形象;第三组则要描述"成熟、健康、在社交方面有竞争力的成人"形象。

测试结果表明:这三组职业心理治疗师的判断惊人地相似。从激进的女性主义存在主义者的角度来看,不管他们是否考虑过专业训练的本质问题,这些"社会的女仆"(Braginsky,1985)至少把课程学习得非常好。

还有一点也很有趣:46位男性治疗师和33位女性治疗师的答案基本一致。谈话疗法的思想体系在这些弗洛伊德男性追随者和女性追随者的手中都很安全。

对于这些治疗师来说,这个世界上只有成人(男性)和女性两种人。换句话说,一个人要么是成熟、健康、在社交方面有竞争力的女性,要么是成熟、健康、在社交方面有竞争力的成人。但两者只能取其一。有一位女性主义者得出了这样的结论:从美国的心理健康从业者的观点来看,"正常、健康的女性都是疯狂的人"(Hyde,1991,p.321)。早在1900年,艾达·鲍尔就已经发现了这一点。

海尔-马斯汀(1983)在对多拉案例的评论末尾提出了这样的愿望:"随着人们逐渐了解女性过去不为人知的生活,那些古老的神话、传统的期望、不充分和不适当的治疗方法、对性别角色刻板印象的尊奉,再也不会被认为是对女性进行精神分析的基础。"(p.599)和卡尔·罗杰斯(1973)讲述自己在精神分裂的世界中成长经历时所说的一样,她还认为大多数女性应该为她们从未接触过心理治疗师而庆幸。在20世纪中叶,美国的主流临床心理学有这样一条基本论断,"女性主义从其本质来说是一种严重的疾病"(Donovan,1985,p.104)。

性别化的心理学

布拉夫曼(Broverman et al.,1970)的研究标志着美国心理分析行业中女性主义改革者与守旧心理学权威之间长达十年之久的战争的开始。与此同时,实验心理学家们也对这场论战进行了相关的研究。在整个20世纪70年代,性别变量成了数量日渐增加的实证调查研究的焦点。发展心理学开始关注性别构造,社会心理学建设、加强性别刻板印象研究的兴趣开始增加。就在这个时候,一种新的"**性别心理学**"(psychology of gender)出现了。转眼之间,心理学家只有把性别作为研究的主要对象才能申请到研究经费。赞助计划要求在临床和实验心理学的研究生项目中增加女性成员。从记载的人数来看,很多女性为这个学科所吸引。在20世纪80年代早期,更多的女性被授予了心理学博士学位。

这样看起来,美国的心理学马上就要成为一个研究成熟、健康、在社交方面有竞争力的成年男性和女性的学科了。1980年,心理学领域新兴的女性运动领导者之一安妮特·布洛茨基(Annette Brodsky)写道:

> 我觉得我们在这十年里所取得的成就很激动人心。当然,总体来说性别歧视的事件还时有发生,女性特有的问题也常常被忽视,很多治疗师不愿意承认他们还带有一些偏见,而且很少有人告诉他们如何纠正。每一次朝五六十年代猖狂的性别歧视的倒退都意味着我们的战果减少了一些。(p.341)

为了论述她对最近十年心理学发展的看法,布洛茨基引用了1967年女性杂志上刊登的一篇文章:

> 在获得了很多权利以后,她们还想获得更多的权利……的确,她们当前的地位有决定性的优势,一些生物学的证据也可以支持她们现在的地位。但是,她们没有接受过关于平等与责任的训练。她们已经适应了缺少自由、责任,却要提供服务的角色。如果她们获得了平等,就有可能失去那些使她们独特和可爱的特质。(O'Donovan,1967,转引自 Brodsky,1980,p.342)

来自权力中心的阻力

360　　　直至1995年,很多新出版的异常心理学教科书完全都没有提到女性主义。从这一点来看,心理学中的女性主义革命要么已经成功地改变了心理学,要么就是被20世纪80年代保守的"反革命"颠覆了(Rigby-Weinberg,1986)。我猜想这两个论断都有一定的真实性,但后者的真实性显然更大一些。

　　制度化的心理学仍然拒绝承认女性和男性的经历有相同的价值和重要性——不管它们之间有多大的差异。这并不是夸张。最近几年中,我们面试了很多想来我们学院工作的年轻心理学家。从他们身上很容易看出白人男性仍然有力地控制了"正常"的标准。很少有研究女性的人花费很大的精力来解释女性为什么、怎样区别于男性,对女性群体之间差异的研究就更少了。

　　在女性研究项目中,对女性及其体验的研究已经濒临灭绝。主流临床心理学家对这些研究没有兴趣。1993年,我曾用电脑搜索过女性主义心理治疗的主题,找到了最近十年在美国心理学刊物上发表的10篇文章。在这10篇文章中,有9篇都是发表在女性主义刊物《女性与治疗》(*Women and Therapy*)上的。据此,我不赞同女性主义已经主流化并进入临床心理学领域的观点。

　　我很希望在以后几年中,美国心理学协会(APA)能投入更多的资源,并争取立法为临床心理学家提供处方权,而非花费精力确认新申请加入的成员是否对女性心理学的最新发展了如指掌。不过,美国心理学协会(APA)曾在 1977 年致力于对女性的研究。

反对心理治疗中性别歧视的特别工作组

在 20 世纪 70 年代短暂的辉煌时期,临床心理学曾经很有可能把性别研究作为基础。1975 年,APA 出台了关于特别工作组的报告。这个特别工作组中既有男性也有女性,其目的在于调查心理治疗中性别偏见和性别角色刻板印象(stereotyping)的形成。调查对象为 APA 中的女性心理治疗师。

工作组划分了在心理治疗交流中出现的性别偏见和性别角色的四个主要部分:

● **传统的性别角色的形成。**工作组特别调查了女性在吸引、服从男性的基础上促进情绪和心理健康的行为。一个病人对自己曾经接受的治疗作出了这样的描述:　361

> 我十八岁起开始接受第二次心理治疗,在一位女性治疗师那里治疗了两年,每周两次。她总是想让我承认我真正想要的是结婚生子、过"安全的"生活;她很注意我穿什么衣服,而且和我母亲一样,如果看见我的衣服不太干净,或者看见我把头发披下来,就会责备我。她说我应该学习化妆,并在美容店做头发(就像她一样,把头发染成金色)。我说我喜欢穿裤子,但她说我混淆了自己的性别角色。(Chesler,1972,p.255)

● **对女性的期望和贬低的治疗师偏见。**这一类行为包括:忽视女性心理和生理上的基本需要;不愿意或不能够认识到女性在自信行为中需要指导和鼓励;讲述带有性别歧视的笑话;使用性别歧视的语言;用较低的优秀和自我实现的标准来评价女性作出的决定。在一个对受虐待妇女组织的群体治疗项目中,我见到了关于该形式的性别偏见最明显的例子。该项目是一位心理学博士在一个公共精神健康中心组织的,主要活动就是阅读圣经和祈祷,以此"帮助受虐待妇女找到精神力量,并指导她们成为更好的妻子和母亲"。

● **对精神分析概念带有性别歧视的使用。**这一点应该不需要深入阐述了。

● **治疗师把女患者当作性对象。**这一部分包括对女患者的引诱。当治疗师为男性而来访者为女性时,治疗师和来访者发生性行为的可能性比其他任何一种组合高出 20 倍。虽然,整个职业心理治疗行业的伦理规范都禁止这种行为,但它还是时常发生。在 1975 年的一次调查中,有 5.6% 的男性心理学家承认他们曾和女性来访者发生过性行为,而且在这些人中有 80% 犯了不止一次(Holroyd & Brodsky,1977)。从那以后,很多调查都表明:在接受过心理治疗的女性中,有 10% 甚至更多的人都曾面临"治疗师"提出的性方面的要求。10% 只是保守的估计,不包括那些在精神病院接受治疗的女性可能面对的性骚扰。很少有人披露这些事件：1979 年至 1985 年间，对那些在病人身上实施性虐待的心理学家或社会工作者的处罚，全纽约仅两例（Cliadakis，1989）。如果你想全面了解这类文献，请参阅：Akamatsu，1988；Kuchan，1989；Schoener，1989。

霍洛伊德和布洛茨基在 1977 年发表过一篇很有趣的报告，主题就是男治疗师和女患者之间发生性行为的动机。有一个勇敢而又愚昧的治疗师认为与患者发生性行为完全合理，他的理由是"性能量（sex energy）的使用，包括治疗师和来访者实际的性行为，对来访者的治疗有很大帮助"。但是大部分与来访者发生过性行为的治疗师都承认他们的动机完全是自私的，90％的人觉得自己"脆弱、贫穷和孤独"，超过一半的人（55％）宣称他们"害怕亲昵行为"。

这些报告中最能反映问题的一点是：70％的触犯者仍然保持对患者的"统治地位"，60％的人甚至说他们和病人发生性行为的时候处在"父亲的角色"。很值得注意的一点是：恋童癖和鸡奸者也喜欢这样为自己辩白。这些触犯行业规范的治疗师中有 95％都说他们"不会再犯"，但我们却看到，80％的人多次对女患者实施了性虐待。

在结束该话题以前，我很想与读者分享布洛茨基在 1993 年给我讲的一个小故事。那时，我给她打电话，问她 1975 年 APA 的特别小组关于性别偏见的报告，为什么对于治疗关系中不正当性关系表现得如此模棱两可。关于这一点，报告只说了在伦理规范完全禁止该行为以前，有必要继续深入"对心理治疗实践中不正当性关系作出伦理学和治疗学的研究"。（1977 年，对治疗关系中性行为的禁令终于实施。）布洛茨基告诉我，这是唯一一个各小组成员意见完全不同的问题，而且他们无法达成一致。小组中的多数不能说服少数放弃"助人的职业"中男性的最后一点特权。在弗洛伊德那个时代，有一种很盛行的观念认为：解决女性情绪问题的最好"处方"就是"摄入健康的男性阴茎；重复剂量"。这种观点满足了男性治疗师的自我和精神需要，所以他们不会轻易放弃。这就是"磁化成员的神话"。这样的行为至今仍然存在。

化学疗法

在工作组列出的性别偏见和性别角色刻板印象的清单上，我还要加上一条让女性主义者感到悲哀的事实：女性心理问题的治疗过度依赖药物。不过，到目前为止，我们还不能在这一点上指责心理学家——除了精神病学家。在美国，女性接受了 73％的情绪改变药物和 80％的精神处方药物。据推测，美国有一半的女性都曾经因为情绪和心理障碍至少服用过一次精神药物。

不管有没有药物辅助，女性接受情绪问题心理治疗的概率实际上都比男性要

小。在寻求情绪和心理问题帮助的病人中，男性只占三分之一；而在到医生办公室
进行面对面咨询的病人中，男性占了 42%。一项调查显示，在抑郁症的女性患者中，
只有 44% 接受了药物以外的其他治疗，而且这些女性大多没有继续接受精神病学家
（或心理学家）更进一步的评估（参见 Hyde，1991，p.312）。

如果你想了解详细的情况，随便找一本商业药物出版物就能看到：在 98% 的精
神药物广告中，治疗师的形象为男性；在 78% 的广告中，来访者为女性。一位精神病
学家对少数族群患者的治疗情况作出了如下描述——我们完全可以把其中的"少数
族群聚集区的居民"换成"清醒的女性"，这样改写后，这段话仍然很贴切。

> 对于那些少数族群聚集区的居民来说，来解放他们的精神病医生是镇
> 压者……他们代表了狡猾的殖民者，他们最主要的目的就是镇压那些受压
> 迫者，使他们冷漠、顺从。（Halleck，1971，p.98）

误解："解剖结构即命运"

传统的谈话疗法有这样一个中心任务：帮助人们适应世界。对女性来说，这个调
整意味着学习如何适应社会对性别角色的期望。（如果想了解这方面的历史，请参阅勒
纳的《父系社会的建立》[*The Creation of Patriarchy*，1986]一书。）这样看来，以前的谈
话疗法仅仅是另一个"让女性顺从的洗脑工具"（Donovan，1985，p.104）。

有一些女性（还有一些男性）不能或不愿意接受解剖学强加给她们的扭曲的社
会性别，她们通常被认为具有生理、道德或社会方面的缺陷。在很长一段时间里，人
们将性格缺陷归咎于从手淫、激素分泌失调到巫术的所有可能因素。最进步的观点
认为这些"缺陷"源于早年的创伤，这些"不幸的受害者"需要从早年的受伤经历中恢
复健康。

贯穿精神错乱和情绪失调的思想历史，异性恋的、属于主流群体的男性总是理
智和自我控制的典型。女性，无论是与理想的男性相像还是完全不同，都被认为是
有问题、有烦恼、需要男性监护的。男女差别的理论化既包括 20 世纪 20 年代医学课
本中常见的"女性生来就歇斯底里"的荒谬论断，也包括现代与这个论断相对应的想
法——认为处于一定年龄阶段的女性在每个月的某些时候在认知、情绪、情感以及
行为上都会表现得不太稳定。（正如我的一个具有女性主义思想的同事所说，男人
从来就不会想到对此的另一种解释，即女人每个月的某些时候会变得很像男性，但
在其他时候，她们性格的稳定性和情绪的敏感性要远远胜于男性。）

对男性主义和以男性为标准的思想、情感、行为模型中存在的内在优越感的隐
含信念很自然地影响了我们对谈话疗法的理解。心理治疗的男性模型告诉我们，治

疗关系应该是"科学的""不受价值观影响的""理智的";必须冷静地探索女性体验中的(用弗洛伊德的话说)"黑暗大陆"。这样来看,心理治疗是演绎和实证科学的产物——男性的领土,只有完全符合标准、足够顺从以男性为主导的社会风气的女性才能踏上这一领土——至少在更为进步(或是受法律支配)的制度中是这样。

这些年轻的"科学家"在研究生院学到的是"规章""技术"和"科学理论",它们能指导他们治疗那些不幸的人。学会这些"标签"很重要;开处方也是必备的技能之一。对于一位年轻的心理学专业学生来说,他的性格、接受的教育、气质越接近那些工程师、癌症研究者或电脑程序员,他就越有可能被 APA 承认。我们没有要求他们服用睾丸激素补充剂,或参加阿诺德·施瓦辛格电影中的那种人际交流技巧培训班,这简直是奇迹。

头脑妇科医学

如果你觉得我对这个职业的要求太高了,那你可以去看一看玛丽·戴利(Mary Daly,1978)的《妇科/生态学》(*GYN/ECOLOGY*)一书。与这本书相比,我的批判性眼光就显得温和了。戴利把所有的职业和半职业的谈话疗法治疗师都称为"头脑妇科医师"(弗洛伊德创造的术语)。她控诉所有的心理治疗师都是"消灭人类精神"的专家——他们从事"严重违背界线"的摧毁头脑工作(p.257)。

戴利把精神分析和心理治疗的蔓延与基督教的扩张作了比较:

> 心理治疗的蔓延如同阴影,扭曲了双方的反映(reflections)与复苏(resurrection)。它影响了所有的病人和治疗师。这与基督教教会和宗派的扩张有着相似之处,即通过"重新信教的"(born-again)俗人的证明来引诱越来越多的信奉者加入。(pp.275-276)

戴利认为这种"引诱"使女性产生了一种强烈的"疾病"的感觉。这种感觉与心理呓语一起涌入意识

> 侵入所有女性的脑中,不断地告诉她们:她们有病,需要帮助。女性难以抵御这种不断的入侵,因为它让人把注意力引向错误的方向,使人对问题的思考支离破碎和私人化(privatize)。要想摆脱这些问题,只有把它们放在性别等级系统的环境中来理解。(p.276)

戴利拒绝任何企图达成妥协的尝试——比如女性主义疗法。她认为治疗语言极具传染性;治疗过程包含了太多的依赖关系;所有的治疗都"把自我降级到一个观

察自己的冻结、扭曲的历史的人……而这种历史本身充满了错误"(p. 283)。戴利宣称："只有经历这一旅程,这个怪圈才能被打破",而且"在旅程中,治疗本身并不重要。"(p. 287)

对于女性主义治疗师来说,"旅程"(journeying)这一术语指的是自我发现和自我赋权的过程。它"从一位女性讲述自己的故事开始"(Kaschak, 1992, p. 216),并"将自己的观点反馈给每一位女性……亲眼看到的才是真实的,亲眼看到了才能自知。[它]不仅指明了那些未指明的,还指明了那些不可指明的;不仅说出了那些未说出的,还说出了那些说不出来的"(p. 255)。

从女性主义的角度来看,最基本的一点是不再认为女性的经历是病态的,这和传统的心理治疗恰恰相反:

> 很多女性在长时间的会谈中受到个别或很多治疗师的引诱、训斥和精神折磨。此时,她们应该重新思考"正常"的意义。数十年前,人们以接受心理治疗为耻,而现在不去见治疗师的女性反而为耻,这个事实可以给我们一些线索。在"家长制"的世界中、在最"先进"的国家中,任何一门可以如此迅速地扭转局势、获得权力与声望的学科,必定是为家长制的社会利益服务的。(Daly, 1978, p. 287)

女性主义谈话疗法

聪明的读者看到这里一定会说:"等一等! 我努力阅读了这本书的 18 个章节,可不是为了被告知整个谈话疗法的历史只是反女性和阴茎崇拜的一部分!"在阅读了本章这么多内容之后,你当然可以得出这样的结论。我恐怕不能给你什么证据来驳倒戴利。在 20 世纪 70 年代,我们还以为能制定出一套与女性主义价值观相一致的心理治疗准则,但这个想法一直以来都受到质疑。

起跑线:不带性别歧视的心理治疗

1977 年,罗林斯和戴安娜·卡特出版了《女性心理治疗》(*Psychotherapy for Women*),这是心理学家第一次尝试解决本章内容提出的问题。她们同意戴利的观点,认为"带有性别歧视的心理治疗的价值结构和目标对女性来说是毁灭性的,它们使来访者的价值观念向治疗师的价值观念转变"。也就是说,带有性别歧视的心理治疗毁灭了女性的自我,取而代之的是一个"被贬低的、无力的、否定的"自我定义(p. 49)。但是她们更关心的是:用一个意识形态(女性主义)取代另一个意识形态

(性别歧视和家长制)并不能真正揭示心理治疗的本质——治疗师对来访者和病人的价值观和世界观施加去人性化控制。

不带性别歧视的心理治疗的构想 罗林斯和卡特为非意识形态的、**不带性别歧视的心理治疗**（nonsexist psychotherapy）制定了一系列"价值标准和构想"（1977，p. 52）：

- 治疗师必须清楚自己的价值观，还要保证始终了解性别价值观的普遍性、了解形成来访者与治疗师的价值观与期望的无意识思想体系。也就是说，他们应该不断地自我检验，以保证对社会上盛行的性别歧视保持高度警惕。

- 在帮助来访者了解"他们想从自己身上为自己找到什么"的过程中，不使用性别角色行为的方法。治疗具有同性恋倾向的来访者时要特别注意这一点。

- 违反性别角色并不是病态的。治疗师应当鼓励病人"寻找他们自己满意的工作和行为方式"。

- "用婚姻来治疗来访者的方法对女性来说并不比对男性具有更好的疗效。"

- "女性应像男性一样自由、自信；而男性应和女性一样温柔、善于表达。"

- "心理学拒绝以解剖学差异为基础的行为理论。"

这些准则很激进，富有革命性，与传统做法背道而驰；但其实它们很有道理。我从没见过人严重违反过这些准则——最后一条除外。以我的经验来看，即使说起这一准则，也就是男性比女性有更强的体能，而女性比男性更具忍受力这一过度概括（overgeneralization），并没有加重女性情绪和心理障碍。

367　　从关于性别差异的多个角度来看，心理学中还存在一个更大的问题。罗林斯和卡特提出的不带性别歧视的心理治疗准则应该修正，还需加入有关性别差异的道德思辨（Gilligan, 1982），男性和女性对于共生（communion）和能动（agency）（Bakan, 1966）的价值观的相对重要性的认识，在感知、归因、表达方式、发展顺序、爱情观及生育观等方面都存在性别差异。如果忽视这些差别，那么这不是不带性别歧视，而是无知。

文化价值观 在不受限制的、不带性别歧视的治疗取向中，我还发现了另一个问题。我和我那些具有自由主义思想的朋友身上都常常有这种倾向：我们爱把所有我们认为善良和正确的品质贴上人本主义的标签，而给所有那些我们不赞成的品质都贴上性别歧视的标签。与不同种族和不同国籍的群体交流的时候，这种倾向会带来很大问题。

如果我有机会与居住在贫民区的美国黑人谈谈青少年怀孕率问题；与保留区的原住民谈谈酒精中毒问题；或与日本妇女谈谈"要职业还是要家庭"的问题，我身上人本主义的、不带性别歧视的意识形态一定会与家长制的性别歧视产生分歧，这种分歧一定会阻碍我深入思考,甚至会使我对我自己同样充满偏见的中产阶级和欧洲中心主义的价值观视而不见,进而在治疗中也对此视而不见。所以,不带性别歧视的思想并不能让我成为比其他人更好的治疗师,而且其他人可能研究过少数族群青少年文化、居住在保留地的人们的生活或当代日本的社会生活。

　　所以,在读到罗林斯认为自己不完全认可不带性别歧视的心理治疗的时候,我松了一口气。她说:"虽然我以前很赞同不带性别歧视的心理治疗,但是现在不再那样了。"(1993,p.90)但是,罗林斯放弃她原来的主张,显然出于与戴利一样的原因,而不是我刚刚提到的文化方面的理由:

> 在所谓的不带性别歧视的治疗中,还是存在一些性别歧视的成分,只不过不太明显。任何一种心理治疗,一旦把女性的社会问题看成个人疾病并鼓吹改变人格才能"治疗"女性障碍,那么它只会加强现有的家长制统治。(p.90)

对社会变革的赋权

　　现在我们可以把注意力转移到女性主义心理治疗中更基础、更激进的观念上来了。1977年,在介绍了不带性别歧视背后的价值观和构想之后,罗林斯和卡特为谈话疗法向女性主义转变提供了一些想法。她们强调:只有在仔细思考过适用条件以后,才能对这种意识形态采取行动——举例来说,这种取向不适用于"不接受女性主义的传统女性来访者"(pp.50-51),而只适用于那些"不满意强加于传统女性角色身上的限制,并想找到解决方法的人"(p.51)。她们认为:这些准则应该用于指挥支持女性主义心理治疗的组织、开设关于女性的课程、写书以及与治疗师进行交流。另外她们还认为:在推广不带性别歧视的疗法时,治疗师们可以用女性主义疗法来治疗那些比较传统的女性,让她们对女性主义的思想有所了解。

　　罗林斯和卡特坚持认为女性主义心理治疗包含不带性别歧视的心理治疗的准则,但前者还包括了反抗和改变社会的思想。她们的分析实际上表达了女性主义思想,既适用于治疗师个人,也适用于来访者。

　　吉尔伯特(Gilbert,1980)是最后一个对罗林斯和卡特在1977年提出的观点作出严肃评论的人。吉尔伯特发现,在女性主义心理治疗中,有两条最重要的原则使它有别于传统心理治疗和不带性别歧视的心理治疗。在下面的讨论中,我会在每个要点中加入女性主义治疗文献中提出的各种不同观点。

　　人格的就是政治的　吉尔伯特总结出女性主义心理治疗的第一条原则就是:压迫和限制你的东西是"体系"(system)的一部分,所以必须改变体系。这条原则由四

部分组成:

● 你应该学会区分内在和外在。受社会的影响,你坚信关于自己和世界的想法——尽管你知道这些想法是错误的。你必须强迫自己赞同这些观点。如果政治学、经济学和社会学可以提供更为深刻的解释,就不要接受心理学对生活提出的难题和作出的解释,这一点证明了布朗和吉里根(Brown & Gilligan,1992)及其他人发现的妇女和女孩的"**双重意识**"(dual consciousness),即贝蒂·弗莱顿(Betty Friedan)在1963年的《女性的奥秘》(*The Feminine Mystique*)一书写到的"无名问题"中的"它"。现代社会的现实对女性的身体和心灵造成了巨大的刺激。有人认为女性遭受的压力来自她的心灵,这种说法混淆了原因和结果。事实是,大多数女性最关心的问题来自实际生活,而且这些问题在很大程度上是政治性的。按照它们对女性健康生活的重要性排列,这些问题包括:生理健康、合理安排个人时间、成功的职业、社会关系、爱情以及家长和孩子之间的[双向]关系。

● 通过治疗,女性可以证实自己的体验。在治疗中,你能发现并接受"你并没有疯"这一事实,疯狂的是你所生活的世界。心理健康的三条标准包括:对自己的目标、价值观和理想的追求;对自己的身体、生活情况和选择的控制;以及迎接改变、树立榜样、平衡多个角色并自己管理自己生活的挑战。有效的治疗应该能够帮助你找到并坚持这三条标准。

● 治疗和探求态度与价值观有关。治疗中治疗师、来访者双方必须探索和公开他们对女性的态度和价值观。治疗中最重要的是你的价值观和态度,它们控制了你自己获得和保持自尊的思想系统。

● 治疗的目标是改变而不仅仅是调整。只有做好管理自己生活的准备,你才能接受治疗。你会学到如何变得更自信、更独立、更有责任感、更有效率;你会学到面对自我管理的责任。

平等的治疗师/来访者关系 第二条原则意味着治疗师和你一样,都只是平常人。把治疗用的长椅扔到二手商店去吧。医生不会给你写诊断书,不会教你如何抚养孩子,不会告诉你怎样才能过上正常的性生活,也不能教你如何才能解决这两者之间的矛盾。

吉尔伯特关于这一点写了很多想法,但我只想强调两点。第一点是:对来访者来说,治疗师是一个活生生的人,是和你一起寻求生活矛盾的解决方案的同伴。(Greenspan,1986,该书中关于女性主义治疗师的自我表露帮助来访者成长的分析十分精彩。)而且,正如阿尔伯特·艾利斯(第十四章)所说,每一个来访者都应该认识到:所有的人,甚至那些女性主义心理治疗师,在某些时候"和其他人一样,也会犯错"。勒曼(Lerman)在1974年美国心理学协会(APA)的会议报告中对治疗关系作出了以下论述：

> 　　对于那些了解自己和自己的心理界线，以及能够独立以女性的方式表
> 达出自己温柔一面的女性而言，清醒地知道自己是谁的女性治疗师为她们
> 树立了一个典范。而且，她还可以和来访者分享一些看法，比如：在这个社
> 会中身为女性意味着什么。体验的交融能揭示潜在的心灵纽带。（pp. 8－9）

这与艾利斯和我刚刚提出的观点不完全一致，因为我们并没有假设治疗师是女性。但是勒曼没有搞错人称。在女性主义心理治疗思想体系中，有一些基本理论怀疑男性能否作为来访者或治疗师参与女性主义心理治疗。

吉尔伯特关于平等关系的第二个分论点是"取得力量的过程会带来愤怒的情感，女性主义心理治疗必须面对愤怒。"（1980，p. 249）这一论点源于格式塔疗法（第十六章），同样的，第一个论点来源于理性情绪行为疗法（第十四章）。

格式塔心理学中有一个很重要的观点是，你可以感觉并拥有表达自我的权利、自由、机会，甚至义务。这实际上是要求人变得更加自信。在女性主义心理治疗中，你得与某一个人同处一间房间，而这个人要你在自己身上发现力量，并要你学会不去考虑那些传统的想法、学会表达自己。最终来说，女性主义心理治疗和来访者的个人赋权有关——包括人格的、政治的、经济的、社会的自信和自我表达（参见Worell & Remer，1992）。

正如霍华德（Howard，1986）以及其他人的概括，女性主义心理治疗针对的是真实世界中的问题，比如就业、性骚扰、性取向、饮食不规律、乱伦、虐待，还有有色人种面对的压力。女性主义心理治疗可能是心理学中唯一一个把问题与外表以及女性对自己身体的控制联系在一起的分支（Kaschak，1992）。这是少数几个认识到女同性恋者特殊问题的疗法之一。

女性主义心理治疗的根基主要不在于把母亲作为责备对象的临床训练（Rigby-Weinberg，1986），而是 20 世纪 70 年代早期"召唤意识"的群体。有些女性主义治疗师甚至预言"召唤意识"将替代心理治疗。这种想法把我们带回到了 18 世纪 70 年代，带回那些催眠师在村庄中把大树磁化来为所有人提供免费治疗的日子。

女性主义心理治疗师——濒临灭绝的物种

我写这本书的时候，尚不清楚定义为"女性主义"的心理治疗是否有可能替代传统心理治疗。请注意，在这一章中，很少出现"理论"二字。所有支持女性主义心理治疗的说法中，最可能成为固定理论的是阿尔弗雷德·阿德勒（参见第八章）提出的。温伯格（Rigby-Weinberg）曾为了女性主义心理治疗深入研究过这一理论。

370

在现有的主流心理学文献中,我发现女性主义心理治疗作为一个"运动"在20世纪80年代中期就已成强弩之末。比如说,弗里德海姆(Freedheim)的著作《心理治疗史》(*History of Psychotherpy*)——1992年由美国心理学协会出版,女性主义一词在索引中只出现了9次,而且总是出现在与其他主流治疗学形态的交界处(如"家庭治疗中的女性主义思想")。女性主义心理治疗即使常常被人提到,也只是被认为是影响现代心理学的一些不太重要、相互竞争的"理论取向"中的一个(Norcross & Freedheim,1992,p. 885;另见 Enns,1993)。在弗里德海姆所著历史中,弗洛伊德占了索引中的37条(正文中还有很多页),艾德娜·罗林斯却一次也没出现过,只有戴安娜·卡特因其对家庭系统理论的贡献被提到一次。

371

在1992年出版的《心理治疗中的女性主义视角》(*Feminist Perspectives in Psychotherapy*)一书中,沃尔(Worell)和瑞迈尔(Remer)表达了对女性主义心理治疗前景的乐观态度。但是,就连这本书关心的也是"把女性主义的原则应用到其他女性的生活中去",而不是把治疗理论变得统一、协调、全面。

虽然很多女性主义者自诩为治疗师,但是当你想要找一个真正的女性主义治疗师的时候,可能一个也找不到。美国大多数的临床心理学教育仍然认为健康发展的典范是以"男性为模型而让小女孩在伤痛和哭泣中生活"(Bloom et al.,1982,p. 10)。在很多女性主义者眼中,主流临床心理学的问题在于它坚持"解剖就是命运"的本质主义的(essentialist)构想以及"不愉快的根源在精神中"的精神动力学(psychodynamic)的构想。如果你坚持认为任何一个持有本质主义精神病理学观点的人都不可能是真正的女性主义心理治疗师,那么你也许永远都不会遇到一个合格的治疗师。所以,如果你遇到自称为"女性主义心理学家"的人,我建议你在这个名称中间加一道连字符。女性主义心理学家和女性主义者兼心理学家有很大区别。

女性主义疗法——一种价值体系

正如温伯格(1986)所说,女性主义心理治疗在根本上是对治疗师的价值体系的描述。没有任何心理学理论或治疗学技术是完全"女性主义"的。但社会上还是隐藏着一些地下的、颠覆性的、逍遥的、无政府主义的女性主义治疗师。如果你够幸运,你也许能找到这样一个治疗师——愿意在第一次比较自由的会面中大谈她的(或者是他的,反正不是你的)基本构想、价值观和态度,特别是那些可以把你带进治疗门槛的话题。

会谈开始时,你可能会听到这样的演说:"我认为人们之所以找我谈话,是因为他们在生活中所取得的进步使他们气馁。他们认为自己'病了',而我的任务是向他们证明:他们唯一的'病'就是接纳和吸收了某种关于生活态度、价值和假设的系统,但这个系统并不适合他们或是他们所处的环境。除了真正的照顾、关心和职业道德的保证以外，我还会向他们承诺：我会尽我所能，尊重并试图理解他们对生活的内在和外在的看法。我的目标是在我与求助者之间建立一个平等的关系。这些人无法过上有意愿、有尊严、有权威的生活。我会让他们知道我的哪些想法和他们不一致，而且我也会向他们解释我持有这些观点的原因。从我的角度来看，我们可能都有一些疯狂，而恰恰是这种疯狂使我们独特、有趣。但有时我们的疯狂确实来自这个迫使我们按照不适合我们的方式生活的世界。真正的问题是，在忙于成为一个完全现实的人的复杂过程中，我们是否对自己的生活有足够的控制。对我来说，这意味着我们要更加辛勤地工作，找回自己作为混乱而困难的社会一员的身份。如果你需要支持、指导和鼓励，从而管理你自己的生活、制造你认为必要的机会并同时有条不紊地处理所有的事情，那么我想，你找对地方了。"

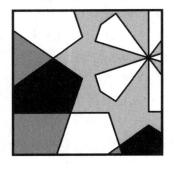

第十九章

谈话疗法的形而上学

独白

　　罗洛·梅曾写道：意识是"自我从意识中心产生的体验"。无论我们想了解哪些关于自我的真理，都只能到存在的中心（center of being）找到它们。

> 我们围成一圈跳舞，浮想联翩，
>
> 秘密却端坐在中间，知晓一切。
>
> （Frost，1967，p.495）*

　　可惜，我们并不居住于存在的中心。我们生活的时代基本上把在存在的中心发掘真理的任务交给了心理学。

　　肩负使命的心理学未来会怎样呢？北美心理学一直都非常重视日常生活的形而上学，而且总觉得这是空想。但是，心理学有着为完善人类状况而努力的热忱之心，它常常被认为是现存社会秩序的女仆，服务于这个"部分疯狂"的社会、政治和文化现状。我将在这一章内容中指出：自我的终极表达就是"真实地拥有世界"，然后使用一切存在的力量——爱与意志、生理与智力、孤独与激情，来彻底地体验世界、体验自我，从曲解与压抑中解放出来。心理治疗在这种背景下就成了解放人类、赋予人类力量的心理学。

　　女性主义心理治疗认为：赋权会给每个来访者带来全新的体验，使他们信赖自己的感知、推理和行动能力。因此，一旦被赋权，我们每一个人就能更加真实地了解自己和这个世界，从而在真正意义上变得更为自由。其效果相当于智力和形而上学的启蒙。简而言之，北美心理学绕了一个圈之后回归了威廉·詹姆斯集大成的形而上学和道德哲学。

---

　　* 《秘密安然而坐》（The Secret Sits）选自 *The Poetry of Robert Frost*，编者 Edward Connery Lathem。Copyright © 1942 by Robert Frost. Copyright © 1970 by Lesley Ballantine. Copyright © 1969 by Henry Holt and Co., Inc. 转载经过 Henry Holt and Co., Inc. 的许可。

过度简化之罪

第一种意见认为：

> 自由不仅要求我们承担在生活中作出选择的责任,而且告诉我们：如果想要有所改变,就要把意志转化为行动。虽然治疗师很少把意志的概念用作特定术语,但我们还是花了大力气来影响患者的意志：我们没完没了地澄清、释义、假设(这是在世俗意义上对信念的升华,缺乏具有说服力的实验证据),并认为对意志的理解总会引起一些改变。经过几年的释义之后,如果我们还是没有作出任何改变,我们也许又会责怪意志。"努力也是需要的,你必须百折不挠。思考和分析是需要时间的,采取行动也需要时间。"当直接的劝诫宣告失败以后,治疗师退而求其次,使用了能够对人造成影响的各种方法。面对这样的患者,我可能采取的行动是：建议、纠缠、引诱、激励、乞求,或者只是忍受,这些行为的目的都是希望患者的神经不要过度疲劳。(Yalom,1989,p.9)

第二种意见认为：

> 首先,心理学家违反了公众主流的美德和信仰。其次,他们对畸形的问题提供了不正确的解决方法。他们伤害了他人,却以为那些人是受益者。如果心理学家继续鼓励社会逃避现实问题,那么就不会出现好的解决方法和必要的改革。最后,作为社会秩序的女仆,心理学家自己贬低了自己的职业、毁掉了一切潜力。(Braginsky,1985,p.890)

第三种意见认为：

> 心理咨询服务？哦,当然,我听说过的。但我从来没去过——那是当然。我更喜欢自己解决问题。但你也是知道的,如果我完全失去理智的话,我会去那儿的。(学生在接受采访时对学生心理咨询服务的看法)

无罪辩护

谈话疗法,谈话疗法——这是一个天才的、自我辩白式的心理呓语,还是一台理性却迟钝的仪器？我该怎么辩护呢？我承认,我常常感到内疚,因为人们指责我们是布拉金斯基所说的"女仆"。但我可以肯定,心理治疗师并没有把人类情况过度简化(罗洛·梅曾以圣彼得的姿态指责道：过度简化!),即便简化,其程度也不会超过物理学家、传教士或政治家。除了这些人以外,那个上大学的孩子还能向谁寻求帮助呢——万一他哪天完全失去了理智?

因此,我想说心理学无罪。我的依据很简单。我会看看那些"**技术心理学家**"(technopsychologists)的电脑,看看上面的后现代、后解构主义的结构分析模型,以及那些"没头没脑的"关于认知神经科学的比喻。然后我会说:"让那些灵魂不会受到凌辱的人去做挡箭牌,忙完了再来挑战我吧。"

有些人希望心理学办到一些不可能办到的事情。他们不但要得到哲学释义,而且还要一套完整的技术。也许斯金纳是这本书里介绍的唯一一个诚实的心理学家,因为他从来没有说过他能够知晓人类的心理。他就像一个真正的补锅工人,为我们提供"有用的暗示",帮助我们把生活变得更有条理。他不期望自己能够告诉我们该做什么,也不指望我们达到稳定情绪的要求。斯金纳只是为我们提供了一些方法,以便更好地了解控制的意义、更好地体验"自由的感觉",因为我们对控制的了解很少,对自由的体验也微乎其微。

也许我们会同意这样的说法:谈话疗法取得的最大一次飞跃就是北美把思想的重心从过去转移到了未来。由于深受新大陆理想主义的天真乐观主义影响,北美心理治疗学家都能够在"山巅光明之城"中表达自己的信念,在那里,人类可以日趋完美,做到一切有可能做到的事情。

心理治疗师大体上都抛弃了西格蒙德·弗洛伊德悲观的生物决定论——"解剖即命运"。他们接受了自然的智慧。这种智慧告诉他们:即使是在一个寒冷的四月天,任何美好的事情仍然有可能发生;当条件适宜的时候,一切生命都开始复苏。生命开花结果的唯一所缺条件便是盛夏的到来。卡尔·罗杰斯已让我们看到:我们即便暂时失去了生活的技能,也不会失去基本的练习能力——"倾听的能力、倾诉的满足;我们的真诚会换来他人的真诚;爱与被爱的自由空间也因此扩展"(1980,p.26)。爱能使我们完整;自由能使我们从过去的阴影中解脱出来。

在北美,我们认为心理学是从完整、目的、联系和未来这些角度出发来看待人类的。我们是这样看待信念的:

376

　　　　一个心理健康的人是一个生活丰富、不遗世独立的人;他与自身及这个世界都保持着良好的关系;他是一个运用理性来客观把握现实的人;他把自己看作一个独特的个体,同时感到自己是个平凡的人;他不反抗愚蠢的当局,对于开明的当局更是欣然接受;他认为:只要活着,生活就是充实自己的过程,生命的馈赠即为最神圣的机遇。(Fromm,1955,p.241)

尽管如此,当美国人实践这些真理、按照这些理想生活的时候,我们还是遇到了一个棘手的问题——我们非常讨厌面对令人不愉快的现实。我们的谈话疗法漠视社会、文化、经济、政治；漠视性别歧视、种族主义、恐同症等现实问题；对人类各种无知、憎恶、冷漠等感情置之不理。罗杰斯对此的理解是：心理治疗学家明显对这一问题没有免疫力——

> ［在对治疗会谈的内容进行分析的过程中］最令人震惊的是：来访者中心的治疗过程避免病人表达普遍存在的消极、敌意、挑衅的感情。这种现象十分常见，其反映出的问题也显而易见，那就是来访者中心疗法的治疗师出于某种原因不太愿意倾听消极、敌意、挑衅的情感表达。这是否意味着治疗师对自己的消极、敌意、挑衅的感情缺乏尊重和理解呢？他们是否因此而无法充分了解病人的这些感情呢？（转引自 May，1967，p. 18）

个人主义：虚假的避难所？

有什么办法在这些"消极"情形下说出真相呢？治疗意义上的个人主义可以做到这一点。对个人主义的召唤当然最多出现在存在主义心理学家的著作中。比如说，梅曾指出个体意识在治疗中的重要性，并将其定义为"自我从意识中心产生的体验"（1967，p. 177）。这种意识形式将个人定义为最重要的东西。包括马克思和其他一些处于不同文化背景中的人也许都很赞同这样的观点：我们的文化培养了自私和遁世的个人品质。旁观者甚至有可能作出这样的结论：作为美国的心理治疗师，我们为了训练自己和来访者而把注意力全部集中到了自我身上，集中到了寻求超脱的可能性上，而对受到压制的社会、经济、政治现实问题则视而不见。

许多北美心理治疗学家似乎相信：人类可以利用"自我实现"脱身，并把它当作一种心理否认（psychological denial）的完美形式。美国心理学也许会说："不用去在意遇到了什么事情，也不要去关心接下来会发生什么；保持、争取，或放弃你的个人品质，然后完善它。这样你就能随心所欲。"如果你愿意从华生那里接受一点技术上的帮助（让他"把你带入自我的独特世界"），那么也许你就能无拘无束了。

一些评论家宣布：谈话疗法创造了全美人民的信仰，帮助人们摆脱了孤立和自私的状态：

> 治疗意义上的自我是由其自身的需求定义的，并附带效益计算。社会所认可的自我大多限定在共情交流、诉说真相、平等沟通等方面……治疗帮助我们把自己对社会的体验转化为个人意义，然后再重新转化为社会行动。在重新统一自我的过程中，治疗态度使得我们与社会角色、人际关系和社会规范保持距离，它告诉我们不要去相信关于权威、职责、美德的衡量

标准。不过,治疗本身就是一种受到严格规范、需要小心平衡的关系。它
把社会契约刻入我们之间的友好关系中,还唤起了我们心中"逐渐习惯与
他人和睦相处"的想法——这种想法很实际,目的在于是使自己得到愉悦。
(Bellah,Sullivan,Swindler, & Tipton,1985,p.127)

在我的职业生涯中,有一半时间我都相信心理治疗的目标在于帮助来访者克
服、消除、解决那些阻碍"生成"(becoming)的情感。我曾相信,帮助来访者建立、发
掘基本的生活能力会帮助他们发现"真诚的"自我。我笃信这种思想,并认为心理治
疗帮助人们勇敢地成为独一无二的个体,这样就能够引导他们了解和接纳自己。有
了这种认识,无论日常生活中出现哪些力量阻止他们完成自我实现,他们都能够摆
脱这些力量。我曾坚持认为,我的谈话疗法不是社会的女仆,而是一个代表着勇敢、
真诚的自我的拥护者、发言人。

如果谈话疗法不能引发更快、更直接、更重要的独立而真诚的自我体验,那么谈
话疗法的潜在价值又有哪些呢? 在北美的人本主义思想中,仅仅把心理健康定义为
没有精神疾病是不够的:

从标准的人本主义立场出发,我们一定会对心理健康的概念提出一个
全新的定义;站在人本主义立场上,我们会认为健康是这个陌生世界的组
成之一,健康是最病态的——尽管这种病态不是个人意义上的病态,而是
社会形态造成的。在人本主义的概念中,心理健康的特征包括爱与创造的
能力、对家庭和自然的眷恋、对自我体验与个人力量的认同感、对自身内外
现实的领会——这需要培养客观性和理性。生活的目标在于:热情地生
活、完全地成人、彻底地觉醒。我们从婴孩般的不知天高地厚到相信自己
有限但真实存在的力量,再到安然地接受这样的矛盾——我们每一个人都
是世界上最重要的,但同时我们并不比一根小草珍贵多少。热爱生活,从
而平静地接受死亡;学会独处,同时又要与爱人、与地球上的同胞、与一切
生命和平共处;按照我们的意识去做,那是对我们自己的呼唤,但是如果意
识的呼唤不够响亮,你听不见,也无从遵守,那么你也不必过分地指责自
己。只要你是一个心理健康的人,你的生活中就一定拥有爱、理智和信念,
你也一定会尊重自己和他人的生命。(Fromm,1955,p.180)

不过,我在过去 20 年左右的时间里逐渐认识到了自己的世界观中存在的矛盾。
那是一个至关重要的问题,我在日本延长逗留期限的那些日子里便对这个问题开始
产生了怀疑。从此,我开始质问自己:我为什么要如此热情地拥护漏洞百出的个人
主义思想呢? 北美心理学全都像我想的这么完美吗?

一个异国流亡者的故事

有一段时间,我的全家都住在东京的市中心。我们不是日本人,因此我们的思想对他们来说没有任何实用价值。对于我们这些个人主义者来说,这是一次全面的测试。我们的 1 400 万"邻居"甚至从来没有信仰过个人主义——我的意思是,他们相信个人主义是存在的,但是他们觉得这是某种文化病症,是"育儿不当"的结果。他们认为完整的个体完全可以没有历史和情感核心。个人主义在他们眼中代表着孤立(isolation),而孤立则是自私(selfishness)的核心病症。日本人无法想象还有什么事情比变得自私更令人伤心。

我们曾去过日本西部山脉的一个小镇,那个地方很小,没有一张国家地图上标出它的位置。它位于岛根县,是一个"被时间遗忘的小镇"。我们在那儿生活得非常不错,交了一些很棒的朋友,吃了山间的美味食物,喝了好多当地酿造的清酒,还在温泉里洗了月光浴——据说那是有养生功效的。

但忽然有一天,我们注意到这个神奇的、远离城市的小地方有很多特别之处:城里所有的轿车都是白色的,所有停车场上停的轿车也都是白色的,就连装载车也一律是白色。我们问房东这是什么原因——如果我真要把移居的空想变成现实、搬到这里住的话,第一件事情就是买一辆大红色的丰田来实践我的个人主义思想;但这些日本人是不会理会我的品位的,他们很墨守成规——我们的房东芦田先生听了我的问题后咯咯地笑起来。在他的想象中,每个美国人都会动足脑筋买一辆与众不同的车。是啊,如果人人的车都是白色的,要在超市旁的停车场上把你的车认出来倒是有点难度。"但是班克特先生",他说,"我们日本人喜欢保守隐私。如果我们都驾驶白色汽车的话,就没有人会管别人的闲事了。"

隐私!这些生活在乡下的老百姓甚至会为我们这些生活在个人主义污名下的人感到悲哀,又怎么会对隐私如此看重呢?我从来没有和我的来访者或病人谈起过"隐私"这个话题。

芦田家的真心话　这些人对隐私如此重视,以至于不愿从汽车的颜色或服饰的风格中透露自己的身份,他们甚至连发型都是一样的。然而在接下去的几天时间里,芦田的家人从我和我的家人这里却问出了我们最隐私的信息。请你想象一下,你的房东在一个宴会上问你的体重是多少,为什么要留胡子,你对孩子的将来怎么"打算",你的同事是否尊重你……

我现在知道了:当时发生的一切其实表明他们逐渐把我们当成了"自己人";我们成了真心话(日文写作"本音"[honne])的一部分,成了芦田家的内部成员。他们问那些问题显得有些冒昧,但是由于过于匆忙,我们没能来得及彼此交流——我们本该好好谈谈自己是怎么样的人、自己的行为到底代表什么意思的。芦田家后来成了我儿子在日本数周时间里的"寄宿家庭",而且这家人还决定与"孩子的父母"继续往来。

"破译"日本社会最终使我感到极度愉悦(我也为此付出了代价:我只是多吃了几碗饭而已,体型却够资格做一名柔道选手),但是我仍然感到困惑。我们在日本无论到哪里,特别是在东京的时候,完全是按照美国个人主义的理念来生活的。实际上,我们没有选择的余地——我们看上去与众不同,说话,甚至笑起来都和别人不一样,我们的着装和别人不一样,家庭角色分工更是与日本人大相径庭。我们当然不可能沿袭日本社会的准则,我们的一切都与众不同。无论我们是否喜欢这样,我们的行为永远都是美国个人主义思想的体现。

在芦田家的生活使我们认识到:在日本的其他任何地方,也许在世界的大多数其他的地方,我们都是分离的(separate)。芦田家把我们拉到家庭的真心话里(无论程度怎样),他们让我们理解了在其他地方感到孤独和分离的原因。生活在不同于自身文化背景的环境中,我们才有机会来区别我们的各个不同方面:我们在日本完完全全地体会到了什么是个人主义,体会到了我们正在失去隐私(我们在日本总像是在走秀),还有现在,我们得到了十足的安慰,并在这个亲密无间的家庭当中体验到了接纳和归属的感觉。

我渐渐地开始觉得,如果我真要搬到这个神奇的地方,我将要做的第一件事情会是把鲜红色的、华丽的轿车卖掉,然后买一辆漂亮的、和别人一模一样的白色小轿车。我不但会尽量地淡化自己的个人主义思想,而且会保护自己的隐私。因为我害怕村里人批评我的朋友们(芦田一家)把这些"自私的"外国人带到他们的社区里扰民。只有当我抛弃美国的个人主义思想时,我的新朋友们才会了解并接受我的真心话——作为一个个体,我实际上是怎么样的人,想成为什么样的人。

在国外学到的三件事 我回到美国以后就一直在揣摩在日本短住期间留下的难题。我忽然发现:弗洛姆对于心理健康的定义不但适用于纽约、芝加哥、东京,或是蒙特佐马、印第安纳,而且还适用于一个日本小镇:

> 心理健康的特征包括爱与创造的能力、对家庭和自然的眷恋、对自我体验与个人力量的认同感、对自身内外现实的领会——这需要培养客观性和理性。(1955,p.180)

此外,我日本同事的学术报告令我体会颇深:在所有北美的心理治疗学家当中,唯一被日本接受的就是罗杰斯。日本治疗师似乎也信赖"倾听的能力、倾诉的满足;我们的真诚会换来他人的真诚;爱与被爱的自由空间也因此扩展",他们也把这些看作治疗的根本所在。

第三件给我留下深刻印象的事情是：这些话我以前都听到过，而且经常听到。不过，是在哪里听到的呢？是谁在反对我过去对"意志"与"自我治理"（ego autonomy）的传统看法呢？反对者写道：

> 我不断地感到失望，因为我发现大多数心理学理论都是关于男性的理论而不是关于女性的。我觉得我的体验很少得到传统心理学理论的确认、证实和解释。我发现对人类的理解成了男性的自省（self-examination），借用弗洛伊德的术语来说就是自我陶醉（narcissistic examination）。也就是说至少人类当中至少有一半人的心理被隐去，我相信这是一个悲剧。男性把这不完整的一半、没有阴茎的一半美其名曰"另外"一半。（Bankart，1978）

这段话是女性主义者写的。她是我的伙伴、合作治疗师、研究生时的同事，也是我在数不清的教职工舞会上的舞伴。她就是我的太太——布伦达·班克特（Brenda Bankart）。她反复地给我看女性心理学的文献。但是我不知道怎样才能把这些理论融入我内心的治疗语汇中去。

关于共生特质的高校男生的调查研究

当时我们正在做一项关于男性青少年成长模式的纵向调查研究。我们从那些成功的高校男生身上归纳出了几条关于男性特征初步形成的模式（B. M. Bankart，C. P. Bankart，& Franklin，1988）。但是这些模式对有些男生并不适用。有些小伙子似乎不愿意被看作能力的、专横的控制者。他们似乎有另外的价值观。我们对这种差异感到非常好奇。

马克·文森特（Mark Vincent）和我一起主持了对大一男生的调查研究：调查的问题涉及自我感知和世界观，还有同一人群中"工具性能动"（instrumental agency）较高的青年男性是如何区别于"共生"人格因素较高的青年男性的（Bankart & Vincent，1988）。贝康（Bakan，1966）是这样定义这些概念的：

> 我用"能动"（agency）和"共生"（communion）这两个术语来描述生活形式的两种基本模式的特点。能动代表有机体作为个体的存在，共生则代表着个体作为一个部分参与更广阔意义上的有机体。能动表现的是自我保护、自我评鉴和自我扩张；共生表现的是与其他有机体共存……能动表现出的是急于掌握；共生则是无需契约的协作。（pp.13-14）

我们的研究结果在很多方面都非常有趣。第一，我们是最早公布资料证明共生性并不是女性特有的研究团队之一;我们的样本中有大量男性从"共生"的角度来看待这个世界。在关于人格性别差异的文献中,只有女性才是"共生的",这种观点是错误的。如果完全用能动的术语来描述男性,那么美国少数但重要的男青年群体就被忽略了。这些资料还显示,女性不一定喜欢"在道德上地位高于男性"——尽管社群主义(communalism)很可能使女性地位高于男性(相同的看法在波利特[Pollitt,1992]的著作中也出现过,他把这称为"difference feminism",即"**强调差异的女性主义**")。

我们从这些资料中还发现:"共生的"男性描述自己时用的词语与"能动的"男性所用词语完全不同。共生的男性进行自我表述时十分喜爱这些词语:**忠诚、敏感、真诚、同情、关爱、理解、体贴、文雅、怜悯、温暖**。能动的男性则倾向于用以下这些词语来描述自己:**好斗、主宰、决定、说服、了解他人、自立、勤勉、有雄心壮志、顽强、有竞争力**。然而,当涉及造诣、成功、成就动机这些客观衡量尺度时,同一组人之间的差异远远胜过两组人之间的差异。

从人口统计的角度来说,共生特质的男性与能动特质的男性之间惊人的差异是我们在组间比较中发现的唯一差别。在共生的青年组中,有来自乡村的,也有来自小城镇的;在能动的青年组中,有来自城市的,也有来自郊区的。为什么这些生活背景的差异在人格发展中产生了明显的分化? 这始终是一个谜。

消失的样本

还有一个谜更难解。几个星期以后,当我们重新收集样本进行更深入研究的时候,"共生学生"的资料不见了。于是我们回过头来寻找"共生的"学生,收集后期的资料,这时却发现他们中有一些人已经离开了高校,而留在高校的大多数人则接受了心理咨询。我们本想在学年结束时找到一个新的"共生"群体,但是没有成功。

这所高校里的"共生"群体似乎在数周时间里从校园转入到了地下。他们觉得自己不"适合"在高度竞争、高度个人主义的教室、协会和寝室里生活。

我发现我们最初的一个作为调查对象的"共生的学生"独自一人住在一个狭小简陋的学生单元里,他度过圣诞节假期之后就住在那儿了。他在医学基础学科方面学习很好,但是他不想再学这些了,现在,他想去主修诗歌和哲学。他告诉我说,过去协会里的弟兄说他不该"砍掉"自己的专业学习,但他无法继续忍受在医学基础课和协会中的生活,那样的话他对此付出的为人代价过高了。他感到自己正在成为另一个人,虽然他自己也不想这样;他感到自己的处境很危险,因为他正在与自己的某些部分失去联系,而那些部分正是对人类来说最重要的东西。他的这番话与布伦达谈论西格蒙德·弗洛伊德时的想法几乎完全吻合:在他的理科班上和协会里,他也觉得自己的体验"得不到确认、更少能被证实和解释",他也觉得自己是"另外的""隐蔽的""不完整的"。对于一个"共生"的人来说,这种情绪与精神的流放也许是最不可承受的痛苦。

当我看完录像后,我把咨询名单和调查名单作了一下比较,结果发现这一模式出现了一遍又一遍:那些工具性的、能动的、个人主义的学生不一定比别人更好或更聪明,但是他们普遍在学校里获得了"成功"。而那些敏感的、情绪化的、共生的学生则接二连三地经历精神危机,因为他们处在群体的边缘,没有受到应有的注意。

正常的标准:回到埃里克·弗洛姆

这种形式的自我选择(self-selection)使得医生(在这件事中是心理治疗师)的地位骤降。除此之外,这件事对于作为一名谈话疗法治疗师的我来说,也显得非常重要。我曾经很想弄清楚我在日本的观察和体验。我参考了女性心理学的文献,并试图把它融入某种元分析(meta-anlysis)中,从而弄明白促使我成为治疗师的信仰和价值观是什么。埃里克·弗洛姆的理论是我这一分析的基石,我二十多年的治疗思想都是由它指引的:

> 精神分析师所要考虑的不光是对患有神经症的个体作出重新调整以使他适应社会,他的任务还必须包括:认识到个体对正常标准的看法可能有悖于其作为一个人的自我实现的目标。社会进步思想相信这种自我实现是有可能的,他们相信社会的需求与个人的需要不会永远对立。精神分析如果没有忘记人类所面临的问题的话,就有必要朝着这个方向作出自己的贡献。在这个过程中,医学的专业领域会得到升华,这也是弗洛伊德对未来预见的一个部分。(1944,p. 384)

这一信条过去是对我"有效"的,因为我那时没有在集体主义的文化中生活过,没有完全理解女性主义治疗师在说些什么,也没有注意到这么多来访者的生活中有"共生"这回事。我接触到的美国来访者都是传统的、个人主义的、能动的。我想,只需帮助他们实践自己的意志,改变他们"拐弯的思想",然后让他们接受我对他们所处情况的解释,就可以治愈他们。

但现在,我试着改变弗洛姆的想法。请看下文(我改变的部分加了下划线):

> 心理治疗师所要考虑的不光是对气馁的个体作出重新调整以使他或她适应社会,这项任务还必须包括:认识到个体对于社会的正常标准的看法可能会有悖于他或她作为一个人的自我实现的目标。社会进步思想相信这种自我实现是有可能的,他们相信社会需求与个人需要不会永远对立。心理治疗师们如果没有忘记人类所面临的问题的话,就有必要朝着这

个方向作出自己的贡献。在这个过程中,心理治疗与一切已有的医学专门领域完全无关,这也是弗洛伊德看法中的一个部分。

比较有针对性的改变是第二句句子。弗洛姆想改变的是"个体对正常标准的看法"(我曾不遗余力地为实现这一目标而努力)。但是,作为一名治疗师、一个忠实的人本主义者、一个长期倾听伴侣的观点的人,我现在觉得有必要质疑"社会对正常标准的看法"。这种标准无视许多人的存在——比如我那些"流亡的"学生来访者。

说句公道话,弗洛姆治疗的大部分患者是因为迫切需要归属感而患病的。弗洛姆对于"正常标准的看法"是战后美国的典型看法。当时的历史背景要求大家各就各位找到自己的社会位置。讽刺的是,我所质疑的都是那些能动的个人主义者的看法,而治疗师们向他们介绍的就是这些看法,为的是提供一种弗洛姆所说的"自动遵从机制"(automaton conformity)以外的选择。

384   正常标准把我的许多来访者搞得仿佛患上了类似精神分裂那样的疾病。他们错把疯狂的美国梦当成物质主义。他们的信仰成了"我做我的事,你做你的事;你要相信我的'事情'比其他任何人的'事情'都重要、更具影响力、更有决定性"。

赋权心理学

如果谈话疗法打算迈进下一个世纪,那么心理治疗就不得不实施另一场革命。这一改革的规模不亚于从磁性说和神经学到心理学的蜕变,不亚于从实用主义和条件反射到认知疗法的进化,也不亚于对"第三势力"的人本主义、存在主义的心理学家提出的挑战。如果思维果断、崇尚经验主义的女性主义者参与这场未来改革,那么推动这一改革的代表当属女性主义心理治疗。

如果有必要给新的谈话疗法起一个名字的话,那么就叫它**赋权疗法**(empowerment therapy)吧。这个术语第一次出现是在女性主义治疗的文献里(参见 Worell & Remer, 1922),它的出现标志着谈话疗法把心理治疗从"救世者"和"调整"的模式转变成了一种基于效力(effectance-based)的模式,这种模式的主要目的不但在于改变人,而且还在于改变社会的结构和制度。一些反对这种取向的评论家感到很不自在,因为它与"后现代哲学、心理治疗、马克思主义和结构主义"(Fischer, 1993)缺乏一致性。然而,赋权疗法毅然决然地迎接了现实生活的挑战,这是其最重要的价值。

28%的解决方案

《纽约时报》(*The New York Times*)在 1993 年报道了美国心理健康学会

(National Institute of Mental Health)的调查。调查的对象为从不同家庭中选出的2 000名男性和女性,作为全体人口的代表(Goleman,1993)。这项调查显示:美国有28%的人目前都需要接受某种形式的心理治疗。为什么世界上有这么多人处于混乱之中? 在这个问题上,所有的理论都是毫无用处的,除非这些理论告诉我们应该怎样应对这一挑战。异性恋的治疗师以后不得不治疗男同性恋、女同性恋和双性恋来访者;年轻的治疗师治疗老年人;犹太人治疗穆斯林;波士顿婆罗门治疗海地难民;女性治疗师治疗亚洲和西班牙的男性;孤独无助的男性治疗师治疗强健机敏的女性。此外,我们都不得不接受最具风险的人群:艾滋病患者和年轻的美国男性黑人。

没有一种治疗技巧可以适用所有这些可能的来访者。没有一条理论或治疗进程能把这些治疗考虑得同样周到。由于性格和训练方面的原因,没有一个治疗师能够成功地完成超过一定数量的不同的心理治疗方法。但是,所有治疗师都可以接受任何一个以来访者或病人身份与其分享生活的人的赋权,并把它当作自己的职责。

385

我同意女性主义同事的观点——她们认为我们再也不能做社会的女仆了,我们要认识到痛苦与压迫的社会、政治和经济原因。但是我不同意她们激进的主张——一切个人的都只是政治的。我觉得完全没有必要告诉每一个来访者"我们每个人都'好好的',我们周围的世界一定会改变"。因为我们中的一些人并不是"好好的",而且社会也不会改变——至少改变得不够及时或程度不够。

梅亚·安杰洛(Maya Angelou)在《晨韵》(On the Pulse of Morning)中写道:

> 女人们,孩子们,男人们,
> 把它握在你们的手心里
> 把它浇筑成你最想要的样子。
> 把它塑造成最公众的自我。
>
> 打起精神来
> 每一个新的时刻都潜藏着新的机遇
> ——为了新的开始。
>
> 永远不要
> 向恐惧屈服
> 被残忍枷梏
>
> 地平线延展开去
> 为你提供新的空间
> 任你迈开脚步

　　　　成就改变。*

　　谈话疗法在这个过程中起到了作用。如果要证明我们对于社会的价值，那么治疗师必须抱着乐观的态度把谈话疗法的作用创造性地发挥出来。我相信安杰洛不会让一切改变都依靠外界、政治力量。改变的力量必须包含"勇气"。用她的话来说就是：

　　　　接受恩典，抬起头来

　　　　看着姐妹们的眼睛

　　　　兄弟们的面庞

　　因此，改变同时需要某些内在的转变。安杰洛要我们"带着希望"看待新的一天的早晨，而那希望，必然来自我们的内心深处。

基本的存在选择：自创生还是回归

386 　　赋权心理学是（至少可以成为）人类希望的新动力，心理学家可以继续作为威廉·詹姆斯"希望之党"的成员。如果他们真的这样做，那么治疗关系仍会成为转变的核心：把歇斯底里、非理性、存在的痛苦变为对智慧、启蒙、认知的积极追求——这是对真理直接、即时、自发的掌握。

　　迈克尔·马奥尼将这种转变过程叫作**自创生**（autopoiesis）（Mahoney，1991）。他认为这种过程包含了一个存在选择（ontological choice）。其中的一个选项叫作**回归**（regression）。当我们回到徒然的、过时的、无序的主题和结构来稳定现实的时候，我们是在回归。从定义上讲，这种做法是保守的，用否认和过度概括的方法来生活下去，它把新的可能性和新的感知都拒之门外。随着时间的流逝，它的行动逐渐冻结；慢慢地，它会越来越多地限制自身，逐渐变得无法吸收新鲜事物，无法解决过时分类图式与现实的矛盾。这就好像一个顽固不化的政治家在国会面前受到一个功勋卓著、英勇善战的老兵的指证，而这个老兵同时是一个美国黑人、美籍日本人、女人或同性恋者。回归进程是无法计算出这个纷繁芜杂的现实世界的。由于变化的节奏过快，他们在面对那些挑战自己已有生活秩序的人时变得恐惧、愤怒；他们感到"这个世界正在变成地狱"；他们是熵（entropy）的牺牲品。

　　至于生存选择的另一个选项，马奥尼认为它是在相对安全的心理治疗中显露出来的。那些选择自创生的人不断地创造和尝试新的结构，以便观察用此新结构解决眼前问题的效果是否比现有结构的好。自然主义者史蒂芬·杰·古尔德（Steven

---

* 选自 *On the Pulse of Morning*，作者 Maya Angelou。Copyright © 1993 by Maya Angelou. 转载经过 Random House, Inc. 的许可。

Jay Gould,1989)和进化论生物学家把这种进化过程看作"**间断平衡**"(punctuated equilibrium)——只要我目前的结构是稳定连贯的,只要它们能为接收到的所有新事物提供有意义的背景,那么就意味着这些结构运转正常。但是如果它们变得勉强或不稳定了,那么自创生系统会引导我寻找其他的、新的理解方法。这些新的解释使得我们有可能在更高层次上觉知、理解、综合这个世界。

让我们来看一个关于自创生系统的例子。大多数异性恋的美国青少年(特别是男性)在成长过程中对男同性恋者都持有非常敌对的态度。事实上,根据许多关于社会偏见的长期研究,男同性恋者在美国是最受人憎恨的少数群体。然而,有些青少年还是遇到了这样的事情:一个朋友、亲戚、一个受人尊敬的老师或教练告诉他自己是一个男性同性恋者。于是这些青少年要么自动地重新思考、重新检查别人教给自己的对于同性恋的看法,然后改变自己对同性恋者的认知、行为、情绪结构,适应新事物——他们所关心、尊敬的人也是一个同性恋者;要么运用回归的方式与老朋友断绝往来,否认事实真相,甚至变成一个尖刻的偏执狂,认为到处都是同性恋,没有人可以信赖。

现在让我们来设想一下:在 20 世纪 90 年代把一个具有同性恋恐惧症的少年送进美国军队,而他的排长、中士或者指挥官是一个同性恋者。他会作出怎样的反应呢? 自创生系统良好的人会接纳处境的改变。他们能够在这个世界上生存并生活;而回归者则会进一步地限制自己的世界,觉得自己越来越被主流孤立。

治疗是谈话的安全地带

在麦浩尼看来,心理治疗是一个避难所,个体可以在那里安全地谈论自己的状态,包括与周围发生的事情、与自己内心世界的关系。麦浩尼的这个比喻是一种探索,他相信好的治疗关系会使来访者安全地进行自我探索成为可能。在心理治疗过程中,来访者可能会问这样的问题——"万一……",他们也许会探索对生活中的任何事件都适用的**意义范围**(range of meanings)。

我在第十章中说起过盖尔的故事,我要她告诉我那些有关她梦见自己的丈夫摔死的"万一"的想法。很明显,盖尔的意识在探索一个解决问题的极端方法,这种方法究竟是什么连她的意识本身都无法彻底了解。她受到中上层阶级身份的限制,难以与不符合父母要求的人共同生活。盖尔对家庭事务采取的是回归的作风,她为此付出的代价就是情绪崩溃。有趣的是,盖尔在职业生活中却是自创生的,她的家庭不干涉她的事业,让她按照自己的需要和价值观作出自己的决定。

我几乎可以成功地把来访者带来的所有问题都归入自创生系统和回归的概念。在大多数情况下,最有效的方法就是帮助来访者找到自创生系统在生活中起作用的情境。如果他们把这些情境当作处理眼下问题的示范，那么我通常能够让他们找到具体的解决方法，而不必介入他们的私人事务和决定。下面是一个相当具有戏剧性的案例研究。

案例研究：卡洛斯的困境

388

我的同事曾怀着惊恐的心情把卡洛斯交给了我，因为卡洛斯对他说自己正打算自杀——"告别痛苦"。我一见到卡洛斯，便知道他对自己提出的威胁当真。他与我见面、谈话都没有显出任何的抗拒，他显得非常镇静。他到底打算什么时候动真格呢？怎样实施呢？他已经设定了一个日期来结束自己的生命，而且他知道没有人会阻止他。然而，他同意让我试一试劝阻他的计划，然后赚取"想象中的"治疗费。他还答应：只要他还在治疗中，就不做任何伤害自己的事情，如果有什么变化，就会立即打电话给我。当治疗师对付企图自杀的来访者时，这是一个标准的协议。来访者从中获得的是一点小小的保证——他们不会鲁莽地自杀，此外他还获得了这样的感觉——和自己打交道的治疗师至少和自己一样疯癫。

这个案例中的症结出在：卡洛斯不会告诉我自杀的原因。他有一两个拙劣的借口，但这些借口完全说服不了我，甚至连他自己都说服不了。卡洛斯是个大男子主义的"恶棍"，我没有办法透过坚硬的甲胄观察有关人格和情绪的任何东西。但我还是成功地使他感到厌烦。有几次他对我发了火，而且总是在这一个话题上发火——我说自己"对西班牙文化一无所知"。

"比如？"，我逗弄道，"我不知道是不是你们这些家伙都被要求成为大男子主义者，同时却又都害怕自己的母亲死去？"

我的玩笑是胡说八道，但是我觉得也许这能打破他的甲胄。我想得没错。卡洛斯对我发了火。在他11岁的时候，他的哥哥开枪打了他——他哥哥想杀他！卡洛斯的问题与他的母亲无关。这使我心里一震。将一颗点38口径的子弹从肺部取出，我对这知道个什么？

卡洛斯是否打算了结这件由他哥哥挑起的事情？沉默。很长很长时间的沉默。

"你哥哥为什么想杀你？"我轻轻地问道。我希望我没有完全毁掉我们之间的关系。至少在他确认我们那份"不打电话就不能自杀"的协议之前，我是不会让他离开办公室的。

沉默。

"你确实想了结这件事。我想我现在可以看出这一点。请告诉我吧，告诉我吧，为什么一个不错的西班牙小伙子想要用枪杀掉他11岁的弟弟？"

"我当时在看东西。"

"看东西？用射击的方式来处罚书呆子实在太过分了吧。"

"不是阅读，只是看看而已。"

"图片？"

"一些家伙的。"

"你是想说，你准备因同性恋问题而杀掉自己？"

"我不得不这样做。如果我父亲发现，他要么杀掉我，要么自杀，那么先杀掉我再自杀。我打算彻底地保护他。"

于是我们谈了下去。我们谈了很长很长时间，不过交谈的内容很怪诞，我们可能谈到了足球赛比分或是麦当娜的税后收入。他确实是一个同性恋者；他的家里人确实为此感到耻辱；杀掉他确实有必要。

按照麦浩尼的理论，我必须为卡洛斯打造出一个"绞刑台"让他站上去，以此迫 389
使他寻找获得安全与稳定的解决方法。但是他自己必须行动起来，而且几乎是单枪匹马地采取行动。我对这些问题的看法大家都已经很清楚了：我赞成同性恋者的公民权益和人权，这几乎使我"臭名昭著"。但对于他来说，我仍然毫无用处，除非我了解到他正在经受的挣扎中蕴含着某些力量。

卡洛斯必须找到一些办法来应对由他的性取向带来的"耻辱"。祈祷已经失败了；欺压女性已经失败了；做一个硬汉适得其反——他已经引起几个喜欢硬汉的同性恋者的注意。他找不到任何活下去的借口。

问题解决得很慢，以至于最后成果出来的时候我几乎都没有发现。卡洛斯的经历中有两个主要的胜利。第一，他被击中后侥幸活了下来，而且他现在与哥哥的关系相当好。这简直是奇迹，他的哥哥现在接受了他是同性恋者的事实，甚至卡洛斯有一次回家度假的时候，他的哥哥答应去同性恋酒吧转一转。卡洛斯不知道这是否标志着兄弟之爱，还是哥哥只是想证明自己不是一个娘娘腔。但是兄弟俩都创造性地接受了现实。第二，卡洛斯在大学里作为少数族群渡过了难关。用他的话来说，他"听了四年别人的音乐"。我提醒他说，除此之外他还在这个弥漫着同性恋恐惧症的地方经受了四年的考验。

慢慢地，卡洛斯摆脱了这些"自创生"人生经历并为自己建立了新的基础：从枪击幸存者到哥哥的弟弟，从伦理、性取向边缘人士到大四毕业生。他认识的人中从没有人幸存于这些"凌辱"，但卡洛斯挺过来了。

毕业后，卡洛斯进入了研究生院，并在那里与一个同学相遇、相爱。他接受了很长一段时间的治疗，很少与他的父母联系。他"保护"他的父亲，不让他知道真相，但是卡洛斯的伴侣简直不能相信，他的父亲竟然在这么多年的电话交谈中没有发现这件事。也许卡洛斯低估了他父亲的"自创生"能力。但是不管怎么说，卡洛斯是一个幸存者。

人类的自由：真实地拥有这个世界

无论治疗师选择哪种治疗步骤，他们都应该帮助患者创造机会以作出更好的选择。自创生只是一种噱头的说法，其实质是让卡洛斯在决定自杀的时间、地点、方式之余对人生有更多的选择。而治疗（不是治疗师）使这些选择成为可能。我幸运地找到了为卡洛斯提供机会的方法，但是成功关键在于他把握住了这个机会，形成了理解现实的其他方式，发现了一些在开展谈话疗法以前从未注意到的联结点和相似处。

把卡洛斯的故事记在脑子里吧。我希望阅读这一章的读者探讨一下这些问题，即把心理治疗当作一个座谈会，以便帮助来访者在其中创造选项并体验赋权。

自由的概念

理查德·威廉姆斯（Richard Williams）1992 年在《美国心理学家》（*American Psychologist*）上发表了一篇论文。他在文中提出：心理学怎样才能帮助人们理解选择并作出决定？威廉姆斯在文章的开始提到了威廉·詹姆斯当年遇到的同样的问题（参见第十一章）：虽然我们都相信自由意志和选择，但是所有的科学，特别是行为主义心理学，似乎把选择的可能性都否定了。威廉姆斯是这样理解这一问题的：

> 在精神与世界之间，或在作为感知者的主体和作为提供感知基础的世界之间，构想一种二元论。这种二元论深深地扎根于现代的传统之中……这是构成传统心理学基础的很基本但尚未被公认的构想之一。要解决这个问题就必须进行彻底的反思，从而克服这种二元论。（pp. 755 – 756, n. 3）

威廉姆斯认为解决的方法就是反思自由的概念。心理学分析应该对自我和世界作出完全的解释，只有这样才能了解自由。在这一背景下，与其说自由是意志的概念，倒不如说自由成了一种更加精致、更为有用的启迪，这一启迪有规律地在本书中出现。威廉姆斯建议我们不要把自由想成自发主体的存在特征，而要把它想成一个演员和世界之间所处关系的状态。当卡洛斯第一次和我谈话的时候，他的"自由"问题是微不足道的。他今天、明天或是毕业以后随时有自杀的自由，但是他并不拥有作出这一选择的自由。治疗的结果是卡洛斯相比以前获得了极大的自由——他在这个世界存在的过程中有了更广阔的选择余地。如果用威廉姆斯的理论来解释就是：卡洛斯完成治疗以后对可行的一系列选项产生了更好的觉知，他离"真实地拥有这个世界"更近了一步(1992,p.757)。

因此,心理治疗就是找出帮助人们前进的过程——帮助他们"重新真实地投入这个世界"(Williams,1992,p.758)。真实地生活着的人们是被真正赋权作出自己的判断的,他们可以判断道德和社会的正确性——独立性。我对威廉姆斯事例得出的总结是:"这相当于一个男人对'是否离开长久的婚姻去追求另一个女人'作出决定。"行为主义者会说这样的男人永远不会真正自由,因为"他所做的事情都是他的强化历史、生理状态或抽象(如交换论)的因果作用迫使他这么做的",还因为"他的行动是受迫的,不应该受到责备,也不应该受到表扬"(p.758)。

然而,"从'自由就是真实地生活'这一观点出发,就很难判断这个男人是否自由。"威廉姆斯说,我们有必要和这个人谈谈抛弃现有的婚姻和与另一个女人在一起这两件事情当中"他的欲望之本质"是什么。我们有必要了解"他的现有世界是否真实,他是否真正地投入其中的某一种关系。如果他对此作出的应答是'不',那么他就是不自由的,因为他没有获得事实的真相(p.758)"。

更重要的是,如果他没有真实地对待自己的妻子或未来的情人,也就是说"如果[他们的]身份和关系与他的想法不同,如果她们在道德上陷入了比他预想得更深入的关系中",那么"他在世界中的表现是虚假的,因此,他不自由"(1992,p.758)。

与此同时,我们也许会提出:卡洛斯通过治疗认清了自己与哥哥的"真实"关系。但是我们现在同样可以猜想:他可以在谈到与父亲的关系时说同样的话,尽管他们父子间的关系看起来很形式化。

威廉姆斯说道:

> 总而言之,我们也许会得出这样的结论:这个男人只有真实地投入这个世界,他才是自由的,而且,只有继续真实地投入,他才能继续拥有自由。这一真理是一种道德真理。它对这个假设的男人或任何面对选择的人来说都是至高无上的。它关系到我们的存在,关系到对"我们是谁、我们将会怎样"这些问题的理解。这种理解与我们把能动性转化为练习同样重要。作为人类,也作为心理学家,这两方面都要求我们作出道德上的努力。
>
> 如果心理学想把握能动性和人性,那么它必须成为有关道德和社会的心理学,而不是单单有关个人和需要的心理学。(1992,pp.758-759)

一种不可避免的形而上学

现在我们兜了一大圈,又回到了形而上学与道德哲学。但是你真的认为我们还有其他的路可以走吗?怕是没有了吧,至少在谈话疗法中没有。作为一个治疗师,你尽可以开出所有的镇静剂、抗抑郁剂处方；你可以催眠抑郁症患者；你可以念咒语念到接不上气为止；你可以尽情地倾听别人的忏悔；你可以把社会不公、性本能、父权制理论化，直到把这些臆断填满图书馆。但是，在你面对真理之前，你是不会获得自由的；在你获得道德力量之前，你永远不会作出诚实的选择；在你对同胞的人性有所体验之前，在他或她对你的人性有所体验之前，你们也许会谈话，但这永远不是一次谈话治疗。正如哲学家马丁·海德格尔(Martin Heidegger)所说：

> 命题是被人类"主体"(subject)用来对"客体"(object)作出判断的，于是，命题在某些情况下——在那些我们知道何为不正确的领域中——是"正确的"。"真理"并不是正确命题的一个特征；而是对事物的解蔽(disclosure)——通过解蔽，开放状态就从根本上被展示出来了。(1977，转引自 Williams，1992，p. 757)

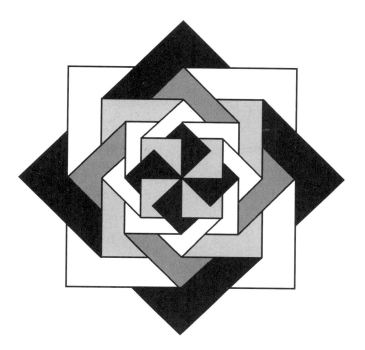

第四部分
心理治疗的非西方视野：
道即无言

弟子入则孝、出则弟，谨而信，汎爱众而亲仁。行有余力，则 393
以学文。

——孔子

394

道可道,非常道;
名可名,非常名。
无,名天地之始;
有,名万物之母。
故常无欲,以观其妙;
常有欲,以观其徼。
此两者,同出而异名;
同谓之玄。
玄之又玄,众妙之门。

——《道德经》

知人者智,
自知者明。

——《道德经》

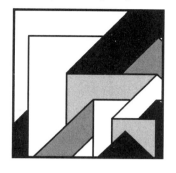

第二十章

东方哲学简述

拥抱沉默

....

还记得那一碗米饭吗，第一章中介绍的来自东方的神圣米粒？还记得它的构395造、尺寸以及质感吗？它被烹调得怎样，口感如何？你难道不记得了吗？那你的感官一定沉溺在别处了。你必须回来。

"去自动化"是恢复知觉的钥匙。它要求破除日常意识的幻象，唤醒感官，矫正不平衡，并对混乱——就是卡尔·荣格会把它称为"阴影"的东西——宣战。阿尔多斯·赫胥黎把这一过程称为唤醒"自在的心灵"。

以上这些看法背后的哲学，就是贯穿于传统的亚洲艺术、文学、社会之中的两道强有力的思想源泉：儒家思想和道家思想。根据这两种哲学，当一个人被卷入他的周遭世界并深陷其中时，他的心灵便会阴云密布，失去了先天本有的纯洁。儒家为个人在恰当的地位安身立命提供了一个宽广的体系，包括礼仪、责任和尊重；道家让人得以逃离儒家的约束，到达另一个领域，里面包括了简单与美，自然的快乐。道家认为，让对抗的力量取得平衡是人之为人的生活的关键。于是，儒家的严格规范和道家的简单之美，这两种力量的平衡构成了个人及世界的和谐生命。

对西方人来说，这些思想也许听来显得过于抽象深奥。然而，本书所描述的那些理论中也不乏可与之互相印证的。那种圆满的平衡也许就可以和"自我实现"或深层自我的觉悟对照来看。自我实现可能并不和取得道家意义上的圆满平衡完全等价，但前者可以提供一些线索，作为取得平衡的潜在意义。获取这种平衡也是亚396洲哲学的第三个伟大源泉——禅宗的主题。禅宗，这里被定义为探索人的存在的本性的艺术。

意识的扩张

　　当你学佛时，你必须对心灵作一番彻底的清扫。（S. Suzuki，1970，
p.110）

　　英国作家阿尔多斯·赫胥黎（Huxley，1954）指出，人类大脑的根本功能之一就是管理调整大量的信息，这些信息是我们日常清醒的意识必须处理的。他把这比喻为"减流阀"（reducing valve）。在他看来，大脑要做的就是让我们不至于被来自周遭世界和来自过去的联想和记忆的滔滔不绝的感官信息所淹没、所困惑，从而可以把注意力集中到当下的生存需要上去。

　　语言及语言体系是这个减流阀的主要机制。由于我们都是社会化的生物，从而是一个语言共同体的成员，我们的"真实"其实是语言创造的。存在于语言界限之外的事件及区别大体上对我们是不存在的；我们的语言过滤了信息，把我们的意识和知觉限制在了一定范围之内。

　　你或许早已熟知这个经典的例子：在爱斯基摩人的语言中对不同的雪有 20 种以上的不同说法。其实这种例子有成千上万。我第一次到日本时，米就是米，仅仅是米。然而现在，在日本待了相当长一段时间后，我不仅知道有几十种米在日本被种植、被消费，在一定程度上我还会评判每一种米的质量。我知道最适于做寿司的米应该有怎样的外观、气味、黏性和口感。我再也不会用中国长粒米来做寿司，也不会把学院餐厅提供的被叫作"米"的可恶的东西和皇家每年种植和收获的神圣的米粒混淆起来。我的英国丈母娘对于茶也正是这样，我的妻子对于圆珠笔也是如此，还有在飞机上坐在我边上的那位令人难以置信的极端的家伙（这可不是我编造的）对于番茄酱中的土豆也有这等精通。专门化的词汇让我们的精神能够通达专门化的知觉和高度编码化的记忆。

　　在我看来，一个真正的老师能够让学生在课后感到世界变得更迷人、更引人注目。我小时候热爱森林和树木。我认识（或自以为认识）新英格兰的每一种树木。我如此珍爱我树木方面的专长，以至于当我五年级时填写一份职业调查表（这个用于追踪 10 岁的孩子，预测他们有的上大学，有的从事买卖或贸易什么的）时，我被"追踪"为一个树木医生。很久以后我的朋友朱莉，一位职业的植物学家，邀请我去她家附近的一个国立公园散步。"啊，孩子，树木！一英亩一英亩的树木，"我想。但朱莉从不抬头看，我们也根本没有走过"一英亩一英亩的树木"。我们往下看。我们在十几平方米的森林地面上搜索。朱莉度过了约一个小时，作为我的老师，她打破了我那以树木为中心的森林生物和生态观，使我的思维减流阀变得更畅通了。她对于蕨

类、地衣、苔藓、开花植物、草本植物、菌类组成的世界怀有如此亲密的热情,它永远地改变了我走过森林的方式。

日语世界会把朱莉称为一个真正的"先生"。这个词我们是从无声动作艺术片里看来的,不过无论如何它是日语中最重要的词之一。"先生"是这样的一位大师,他能够把控制我们对自身、对周围世界的知觉和意识的"减流阀"予以疏通、予以伸展扩张。

自在的心灵

赫胥黎也许会说,"**先生**"(sensei)是这样一种人,他使我们能够追回自在的心灵,或者说,一种人人都有的、与同时存在于"另一个世界"的可能性的无限境域保持联系的潜力。这"另一个世界"包括我的饭碗之外的世界,还有朱莉的小块森林土地。

> 当思维的减流阀不再密闭,当自在的心灵渐渐渗透进来时,各种从生物学上看来毫无用处的事就开始发生了。在有些情况下存在着超感官的知觉。另一些人发现了一个海市蜃楼般的美丽世界。对于还有一些人,赤裸裸的存在本身,那被给予的未概念化的事实显示出它的荣耀、它的无限价值和充实的意义。在这种"无我"的终极境界中存在着一种"混沌的知识":一切在一切中——一切实际上是一。它是这样近,正如,我这样说吧,正如一个有限的心灵可以"知觉到宇宙中一切地方发生的一切事"。
> (Huxley,1954,p.26)

你们也许觉得我在用我那些粗陋的故事,什么碗里的米饭,什么森林里的漫步,来催眠你们,诱惑你们进入一种错误的智力上的确证感;你们不耐烦了,在奇怪这等催眠还将持续多久。在真正沉浸到那一切种类的非线性、非西方的材料——比如"一切在一切之中",还有"六十项议程"之外的东西(有些惯于线性思维的学生是这样称呼它的)——中以前,你们确实会这样觉得。有些学生抗拒这些观念因为它们是"非基督教式的",抗拒另一些因为它们是"非美国式的";但实际上,这些观念是有普遍意义的,无论时代、文化、宗教和国籍。

这些恼人的观念试图挑战的是彻底的唯物主义——托玛斯·里德(Thomas Reid)的所谓"常识",他主张心理学中唯一值得学习的东西就是常识,而"这些我早已知道"。怀着彻底唯物主义观点的人们常常去日本学习"日本人是怎样做事的",以便回国后可以"在日本人自己的游戏中打败日本"。我的一个学生,他是经济学专业的;有次一位电视记者问他为什么去日本留学了一年,他很实在地承认说:"我去那儿的动机主要就是经济目的。"然而,他学到的是"日本人对经济的谈论毫无道理可言;他们只是在谈论哲学"。这位实业家发现日本的"管理技术"不能够自上而下地实施,因而很沮丧;较之雇员,管理本身需要更多的改变。我的心理学学生,可怜的唯物主义者,对那些他们认为毫无"实用价值"的东西不屑一顾,因为那儿没有可应用的技术,没有可计算的数据,甚至没有可测试的理论。

这一点他们不懂:自在的心灵实际上不是任何"非"什么,比如非美国的或非基督教的。它是另外一种概念化的划界方式,也是理解我们在宇宙中的位置的另一种方式。它确实从根本上重新定义了"自我",并且对于"谈话""治疗"这些词被运用于改变人生活的进程时究竟意味着什么,也作了全新的思考。来看看威廉·詹姆斯对此不得不说的话吧:

> 那么,让我们回头看……我们看到心灵在任何层面上都是一个诸可能性同时并存的舞台。意识对这些可能性进行比较,选择其中的一些,并借助注意力的增强和抑制机制(即赫胥黎所说的减流阀的心理学方面)对另一些进行压抑……心灵,简而言之,它处理所接收的数据就好像雕刻家处理他的石料。从某种意义上说那雕像亘古以来就矗立在那里了。但是它身边还存在着成百上千的别样的雕像,而雕刻家个人的功绩就是把"这一个"从别的当中解放出来。因此,我们每个人的世界,无论我们对它的观点如何不同,它们都植根于那个初始的感官混沌之中。正是这个感官混沌一视同仁地把纯粹的质料给予我们的思想。如果愿意,我们可以借助推理把事物消解为漆黑无缝的连续空间,加上一片片涌动着的原子构成的阴云,这正是科学家所说的唯一真实的世界。但是与此同时,我们感受着的、栖居于其中的那个世界是另一个模样:我们和我们的祖先通过缓慢积淀一次次选择,通过简单地拒绝材料中的特定部分,像雕刻家一样,让现有的世界从混沌中浮现。有别样的雕刻家,就能从相同的石块中诞生出别样的雕像!有别样的心灵,就能从同样的单一静默的原始混沌中诞生出别样的世界!我们的世界仅仅是数百万同样埋藏于混沌中的世界中的一个;对于想要对之进行抽象化的人来说,这数百万个世界同样都是真实的。

去自动化：知觉的发展

当然,一本关于谈话疗法发展史的书,其目的是把关于扩张了的意识、关于"自在的心灵"的一般观念引申为一套命题,以便告诉人们,怎么做才能重新找回情感上健康和稳固的感觉。我如此喜爱迈克尔·马奥尼(Michael Mahoney)的观点,也许就是因为它们有助于我达到这个目的。他对于有问题的精神作了这样的概念化描

述：用以对付世界的途径"衰退腐化"了，它是如此严重地阻塞了心灵的"减流阀"，以 399
至于生活变得难以忍受，充满活力的世界——诸种可能性并存的舞台——变得再也
无法想象了。麦浩尼(1991)要求心理学寻找方法以支持人们"开启心智"及"扩张知
觉和意识"的努力，以便建立一个新的认知结构来支撑起他们的日常生活。

　　我发现有个词对于思考这些问题特别有帮助，那就是**去自动化**(*deautomatization*)，
这是由阿瑟·戴克曼(Arthur Deikman，1966)在20世纪60年代发展出的一个术语。
他主张，在所有宗教实践中都可找到的漫长而丰富的神秘传统，源自信徒们寻求对
神的直接体验。去自动化要求我们摧毁"日常意识"的幻象，寻求感官总体上的再次
觉醒，并且直接地向混淆和阴影宣战。

　　戴克曼从14世纪的一份基督教文献中引用了这样一段文字："倘若你能看到
[神]或感知到他，如同它就在这里，那么他永远是被这朵阴云、这种黑暗包围着
的……用爱的热望作为尖利的投枪刺穿那厚重的无知之云吧"(pp. 324 – 325)。我们
中有多少人，当陷于爱的痛苦中时，曾试图"用爱的热望作为尖利的投枪刺穿那厚重
的无知之云"，无论这痛苦是因为不能相见还是因为渐渐远离？作为一个治疗者，我
曾经多少次为了刺穿那"黑暗的无知之云"而弄得自己神魂颠倒？这黑暗的云是我
和病人之间合作的障碍，病人的情感健康和创造性的生命力量正在被魔鬼吞噬着，
我们却不能联合起来同它作战。在我自己的生命中，当面对毁灭性的打击或无望的
情感困境时，我曾经有多少次试图通过梦、言谈、分析、推理、期望、祈祷、调停、胁迫、
诱惑来使自己能够穿越那厚重的无知之云？

　　精神的灵性　我这里介绍的概念在西方心理学中是罕见的。它有时会给我招
来宗教信仰者的怒火和有原则的怀疑论者的质疑。它就是荷兰精神分析学家范登
伯格(J. H. Van Den Berg，1971)所说的"精神的灵性方面"。它是我们下意识精神生
活的一部分——不是关于自我的诸如性、攻击、社交这些需要——包含了我们的理
想、沉思、哲学，还有对不朽的觉知。范登伯格说，在一个我们都经历着"无名的错
位"的时代，人类与自身精神存在中的核心自我失去了联系，于是这部分精神在很大
程度上遗失了。

　　埃里克·弗洛姆在《健全的社会》(1955)中说，在工业时代以前，人类从来都不
是孤独的。弗洛姆从一个比较正统的马克思主义视角出发，主张在工业革命前，人
类生活在一个高度合作的共同的社会中，他们感到工作和生活之间有着直接而密切
的联系。

　　范登伯格并不反对弗洛姆的观点，不过他还补充道，在现代以前，每个人都能够
直接地对"上帝的活力"有着切近的信仰。人们从精神上被赋予活力；他们拥有可以
全身心投入的终极信仰。但如今，如果我们还可以说拥有上帝的话，这个上帝已经 400

被清洗、组织、包装过了，已经非神圣化了。在日常生活中，我们失去了同"生命之源"的接触。正如弗里德里希·尼采在《查拉图斯特拉如是说》中借那个著名的"疯子"之口所说的，上帝死了："上帝到哪儿去了？我要告诉你们。我们把他杀了——你们和我。我们都是他的凶手……现在的那些教堂，如果它们不是上帝的坟墓和圣物储藏室，它们还能是什么呢？"(1961，p.42)

范登伯格从尼采的结论中得出了什么？

> 我实际要说的就是：任何人，只要他生活在这样一个社会中，这个社会不是以灵性方面的"无名的错位"为特征的，就是说，任何人只要生活在一个尚未被现世化、世俗化的社会中，他就不可能真正地孤独，无论他是如何地感到被他的同类遗弃了。他将与他精神的灵性方面同在，他也将与这一方面的不可穿透的核心同在。他将与上帝同在。他不可能孤独。他可以在这个意义上是孤独的，即他的身边没有别的人类。但他不会因此而痛苦忧伤。在过去，这个最终的设定彻头彻尾是真实的。人类曾经过着更相互隔绝的生活，更多地面对自身，自食其力。但这并不使他们沮丧。这给人造成的痛苦如此之小，以至于甚至有人会出于自己的意愿把自己关在一个小屋里，在里面沉思、歌唱、写作、生活，度过一年又一年。现在谁会这样做呢？如果试试看的话，大部分人会疯掉。现在几乎没人这样做。如果做了，就是一个例外。(1971，p.356)

正如你所期待的，对于和人的意义和体验有关的意味如此丰富的话题，威廉·詹姆斯同样有话要说。关于去自动化，他是这样写的：

> 这种对于个人和"绝对"之间的通常隔阂的克服，是伟大神秘的成就。在神秘状态中，我们成为和"绝对"同在的"一个"，并且意识到我们的"一性"。这是永恒而辉煌的神秘传统，几乎不会因为地域和教条的不同而改变。在印度教，在新柏拉图主义，在苏菲教派，在基督教的神秘主义，在惠特曼主义，我们看到同样旋律的不断重现；所以对于神秘存在着一个永恒的、全体一致的表达，这将迫使一个评论家在此伫立、思考，也将引出这个结论：如前面所说，神秘主义的范型既没有诞辰也没有祖籍。人类全体亘古不停地对上帝诉说着，他们的言辞先于语言，它们永远不会老去。(1929，p.410)

变化着的原型　如果你把注意力返回到第九章，你可能就会明白，这些观念和瑞士精神病学家卡尔·荣格清晰表述过的东西没有根本上的不同。不过荣格把这一讨论向前推进了一千或两千年：

> 人们完全可以把它叫作系统性无知的，就是"神灵外在于人"这一偏见造成的后果。尽管这一偏见并不仅仅属于基督教，世上确实存在着根本不带这种偏见的宗教。恰恰相反，像特定的基督教神秘主义那样，那些宗教持存于上帝和人的本质同一性之上……那些比较方法的运用不容置疑地显示了：四位一体（一个变化着的原型）或多或少地是上帝显现于其创造物中的一个直接表达。因此，我们可以推出，在现代人的梦境中自发产生的象征符号，意味着相同的东西——内在的上帝。（1938，p.72）

401

> 如果我们仍旧生活在中世纪的环境中，在那儿对于终极的东西没有什么怀疑，在那儿所有的世界历史都从《创世记》开始，那么我们就可以轻而易举地漠视梦境及类似东西的宇宙意味。不幸的是，我们生活在"现代"环境中，所有的终极存在都被质疑，史前史有着惊人的拓展，并且人们充分意识到这一点：如果存在着什么超自然的经验，那么它就是心理的经验……人们甚至可以把宗教经验定义为以最高的感激为特征的那种经验，而不管它的内容究竟是什么。（p.75）

"自在的心灵"经历了什么

上述的各种观点的共同点在于，它们都主张存在着这样一种给人活力、使人振作的定向的动机，所有人都内在地拥有它。范登伯格、弗洛姆、詹姆斯，还有或许关系略远些的荣格（尤其是在他谈论新教的时候），他们都主张，当社会变得世俗化，当灵性变成纯粹私人的和现世的努力，人类的精神就倾颓败坏了。

谈话疗法——从人类精神的舞台中孕育出了一个多么古怪的职业啊。带着这个观点看，你会相信这一切是不寻常的：你读到的这些人物，这些反活力论者，兜售欲望、主张快乐地走向幸福的无政府主义者，属于"希望之党"的感觉良好的社会工程师，由他们拼凑出的一个杂牌军，居然被冥冥中的秩序选来做它的"女仆"，来执掌灵性被剥夺的人们的需要。然而我们就在这里。当人们决定，既不想把他们的问题交给药罐子，也不想靠追逐权力、财富来遏制住那些麻烦的时候，我们就站在这里，准备来收拾这个烂摊子，靠我们那盛名远播或臭名昭著的 50 分钟到 1 小时心理治疗。

当然选择余地是有的。赫胥黎（1954）是首先提出通过"催眠、精神训练或药物"来扩张意识这种可能性的人之一。不过他的结论是：

通过这些永久的或暂时的迂回道路，所涌现出来的绝不是对"宇宙中一切地方发生着的一切事"的知觉，但［至少］它们是这样一些东西，最重要的是，它们和通过审慎选择得出的功利的材料绝不相同，而是多了一点什么；而我们那狭隘、自私的心智却把前面那些当作真实世界的完整（或至少是足够）的图景。(p. 23)

我们能否说出，意识的朝圣者们所寻觅的究竟是什么？戴克曼(Deikman, 1966, p. 329)提醒我们，诗人威廉·华兹华斯(William Wordsworth, 1904, p. 353)关于这点曾这样写道：

402

> 还记得当年，大地的千形万态，
>
> 绿野，丛林，滔滔的流水，
>
> 在我看来
>
> 仿佛都呈现天国的明辉——
>
> 赫赫的荣光，梦境的新姿异彩。

但"自在的心灵"所要求的，比万物沐浴着天国光辉的儿时回忆更多些。它要求在光辉中当下在场。它要求完整性，同时作为知者和被知者。它要求的是存在于这个世界中，而不是别的任何替代品。它不会被部分的真实和二手的经验愚弄。有什么比倾听别人的梦境更无聊呢？有什么比对别人述说梦境更空洞呢？

"自在的心灵"要求摧毁习得的经验所制造的幻象，那是撕毁把我们和存在隔开的帷幕，那是感官的重新觉醒，那是把我们的神经系统从日常生活的嗡嗡作响的滥调和谎言中解脱出来。它要求我们从深深的沉睡中醒来，而我们正是在这沉睡中度过每天的生命；它要求我们的感知系统中被佛教传统称为"醉猴"的那部分获得清醒——我们那沉醉迷糊的头脑，每次只会对感官信息的一个断片、一个最"响亮"的刺激作出回应。

获得非凡意识的时刻

我曾让我的学生回忆他们自己生活中的那些可以作为"扩张了的意识"或"自在的心灵"的例子的时刻。他们的经历大抵不外乎下面四个范畴：

● **极端的正面情感**。在关键比赛中取得制胜的一分。真正地和一个集体的其他成员团结在一起，如同同胞手足。从他人中认出"自我"，如同首次步入社交领域。收到最好的通知书，以及充分发挥力量作出了高度艺术性的表现。

● **圆满的人际关系**。经历一次超越一生中任何别的肉体和情感体验的性体验。救了某人的命。生下一个小孩或参与了一个小孩的诞生。观赏一次完美的日出，或聆听一次大自然的完美寂静。

● **恐惧或惊吓**。发现自己正面临着意外事故。从外科手术室拾级而上。发现自己患了艾滋病或别的不治之症。认识到一段完满的爱情破灭了，或一段关系结束了。你最好的朋友告诉你他或她是同性恋。

● **"宗教性"转变**。某种药物把你"带到"你此前从未到过的地方。在心理治疗中取得一个突破。一觉醒来，发现让你厌烦或困惑已久的问题有了答案。下定决心，戒除一种有害药物，或一种堕落的嗜好。

据戴克曼(1966)说，所有这些经历都倾向于和发现"自在的心灵"共有一些特征：　403

● **对深刻的真实性的感知**。这一特征对立于"人格解体"或"真实性解消"。它不是感官自身的所有物，也不是你通过知性得出的推论。戴克曼把它描述为这样一种体验，在其中"内在世界的刺激投注到了日常被给予事物的真实感上。通过这一过程，我们可以说发生了'真实性传递'，思想和想象都成为真实"(p. 333)。

● **不寻常的知觉形式**。色彩变得更清晰，滋味变得更可辨别、更饱满，声音显得更真实，重量和动作更显而易见，不可见的也许变得可见了。人们也许会，举例来说，对自己的呼吸和心跳有了更敏锐的感知；他们也许能真切地注意到创作者注入绘画或音乐作品中的那种能量所产生出的沉重的力量，或光明的启示。

● **感到和他物或他人合为一体**。有些人曾经历过与上帝合一，或与全人类合一，或与所有生物合一，或与单独的另一个人合一。举例来说，下面就是一个男同性恋者在性交中体验到的这种合一感：

> 那种行为结束后，在我的回忆中最鲜活的、我久久回味的，就是那种合一感，那种温柔，那种在我的伴侣和我之间建立起来的语言。仅仅是进入一个人体内，就使我们成为一个整体，并且在那一刻……我们彻头彻尾地是"一"，无论情感上还是肉体上。(Hite，1981，转引自 Sprecher & McKinney，1993，p. 83)

● **不可言传性**。这种体验很难被恰当地诉诸文字。我猜想，我们如此高度地尊重我们的诗人、艺术家、音乐家，原因之一就是他们至少在试图把一些难以言传的东西传达给我们。试着回忆你第一次，完全清醒地与另一个美好的人做爱或表达爱意，即使那一刻很短暂。你能把那时的体验用语言来表达吗？如果你曾经历那样一个时刻，你与任何你认为是神圣的东西有了深刻的宗教意义上的接触，你能够向别人解释你的感受吗？

● **超感官现象**。这一特征就是我们在说圣人某某面对面地与上帝相会时所意指的。这是终极的神秘体验。禅宗称之为"顿悟"。我稍后将重新回到这个话题，在那里我们将更切近地来探讨禅宗的教义。在这里，也许一桩佚事就足够了。麻省理工学院的休士顿·史密斯（Huston Smith）教授在禅宗大师铃木俊隆（Shunryu Suzuki）去世前不久曾与他谈过话。史密斯问他为什么不就"顿悟"的体验作个更广阔的描写，铃木的妻子嘲笑道："那是因为他还没有体验过这个！""嘘！"大师回答道："不要告诉他！"史密斯回忆起这件事时，还连带记起了一首写给这位尊敬的铃木先生（sensei）的诗的最后几行：

404
> 在佛祖温柔的雨露中与你同行，
>
> 我们的长袍湿透了，
>
> 可是那荷叶上，
>
> 却并无一滴留存。
>
> （Smith，1970，p.10）

也罢。我可以写，你可以读，这些事情我们可以一直谈论下去。但只要我们试图像西方人那样思维，那么这些解释读来与其说是像关于你第一次陷入恋爱的书，不如说更像是关于你父母的性生活的。正如那睿智的老英国贵格派教徒威廉·佩恩（William Penn，1644—1718）很久以前所写的："得自冥想的知识比得自阅读的知识更真实；因为大量的阅读是对精神的压抑；而且它熄灭了自然之烛，正因为这，世界上才有了那么多一无所知的学者。"

这一章的余下部分将致力于讨论亚洲哲学。我希望我已经说服了你们，在上帝没有死去、精神的灵性方面保持着至高无上的重要性的文化中，有着积淀发展了数千年的智慧等待我们去学习。那么让我们用一小段苏非派的智慧来结束这一部分吧，那是一段温柔的提醒，提醒我们生命中的许多东西是不能通过肢解和元素分析学到的：

> 让一个人看到太多的骆驼骨头，
>
> 而且重复的次数过多，
>
> 那么当他看到一头活的骆驼时，
>
> 他将失去认出它的能力。

关于因果律本质的一个跨文化说明

迄今为止，这本书已经展示了一大堆恼人的骆驼骨头了。心理治疗的欧洲取向和北美取向都是如此注重元素分析，如此的还原主义和实证主义——如此的"科学化"——以至于它们在情感和精神的领域撒下了密密麻麻的骆驼骨头。相反，理解世界、包括理解人类本身的亚洲取向所遵循的形式和前者有很大的不同，而且这种形式也没有必要非得让很多西方人感到完全满意。

　　我不认为日本的大部分心理学家信赖"科学",至少不像我们西方人那样,相信科学提供了很多关于人类本性的有用的信息。东方人并不以客观的、理性的、分析性的术语来对待生命;他们不通过元素分析的和互斥的术语来看待人类行为和动机的来源。举例来说,日语有很丰富的用来描述人的心灵的术语。日本的心理学家所谈论的神经波动是对一个稳固的有机统一体的袭扰,而非仅仅不利于个人健康的条件。

　　我住在日本时,曾经注意过他们的新闻节目;他们关于某个人发疯做出反常举动的报道是这样的:记者并不采访受惊吓的目击者,让他们对事件做"符合事实"的陈述。制作人认为这一点是显然的:对于一个实际发生的事件,任何数量的陈述都是可能的,但就准确度而言任何一个较之其他的都说不上有优越性。因此,节目先这样报道事实:"田中 Joe,27 岁,东京新宿区人,周一中午 12:24 在酒吧对一妓女行凶,被当地警方逮捕。"接着新闻就把注意力转向野外工作的记者,他们采访田中从前的老师,还有儿时的邻居。日本观众想知道的是那种疯狂行为从何而来。它如何具有意义?田中先生在儿时曾有过什么征兆显示出他就是"这种人"?

　　作为西方人,我们对这种问题特别地感到不舒服。我们要知道的是驱使田中这样做的是什么。我们不会像日本人那样问:"田中是不是小时候就这样自私和易怒?"在西方,我们倾向于把罪恶行为的爆发看作一个人患有疾病的标志:他或她以某种方式被毁了:不自然的文明的约束所造成的生存压力让田中崩溃了。

　　然而在日本,他们倾向于这样看:怪异行为的爆发,意味着那个系统的完整性遭到了威胁。一位母亲或一位教师没能成功地把一个恶棍安全地带入人际关系和人际接触的网络;田中脱离了来自文明体系的保护和慰藉。

　　这一关于生命的基本预设上的分歧是深刻的,它导致了"治疗"倾向上的非常重要的不同,正如你在以下三章中将看到的。在东方(尽管我所说的是特定关于日本的,但我的许多观点在其他亚洲文化中也会有普遍意义),人的行为被认为是由这样一些概念所调整控制的:责任、荣誉、义务。

孔子和"道"的教诲

　　很少有人像孔子(公元前 551—公元前 479)那样对历史和文明有如此深刻的影响。孔子,如同他在西方被认为的那样,也许是中国传统中第一位"道德哲学家"。脱离孔子的教诲去理解中国、日本、韩国或其他亚洲文化将是不可能的。

如果要我们用一个词来描述中国人两千年来的生活方式，那么这个词就是"儒家的"。在中国历史中，没有别的个人像他那样对生活、对人们的思考方式有如此深的影响……如同一位中国精神和中国特质的塑造者……从它被普遍接受的那一天起，孔子思想不仅仅是被遵循或被拒绝的教条；它成为社会和民族思想的总体不可分割的一部分，成为中国人之为中国人的不可分割的一部分。(De Bary，Chan，& Watson，1960，p. 15)

406　孔子的教诲是通向完满有序的生活的指南，这一目标通过个人不断地用宇宙的自然道德秩序校正自己来达到。据孔子说，这秩序的源头可以在远古传说中贤君的智慧里找到，那些贤君是根据"天"的意志来指导自己的生活的。那些古人"亲身体现了人道和完满的德行……他们的行为和统治体现了中国历史和社会中的一切智慧和美好"(De Bary et al. ，1960，p. 17)。

孔子的世界是完善的秩序与和平构成的世界，在这个世界中，社会每个成员都拥有相应的地位和功能。生命的最高呼唤是属于"君子"的，他过着尊严、谦逊、乐观、富于感受性的生活。"除非每个人都践行'仁'这个理念——人道、慈爱，或完善的德行——否则社会就没有希望摆脱罪恶、残忍、暴力的破坏"(De Bary et al. ，1960，p. 16)。"仁"有时被解读为"爱"。他是"人类最至高无上的品质，是完善的德行"(p. 26)；它是人道的精髓。

当我们阅读孔子关于"君子"如何调控自己的指南时，那感觉和听詹姆斯的道德哲学很相像：

君子有九思：视思明，听思聪，色思温，貌思恭，言思忠，事思敬，疑思问，忿思难，见得思义。(孔子，16：10，转引自 Cleary，1992，p. 93)

有德的人具备哪些品质

孔子的教诲中最重要的原则是：每个人都必须在没有激励和督导的情况下自觉接受这样的义务即履行自己的职责，并且尽量不要间断。德行的本质就是知道并履行义务，这义务是由个人在家庭、团体、国家中的地位决定的。一个有德的人可以独处而不感到畏惧，可以遁世而不感到苦闷。这种行为中所蕴含的完满性能避免人变成傻瓜或工具。这样一个人不惧怕背后的中伤和诽谤，仅仅本着正义行事。有德的人对什么是正确的有着自己的忠诚和信仰，这忠诚和信仰指导着他的生活；他远离那些不正直、不依照忠诚和信仰来生活的人。

可以作为孔子教诲的楷模的人，他们有三种品质特别令我们感兴趣："仁者无
407　忧，智者无惑，勇者无惧。"(Cleary，1992，p. 99)他们通过符合实践智慧的生活达到了

这种心理学意义上的健全状态,这种实践智慧是从给予世界以秩序和意义的形而上法则中衍生出来的。

黄帝的教诲

哲学家老子和庄子的著作(源于传说中的黄帝)在孔子之后过了两个世纪才出现。它们给了我们道家思想,中国古典思想的另一路基本学说。

德·伯瑞等(1960)认为,"道",亦被理解为"道路",是时而显得笨拙的孔子教条的完美补充:

> 孔子学说和道家学说以多种方式互相补充,它们平行前进,作为此后中国思想和文学的两道最强大的思想源流。它们同时并存地吸引着中国特质的两个方面。相对于孔子学说那庄重、有点夸大的严肃及社会责任的负担,道家思想让人轻盈地飞翔于日常社会的责任感和工作事务之上;当顽固的孔子思想在关心人类的俗务时,道家思想把握了另一种洞察,一个属于精神的超凡脱俗的世界。儒家的哲学家往往是古板乏味的、道德化的、有着普通感受力的,而早期的道家著作则充满智慧和悖论、神秘主义和诗意的洞察。(p. 48)

德·伯瑞让我们想象一下,一个努力工作的儒家学者、官僚、家长,一个有责任感的公民,逃到他道家式的后花园或山上的避难所,在那里他也许会喝上几杯酒,读上几首诗,享受一下大自然祥和平静的美。也许这就相当于你去帕尔·杰姆协会会见你那庄严可敬的心理学教授,或者在一个下雪的午后去公园遛狗。

《道德经》(也就是《老子》,老子被认为是《道德经》这部劝世之作的作者,他是位理想的管理者)说,"一个完善的个人,一个圣人,他掌握了'道'的原则并依据它来生活和行动,他是谦卑的,生活方式是安静顺从的,摆脱了欲望和争斗"(De Bary et al. ,1960,p. 50)。尽管精神健康本身不是"道"的焦点,我们却满可以推断:焦躁、抑郁或身心失调的病人就是因为不懂得如何摆脱生活中的争斗和压力。他或她失去了对自然、对根本、对天机的觉察。用现代的语言,你可以说他或她是这样的人:缺乏履行职责和享受和谐生活的能力,因此失去了生活的勇气。

解决办法就是帮那个人恢复遵循"道"的直觉能力。圣人"永远认为拯救存在者是好的,所以没有什么存在者会被无端弃置"。因此,心理治疗者的职责就是把陷于细枝末节中、在儒家礼节中浪费生命的病人解救出来;把他们从"梦境"中唤醒,在梦境中他们与被"道"叫作"玄德"的东西分离了,失去了联系。

在"道"中,上面的观念是在关涉"灵魂"的思考中被虑及的。"灵魂"被比作水,它是所有生命普遍必需的东西,它是一种力量,永远遵循自身的本性。正如庄子所说:"地法天,天法道,道法自然"(Cleary,1991,p.167)。真实的生活是流转不居的,它不会被思虑或猜疑所阻碍;它不会遇到对立面,因为它是"一",和宇宙的自然韵律同在。即使是皇帝和皇后,他们也被"道"的广漠无涯所笼罩,如同地上的农夫和工人。

当"道"遭到侵扰,当个人再也不能根据"玄德"的引导来生活,这时宇宙的天然和谐就被打乱了。于是"治疗"便立足于"德"的恢复。"德"可以靠培养一个有价值的人的本质的一面来恢复:"内直者,与天为徒;外曲者,人臣之礼也;与古为徒者,古已有之,即我有也。"(庄子,第四章,转引自Cleary,1991,p.86)

迄今为止"道"一直在发出它的召唤,尽管是隐喻意义上的,如同一个行为的律令。对于一个中国的约翰·华生来说,"制定"这些原则不会太难,只要他能够清楚地定义出"与天为徒"意味着什么。但并不是说一个人只要做得像卡伦·霍妮所说的"应该的专横"或阿尔伯特·艾利斯所说的"强迫执行狂"(musterbaters)那样,"道"就会把那种"德"赋予他。当庄子的一个弟子渴望离开以便依照"道"来谋划自己的人生时,庄子这样对他说:

> 恶!恶可!大多政法而不谍。虽固,亦无罪。虽然,止是耳矣,夫胡可以及化!犹师心者也。(庄子,第四章,转引自Cleary,1991,p.87)

庄子让他的弟子斋戒,但又警告他说,这并不容易。这下那位弟子完全陷入困惑了。他的家那样穷,所以他一直是"吃斋"的。这就是他们的生活方式。他告诉他老师说,事实上他已经几个月没喝过酒吃过肉了。是不是通过如此长期而极端的贫困,他的意识就有望爆发绽放呢?

庄子说,这种斋戒仅仅是种"虔诚"的举动,却非关根本。它不可能把一个严肃的人引导向"道"。如果那位弟子真正执着于他的追求的话,他应当实行"心斋"。为了帮弟子脱离困惑,庄子解释了"心斋":

> 若一志,无听之以耳而听之以心;无听之以心而听之以气。听止于耳,心止于符。气也者,虚而待物者也。唯道集虚。虚者,心斋也。(庄子,第四章,转引自Cleary,1991,p.87)

409　"等等!"那位弟子叫道:"我之所以没能做到这个,就是因为我把我自己当成了真正的我。一旦我做到了这个,'我'就不存在了。这能叫作'虚'吗?"

于是庄子开始说那段他早就渴望说的话。这就是寓于"心斋"中的"治疗"的精髓,对沉默的拥抱:

尽矣！吾语若：若能入游其樊而无感其名，入则鸣，不入则止。无门无毒，一宅而寓于不得已则几矣。

绝迹易，无行地难。为人使易以伪，为天使难以伪。

闻以有翼飞者矣，未闻以无翼飞者也；闻以有知知者矣，未闻以无知知者也。

夫且不止，是之谓坐驰。

夫徇耳目内通而外于心知，鬼神将来舍，而况人乎！（庄子，第四章，转引自 Cleary，1991，pp. 87 – 88)

倘若你正坐在这里，看着这段文字，并且做好了抛开这本书的准备，那么你就已经把握了"道"所意指的"坐驰"的意味了。如果你对那位哲人所透露的深层消息开始有了灵光乍现的一瞥，那么也许你已经在学着"以无翼飞"了。或许更重要的是，如果你真正开始认识了你自己（并不是在西方的意义上，把自己看成一个与外界分割开的私人的皮囊），那么你也就懂得了，鬼神都不可能伤害你。

案例研究：薇薇安的漫长旅途

如果做到以上这些对你来说困难不大的话，那你就比我 18 年前认识的老朋友薇薇安幸运多了。薇薇安当初走进我的诊所时，是一个极度忧郁、有着强烈自毁倾向的女人，二十来岁，身上有着严重精神病的几乎一切征象。在她的精神病史上有件事情非常清楚：如果存在着这样一条道路，通过它一个人可以毁掉自己的人生和人生中的一切关系，那么薇薇安不仅找到了它，而且遵循了它。事实上，她是极少数真正不幸的人中的一个，我觉得与其待在"这个世界"上与她自己生存中的苦恼恐怖苦苦抗争，她还不如陷入神经错乱随波逐流来得更好些。

那个时候我们对创伤后应激障碍还所知不多（我们所卷入的越南战争刚刚结束），我们也尚未认识到情感和性方面的虐待能够产生出那样一组精神病症状，正相当于那些亲临战壕、在白刃格斗的战争中幸而生还的人们所经历的。我希望在今天，每个社会工作者、心理学家、精神病医生及戒毒工作者都能够通过第一个小时的治疗经历就从薇薇安的情况中把握真相。但当时我们只是认为薇薇安是个悲惨的心智失调的人，她身上有如此多的症状和自我挫败行为模式，多过六个人所能承受的。

我成为薇薇安的治疗者的时候（她前一个治疗者离开诊所另谋高就了），她正处于这样一段时期，有规律地时而进医院、时而出医院。在针对薇薇安的工作中，最令我沮丧的是,每次一个疗程结束、我与她告别时,我都无法确知到下一个疗程开始时她是否还能活着。最终,我觉得我们别无选择,只有劝她住进一个国立精神医院,在那里她能尽量活得长些,以便能得到对于她那些问题的实质性帮助。

她作为一名病人在国立精神健康系统中待了将近两年,开始是作为住院病人,接着住进了过渡房间。最后,借助许多心理治疗,同时在医院职工的支持和鼓励下,薇薇安强壮起来了,终于能够回到家里和家人开始新的生活。

从她开始住院到此后多年的治疗过程中,我和薇薇安一直是朋友。我们每年在一起交谈数次,不是作为治疗者和病人,而是作为老师和学生。因为薇薇安教我懂得了做一个幸存者意味着什么。通过薇薇安生命中的故事,我懂得了人会在腐化的生活中堕落得多么深,还有即使是"普通"人也会把那样恶劣的残忍和伤害加诸他人。看起来薇薇安把她的转变归功于我,把我当作她生命中的一个转折的力量;但我所做的一切,只是同情地倾听,礼貌而尊重地与她交往。我这样说没有什么错:在这段关系中我是学生而薇薇安是老师。

薇薇安是乱伦行为的幸存者。在孩提时代她频繁地遭到她家庭每个成员的野蛮侵害。从她开始记事起,她父亲就残忍地对之进行性虐待。她妈妈不仅睁一只眼闭一只眼任凭这一切发生,还神经质地认为是薇薇安让这些事发生而指责她。为了适应这个疯狂的世界,薇薇安把自己生活中的真实阻挡在意识之外。终究,这种阻挡导致了她意志的全面瘫痪,她全身的机能都失调了。她童年时代的魔鬼和神灵袭击了她,剥夺了她的健全精神。

可与此同时,薇薇安的父母仍旧是社区和教会的顶梁柱。薇薇安对她家庭的真相的苦涩觉知对她的父母、显然还有祖父母都构成了威胁,以至于后者整天都担惊受怕地过日子。他们因为薇薇安那非凡的幸存而厌恶痛恨她。他们希望她消失,如同一片垃圾或一匹失群的牲畜。薇薇安长大了,也在某种程度上意识到了:她的存在对家庭的情感安全、经济状况、社区中的社会地位都构成了威胁。

薇薇安存活了下来,却已几乎被摧残殆尽;但她终究还是成功的。这根本上是因为在她那近乎精神错乱的外表之下,她仍是一个罕见的智慧、洞察、机警的人。有了足够的时间,有了来自国立医院的情感上的慰藉,薇薇安证明了自己拥有的特殊411能力,在位于谈话疗法核心的知性的和伦理的自我检查中,她和治疗者能够通力合作。她能够很好地把情感上、精神上所发生的事转换成语言,从而与治疗者分享自己的经历,以便尽可能地给予治疗者们最大的优势以帮助她逐渐适应她那些问题。

通过遵循"道"的指示薇薇安获得了勇气和自身的完整,从而渐渐地把自己从过去中解脱出来了。这是很有教益的。"夫徇耳目内通而外于心知……鬼神将来舍,而况人乎!"

薇薇安和孔子思想间也有着根本的联系。薇薇安对她自己作为妻子、母亲、共同体成员所必须承担的伦理责任有着直觉的把握,这把她从自我毁灭中拯救了出来。这种伦理智慧帮她把所遭受的罪恶减小到了最低限度,从而保护了她;她也正是靠这种智慧渐渐远离了疯狂。她知道,任何对于"治疗"的被动接受,都是对那些极力摧残她的人们生命中的罪恶的宽恕和赦免。她必须拿出她当下存在的全部力量,去和来自她过去的"鬼魅和阴影"抗争。她的智慧要求她所得出的解答必须达到道德真理的最高标准。

薇薇安太有道德也太聪明了,以至于一粒小小的氟西汀(Prozac)或安定(Valium)甚至氯丙嗪(Thorazine)也无法把她与亲身经历的真实所带来的恐怖隔离开的。未成熟的"正常形式"的任何方面都只是在谎言上又增添了一份;每一个自我毁灭的冲动都是一道亮光,照射着她的家庭在社团中显示出的矫饰和欺骗。她的疯狂成了她进入"道"所说的"白色房间"的入场券,它带着"吉祥的征兆",那是传统的禅宗诗歌所称颂的:

> 瞻彼阕者,
>
> 虚室生白,
>
> 吉祥止止。

一天又一天,一夜又一夜,薇薇安躺在医院里慢慢地从她的幸存状态中恢复过来;在这个过程中,正如"道"所预言的,鬼神一直追随着她。无论怎样的安宁,薇薇安都必须通过同这些鬼怪、同这些可怕的精神痛苦抗争和暂时妥协才能获得;从 9 岁起她就天天与这些鬼怪、痛苦打交道了。正如老子在《道德经》中所说:

> 知者不言;
>
> 言者不知。
>
> 塞其兑,
>
> 闭其门;
>
> 挫其锐,
>
> 解其纷;
>
> 和其光,
>
> 同其尘。

(56:1-8,转引自 Cleary,1991,p.43)

最近的某一天,我本该去和薇薇安喝咖啡的,这也是我们一年数次的谈话之一,　412　要谈谈她的生活改变得如何。我急着想要知道关于她的孩子们的最新消息,薇薇安奇迹般地把他们抚养成了特别出色的独立而成功的年轻人。可是我收到的却是一个电话,告诉我薇薇安在医院里,不久前她在工作中倒下了。

我去了医院并且得知,薇薇安在工作时接到一个电话,电话告诉她她父亲在几分钟前自杀了。当然,这就是薇薇安那么多年来如此绝望地期待着的结局。这也是令她彻头彻尾感到恐惧的噩梦;自杀,这是那老人所带来的情感恐怖的最终行动。

不过如今薇薇安面临这个问题:使她痛苦的人死去了,这究竟意味着什么? 这就是长达一生之久的恐惧和憎恨所期盼的结局吗? 这是不是把恶魔从可与之对抗的、遭到鄙视的肉体存在转化成了捉摸不定、神出鬼没的永恒的鬼魅? 若是后者,一个人如何能够把那样的鬼魅从意识中驱逐出去呢?

薇薇安的"心斋"的结局不能立即进入我们的视野。但她知道她是幸存者,并且知道如果她没能从痛苦的岁月中学会老子所教导的"若一志,听之以心,一宅而寓于不得已",她是不可能存活至今的。从多年前开始治疗的时候起,薇薇安就学会了当有人倾听自己时才开口说话,否则就不说。她懂得了"不行走在地面上"是困难的,而她也懂得了她的存活是靠着"为自然劳作"的时候不去求助于"谎言"。认识她、分享她的漫长旅程是一种荣幸。

禅宗的无明之火

我想,薇薇安也许对于 12 世纪的禅宗高僧无门慧开写的这首诗有着直觉的理解:

> 春有百花秋有月,
> 夏有凉风冬有雪,
> 若无闲事挂心头,
> 便是人间好时节。
>
> (Shibayama,1974,p.140)

对于薇薇安,"好时节"是难得的。她曾纯真地相信那些人,他们本该给予她爱和保护,却粗暴野蛮地对待她,给她造成情感上的伤痕,给她留下一个"污损的灵魂"。克服恐惧的过程是那样一个过程,让自己从贪欲和愤怒中解脱出来,由此学会保护和守卫自己。她渴望的是关心和爱护,作为一个年轻女子她千方百计地寻求它,带着悲剧色彩,不管要付出什么代价,也不管这关心和爱护分量如何。她的怒火
413　执拗地直指她自身的存在。她的生活被这种残忍野蛮的激情控制着:要感受到力量,要复仇,要得到辩护,要生存。

薇薇安十来岁的时候,她的意识中并没有"道"的位置。或者说,也许她创造了她自己的"道",充满憎恨和自我厌恶的自毁之"道"。薇薇安的那种腐败堕落的道(她的魔道[diamonic],用第十七章的语言来说)不知道有任何快乐的时节。它所认可的唯一目标就是贪欲和渴望,薇薇安正是不由自主地滥用了这种道,如此度过了她那混乱的自我毁灭时期;还有憎恨和厌恶,除了自己的孩子,薇薇安蔑视和恐惧生命中的一切;以及妄想和无知,薇薇安对自身实质上一无所知,却在持续加深的精神疾病中寻求庇护和慰藉。

在禅宗里,在那也许会被我们看作关于"怎么做"的东方哲学的指南手册中,贪、嗔、痴以及它们的心理学层面——渴望、厌恶和无知——被叫作**三种无明之火**。禅宗把它的追随者们导向精神和心理学的实践,以便熄灭这些火焰,继而把意识扩展到认知的宇宙层次上。通过禅的实践,贪将变成对于一切生命的同情。嗔中将诞生出爱,并且这种爱将遍布宇宙。痴被智慧取代,后者将揭开宇宙的秘密。

人的意志,这在禅宗里被理解为类似信念的东西,它是性格的终极改造。它和对于那三种光明属性的领会同时来到:施、慈、慧*。如果你能和薇薇安谈谈,你会发现她就是这样一个人,她的发现和增强自身意志的过程正是这样的道路。

禅宗教导我们,施、慈、慧是享受平静生活并有快乐的根本的途径。通过打开我们自己去领受"道"的"玄德",我们发现"说谎、偷窃、性生活不检点、杀人、服用精神麻醉剂"都是精神放错了位置的征兆,这精神被情感上的污秽毒害了,被生活中的悲苦毒害了。

通过禅的实践,我们把握了那位17世纪的伟大诗人松尾芭蕉的洞察。芭蕉走遍了整个北部日本,一路写作俳句,一种17音节的小诗,揭示世界的美丽和神奇,让它们在如其所是的简单中呈现。有一首我最喜欢的芭蕉的俳句,它让过路人注意路边的一株普通的小草,荠菜花:

> 我仔细一看,
> 发现是荠菜花盛开了,
> 在树篱边!
> (D. T. Suzuki,1960,p. 1)

现在,为了享受这首小诗中的意志和智慧,请把荠菜花换成你最爱的人的名字吧。看看芭蕉是否捕捉到了我们的渴望中的本质,当我们在说我们爱谁的时候。如果这一练习对你有用,我想你已经窥得了爱之"道"闪烁出的光辉了。

---

　　* 原文为"wisdom, compassion, and love",直译为"智慧、同情和爱"。此处意译为佛教中与"三火"(贪、嗔、痴)相对应的概念"三善"。——译者注

禅的教导

414　禅，至少在西方我们倾向于认为，它比单纯地谈论你看到你所爱的"花朵"的瞬间更有治疗意义。它更根本地是拯救过程的一部分。它具有规范性；它告诉你如何能不把你的生命弄得混乱肮脏。它为你照亮了道路，以便你能发现自己生命中的"道"。

从根本上说，禅是非常简单的；它要求你如此这般行动，如同你在你那精神和心灵的核心已经拥有了"道"。它明白无疑，而且无所不在。正如柴山全庆（Shibayama，1974）告诉我们，禅既不是"操作"也不是纯粹的形而上学，禅简单地是。正如柴山所说，"平常心即是道"（p. 40）。

他用一个古老的教学故事来解释这个。这种故事叫作"公案"。我不得不承认，关于公案有着数量恼人的垃圾文字。对有些人来说，禅什么也不是，仅仅是一系列小小的悖论故事，冗长而无意义的笑话，里面没有什么妙语。不过真正的公案是包裹在悖论中的生动一课。你不可能像学会一个数学公式那样"学会"一桩公案。公案好比一朵荠菜花，你必须仔细地看，才会发现它静静地盛开在树蓠边。柴山的公案是禅宗思想中的经典一课：

> 赵州一次问南泉［赵州是永远的学生，南泉是永远的"先生"（sensei）］，"什么是道？"南泉回答："平常心是道。""那么我们是否必须调整自己以转向它？"赵州问。"如果你试着让自己转向它，那么你就远离了它，"南泉回答。赵州继续："如果我们不试，怎么能知道它是道？"南泉回答："道并不关乎知与不知。知是幻象，不知是空白。倘若你真正无疑地达到了道，它就像那巨大的虚空，广袤无涯。那么，在道之中怎么可能有对和错呢？"通过这些话，赵州忽然开悟了。（1974，p. 140）

17世纪的禅宗诗人无难（Bunan）用略微不同的方式表达了同样的思想：

> 活着的时候
> 做一个死人，
> 彻底地死掉；
> 然后从心所欲地行动，
> 就一切都好了。

对于西方人来说，这也许是禅宗中最难把握的观念之一。也许它就像那些用"中国手指戏"织就的小圆筒中的一个，你可以在玩意商店买到它，从它的任何一头你都可以把手指伸进去。然后你越是用力把手指从里面拉出来，你就被套得越紧。

对这个谜的唯一解答就是把你紧握的手放开。这样你的手指就自动地获得了解脱。

禅宗也是如此。它就是"放任"的精髓，放任给自在的心灵。禅是自然的、未污染的、无拘束的、善接受的精神。在我们一切自然的心理过程中有着慈善的力量，禅就是这种力量的信托和保证。

如果你像我的有些学生一样，不能想象我究竟在说些什么，那就替我解开这个土生土长的公案吧：我将赠给你一只珍贵而且特别美丽的蝴蝶，希望你能够喜爱和欣赏它；打开你的手接受它吧。当它如此轻盈地落在你的指尖上时，你会怎么做呢？

性情：禅的内在光明

我询问过许多实践禅的心理学家，他们都同意这个判断：对大部分西方人来说，理解禅的钥匙就在于理解：它的本质是"性情"（Character）。"性情"是用以描述内在于你的"道"的存在的西方方式。对于你将对指尖上的蝴蝶做什么这个两难困境，这是一种把握的方式。你会杀死它使它再也不能飞走吗？你将用另一只手抓住它以确证你对它的所有权吗？你会跑到生物实验室去解剖它吗？如果你是一个富于"性情"的人，你就会单纯地对它张开你的手，欣赏它落在那里的短暂一瞬。

那么，当蝴蝶飞走时，你将如何补偿"失落"呢？你会为它的短暂一停感到遗憾吗？当你被无偿地给予什么时，你会希望拥有它，于是你会毁坏它；如何"治愈"你的这种希望呢？你将如何摆脱紧随着热烈的欢乐而来的无法避免的痛苦遗憾呢？

禅不是一种治疗。它并不给你提供一个解脱。它既不是一种调停，也不是一种妥协。它和解放也无关；它关乎这样一种转化，让自我转客为主。它是对给予了你、通过你周围的一切展现自身的世界的欣赏和感激。它关乎生活中的灵性的恢复；它关乎学会如何通过"仔细地看"来生活。

不可避免地，禅也关乎这一点：在这充满人类苦难的世界上，如何确认并执行生活带来的职责和义务。日本北部一位睿智的老和尚曾告诉我说，禅致力于唤醒意识的那一边，那一边确实存在，但也许仅仅存在于月亮阴暗的那一面上。

这位和尚有个弟子，前者喜爱地称之为"月之箭"（Moonrocket），因为这位初学者是如此地渴望想要唤醒他自身存在的无意识的部分。他们两人和我分享了他们那由蔬菜和粗面条组成的简单午餐，并且请求我为我的学生带去禅的消息。以下的话是这位"先生"（1981）说的，"月之箭"作了翻译：

> 当禅的学生正确地坐了半小时或一小时，在那段时间中阴云和迷雾将会散去，焕然一新的光明将透射进来。作为证据，我们发现原本烦躁不安的人变得冷静了，心胸狭窄的人变得宽广、能忍耐了，粗鲁的人变得有礼

了，软弱、衰弱的人获得了力量。

我们可以泛泛地说，任何宗教对于人生的功能都在于解开生命和命运之谜。命运是我通过我们自己的"业"（karma）绘制的。业意味着我们所思、所说、所做的一切。

416　　举个简单的例子：我们都知道面相怎样表现不同的人性。有善良想法、善良行为的人拥有明朗、温驯的脸，而思想、行为恶劣的人面相也阴暗冷酷。这些面相是我们一段时期内的言辞、行为的结果。

如果一个人从事善业，他的命运会改善；如果他忽视了它，命运会变坏。业和命运存在于一个因果关系中。

为什么人们陷入了这样一个无法调和的争斗状态？原因在哪里？

我将毫不犹豫地回答：那是因为人们没有怀着信念遵循佛和基督的教导。佛教我们慈善，基督教我们爱。

"唤醒你自己的感官！"

铃木大拙（D. T. Suzuki）是一位禅宗大师，他为让禅宗教诲总体进入西方心理治疗的主流作了很大贡献。铃木透彻清晰地总结了他的观点。"禅，"铃木先生（sensei）写道："就是看透一个人的存在本性的艺术。"（1953，p. 3，转引自 Fromm，1960，p. 114）

在本章和本书的语境中，禅是一套实践（我们将在下一章探索），它被如此设计，以便让我们"活生生地"体验，把我们带进一种存在状态，在那种状态中，我们可以无视过去经历的"减流阀"，可以经历来自"自在的心灵"的广阔的治疗力量。

和许多日本知识分子的观点一样，在铃木看来，西方人，或至少是那些在房间里挤得满满的心理治疗家和精神分析家们，他们在很大程度上，甚至是悲剧性地缺乏同意识存在中的迷惘困惑相对抗的勇气或性情。他认为我们是逃入"诊断和治疗"的线性准确性中以求庇护，以便避开生命的本质神秘。从根本上，他在质问我们，是否有那样的勇气和性情去直面生活而不是孤立、隔绝地保卫我们职业的理论、概念和技术。

他的观点是强有力的。我们这些治疗者鼓励人们吞下堆积如山的氟西汀和安定。我们的论述在劝诫自杀、堕胎、服用各种成瘾药物方面做得很少。我们观察我们社会的成员，从最富有的到最贫穷、最令人绝望的，他们正为了可卡因那令人兴奋的"境地"摧毁着自己的生命，同样摧毁他们的还有令人麻痹从而减轻痛苦的海洛因和酒精。不可否认在避免某些东西方面我们是大师。这哪能有什么迷惘困惑呢？

作为治疗者，我们是否被灌输了这样一种观念，即我们可以更卫生、更不动感情地来应对我们的病人,依靠诉诸科学和技术? 我们是否相信进步是一种非个人的力量,完全外在于我们自身的? 在某种程度上,是不是大部分西方心理治疗家都和阿尔伯特·艾利斯和西格蒙德·弗洛伊德一样相信,解决我们问题的途径在于加强我们的分析技能,即使以我们的灵性、我们的意识、我们的"自在的心灵"发展为代价?

那位禅宗大师指责我们背过身去、避开简单的人类困惑,他也许是正确的。不过他也知道,作为人类我们都拥有迷惘和困惑。爱情难道不彻头彻尾地是个困惑吗? 从一个奇特的意外事故中侥幸逃生难道不是吗? 照看你自己的孩子难道不是吗? 直面上帝或自然或宇宙的和谐——随你怎么称呼它吧——难道不是吗? 你自己的死亡这个事实难道不是个终极的困惑吗?

铃木鼓励我们,要我们拥有强健的性情和勇敢的决断:"'道'的追随者们,困难只对一个人自身来说才是真正真实的! 佛法是深沉、晦涩、深不可测的,不过它一旦被理解了,那是多么的简单啊!"(1960,p.39)

是时候了,尊贵的读者们,抛弃你的心智——并且唤醒你自己的感官。你的减流阀迫使你接受的一切都充斥着分析性的、区分对待的、有差别的、归纳的、科学性的、概念化的、非个人的、组织化的、关于狮子和鹰的独断思维,而在禅宗里你可以绕开它。这些都是无用的嗜好:对于任何事物都要有个可辩护的观点,还有要把一件东西分割、解剖、概念化然后假装理解了它的那种冲动……在禅宗里,你可以超越这一切。

唤醒你自己的感官! 带着你那综合的、总体化的、完整的、混沌未分的心智投身这个世界吧。把你自己的直觉、情感、主体性、演绎力打开。不必害怕你头脑中那非系统、非推论的灵性认知者。别再像詹姆士客厅中的狗那样行动。通过颂扬你自己的"原始天性",去高扬你的意识,去拥抱那真正意义上的人吧。

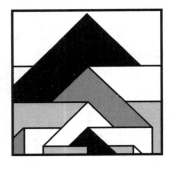

第二十一章

禅宗的治疗蕴意

对自然心灵的照料和养育

迄今为止，我们一直让自己满足于一个关于谈话疗法的相对欧洲中心主义的观点。当谈及来自世界上别的地区的"治疗"时，我们与其说是把它们当作心理学，不如说是把它们当作哲学或宗教。可是回想一下吧，欧洲和北美的心理治疗同样在哲学和宗教中有其智力上的源头，而存在主义心理治疗取向也许甚至是兜了个圈子又回到了哲学。威廉·詹姆斯、阿尔弗雷德·阿德勒、卡尔·荣格、戈登·奥尔波特，还有别的大家，他们都会提醒我们，宗教、哲学、心理学都是人类状况的反映，因此从根本上是不可分割的。

本章聚焦于一个非西方的取向——禅宗，它在日本文化中有着古老的根源。禅的基本教导把"性情"的发展看作这样一条道路，通过它可以让机体、情感、心理这些存在的各侧面整合为一，变得完满起来。性情的发展需要通过严酷的训练和一心一意的实践。对于禅的学生来说，目的在于发展和完善人的各种素质，包括伦理、智慧和爱。如果我们接受存在主义者的公式，即智慧和爱是意欲的组成部分，那么禅所提供的心理学从许多方面来讲恰恰正是欧洲和北美谈话疗法传统的完美综合。

> 禅的目的在于开悟：那是对真实的当下直接的、未反射的把握，其间没有情感上的污染和理智化的过程，那是对自身与宇宙的关系的领会。这种新体验是儿时那种前理智的直接把握的重现，但它是在一个新的层次上，在这个层次上人的理性、客观性、个体性都已得到了完满的发展。孩子的那种对直接性和一性的体验存在于异化经历和主客二分之前，而开悟的体验存在于这之后。(Fromm,1960,p.135)

在第二十章中我们浏览了一些非西方的、主要是中国和日本的研究和理解人类 419
经验的路径背后的哲学根基。在本章中，我们将探索这个传统的一个元素——禅
宗——在心理学上的一些应用。这种"谈话治疗"是异常安静的。

来自出生前的教义

　　一位早期的弗洛伊德主义者弗朗茨·亚历山大(Franz Alexander)曾把冥思默想说成是"向子宫中的生存状态的回归"。我不清楚亚历山大或其他人如何能够知道子宫中的生活是怎样的，但是这个表达对于我们讨论以禅为基础的治疗是一个很有帮助的起点，前提是我们得在隐喻的意义上理解亚历山大的话。

　　在佛教中和在犹太-基督教传统中一样，人类被认为在成长的过程中失去了自然天生的纯洁无辜。D. T. 铃木大拙(D. T. Suzuki, 1960)曾谈到"来自出生前的教义"，他说在每天日常生活的"训练"过程中，我们遗失了单纯无辜和天生的无意识。时光流逝，我们再也不会去聆听厨房窗外的鸟鸣，再也看不到路边盛开的荠菜花，我们让世界时时刻刻呈现出的千百种微妙的变化从眼皮底下溜过。所有这些知觉力都存在于我们出生前的经历中，但在每天的生活中，它们被奥恩斯坦(Ornstein, 1977)所说的"日常意识"(ordinary consciousness)抹去了。

　　然而在禅那里有一个核心的假定，那就是我们决不会真正失去认识和欣赏这个世界的能力。它存在于那样一个区域中，这个区域不对知觉开放。铃木把这部分心灵叫作**"宇宙无意识"**(cosmic unconscious)，在禅宗中，人类经验的这一侧面被认为是"一切创造力的源泉"(Suzuki, 1949, p. 19, 转引自 Fromm, 1960, p. 133)。

　　禅的训练的意图就在于恢复我们对周遭世界的孩子式的知觉，并把这种知觉赋予日常的生活。D. T. 铃木说把这种意识赋予"一切意识经验……从幼儿期"直到人的"整个存在"的能力，就是真正的情感、心理成熟的关键要素(转引自 Fromm, 1960, p. 133)。这种现象在实践上的经典例子就是无数日本传说、电影、电视节目的主人公，一位禅宗的剑士——武藏。武藏的"剑被操纵得仿佛它有自己的灵魂"，因为他已经掌握了那种训练，那种训练要求他与他作出的每一个动作合为一体："每当[剑士]举起剑时，他精通的技术连同对于整个形势的觉察都一起退入背景中，而他那训练有素的无意识开始发挥到极致"(D. T. Suzuki, 1960, p. 19)。

　　类似的精神训练在所有传统禅宗技艺中都有一席之地，从插花到作诗、茶道，还有好的性爱技巧(我们将在第二十三章考虑这种禅的实践范围)。在所有的禅的实践中，有一条严酷的规范必须遵循：较之获得特别的技能，恢复纯洁的自然心灵、出生前的宇宙无意识更为重要。目标是：在与周围环境和形势的完美和谐中操作你的技术："那剑被操纵得仿佛它有自己的灵魂。"

　　要克服完美的纯洁的失落，实践和规范都是必要的。想想你走进考场的那些时刻，你脑海中充斥着用以对付那些试题的必需的信息，忽然之间你所"知道"的四分之一甚至更多会被焦虑、房间里的干扰、身体的感觉、术语间的混淆等抹去了。你所需要的并不是更熟练地掌握课程、书本和讲课的内容，你需要的是更好地把握你自身——你的注意力进程、觉醒程度，还有自我意识。

D. T. 铃木大拙会说，在这种情况下，你的感官领域遭到了智力的入侵，因此你失去了"天真无邪的感觉经验"。正如他所解释的：

> 当我们笑的时候，并不仅仅是在笑：有些东西是附加的。我们并不像我们幼时一样吃东西；吃被混入了智力活动。当我们都认识到这种智力的或混合着智力的入侵时，简单的生物性活动就被自我中心的兴趣污染了。这意味着现在有个妨碍者进入了无意识，无意识再也不能直接地或当下地进入意识的领域了。（1960，pp. 19 - 20）

烦恼：被污染的心灵

我们可以说，在考试中遇到的那些困难都可以归咎于我们的日常意识，它会把30 分钟前记住的"答案"忘得一干二净；我们的思维被关于自己的成绩或作为学者的名誉的焦虑"污染"了。类似地，我们的笑容也会被自我意识所污染：它恰当吗？礼貌吗？我们的牙齿是否"比白的更白"？我们回答一份考卷，或应对一次招待，或对食物的味道和香气作出反应时，都有可能被我们作为共同体的成年成员所接受的训练所污染。我们那有意识的心灵被"智力"污染，于是思想被**烦恼**（klesha）——这是个梵语词，意指情感污染——蒙蔽混淆了：

> 现在禅要求成年人把自己身上的这种情感污染清除掉，并且把自己从知性意识的干扰中解放出来，倘若他想要领会自由、自发的生命，要让那种恼人的感觉诸如恐惧、焦虑、不安全感等再也不会来侵袭他的生命的话。这种解放一旦发生，在我们意识的领域内就有了"受过训练"的无意识的运作了。并且我们懂得了［成为］"出生前的"意味着什么，什么……是"日常的心灵"。（D. T. Suzuki，1960，p. 20）

烦恼，诸种激情带来的污染，这很大程度上就是心理治疗的病人们面对的问题。烦恼在考试中造成了不必要的错误，这是因为我们把情绪上的"包袱"带进了考场。清晰而简单的心灵交流遭到了失败，那是因为我们忙着要保持安全的情感距离。它被贪欲污染了——贪图财富、名誉，还有影响力。那是我们自己，通过自恋的自我颂扬和个人主义万能的幻象，把孤独强加给了自身。

421

在埃里克·弗洛姆的术语中(1960,p.131)，烦恼就是无视自身的真实性，无视那解开了面纱、在它那一切的深度中呈现的世界的真实性。我们可以开始用弗洛姆在本章开头的段落中所使用的术语来思考禅的目的了。我们需要返回那样的世界，如同我们还未被智力和激情污染以前看到它时那样看待它——返回"孩童式的当下直接的把握……像经历了异化和主客二分之前的孩童那样"。在西方式的表达方式中，当我们把自己视为孤立、彻底的个人时，我们是在把局限强加给真实；我们需要找到些办法来克服这些局限。弗洛姆把禅的目标看成是与以下一切一致的："所有伟大的人道主义的宗教的真正目的都是：克服自我中心的局限，获得爱、客观性和谦卑，尊敬生命，使得生命的目的就在于生命本身，而人都能成为他潜在地所是的。"(1960,p.80)

自然的心灵

我们潜在地所是的，当然，就是"自然的心灵"。对自然的心灵的照料和养育所需要做的，首先就是克服区分的幻象。相信区分，这完全是智力的产物，而这智力已经宿命地被情感污染了。禅宗思想的基石之一就是：我对于我私人所投注的每一份能量都再也不能作用于我自己了——后面这个"我自己"指的是充实的生命。让我看看，我能不能通过两个有很大区别的例子让你们信服这一点。它们都显示出：对于一个孤立的个体的自我投注如何阻碍了真正自我的表达。

事例一　D. T. 铃木大拙(1960)说过这样一个故事：一个孩子、一个学艺术的学生、一个禅的学生，他们每个人都被分到了一叠纸、一盒蜡笔，还有一块大树下的地面。要求每个人画一幅关于龙的画。那个孩子画的是他想象出来的龙的形象。倘若他是个幸运的小孩，他应该没有参加过什么特别的艺术"提高"班。如果他既没有被溺爱也没有被忽视更没有遭到虐待，他将通过自由地幻想来创造出一个龙的形象，以满足他内在的对龙的形象的定义：如果他能够看到一条龙，那么它应当是这样的。

那位学艺术的学生也许会抱怨说，他不知道龙看起来应该是怎样。或者如果他曾经在一本书上看见过龙的图片，那么他会把它的总体形状重现出来；如果他特别自信，他会在画中混入属于他自己风格的特别的艺术笔触。除非他是个特别有天赋的或特别无能的艺术家，否则他的龙总会遵循一定的指导方针，那就是他的文化中人们普遍认为龙应当是的样子。

同孩子和艺术生完全不同，禅的学生首先要经历那样一个过程："成为"一条龙。她将由内而外地绘制那条龙。她会把自己画成龙——当然，假如她会画出什么的话。

事例二　一个人路过一个小镇，看到年轻的学生政人正在地上寻找什么东西。

"你丢失了什么,我的朋友?"他问道。

"我的钥匙,"政人回答。于是他们两人都跪下寻找它。

过了一些时候天渐渐暗了。他们毫无进展,所以过路人说道:"我们现在歇会儿吧;想想看你是否能回忆起你是在哪里丢失它的。"

"哦,我是在那儿丢的它,在我屋里,"政人回答。

"那你为什么在这儿寻找?"

"啊,那是因为这里比我自己的屋里更亮。"(改编自 Shah,1966)

禅的目的

禅的目的在于把光明投射到屋子里面,到那知识的钥匙被放错了地方的房间里。对人类生命中两难困境的解答存在于自我觉知那深层的变形力量之中。通过恢复孩童式的对于内部和外部世界的感受性,禅的追随者们得以用全新的方式接受这个世界,摆脱根深蒂固的精神惯性所带来的障碍和困惑,并且重新发现聚焦意识的欲望、意图和能力。

禅的实行者们通过抛弃心智、唤醒感官,经历到了存在的自由。一种完整彻底的安全、无恐惧的感觉是自然的心灵恢复的一部分,这种自然的心灵就是对世界之如其所是的天然的欣赏和感激之情。这种存在论的意识就是那样一种纯粹的经验,威廉·詹姆斯称之为超越的自我(transcendental self),卡尔·荣格把它写作形而上的自我(metaphysical self)。禅的实践是被设计来唤醒梦游的学生们的,它使他们得以看到全新的世界,伴随着新建立的心理平衡、自我同一,还有沉着和宁静。

在日本,这种意识就相当于看到春天的第一朵樱花的忽开忽逝,或者对矗立在云间的富士山投去惊鸿一瞥。对许多北美人来说,它也许是恋人间灵犀一点通的美妙一瞬,或初升的太阳投射在荒凉峡谷上的短暂光辉。总有那么些原本非常平凡的时刻,而自我带入那个时刻的清晰感知使它们变得不平凡了。它总是超越了渴望;它让恐惧销声匿迹。它揭去了妨碍认识的无知的帷幕。用弗洛姆的精神分析语言来说,它是"使无意识的意识把关于人类普遍性的单纯观念转化成了对于这种普遍性的活生生的体验;它是对于人本主义的经验的领会"(1960,p. 107)。用 D. T. 铃木大拙的话来说,它是"赤条条的不属于任何等级的真人"的诞生,它"在你的面门中出入"。铃木通过一个公案来说明他的观点:

> 有一天临济义玄(死于 867 年)说法道:"在赤裸裸的肉块中有一个真人,他不属于任何等级,他在你的面门(就是你的感官)中出入。还没有确证[这一事实]的人们,看啊,看啊!"

423

一个僧人走上前来问道："这个不属于任何等级的人是谁？"

临济从他的座位上走下来，抓住那僧人的喉咙说道："说啊，说啊！"

那僧人踌躇了。

临济把他放开，说："这是个多么没用的干屎橛啊！"

（改编自 Suzuki，1960，p.52）

薇薇安同烦恼的战斗

在第二十章中我曾讲过薇薇安的一些事，那位女性的健全精神甚至生命都几乎被她家庭那冷酷的虐待摧毁了。我想从禅宗的视角来重新叙述薇薇安的内在世界究竟发生了什么，为此我首先提出：她成长中所遭受的野蛮残暴在她自然的心灵上打上了伤痕，那就是三种无明之火：贪、嗔和痴。为了保护自己、免得自己彻底被毁掉，薇薇安自己制造了一个妄想的世界，在其中她可以贪婪地满足自己的一切渴望，从而保证自己的安全。用禅的术语说，她承受那种妄想，以便阻挡一切真正的刺激，然后可以完全地控制她所经历的那种做作出来的刺激，这样她就能够或多或少地避开自己的命运了。

当然，薇薇安终究发现一个人是不可能逃避自己的命运的。说谎、偷窃、欺骗、吸毒成瘾，这是阴云密布的、愤怒的、充满仇恨的心灵的自然出路，但它们永远不能解决生命的两难困境，因为它们永远只会让心灵变得更激动、更焦虑、陷得更深。（弗洛姆的《人类破坏性的剖析》[1973]对这些主题作了有意义的细致入微的探讨。）当我第一次在治疗中见到薇薇安时，这一点明显到了严酷的程度：对于这种像是仅仅为赎罪而过的生活，唯一的解脱办法就是疯狂或者自杀。

通过回顾，在薇薇安过去的生活中，我和她发现仅仅有这样一个侧面曾给予了她一线光明。那是居住在她那苦难深重的灵魂中的"不属于任何等级的赤裸裸的真人"的闪光。我想荣格或许会把它叫作"母亲原型"（mother archetype）。薇薇安永远不会让她自己的孩子流落于那残忍的、敲骨吸髓的世界，她觉得只有她自己能够保护他们不受那样的世界的伤害。同她的孩子们一起，薇薇安知道自己不是孤立的，不是被一层皮囊包裹在内的孤立的自我。当她在保护她的孩子们时——为了履行这样一个承诺：他们永远不会在受虐待中充满自我厌恨地长大——薇薇安放弃了她的妄想和她那钢铁武装起来的自我专注。作为一个母亲，她知道她必须过她自己的生活，而不是作为别人游戏中的一个被动的棋子。（这一点千真万确：她深深地恐惧着，因为在她整个住院期间，她的父母一直在试图获得对她子女的监护权，在这一点上毫不放松。）

我绝不是说，当一个女性或别的阶层的人遭遇到存在论上的两难困境时，去照料孩子就是生存上的解答。不过薇薇安确实从她孩子那里找到了抗争的目的,找到了托付自己的对象。薇薇安能够在这样的深重苦难中存活下来,首先就是因为她能够把自己的生命力聚焦到作为一个母亲的责任上。她同她孩子们的关系给予了她整个生命中唯一的真实瞬间;她那强有力的母性感受力迫使她必须在疯狂中生存下来。我对薇薇安的幸存的解释是这样的:她对她孩子的爱是如此伟大,以至于她的爱能够"熄灭"她那疯狂的"激情",从而能够在她那基本的人性与创造性的治疗过程间建立起联系。正如"月之箭"和他的师父所告诉我的(见第二十章),"阴云和迷雾将会散去,焕然一新的光明将会照射进来"。

这些概念是否过于抽象,以至于不能在西方的谈话疗法中得到强有力的运用?据我想象,对于许多病人和那些从科学家-操作者这个模式中出来的大部分治疗者来说,禅对于性情转变的强调将会显得深不可测。另一方面,有一小部分重要的心理治疗者们相信:

> 精神病学家能够从禅那里学到的最重要的一课,就是它关于人类原始天性的教导。它叩击着个体的直觉洞察力和欣赏力的完满潜能。这种直觉取向的优点是明显的。在这种自我发现的过程中学习,能够让反抗化解为自身转变,如此就提高了人的自尊和独立的能力。他将被不断地提醒:无论他有了什么进展,绝大部分都是他自己努力的结果。

> 在有效的心理治疗中所适用的,对于禅宗教义的终极目的也同样适用,那就是培养在某种程度上客观、自发、自由、同情地去思考、感受和行动的能力。一位禅宗大师如此描述这样的一个人:"饥了便吃,渴了便饮。"(Dai,1981,p.24)

"先生"的角色

在我们转向禅的"实践"或运用的层面以前,禅对于现代心理治疗的另一个贡献也必须提及:"先生"(*sensei*)或大师同他的学生或门徒之间的特殊的关系。禅的这个方面是容易被忽视的,因为禅的教师并不试图让自己成为教导的中心或学生注意力的中心。禅宗里面没有像西格蒙德·弗洛伊德这样高高在上的、有支配地位的、指导性的、权威的人物,没有像卡尔·罗杰斯那样的对可靠的救赎性的理解,没有阿尔伯特·艾利斯那样的强制性的主张,也没有弗里茨·皮尔斯那样的粗鲁不羁的古怪举动。禅宗的大师不像约翰·华生或斯金纳那样建立起一个环境,然后设定对于人类命运的创造性的控制。较之咨询室里那种文雅的安慰,禅宗大师提供的是更严酷的训练环境。

在禅宗训练中,先生同学生是完全打成一片的。学生所做所说的一切都对大师显示了学生的进展程度。在这种教导中存在着一种同情慈爱的品质,它没有被年龄、地位差异污染,也没有被智力入侵,或被自我的无明之火炙烤。

我的遭遇

我与"先生"这个概念的一次最生动的遭遇也许听来显得琐碎,但我相信它很能说明问题。多年以前我参加了一个日本的学术会议,会议的主题是禅在机体和精神健康方面的应用。我们去了好几个大学,在那儿我们作演讲、听演讲,内容是禅的实践的各种应用(我将在第二十三章报道其中的一些演讲)。一次晨会结束后,我们中的一些人到一个附近的禅寺里去作些冥想练习。那是一幢美丽的 18 世纪木结构建筑,仍被作为禅宗活动的中心积极地使用着。

寺院的方丈对我们表示欢迎,给了我们些简单的教诲使我们能不冒昧地加入他的冥想团体。那时是七月末,室外温度在摄氏 35 度上下,而里面也没凉爽多少。

我们每人被分配了一个小小的高起的木台,要在那上面平静地冥思默想一个来小时。当我在我自己的冥想中越陷越深,我开始感到越来越轻松,而且显著地,感到越来越凉快了。几乎是在我知道时间快到了以前,那位训练先生拉响了他的铃,表示一个小时已经到了。我转来转去看那房间的中央,感觉美妙异常,生气蓬勃(即使我已经失去了对那"莲花坐"的双腿姿势的一切感觉)。而且我看到了什么啊:那位慈祥的老方丈正拿着大折扇站在我的身后——扇着我,脸上带着美妙的微笑。显然在这美好的一小时中他一直静静地站在那里,给这位明显热坏了的美国教授扇扇。这就是我的所谓"无我性"——我竟然以为我的冥想已经到了这种程度,以至于我已经超越了七月的东京那令人不舒服的气候;实际上是一个安静的善意举动而不是我自己的开悟使得这一小时如此有意义。

对这一事实的领会给我的自然的心灵的影响也许比那个星期任何别的事件都要大。那位方丈对我的关怀成了我那天的冥想得来的启示;它用简单而又异常亲密的方式把我和他联系在了一起。这位老僧人的无言的善意行为让我的身心充满了"定"(samadhi)——这是个梵语词,意为平静和安宁。

关于禅对于人类和心理治疗过程所具有的转变功能,弗洛姆是这样说的:

> 禅的技艺同精神分析不同,它能让聚焦力变得敏锐,能给洞察力的本性投上新的光明,让我们更善于感知到什么是该看的,什么是有创造力的,什么是克服情感污染和错误的知性化运作——这些是主客二分的经验带

来的必然后果。

这种针对知性化、针对权威、针对自我的幻象的激进主义强调它的目标在于完善的生活。禅宗认为，它能够加深和拓宽精神分析的视野，帮助后者获得更激进、更根本的概念，以便把握真实——它是完满的有意识的觉知的终极目标。(1960,p.140)

无！

较之安静地替学生扇扇,铃木大拙笔下的大师更倾向于抓住任性的初学者的咽喉,或者用棍子狠狠地击打学生(在正式的禅宗训练中,当学生开始走神或者打瞌睡时,棍子就被用来击打学生,唤回他们的注意力)。不过铃木也曾清楚地说过,对于学生的受教和觉醒,先生与学生间的关系是很根本的:

在此我不得不再多说一两句。一种人际关系有时是被联系到公案练习来叙述的。在公案中,大师提问,而学生在与大师的会见中着手回答。尤其是,当大师严酷地、不留余地地堵住学生的知性取向时,学生面对当前形势不知所措,感到似乎完全依赖于大师的帮助,等待大师伸出援助之手。在禅宗里,这种师生关系是遭到否定的,它被认为不能导致学生那方面的开悟体验。对此,公案"无！"(Mu)象征了终极的真实自身,学生的无意识中应当升起的是这个,而不是什么大师的形象。是公案"无！"迫使大师把学生击倒,而后者醒来时,又会去打大师的脸。在这种类似扭打的遭遇中,在它那被限定的有限的局面中,不存在什么"自我"(Self)。最重要的是,在禅的学习中不要错误地理解这些东西。(1960,p.58)

禅宗入门

禅不仅是理论。它是一条受着严格精密的哲学引导的生活道路。其本质在于对人类苦难的同情,但又不是许多北美人所喜爱的友善和人人平等的教条。它教给我们宇宙的本性,但不是为了增进知识,而是为了向我们显示出：如何强健我们的性情,面对不幸的时候如何去解决。

归根结底,如果我们接受那个公式即智慧和爱是意志的组成部分,那么禅所提供的心理学正是欧洲和北美谈话疗法传统的完美综合。事实上,我将冒险提出这样一个假说：禅宗的冥思默想可以被当作任何种类的西方心理治疗的附属成分——无论是被一个传统的弗洛伊德主义者用来作为进入无意识的途径,还是在严格调控的治疗中被用来促进深度的休息和放松。

四圣谛和八正道

通过坚持一整套严格的行为规范,禅超越了所有这些取向。这套规范是许多世纪以前在古印度被定下来的,那就是可敬的悉达多·乔达摩,即佛陀,在公元前 6 世纪作的教导。他那教导的核心部分就是"四圣谛":

- *一切生命都是痛苦的*(苦)。不满足是人类无知的不可避免的成分。
- *一切痛苦源自欲望*(集)。由于渴望我们的精神失去了平衡。
- *消灭欲望就消灭了一切痛苦*(灭)。渴望必须被替换为接受,"饥者食,渴者饮"。
- *通过遵循"八正道"就能消灭欲望*(道)。圆满的温和节制的生活就是存在的理想状态。

四圣谛向八正道敞开了大门,那就是关于伦理上正确生活的八条箴言:

- 对于自然、对于因果、对于人类在宇宙中的地位的**正确的理解**。有时这条箴言被陈述为"正见"或"正信"。
- *正确的思想*,有时也被描述为"正思维"。
- *正确的言语*,"正语",或者说不说谎、不说闲话、不诽谤;培养运用语言的正确方式以便增进生命间的和谐。
- *正确的行为*,"正业",那是正直而和平宁静的。对于佛教徒来说,正确的行为包含了高于一切的爱和对于一切生命存在的同情。
- *正确的生活*,"正命",要确认一个人所从事的职业不会带来对他人的伤害。
- *正确的努力*,"正精进",那是意志的运作的直接反映。
- *正确的意念*,"正念",包括受到良好规范的意识,还有对身体感官和功能的控制。
- *正确的精神专注*,"正定",包括受规范的注意力,并导致沉思冥想的实践。

三个领域 总而言之,这些教诲可以被划分为三个根本的领域。一个人若想主宰他的生命、赢得精神的安宁,他必须

424 • 致力于符合伦理的行为,包括语言、行动、举止。

- 致力于精神训练,包括努力、意念和精神专注——对意识进行严厉的训练。
- 努力精进,为发展普遍性的智慧,或者说**般若**(*prajna*):

在英语中没有相应的词汇,事实上没有相应于[般若]的欧洲词,因为欧洲人没有相当于般若的特别的经验。般若是指这样一种经验,一个人从

最根本的感觉中感受到了事物的无限的总体；用心理学的方式说，当有限的自我突破了它的硬壳，把自己交付给那笼罩着一切有限的、被限制的从而是短暂无常事物的无限时，那就是般若。我们也许会把这种经验或多或少地等同于那种总体性的对于什么的直觉，这种直觉超越了我们一切的分门别类的、特定的经验。(D. T. Suzuki, 1960, p.74)

当我们把禅概念化为我们的谈话疗法的一个非西方的对等物时，我们必须把以上三个基本的目标铭记在脑海中。

伦理标准 病人的生活是否符合最高的伦理标准？这个人的职业是否保证了她或他能够正直地生活并且与他人进行仁慈的交往？她或他是否避免了说谎、偷窃、性生活不检点、杀人、服用致幻药物？她或他的行为是否摆脱了贪婪、愤怒和憎恶的控制？如果我和这样的一个人一起工作，我知道他是个作弊的学生，或者他背叛了婚姻的誓言，或者她或他对其子女施暴，那么倘若不处理这些伦理上的问题，"治疗"便无法进行。如果我的病人怀有种族主义，或女性歧视、同性恋歧视这样的倾向，那么如果这些倾向没有得到检查和消除，这个人可能被"治愈"吗？类似地，当阿尔弗雷德·阿德勒坚持要他的病人发展"伙伴感"和"社会兴趣"时，他难道不是根本地正确的吗？

治疗的伦理能否仅仅用避免做坏事这样的术语来定义？倘若病人的伦理体系不是我治疗活动的核心焦点，我将感到惊讶。我只有自问：我是否真正在做这份我从中获得报酬的职业？

案例研究：我和列奥的问题

我曾经有一次因为病人的道德问题而不得不把他从咨询室里打发走。我的工作对象是位大学本科生"列奥"，他当时正被一种相对严重的学术表现焦虑越来越深地困扰着，并伴有睡眠失调。这个问题由来已久，当列奥在接近他专业的更高一层的功课时，它变得越来越严重了。

我们尝试了行为和分析等策略来试图理解他的问题。疗程看来正趋向于理性情绪行为疗法的方向(见第十四章)，因为列奥的问题植根于他教条化的信念：必须永远保持完美——或者说，至少在他人眼中必须是个完美的人。 429

与此同时，我也在和一个看上去很年轻的大学新生打交道，他作为宣誓加入兄弟会的新人饱受了情感、言语、躯体上的凌辱虐待。我的工作的一部分就是，鼓励处于这种状况中的学生果断行动以结束这样的侵扰，或者设法让学院管理层的规范纪律来对付这个问题。我的调停的最初阶段包括教那个受害者懂得学校对于这种团体性凌辱的管控政策，然后让他去辨认出在这个团体中谁对这种政策的受尊敬和被执行与否付有法定责任。这位新生照我说的做了，并回来告诉我，那个对学院的防止欺凌政策负有执行责任的人，事实上正是那个组织中最有攻击性的成员——这又是一个让狐狸来看管鸡笼的例子。

好了，你也许已经猜出来了，那个被告就是我另一个病人，列奥。我通过我的咨询网络快速地检查了一遍，立即就确认了：列奥就是那种恃强凌弱的人。在那个组织中，每个比列奥年轻的学生都厌恶、害怕他；余下的人中几乎谁都认为他是个头号蠢货。但没有一个灵魂愿意站起来反对他，或对他施加压力，取消他的被选举资格。

我知道我再也不能继续为列奥工作了，如果那意味着假装我不知道他对他的同伴们所施加的伤害的话。他的性情必须作为治疗焦点的一部分，否则我们的忠告建议得不到任何结果。并且同样必须保护那个来向我寻求帮助的新生。

我陷入了一个僵局，直到教务长办公室终于了解了那情况，并且决定——以他们那通常不温不火的小心谨慎的方式——他们必须采取行动。这期间，大约有六位来自那个团体的新生在谈论着离开学校。而一旦教务长办公室开始插手，他们的调查就表明了：列奥是问题的核心。他们"强烈地建议"那个社团在它自己的规范性框架内应对这个问题。

团体会谈得出了三个决定。他们惩罚了那些新生，因为他们"泄露了团体的秘密"。他们投票停止了欺凌的一切"官方"形式，"即使它给每个人都带来了很多乐趣"。同时他们告诉列奥，如果他想继续待在他的办公室中的话，他必须和咨询机构谈话，说明自己的"态度"。

也许这些比我在这种情况下所能做的要聪明，不过显然我还不够聪明，我不愿包庇这一切。列奥要求我给团体写封信，告知他们他正认真地进行着咨询活动，因此正符合他们的要求。但关键在于，在我们的疗程中他拒绝讨论他是如何对待新生的。

因此我拒绝了。事实上，我要求列奥明白他在团体中的不道德行为和他那最初的伪装着的问题之间的联系。我也许甚至会提出，任何像列奥那样对待他人的人都活该焦虑失眠。我的工作不能只关注他的一个问题，而与此同时无视他生命的其他部分。

列奥对我的回答是，傲慢地走出了我的办公室，再也不来了。到他毕业时，他再没和我说过话。那些新生中有大约一半退出了团体。大约有六个高年级学生，他们觉得自己完全地被团体的懦弱和学院管理层的稚嫩无能出卖了；他们终究成了咨询室里的单个病人，因为他们开始觉得需要重新审视他们同两个组织之间的关系。列奥从没有退出过,他也没有离开过他的办公室。

冥想的两种类型

让我们回到禅。我将极力主张对伦理的性情的强调——因为它们体现在思想、言辞、行为上——对于治疗的积极性来说是很根本的。不过禅的第二个要点——精神训练又是怎么回事呢?

在禅宗中,发展精神训练有两条主要路径;它们是冥想的不同形式,但其中的一种被认为比另一种更"进步"或更"成熟"。我倾向于说,其中的一种若是再配上些另一种的扩展性练习,它就会变得更适用了。不管怎么说,它们的目标是一致的:通过意识的规范训练让性情变得强健,把我们置回到对我们自己的心灵的控制之中,为内在的知觉点起一盏烛火以便我们能够找到钥匙,或者如爱默生所说,让我们能够活在当下,活在时间之上。

集中精神的冥想　大部分西方人往往把禅同**集中精神的冥想**(concentration meditation)练习联系起来。当它以**坐禅**(*zazen*)形式出现时,它包括以一种仔细规定了的方式静坐(或者也可选择站立或躺下)不动。那冥想中的人把注意力"集中"于一个**咒语**(*mantra*)上——那指的是一个声音或一个短语,可以在人的心念中被重复;"ooohmmmm"是个普通的咒语,不过许多江湖骗子还能提供更贵、更奢侈的咒语(记住,在禅中你得到的往往是你没为它付出的)。或者你也可以用一个公案来取代咒语。我最喜欢的初学者的公案是"上帝能不能造出一块大到她自己也举不起来的石头?"稍许进一步的公案是"爱永远是无私的吗?"以我的经验看来,几乎每一个纯粹来自格式塔疗法(见第十六章)的观念都可以当公案来用。公案所仅有的核心性质就是,分析性的、还原性的、演绎性的心智过程无法用来解决它。

当我致力于集中精神的冥想时,我要么把注意力集中到自己的呼吸上——我曾根据气候的或冷或热使之变得可见——要么想象有一道光从我的小腹照射出来,然后慢慢伸展,弥漫我的整个身体。坐禅的初学者们往往被教着去"数"他们的呼吸,并试图在对呼吸的知觉和对数数的知觉之间保持一种双重意识。卡普鲁(Kapleau, 1965)提出,学生也需要被教导"仅仅用心灵之眼追随鼻息的吸入与呼出,继而使之流于自然的韵律而无须刻意"(p. 11)。不过他又立即补充说,不要把这种对于有意识的心灵的早期训练形式,这种坐禅,同真正的冥想自身混淆起来。

知觉的冥想　坐禅必须被理解为是在这样一种规范中训练意识,当转向*知觉的冥想*(awareness meditation)的时机来到时,这种规范是必要的。坐禅为知觉的冥想准备好了心灵。

> 坐禅的独特性在于：心灵摆脱了所有思维形式、视觉、客体和想象的束缚，无论这些东西有多么神圣和崇高；并且带来一种绝对的无的状态，仅仅从这个中间，有一天它会知觉到它自身的真正本性，或宇宙的本性。(Kapleau,1965,p.12)

坐禅包括"激烈紧张的内在斗争，为了获得对心灵的控制，既而用它来作为一支静默的箭，刺穿五种感官和推理的知性的重封密锁。它要求决断力、勇气和力量"。(Kapleau,1965,p.12)

> 当肉体和心灵合为一体、集中注意并被赋予了精力，情感对外界的应对也就越来越敏感和纯粹了，而且意志力开始怀着更强有力的意图行使自身。在感觉上我们再也不受知性支配，也不受未经理性和意志检查的情绪的驱使。最终坐禅导致了人格和性情的转变。干燥、坚硬和自我中心被涌流出来的温暖、恢复力和同情所取代，于是自我耽溺和恐惧转变成了自我主宰和勇气。(Kapleau,1965,p.13)

我必须坦率地承认，我的坐禅并没有比我的冥想练习走得更远，我也不能确定我的练习是否带着严肃的目的和严格的规范，以使得我对于卡普鲁所说的，能经历得比偶尔的灵光一闪更多些。对于我来说，佛陀永远是一个丰满的、微笑的、明朗的、包罗万象的形象，倘若我被坐禅或别的什么人类训练严格地规范住了，他会觉得很奇怪的。我并不是说我是个嬉皮心理学家，我只是说我对关于温和适度的教导很当真，因此无法公平地把自己设想为一个严格的坐禅练习者。

我更多地是曹洞宗的追随者。曹洞宗成员往往把自己描述为"仅仅坐着"，它在当前和未来都是种颇为美妙的方式，倘若你能够掌握它的艺术的话。我的病人列奥如果有那么点"仅仅坐着"的观念的话，他在那轻松的年月中一定会好得多了；不过这种技艺正是我的朋友萨姆(在第十五章中曾介绍过他)早就很好地实行了的。有时候，我从心底希望，薇薇安和我能够一起在 Sugar Creek 观赏老鹰飞翔，"仅仅坐着"。

美国诗人罗伯特·弗罗斯特(Robert Frost,1967)也有类似的想法："我们绕着圈跳舞并猜测着，而秘密安坐在中心，洞察一切。"(p.495)还有拉尔夫·瓦尔多·爱默生(Ralph Waldo Emerson)：

432

> 我窗下的这些玫瑰并不意味着将来会有更多更好的。它们仅仅为其所是；它们与当下的上帝同在。对它们来说没有时间。这里有的只是玫瑰；它在它存在的每一个瞬间都是完美的……然而人却有预期和回忆。倘若他不能同自然一起生活在当下，生活于时间之上，他便不可能变得快乐

和强大。（转引自 Naranjo,1970,p.69）

悟

真正严肃的禅的学生往往最终由坐禅转向知觉冥想。这是冥想的"更进一步"的形式,此人的意识里充满了"神圣"的想象和符号。这些想象包括荣格曾对之作过广泛描述的正在个体化的和正在变形的原型,这些我在第九章中提到过了。任何没有经历过这个意识层次的人都无法完整地理解这种体验的意义或价值,但通常当人们关于**悟**(*satori*)或开悟(enlightenment)说些或写些什么时,出现在他们脑海中的就是这个。奇怪的是,在日本的禅宗圈子里悟很少被人提及,但西方学者或多或少地把它当作所有冥想练习的主要构成原则。

当你在思考悟时,你可能犯的最严重的错误就是把它当作一个有待达到的目的或有待获得的存在状态;而你会听到大部分西方人就是这样述说它的。然而事实上,它不是一个发生于某些层次的经验——像另一个伟大的西方心理学原则("我现在处于尊重层次,但我希望不久能达到自我实现层次"),这在我看来更像是初中男生在比赛谁跳更高或谁跑更远。

悟可以简简单单地被理解为一个人在生活中可能经历的许多不同的知觉程度中的一个。在日本,这些程度,而非层次,被描述为构成一个系列的三层**见性**(*kensho*)(Kennett,1977):

1. 在第一个程度,人经历到一种洞察力和清晰感的爆发,忽然见到了"无的纯净无瑕"。我常常怀疑当基督徒经历"重生"体验时,他们所经验到的就是这个。我想,这一点够奇怪的,就是很多西方人往往在极端绝望的时候体验到这种感觉。我曾体验过几次这一程度的*见性*,或者说类似这个的东西,当时是夏天,我是新汉普郡的Moosilauke 山顶上的唯一的居住者(那个夏天,我在学院的时候,我是隐士兼公园管理人兼生态恐怖分子);还有一次,那时我正和一个最亲近的朋友一起在犹他州高原荒漠的野外搭帐篷野营。

2. 禅宗大师教导说,如果一个人继续进行冥想和训练的话,这种体验将会变得更深、更广博。到时候他将达到*见性*的第二个程度,我们可以把它理解为一种"职业的**见性**";当**见性**成了你每天生活的一部分时,你就经历到它了。著名的 D. T. 铃木,我在本章中大量引用的那位,有次把这种经验描述为"百万个令人起舞的瞬间"(转引自 Kennett,1977,p.5)。

3. **见性**的第三个程度就是本质上的不朽,或者说达到了佛的境界。作为一个自命的"简单的乡下头脑的医生",我不打算告诉你不朽究竟是什么,更别提佛究竟是什么了。根据我的理解,是这样的过程:和时间之流合为一体,或者成为你自己的科幻故事中的明星,或者发现自己疯狂地爱上了一个蓝带大厨而对方也深深地爱着你,同他或她自己的私人酒窖一起。我只是个小小的蚱蜢,对于这些我一无所知,不过我希望佛的境界是某种和简单的生活同类的东西,甚至就像这首禅的祷词:

> 去行善,
> 去避免恶,
> 去净化自己的心灵:
> 这就是佛陀的道路。

般若：来自自身的智慧

迄今为止我们已经确立了这一点：禅宗的谈话疗法的治疗者必须关注病人的伦理生活和道德行为,而且必须鼓励病人去致力于那有着严格规范的冥想练习。我们可以这样总结这些观点：禅宗的治疗者们必须尽其所能地为病人服务,鼓励他们,使他们的心灵摆脱恶,并完全投身于善。禅宗治疗法这个综合体中的第三个因素就是对**般若**(*prajna*)的培养。智慧如何能够生长？它由何生长而来？我们最好先问问,佛陀对于一切生命的深远的爱是从何而来的。

基督教的回答是,爱就是直接得自上帝的礼物。罗洛·梅(Rollo May)在《爱与意志》中说,这种爱就相当于母亲(及有些父亲)对于子女所显示出来的生物性的爱。梅又说,那就是《新约》中的“博爱”(Charity)的观念(1969,p. 316),禅宗的大师也不会反对它的。但是梅有没有充分解释这种开悟后的爱呢？在《东西方心理治疗》中,瓦特(Watt,1961)说它就是“洞察力”的一种形式,可以通过规范训练获得的;这样他就避开了这个问题。留给我们的还有弗洛姆。他在《爱的艺术》中写道:

> 爱是在保持一个人的完整性和一个人的个性的条件下的结合。爱是人类的一种积极力量;这是一种把隔离人及其同伴的大墙摧毁的力量,也是一种把一个人与其他人结合在一起的力量;爱使人克服寂寞感和孤独感,但爱允许人有自己的个性,允许人保持自己的完整性。(1956,p.17)

但禅也许比这种回答所能允许的要卡尔文式。禅几乎完全地被这个世界上存
434　在的苦难占据了;它直接面对三种无明之火对人类心灵的摧残。它几乎就是一种关于无法救赎的原罪的学说。般若就是那种自发的、普遍性的、无条件的爱的经验的产物。在佛教中,它直接地出于人在世的经验;而在西方人眼中,这个出处也许是直到最后才会去考虑的。

德·马蒂诺(De Martino,1960)在一篇名为《人类境况与禅宗佛教》的文章中优雅地阐述了这个观点。他提出,我们通过禅的伦理和精神的实践所揭示出来的,就

是对于自我的宇宙性的确认。在这种对于自我的"觉醒了的"定义之下,自我觉知就成了对于一切创造的觉知。通过禅的实践,自我认识到了"我是我,你是你。我是你,你是我"。因此"当我看到一朵花,我看到了我自己;那花看到了我自己;我自己看到了它自己;它自己看到了它自己"。

> 这就是那活生生的、创造性的爱的至高无上、完满无缺的苏醒与完成,它永远表达着它自己,它永远是它所表达的。表达者就是被表达的,也是用以表达的,也就是它为之表达的。在此,仅有的就是对主体和客体、对它自身、对他者、对这世界、对存在的总体的、无条件的肯定和保证;因为这里只有对于它自己,依靠它自己,通过它自己,作为自己-自我(self-ego)的这种总体的、无条件的肯定和保证。(De Martino,1960,pp. 170 – 171)

初学者的心灵

禅宗大师铃木俊隆(Shunryu Suzuki,1905—1971)曾写过一本迷人的关于禅的书,名叫《禅的心灵,初学者的心灵》(1970),它邀请"初学者的心灵"对禅作进一步的学习(它是一本结构漂亮、印刷精良的小书,而且很便宜)。铃木先生(就是那个被他妻子嘲笑为没有经历过悟的)把禅的实践置于对禅宗教条的知性把握之上。他把坐禅视为是一种治疗活动,可以帮助实行者在日常生活中获得对于自由的有意义的感受。对于初学者,他的书是本优雅温驯、充满同情悲悯的指南读物。

S.铃木俊隆并不是请你以类似于电视观众的态度走马观花地来参加禅的实践:

> 当你正在做什么时,倘若你把心智集中到你的行动上并且怀有信心,那么这时你的心智状态的特性就是行动自身。当你把精神集中于你的存在的特性上时,你就为行动作好了准备。(1970,p. 104)

我带进这章来的观念是否全都能得到这位尊敬的大师的赏识,我并没有十分的把握。我所写的都不过是文字,而理解禅"并不仅仅是一种知性的理解。真正的理解就是实践本身"(p. 97)。也许仅仅为了让我确信我抓住了要点,铃木俊隆继续说,禅是关于"**经历,而非哲学**。如果把佛教当作一种哲学或教诲,说它有多么完美,而不懂得它实际上是什么,那就是一种亵渎"(p. 123)。

435

团体

铃木俊隆继续说道:

和一个团体一同练习坐禅是最重要的……因为这种练习是生活原本的方式。当练习坐禅的时候，人不能把他的自我同别的人类隔离开。因为这样做就是在冒这样的危险：不理解、不知道在练习坐禅时人不得不付出的努力的意义。那意义出自禅的功能，即创造和维持人同团体的联系。这就是为什么日本的公司往往让员工们在周末一起参与禅宗仪式。那些总是独自练习坐禅的人有这样的危险：他们会"仅仅附属于他们的努力的结果"但［因此］没有任何机会欣赏到这结果，因为这结果永远不会到来。(1970, p. 23)

也就是说，一群练习坐禅的伙伴的存在把那种诱惑降低到了最小。那种诱惑就是"为你自己的成就而自大，或因为你不切实际的努力而丧失勇气"——在这种情况下，"你的练习将成为禁闭你自己的一堵厚墙"(p. 131)。

所以首先要聚集起一个团体。你得确保你有充足的储备以便随后可以提供点心和饮料，也别忘了为坐禅后的卡拉 OK 准备好音乐。要去掉你头脑中的一切阴暗沉重的念头。坐禅是知觉的节日。我早就说过，禅不赞成让麻醉剂来使心灵变得阴云密布；并且我将明确地把上述禁令予以扩大：禁止使用一切你从药房弄来的化学制剂，因为那将阻碍或冲淡你对真实的把握。更进一步，在坐禅中以及在你其余的生活中，你应当禁绝一切你与之有负面关系的物质。

然而请记住，倘若你对待这整个练习的态度过于阴郁、过于虔诚了，那你就违背了节制的原则。如果你虔诚过头了，你怎么可能还节制呢？最根本的是，培养发展一种对于周围状况的觉察力，还有对生活中一切事物的相对性的感受力。

这种相对性在一个故事中得到了充分的描绘。这个故事的主人公是位虔诚的中国和尚维卿(Wei-ching，音译)，还有他的年轻的弟子舜卿(Hsun-ching，音译)。他们有一次到中国的东南部朝圣，去研究古老的佛经。在他们回来的路上，他们偶然地在一个客店投宿，这个客店的老板曾向一个法国厨师学过烹调。他们美美吃了一顿，还喝了很多正宗的当地的白兰地——维卿称赞那是"真正的奇迹"；然后他们就回到自己的房间。在那儿弟子向大师提出了这样的问题：

436
　　"大师——我想佛教的僧人是从不吃肉喝酒的。但今晚我们吃了鱼、火腿，还喝了酒。现在我们会怎么样？"

　　维卿剔了一会牙，然后说："我们不能吃肉喝酒，这是正确的。但佛教徒必须有同情心，这一点更正确。那个男人需要招待我们吃好的，以此来弥补他生活中对宗教的忽视。如果我们拒绝了，我们就等于不让他显示虔诚、赢得善意的酬报。所以你看，我们暂时地污染了自己，而他就可能得到了洁净。"(Salzman, 1991, p. 27)

有什么问题吗?

既然已经准备好了生物性的环境,现在我们可以准备社会性的环境了。你必须在你周围聚集起一伙差不多的爱深思的人们,你可以同他们一起得到一种有意义的团体归属感。对于学生来说,这一步应当不太难的。如果不是学生,也可以找工作伙伴或邻居。唯一的重要尺度就是,用弗洛姆的话来说,你不要和那些"坏伙伴"待在一起,他们只会用琐碎的闲谈、无价值的工作、不道德的行为来消磨他们的时间。弗洛姆(1956)关于这一点所说的颇有教育意义:

> 我所说的坏伙伴并不仅仅指那些邪恶的有破坏性的人;我们必须远离他们,因为他们的生活轨道是恶毒的、令人压抑的。我还指那些行尸走肉,他们的灵魂已经死了,尽管他们的肉体还活着;还有那么些人,他们的思想言谈都是琐碎无意义的;他们用闲扯取代谈话,用老生常谈的意见来取代思想。(pp. 95 - 96)

道元的练习

在这一点上我将把叙述转向道元,就是那位 750 年前把禅的原则从中国带到日本的和尚。他会说,首先,找到一个安静的房间。它无须是一个隔音室;世界的自然声响不会干扰你的练习。不过它必须避开电视和广播,而且当你练习时不能有人从房间进进出出。在这个房间里静静地坐上一段时间,并且集中注意力试图去

> 让自己摆脱一切的依恋执着,让那些纷扰喧嚣的万千事物安静下来。不想善也不想恶,也不判断是和非。让心灵、意志、意识自在地流淌;遏止一切渴望、一切概念(尤其是本章和前一章的所有"概念")和判断。不要想如何能够成佛。(道元,ca. 1231,转引自 Dumoulin,1940,p. 161;内容强调后加)

第二,在地板上摆上一个厚枕头;在它上面加上一个圆垫子。确认你自己穿得很舒适——不穿鞋,但穿着要打点得仔细。这并不是一个可以穿得很"邋遢"的机会,除非你在重要的场合通常都是那么"邋遢"的。如果你的身体足够柔软,那就采用"全莲花坐"这种坐姿吧:把右脚放在左腿上,左脚放在右腿上(按这个次序)。如果你没那么柔软,那就试试半莲花坐:仅把左脚放在右腿上。把右手掌心向上,紧邻着左脚,而让你的左手落在右手掌心中。你的拇指要轻轻地互相接触。

第三,坐直了,不要向左或向右倾斜,也不要向前或向后。耳朵和肩膀,鼻子和肚脐,必须保持一直线。让舌抵着颚,嘴唇和下巴紧闭,眼睛一直睁着。

现在开始调整你的呼吸,让它有规律。当愿望和想象升起时,记下它们——几

乎就像你在博物馆里看到它们那样——然后把它们打发走。要知道在坐禅中，正像铃木俊隆（1970）告诉我们的，"你的心灵和身体拥有强大的力量，能够如其所是地接受事物，无论它们是合意的还是不合意的"（p. 38）；"练习，就是要在你的妄想［中间］认识到纯粹的心灵。倘若你试图驱走妄想，它们只会持存得更多。只要说，'哦，这只不过是妄想'，而不要被它所困扰"（p. 127）。

许多大师建议初学者练习这种简单形式的坐禅，它被称为凡夫禅（bonpu）或者"普通的"冥想，每天就做几分钟，或许一天两次。这种练习的目的在于实践，而不是开悟。它有助于我们发现我们的无意识中升起的随机的思想，并且如果我不作特别的努力去维持它的话，它们就会飘走，而不会给我们带来伤害。这些思想自己会消失，无须努力。相反的——作为一个认知心理治疗师我建议你用实验来测试一下这个观念——当我们一本正经地努力要去驱走这些思想时，它们会持存在那里并变得越来越严重，它们从我们对之进行的抗争中汲取能量，变得越来越有力。

最终，在你要转向坐禅后的聚会之前，略微思考一下，你经历了什么，完成了什么。试图去理解你现在感觉怎样。对于大部分初学的西方冥想者来说，这是决定性的一步。正如铃木俊隆（1970）所提醒的，"如果你的练习［曾经是］好的，你会为之感到自豪。你所做的确实是好的，但有些更多的什么被附加上去了。自豪是附加的。正确的努力是去摆脱这些附加物"（p. 59；内容强调后加）。

> 这种坏的努力（自豪）被叫作"法执"（Dharma-ridden）或"执着于练习"（practice-ridden）。你被卷入了某些关于练习或成就的观念，却无法走出它。当你被卷入某些持存的观念时，那就意味着你的练习不是纯净的……如果你认为你能从练习坐禅中得到什么，那么你就已经被卷入不纯净的练习了……当你在练习坐禅时，仅仅就坐禅吧。倘若开悟到来了，它只是来了。我们不该联系什么成就。坐禅的真正性质永远在那里，即使你没有知觉到它，所以把你想从它那里得到什么的念头忘掉吧。仅仅做它就是了。坐禅的性质会自己呈现出来；这时你便将拥有它。（pp. 59－60）

这样你就为那小小的聚会作好了准备。

正座："静坐疗法"

438 正式的日本心理治疗取向中，至少有一个是建立在坐禅上的。它被叫作正座（seiza）或"静坐疗法"。雷诺兹（Reynolds, 1980）——在第二十二章我们将仔细地探索他的工作——把正座描述为"休息疗法"（rest cure），其根源可以追溯到一千多年前的中国典籍中。

正座的根本方面就是学着去坐,不是以莲花式,而是用传统的日本方式,就是腿在臀下折起,两脚交叉。(警告:35 岁以上的非日本人不要在没有帮助的情况下尝试这种坐姿;否则你的余生就可能得像一个人形卷饼那样度过了。)把你的左手轻柔地置于右手之上,左手的拇指折起在右手的掌心中。可选择地,雷诺兹建议像我这样的老怪物可以用一个靠背椅来正座。在这种情况下,朝前坐在椅子上,脚放在地面上,略微分开,头竖起,双手倒扣在膝上,眼睛和嘴闭上。

姿势是尤其重要的。这姿势既不是僵硬地挺直,也不是懒散地放松。脊柱得有个略微前倾的 S 形曲线。

呼吸同样重要,但有些复杂:

> 正座呼吸的焦点在于肚脐以下数英寸,那是身体的重心,所谓的丹田所在。当你在严格地做正座时,上面的胸腔并不扩张与收缩;肩膀也没有起落。(Reynolds,1980,p. 82)*

正座呼吸的关键在于你是怎样呼气的。当你坐着的时候,注意力聚焦于下腹部,同时徐徐地、静静地从鼻孔呼出气息。你的目标是这样的呼吸,正如雷诺兹的来源之一曾这样告诉他:"如果放一根兔毛在他的鼻尖上,它不会被吹跑。"(1980,p. 84)结果便是呼吸频率显著下降。呼吸是通过扩张和收缩横膈膜来完成的,而不是通常的吸入、吐出气体的过程。

正座的主要目的就是通过给予病人一个平常的但活生生的功课,让他们把精神集中在上面,从而使他们重新获得对心灵和注意力的控制。他们变得与他们生物过程的内在世界和谐一致了,

> 并不是消极地顺从某种无情的命运,也不是脱离真实的和谐。通过这样一种练习——这种练习被设计出来就是为了让[他们]有更好的能力去应对内在和外在世界的复合体,即构成[他们的]日常现象界的真实性的复合体——[他们]与奔腾不息的内在真实性取得了和谐。(Reynolds,1980,p. 85)

正座的实行者们声称,它对于很大范围内的生理、情感和心理的疾病都是一个有效的应对办法。这个范围包括:

> 神经官能症,胃口不好,消化和排泄系统的问题,循环系统问题,头痛,颈肩部僵硬,还有各种慢性疾病。而且他们报告了积极的结果,[包括]必要的

439

体重增长,感冒减少,对脾气的更好的控制,更有耐心和持久力,更清晰的思维,还有对生活有了更和平安详的展望。(Reynolds,1980,p.79)

据说,当病人们针对那些疾病把自己托付那给每天两到三次、每次 30 分钟的正座,并坚持了几个礼拜以后,这些转变就发生了。对于这种治疗的心理学解释是这样的:当病人投身于静坐时,他们得以直面身体上的一切不适,从而认出这些不适正是由于他们对那些可能存在或应当存在的事物的渴望产生的。

雷诺兹把这种冲突描述为现实和理想之间存在着的冲突。他对于正座中发生的心理学转变是这样理解的:它们反映了这样的过程,即渐渐地明白并接受了:试图克服多种多样的冲突是徒劳无用的。

最终[病人们]多半都回到了那样一种简简单单的接受:他就是坐着。他的心灵不再被"可能""能够""应当是"搞得纷繁杂乱了。他简简单单地坐着……他的目标并没有完全消失……但这些目标现在被接受为是[他的]现实的一部分。这里没有我要用这一个目标来取代那一个的希望……即使有,那么这里也会有对这希望的接受……坐的意图就在于坐。并且当它不是,它就不是。(1980,p.87)

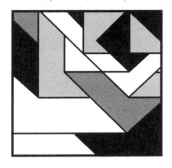

第二十二章

当代日本心理治疗：
森田疗法和内观疗法

正确的思想
· ·

在日本人看来，北美的那种由个人建构起来的社会体系意味着一系列将会发生
的问题。日本的体系更注重团体协作；在日常生活中，公共的团体诸如家庭、同事、
国家作为一个整体是先于个体的需求和渴望的。在跨文化心理学中，这种社会结构
和观察世界的方式被叫作"集体主义"。

集体主义和个人主义是组建社会的两种相反的方式。那么我们何以认为心理
治疗的方法可以在不同的文化间通用？回答是：尽管从宏观尺度上说，社会体系间
的差别也许会像黑夜和白天那么大，但实际上每个文化中的个体总得自己去想办法
解决人类生活中的两难困境和悖论。故此这个日本术语"日本人论"（Nihonjinron），即
对于每个日本人具有完全的独特性的信念，在本章中将被作为一个认识误区来处理。

跨文化地把一些日本式的取向用到心理治疗上来，这也许是可能的；甚至还可
以在我们的个人主义语境中引入一些集体主义的预设。现在我们面前有两种建立
在禅的教义基础之上的日本式心理治疗法，那就是森田疗法和内观疗法。森田疗法
针对"错误聚焦的心灵"（misfocused mind）。它鼓励病人如其所是地接受世界和他们
自身，通过专注于整体的生活方式，让神经症症状自然消失。内观疗法帮助个体重
新安置他们那"错误放置的心灵"（misplaced mind）。较之森田疗法，内观是一种更
注重内省的治疗形式，致力于帮助人们重新与给予人生以意义和目的的价值和关系
建立起联系。

倘若西方的治疗者们就他们的病人所提出的问题与森田疗法和内观疗法的治
疗者所提出的类同，那么我们就会发现，从根本上说谈话疗法关注的都是人类的感
受，人际关系实质上是所有这些感受的根源。

价值观和心理治疗：西方面对东方

从我们迄今为止的探索中,我们可以总结出：无论历史的和文化的语境如何不同,谈话疗法的真正功能就是唤醒人的知觉,以便让人类对自身潜力的范围和深度有更充分的把握。以这种方式来思考谈话疗法有着巨大的优点,那就是它使得来访者和从业者在尚未意识到的,没有明显的痛苦,没有精神的、情感的或机体的失调的情况下仍旧能够去关注心理治疗的价值。尽管任何被称为治疗的技艺都应当试图消解人的痛苦,但它并不是非得针对"精神疾病"的。简而言之,谈话疗法应当对普通人都有用,只要他们想使行为变得更有效,想要更直接、切近地经历生活的话。

对于任何这种企求,都是有普遍性的原则可以运用的。在第二十一章我曾提出,任何一种治疗方法都应当理想地直面个体生命的总体。因此,根据这种定义,一种疗法若是忽视了不道德或非伦理的行为,它就不值得认真去研究。这样的"治疗"比一种技术多不了多少,我会立即不信任它,因为我无法估定它的运用范围：它究竟能用在哪儿呢？事实上,正是由于道德或伦理基础缺乏,使得人们现在不太听得到"行为矫正"这个术语了；那种纯粹技术性的术语给许多致力于此的行为主义者带来了巨大的麻烦。举例来说,罗德尼·金在洛杉矶警察部门得到了行为矫正,但没有一个治疗者会声称这种警务行动是治疗性的。如今,接受行为主义训练的临床医生把自己称为行为治疗者而不是行为矫正治疗者。这个区别是重要的。

谈话疗法的实行者并不总是坦陈他们在心理治疗中推行的价值观,但我想他们有责任以这样的风格来申明自己的价值观,以便每个人都能听到和评判他们的偏见。

个人主义和它的不足

大体上讲,在西方的心理治疗中,占支配地位的价值观就是：理性至高无上,以行动为目的的意志,科学和科学方法在人类事务领域的合法性,还有在整个社会背景下的个人自主。一章又一章,你已经看到了西方心理治疗者们如何努力奋斗,以便让人类能够发挥出自身独特的潜能,打破过去对自己在本能和经验上的束缚,释放自己,使自己成为自由自发的当下在场的人。西方的心理治疗者希望看到他们的来访者变得自主、高效、有决断力、无拘无束,带着他们立足于"当下在此"的个人力量。

任何地球上的或自然界的力量,只要它们限制、分心或阻碍了人类,使后者不能成为他有潜力、有意志、有激情去成为的,那么它们就是"希望之党"成员不可饶恕的敌人。治疗者们努力想要发展出对于人类状况的这样一种解释,使得来访者可以用它来摆脱自然、孩提时代，以及来自未来的威胁所带来的束缚。任何阻碍他们去渴求更美好的未来的信念都会遭到我们治疗者的驳斥。我们都是当代的启蒙哲学家，立足于个体经验和个人转变。

由于这种西方意识形态对于我们的思维是如此根本，很可能前两章的内容造成了这样一种印象：道和禅宗的教义及实践尽管来自另一种的文化，它们要达到的目的却和西方的治疗者殊途同归。然而至少在日本，这种印象带有很严重的种族中心主义。事实上，一个爱深思的日本观察者也许会对我前两段列出的一切价值进行追问。

并不是日本人不理解我们西方的个人主义、自主和自我实现的理想。而是，他们觉得这些预设有点令人震惊，而且完全是异在的。就像一个评论家在《纽约时报》上控诉一个行为主义者，说他写的书与其说适用于孩子，不如说更适用于狮子狗，日本的观察者也惊异于这样的一套哲学预设和治疗程序，它们的效果似乎是造出那么些"干屎橛"——可敬的铃木大拙也许会用的说法。大部分日本人简直无法接受那样一个世界，在这世界中像个人主义、疏离和自私这样的概念都是互相区别、互相分离的；他们认为这些概念从本质上是可以互换的。文化间如此深的差异使误解的可能性变成了确实存在的事实。让我用更有力的例子来说明这点。

麦琪对孤独的探寻

我的一个学生朋友麦琪曾作为交换生在日本生活了一年。当她收到一封邀请函，请她到一个土生土长的日本乡村家庭生活几个礼拜时，她很兴奋；尤其因为她已在东京待了半年，早就打算从这种极端拥挤的、城市化的景观中离开一段时间了。那时已是初春，麦琪盼望在乡下经历樱花盛开的煊赫场景，还想看些日本的尚未被城市化的东西。她在包裹里带上了远足靴、杂志，还有一大堆从美国的家中带去的消遣小说，满怀希望地踏上了去往小村庄的旅程。正如她的学习进程安排机构所说的，她将同她那"乡村寄宿家庭"一起待上一个来月。

当时我和我妻子住在日本。几周后我们去看她，看看麦琪以及别的住在乡下家庭的学生们过得怎样。我们驾车往麦琪主人家那与世隔绝的乡村住宅开啊开啊开啊。当我们最终到达的时候，已经离别的学生的住处有几公里远了。麦琪着实非常快乐地抓住我们，"就像是在监狱！"她叫道。"每当我穿上我的远足靴，这个家里的每个人就都放下手边的工作，准备要和我一起去'远足'。

"每当我取出我的杂志，我寄宿这家的姐姐、母亲、祖母，甚至曾祖母，会带着她们房间周围的或谷仓里的需要操心的烦人工作赶来。昨晚我躺在床上看书时又被她们'抓住'了，他们坚持要一起来个家庭合唱。

443

"我快要疯了！我再也不想在这儿多待三个礼拜了。这些人究竟想从我这得到什么？"

这时，我们那可敬的计划协调人长山女士正被"监禁"在厨房里。她得到了主人家的真相："麦琪小姐多么孤独啊！我们都在竭尽全力照应她。甚至曾祖母也不得不通过把养小鸡的活交给她来帮助她，免得她没事做。

"她一直在她书上写东西，而爸爸确信写东西意味着她在这里不快活。我们都无法可想了。我们想也许该把这事告诉我们的[佛教]僧人吧，但那样可能冒犯了麦琪小姐的别的亲人。我们从来没见过这么孤独内向的孩子。"

如果你能回忆起我在第二十章说过的我自己的经历[1]，就是关于我如何被召进我儿子的日本主人家——那家庭和麦琪那个家在同一个区域，你也许就能明了。麦琪对乡村逗留的期待也许来自拉尔夫·瓦尔多·爱默生、罗伯特·弗罗斯特和亨利·大卫·梭罗。她认为只要离开东京就能在宁静、美丽的日本乡村森林中找到安宁和孤寂。然而她去实现这种展望的每一步都是在一步步远离她那主人家庭的同样深沉的梦想：把一个美国学生带进他们扩展了的日本家庭网络。

那个家庭越是向麦琪伸出援助之手，麦琪便越是不得不牺牲一点她自己的私人空间。老祖母越是拼命想要"多给她点事做免得她想家"，麦琪就越是渴望有独处的时间和安静的思考。这彻头彻尾是一个跨文化的僵局。

这位聪明而足智多谋的计划协调人长山女士向那家解释说，麦琪只是需要更多的时间来适应离开东京的生活；她认为麦琪可能被东京的主人家"宠坏"了。你要知道城里人是什么样的！他们什么时候想冲澡便冲澡，而不会享用（有生命威胁的）晚上滚烫的家庭浴礼仪（"观光者总是取前者"）。而且，或许那东京的家庭太忙，把我们可怜的麦琪忽视了。

这位和蔼然而独断并且无所不知的长山女士对麦琪这样解释："好啦，你知道这些乡下人是怎么样的。你还算幸运的呢，他们毕竟没为你安排个婚礼。你必须得保持个好一点的'脸色'。他们能看出你的忧虑，并且你看上去越恼怒，他们越会觉得担心。他们为你的不快乐而自责。他们以为你是感到被抛下了，感到孤独、被孤立了。只要几个礼拜你就能回去，成为一千四百万中的一员了。不过现如今你是 12 个人中的一员。がんばってください！"（这是一句日语的劝告，意思包括"留在那里，坚持住——拜托了！"每当有人在日本碰到不可思议、难对付的事——比如说，吃难以想象的东西作为早餐或通过学院的入学考试——"がんばっていますよ"或"我能成功"是准能听到的回答。表露出这种性情上的力量是向世界显示你不自私、你有好

---

[1] 可能作者记错了，应该是第十九章，第二十章无此内容。——译者注

心肠的最重要的方式。)

麦琪和她的主人家落入了一个陷阱，在我看来这是日本文化与西方欧洲文化和北美文化间那道最宽的裂痕造成的。麦琪需要独立，要有私人空间，如此才能以属于她本质的方式来应对世界：她是一个爱冒险的美国年轻人，来到一个陌生的地方学着认识世界和自身。

那个家庭甚至需要更拼命地(因为他们不断地谈论着这个，都谈得垂头丧气)去履行他们对于长山女士、对于东京的大学，还有在他们眼中最核心的，对于麦琪在明尼苏达的父母的人道的和道德的责任。那责任就是全身心地、毫无保留地把麦琪容纳进他们的家庭。他们已经答应成为麦琪的"家庭"，而这个责任并不是轻松接受的，也永远不会被完全解除的。对于那个日本家庭，麦琪的状况是否良好成了对于他们的性情和正直的一个测试。当然，那就是为什么长山女士跑出来把对于麦琪的"问题"的"深重"的责任归之于东京的那些无名的人们——那些人，由于他们是城里人，也许不会正确适当地来履行他们作为麦琪的另一个主人家庭的责任。

长山女士的谈话很好地确保了这件事中的每个人之间仍保有美好的感觉。不过这是她的工作，她生活中的正式责任(如果人们能够接受已婚女子可以在她的婚姻之外仍负有真实的责任的话)。她不得不分别地给那家庭和麦琪小姐传递消息，使得两边都能保存颜面并且满怀希望地建立一个对每个人来说都更宽松舒适的生活环境。

日本方面的观点 想象一下，麦琪的那个日本乡村主人家庭根据他们的第一个冲动行动了：请来一个当地的禅宗僧人，听取他的劝告和建议。那位可敬的人可能会表示他对这个家庭的深深的同情，并且因为这个山谷中还有些人也有和美国学生打交道的经历，这位僧人或许会自诩在处理这些事方面自己至少还是有那么点经验的。我可以想象他遵循什么样的路线来分析麦琪问题。那会是这样的：

亲爱的朋友：如你所知，这个问题很严重，而且你来寻求建议是做对了。但在我看来恐怕你没有什么办法可以改变这种状况。这对我们是难以想象的，不过事情也许是这样：麦琪无法接受你们所给予她的如此之大的尊敬和好意。你们必须记得麦琪不是日本人，所以她不可能懂得我们日本人能够领会的人类心灵的一切快乐。

麦琪小姐的父母把她抚养、让她成长为的恰恰就是你们描述的这个样子——这一点也许难以置信，而且不经过判断是难以接受的。美国人认为孩子应当成长为独立的、与他人没有深层联系的个人，这一点很重要。这很可悲，因为美国人是如此互相孤立，还因为他们无视自私，正是自私令他们永远无法懂得心灵的真正的宁静。在接下来的几个星期中，倘若你们真诚地坚持，也许麦琪小姐的心会打开的，就像山谷中的樱花，现在已经开始绽放了。你们必须对自己怀有信念，不要向她妥协，因为她是这样的一个生命，她需要你们的爱来给她以佛法（*dharma*）。

我们看到这个问题遍布整个镇区，哪里有美国学生和日本家庭待在一起哪里就有这样的问题。而我的劝告永远是一样的：首先，家庭的每个成员都应当加倍努力以维持家庭的"和"（*wa*，和谐）。当一个成员想走她自己的路时，这个任务是艰难的；不过她的疏离使你们的这个任务越发重要了。

第二，你们必须懂得，美国人几乎都没有对于"义理"（*giri*）的直觉或自然感觉；他们认为责任是个负担，他们努力要偿清他们从与他人的关系中得来的恩情。当他们发现一个人永远不可能把他生命中的责任全解消掉时，他们会觉得很不舒服。这种信念我们日本人听来也许显得荒谬，但是对于美国人，在社会中生活就必须时刻警醒，免得被责任"套住"。他们认为义理是真正的自由的反面。他们相信，最大的快乐就得自孤立于同类、孤立于自然的生活。

所以现在你们看到了，为什么麦琪不来拥抱你们给予她的好意，而是羞涩地远离了。她把她的"恩"（*on*，直觉地体验到的责任感）的每一个侧面都体验为与真正的意图恰恰相反的。对你们来说那是纯粹的好意；对于她那是张纠缠的毫无出路的网，她一旦进去，就再也不能恢复孤立的状态了。你们的好意对她关于幸福的最基本的感觉来说是个威胁。

是啊，很可悲，你们是对的。一个人若是回避恩的好处，他当然就不可能经历到义理。她永远不可能懂得人从属于一个团体时所获得的深深的确信感。所以这就是为什么我们说美国人从灵性上对于"人情"（*ninjyo*）是无能为力的。对于作为日本人的共同的情感遗产的人际感觉，他们体会不到。美国人就像是住在这样一间屋子里，里面没有光，只有阴云密布的小小的窗户。他们生命的大部分都是幻象，因为没人能和他们分享人类感受的最深最广的方面。

你知道我们日本人有这样一种说法："义理不断地渴求人情。"我们懂得，生命中的痛苦只有我们互相之间息息相关的感受才能打破，而这种感受是由于日常生活中我们每个人所付出和接受的无数的好意。那就是为什么在接受伟大的善意时我们总是说"すまない"（"还没有结束"）。而美国人说"谢谢你"然后就匆匆跑开，在它积累起利息之前就把欠的债还清。

你们家里有这么个美国小孩，就好像有个野兽和你们在一起。我确信

446

她的心是好的，她也是很和善的。但她想要逃离以便"自由"，而且她怕你们的善意会给她带来一大笔责任的债务使她再也无法脱身。但我们必须通力合作，让她知道她的道路是错的，让她懂得人类心灵的智慧。

前面的路是艰难的，也是简单的。作为一个家庭，你们不该因为她害怕人际关系的羁绊就向她妥协。你们必须继续给她以好意，希望她能够就人情学到些什么。当然还要给她以足够的责任和任务。这样她一定能够学着去欣赏、享受那种为全体作出了好的贡献的快乐。当她感到她在为公共的善作出贡献时，她也许能够体验到一些义理的快乐。

还有最重要的，你们女人得继续像母亲一样对待麦琪小姐，就像她是你亲生女儿，刚刚诞生到这个世界上。母爱的力量是宇宙间最伟大的力量。麦琪小姐起初的反应会是粗野乖僻的，就像任何刚被带进一个爱的家庭的野生的东西本能所是的那样。但随着时间的流逝，许许多多母亲和祖母给她的好意将会淹没她的怀疑，使她成为一个真正的女儿。渐渐地，对你们的感恩之情的意识会在她内心不断增长。当这一切发生了，她也会开始说"すまない"以取代"谢谢你"。到了那一天你就知道在她心中人情已经被产生出来了。她将有能力吹散她关于分离的幻象，那幻象会像富士山上的云朵般散去。自我怀疑和自我意识的破坏性的干扰将从她眼前消失，于是一个真正的家庭的孩子就诞生了。

倘若她能从おとうさん（父亲）那里得到关于坐禅的教导，那也同样不会有什么坏处。不过也许，如果她真像你们说的那么外在地显得烦恼的话，这个教导还是缓一缓吧。不管怎么说，麦琪小姐出现在这个家中，这正是对这个家的每一个成员的道德力量的严峻考验。我慢してよ！がんばってください（你们必须为之努力，知道吗？不过我祝你们在这个努力中能有好运。请让你们的工作取得成功！）

西方的观点　现在想象一下，麦琪把她这个问题叙述给了一位西方心理治疗者；两相对照是很有教益的。大多数治疗者会对麦琪的两难困境十分同情，并会向她保证，心理治疗能够帮她找到对于她所经历的困难的满意解答。

447

一个以动力学为方向的治疗者很可能会探索使得麦琪远离亲密的无意识的原动力。一个真正的弗洛伊德主义者会这样理解：麦琪对于她的美国家庭的未解决的俄狄浦斯冲突竖立起了一道障碍，使得她再也不可能与任何二手的家庭单位有什么亲密关系了。这样的一个治疗者甚至会把麦琪对于日本乡村家庭的"抗拒"看成是一种移情现象：她把她对于美国的父母的俄狄浦斯情结投注到了一个相对安全和中立的场合,即她在这个"虚拟"家庭环境中的关系。如果这种治疗是成功的,麦琪不久就会放弃对于来自这个新的家庭的亲密态度的抗拒,这样她就向心理社会意义上的成熟迈出了很大的一步。

　　一个以行为主义为方向的治疗者可能会聚焦于两个有着密切关系的主题。麦琪和她的治疗者可能首先达成这样的共识:居住于一个不熟悉的文化中,远离所有属于她的支持系统,同一个侵犯了她私人领域的家庭待在一起,这些会给她带来压力;在这样的压力下她必须致力于赢得更多的情感上的自我控制。不过行为主义治疗者也许还会帮麦琪想办法"调整"她的日本家庭加在她身上的要求。我完全可以想象和麦琪坐在一起搞出一些策略来克服她那干扰性的情绪反应,并在他们面前摆出一套详尽完备地预演了的独断行为,以使她在那样的家庭背景中更好地展示自身。这两套策略,更好的情感自我控制和更有效的社会行为,对于增进麦琪日常生活中的个人效能感都是很根本的。如果行为主义者取得了成功,麦琪不久就会完全地适应她那新的文化对她的期望。

　　一个人本主义治疗者会帮麦琪更清晰地把握她在这个状况中的感受的本性和深度。这样的一个治疗者会帮助麦琪从自身发现更大的力量来应对这段困难和严酷的时期。他们会探索一些途径,通过这些途径,度过这段经历对于麦琪的成长和把自己作为个人来认识是有帮助的。我可以想象麦琪的人本主义治疗者为了处于麦琪那样的境地中的其他人建立起一个支援团,在其中人们可以相互伸出援助之手,怀着同情和积极的自我认可。

　　如果我们可以一直想象下去,那么我们可以想象成功的格式塔治疗会让麦琪用她自己的感受、她所接受的选择以及她能够继续同这个家庭一起生存下去的条件来对抗她那个日本家庭。倘若它们能使这个关系继续下去,那太棒了。如果不能,那么事情会是这样:麦琪不到日本去告诉那些本地人如何过他们的生活,当然也不用日本人来告诉她应当如何过她自己的生活。

　　文化的元信息　　倘若我们把日本主人家庭从佛教僧人那里得来的"**元信息**"
448　(metamessage)同麦琪从她的西方心理治疗者那里得来的作一番比较,我们就能把东西方之间的差异看得更清楚了。

　　那位僧人用无法解决的性情问题来解释这个两难困境。他认为美国人是在一个有着深深裂痕的文化中长大的,在这文化中,人如何立足于社会这个问题的核心中的最根本的东西没有人教给孩子。他认为麦琪缺乏一切重要的道德上的和情感上的(这些是不可分割的)感受力,正是这些感受力使人类得以互相之间和谐共处。你无法给人以人情;它是种基本的人类感觉,只有人对于义理的深沉广博的体验才能产生出它。你无法让一个人体验义理,因为义理要求人用一生的时间来相互承担

"责任"，那是无数的单方面提供的好意，每一个都是恩的一次绽放。也许一个在别种文化中长大的人终究也能够经历恩，但要教导这样一件事是一桩多么需要投入一切却又不容易得到回报的任务啊。那个家庭需要有勇气，有力量，并且坚持不懈。他们是在试图把某些粗野的、受惊吓的东西带进自己生活的核心，所以他们不可以把初始期望定得过高。

　　另一方面，西方的治疗者把这种状况解释为麦琪需要恢复健康和健全的功能。她需要唤回她的自我控制和情感稳定性。只要她的意志能变得坚强，人格能得到重新肯定，她就能找到前进的勇气。她正面对一个非常困难的处境，但她必须懂得，如果这个状况对她来说确实过于艰难，那么没人会因此责难她的。没有人会说她的性情有缺陷或问题就在于她的自私。当日本的治疗法把问题的责任归诸人的内在时，西方的治疗者把它归诸环境。当然，西方的治疗者也认识到改变的必要性，而且大部分都认识到这一点很重要：麦琪总得就那些改变做些什么，如果做的不是大部分的话。但核心观念是：她必须改变，以便符合这个严厉的、充满竞争的世界的要求；她是个好人，只是应对方式不够充分。或者正如阿尔伯特·艾利斯（见第十四章）会说的："OK，麦琪，它会好的，它会合你意的，只要你能觉得住在日本乡村的家庭中是可爱的。但你不能。而这并不是一个世界级的悲剧！当然，你可以不断自责，或者你也可以接受在你的控制之外的事物，然后你也可以进一步去尝试些新的东西。"

依赖性的解剖

　　一位日本的精神病学家土居健朗（Takeo Doi）写了一本书叫《依赖性的解剖》（『「甘え」の構造』），试图解释理解人类心灵的日本取向和西方取向之间何以有如此深的结构差异。

449

"甘え"和"自分"

　　土居的根本的焦点就在于"甘え"（amae），就是对于被动的爱的需要。至少从一种意义上来说，甘え是种普遍现象。所有初生的婴儿都有甘え，就是说所有的婴儿需要得到宽容放任的、保护性的、养育的爱和照料。婴儿无法甘える（amaeru，动词形式）就被说成是有依恋问题。这样的婴儿的生活大都多灾多难。我看到过这样的观点：没能成功地建立起依恋关系的孩子可能显示了儿童自闭症或脑部损伤的第一个征兆，后者是由于母亲滥用药物带来的胎儿应激反应引起的。我们也知道，如果小宝宝的甘え没能得到满足——即使别的任何需要都得到满足了——他也不可能苗壮成长,不久就会夭折。正因为这种对于人类的爱和接受的深沉的需要,在一个运转良好的医院的婴儿室里,你会看到护士们和助手们触摸着、按摩着那些初生的孩子,还和他们说话。类似甘え的人际联系对于生存来说是生物学意义上的必要条件。

在他的著作中,土居把甘え这个概念在日本人中扩展到了童年期、青年期甚至成年期。他坚决主张,这种人际互动关系的特殊形式就是使日本人从情感上和心理上成为日本人的东西。通过观察日本的精神病人,土居建立起这样一个假说:大部分情感失调都是由"对于甘える的受挫的渴求"引起的(1971,p.19);情感动荡的人们无意识地希望成为他人的爱和养育的"被动对象",但是在这上面受到了挫折。

土居说,这样的人从根本上缺乏"自分"(*jibun*),或者说,对于自己或自我的有意识的觉知。自分就是用来"检验"甘え的:

> [在1961年]我曾[对]日本精神病学和神经学协会宣读过一篇论文,里面强调了:这种对于自分的觉知假定了存在一种内在的渴求想要去甘える,并且使后者作为那种渴求的对立面被感觉到了。简而言之,有自分的人就有能力检验甘え,而一个处于甘え的怜悯中的人没有自分。这对于所谓的普通人来说是真实的。(Doi,1971,p.19)

我们都拥有甘い(amai,形容词形式)的朋友,就是说,这些朋友"寄托于两人之间存在的某些特殊关系而放纵自己"(Doi,1971,p.29)。也许我们也有那么些关系,在其中我们是甘い。在西方,在我看来,这说的与其说是朋友关系,不如说是青少年和年轻成人的罗曼蒂克关系,不过我觉得你已经懂得这个意思了。

我知道那么些治疗者,他们在治疗的关系中默默承受着难以置信的大量的甘え。他们总是这样来让这种承受正当化:"那是允许病人来测试这种关系的限度";在罗杰斯心理疗法中,这种承受甚至是病人跟治疗者关系的一个特性。(正如我们在第十八章看到的,治疗者需要去甘える,这看来成了那些爱骚扰的病人的根本口实。)对于我在本书中叙述过的许多事例,甘え都是一个非常明显的组成部分。举例来说,卢克(见第七章)在家中从来没有得到过情感需求的满足,他对于去甘える的渴求曾受过严重的挫折,于是在他情感绝望最严重的时候,他在表达甘和压抑甘え之间激烈地摇摆着。

在阿德勒心理疗法的词汇中(见第八章),溺爱、忽视和虐待深刻地影响着孩子的一般心理成长。被溺爱的孩子不可能发展出一个可靠的自分。受忽视的孩子永远不知道别的孩子通过作为他们父母的亲子之爱的被动对象所领会到的安全感和联系。受虐待的孩子,他们所遭受的比渴求去甘える受挫更多;他们还知道要信赖那样一些人，后者的最重要的需求使他们不得不面对残忍野蛮的虐待。

日本社会的心理学基础

现在我试图把本章谈到的一大堆各种各样的断片整合为一个前后一贯的整体。请试试一口吞下它吧。如果你肢解它，那是西方风格，较之把它接受为一个整体，肢解它你能得到的就少得多了。这个问题很根本：前面我被迫把一些概念予以简单化，省略掉了一些重要概念，比如日本人对内部和外部的决定性区分，被约翰逊（Johnson，1993）认为是日本的自我性的纽带。你的工作也被这一事实弄得困难了：这些观念中的许多都互相联系，被一个叫作"**日本人论**"（*Nihonjinron*）的核心概念整合在一起。它就是日本人的独特性的认识。它被许多的西方社会科学家认为是一种"关于日本人生活的包含价值观的观点，它对文化中的被预设为是日本社会独有的、杰出的部分采取了膨胀的、自我褒扬的肯定"（Johnson，1993，p. 11）。日本人论是对于那种文化认识系统的速写，它断定日本人从遗传学上说是独特的，而在他们自身中间是同一的。然而只要你开始仔细地考察它，这个观念大部分就会轰然倒塌。那么，这里将是对于日本社会的心理学基础的一个简短的心理人类学解读。

对于孩子来说，与母亲甘える，作为婴儿展现天然的依赖性（Johnson，1993），这是很自然的。对于母亲，欢迎和支持这种依赖性也是自然的。孩子生来是未开化的、没有建立任何联系的存在。他们的生物的和情感的需求是他们与文明的唯一联系。倘若母亲的行为是自私的、自我放纵的，那么她们的孩子的整个未来就危险了。作为好的母亲，真正完美的母亲，她们必须成为孩子的一切所需的源泉。

在生命的最初几年，离开母亲陪伴的生活对于孩子是不可想象的。母亲为孩子的每一个需求作好的准备，满足他们的每一个要求，并且无视他们的任何反社会的行为。正如你可以想象的，在日本，乘坐拥挤的汽车或火车时若有带着小孩的母亲在身边，那将是最不愉快的经历之一。

当孩子渐渐长大，他们的自分就开始自然地出现。他们冒险出去和他们的朋友玩耍，学习他们最初的日本性情，并且在老人和权威人物面前初次显露出礼貌的迹象。在家里他们仍旧是被放纵的，而他们所有的希望和需求都受到照料。在母亲眼中，他们在家里的那种幼儿期的依赖性是正常的、"健康"的，同时他们对于外部世界所期望于他们的东西逐渐有了感知。

四五岁的日本小孩在西方人眼中是个谜，因为他们在家里、在父母身边的行为在我们看来是不可容忍的；而在社会团体中，他们的行为却异常成熟，而且对任务全神贯注——这两者之间存在着极端的分裂。学龄前的孩子，如果他妈妈没把他的小饭碗装满，他就会冲妈妈哇哇叫；可是给玩伴提供日常点心的时候他们马上就变了个模样,而且受到尊重。这些孩子在家的时候,如果完成什么任务时遇到了挫折,他们会在野蛮的怒火中把那东西扔向母亲;而当他们在游戏团体中受到了挫折,一句和蔼的"我慢する"("请坚持")就能立即让他们回到任务中。

这些孩子永远不会把一个使他感到挫折的玩具扔向老师。为什么? 因为她是"外部的"。对于已确认的外部,**他人**(*tanin*,几乎所有的"公众场合的"人们,比如政府官员、老师、镇上的或邻居中的老人,不熟悉的工作伙伴),人必须带着"远虑"(*enryō*)或自我约束来行动。孩子在老师面前的行动就是后者对孩子的家庭,尤其是他们的母亲所能知道的一切了。在公共场合捣乱会给孩子、给母亲、给他们的整个家庭带来羞耻。在家里孩子不知道什么羞耻。"在身内(*miuichi*)中间无须远虑",这是日本人孩提时代的黄金律令;和自己的内部圈子成员在一起是无须自我约束的。但是,老师位于某些中间地位,她很清楚地是得到了家庭的认可的,然而她是外部的人。这样的状况就引出了一套精巧的形式化的交往体系,我们就把这种体系看成是日本人的礼节。

然而在火车上或饭店里或商店里发生着什么呢? 这儿的日本孩子在西方人看来就是彻头彻尾的小怪物。这里没有传说中的远虑礼节的任何迹象。土居解释道:

> 在亲戚关系中……远虑的缺乏和甘之有关,而如果对"陌生人"缺乏远虑就不能同样这么说了。在前面这种情况下,没有什么好踌躇不前的,因为甘之关系意味着不存在障碍;而在后面这种情况中[火车上、饭店或商店里]障碍是存在的,但这里没有拘束是因为障碍没有被有意识地感受到。这一点很重要:无论是高度的甘之还是它的完全缺乏,两者都会引起彻底地考虑不到他人。的确,[在临床实践中]往往可以发现,对陌生人显得最冷淡最冷漠的人,往往就是那个在家庭中最自我放纵地显示着甘之的人……简而言之,一个人如果是习惯于甘之了,那么当他来到一个地方,发现自己无法甘之时,他就会高高在上、目空一切地行动。(p.41)

日本的婴儿、孩子、男人在家里感受到的那种巨大的放纵感把他们同他们的母亲、妻子有力地结合在了一起。新婚的日本女人可能害怕的事比不能与她的婆婆好好相处多要多。而一个新婚的男人,如果让他在与母亲的长达一生的甘之关系和与一个同他差不多年纪的女人之间的崭新的关系这两者当中作出选择的话,他就处于一个很难对付的境地了;在大多数情况下,我相信,位于这个三角中的新婚妻子注定要失败。其实,我在日本最要好的朋友,她遭到她同龄女子的很深的嫉妒,因为她丈夫的父母在他结婚之前就都去世了。

正如我所希望的,你们看到了,对于日本人来说甘之就是去接受这样一种责任：每个礼拜要表现上千次小小的好意，而在整个一生中要有百万次。因为我们拥有自分，即使在家，我们也几乎不可能逃脱那种有意识的承认，即我们对母亲（当然在略低些的程度上对于父亲和哥哥姐姐）所负有的职责义务。于是甘える就产生了恩，即直觉地经验到的责任。

当孩子长到十来岁，恩就开始联结成为义理。他们"属于"他们的家庭并不仅仅因为在那儿他们能够甘える，还因为家庭是他们的责任网络不可替代的中心，而这网络实际上是他们生命中最重要的结构。还有，倘若你还记得那僧人所说的，还记得麦琪的主人家庭——对了，义理不断地渴求着人情。

由责任建立起来的情感纽带

学生们，想想你的父母为了让你上大学所作出的"牺牲"吧。想想看他们为你矫正牙齿所花的钱能够帮助他们自己生活得更舒服。想想看他们为了带你买东西、看你朗诵、为你缝制童子军徽章、忍耐你作为未成年人所表露的情感风暴所花去的一个个小时吧。在你的家庭关系中，对于这些甘える的基本事例的记忆就是鲜活的材料，它们在你的心灵中培养出了爱、感恩、联系、倾慕这些感觉。当你思考这些事例时，如果你真的感受到了某些情感（我想我们大部分人都感受得到的），那么你就是在经历着人情——即使狂热地信仰日本人论的日本社会科学家说美国人是不可能感受到这些东西的。

父母们啊，用那破旧的露着针脚的手帕擦干眼里的泪水吧。你们希望你们的孩子们回报什么呢？好吧，你们所要求的就是……我想在这个国家中每个高于 12 岁的人都能完成这句句子。在我们整个文化中，它是那些真正的最为有操作性的（而且也许是不真实的）叙述中的一个。有些母亲用以完成这个句子的语言会让她们的后代蜷起脚趾，咬着牙发誓说他们宁可没有生下来。你们一定熟知这样的话："我不为我自己要任何东西；我只希望你们快乐并且……"实际上她说的是："带着愧疚活下去吧孩子，我永远也不会把系着你的情感的钩子放开。也许你能活到 90 岁，但只要我在你身边，你就仍旧是'孩子'，而且你永远也不能完全解除你对我的责任。我是如此彻底地无私，以至于我永远也不会把你从这责任中解放出来——因为我永远不会承认它在那里。"

每当日本的心理学家对我说北美人不可能懂得恩、义理和人情时，我只是笑笑。然而我们确实并没有围绕着这些概念建立我们的整个文化。我们不崇拜它们。此外，我们住在这样一个社会中，其中有一半以上的美国黑人孩子，还有 20% 到 30% 的别的孩子，都成长于单亲家庭。在我的故乡，当我去市场时，用手推车推着婴儿或初学走路的孩子的人中，大部分都是比我的大学学生还年轻的女子。我们美国人从机体、情感和性上对孩子施虐的比率从任何可能性上来讲都是世界上最高的。当日本人把我们看成是有感情的机器人，总在试图活出万宝路男人的奇幻生活时，我希望他们是错的，但你可以看到他们是从哪儿得到这种印象的。

对于日本人，甘え是精确的文化实践，它把他们的社会黏合在了一起。普通的日本人永远无须面对"分离的幻象"，就像埃里克·弗洛姆会说的那样。每个日本人都拥有需要几辈子的时间才够去履行的义务、职责和责任，这样才能完满地表达他们对爱他们的人的感恩之情。对于他们すまない（那还没结束）是一个承诺的标记，是他们作为人类存在的完满性的证据。

甘え的世界在日本人中间建立起了一种特定的消极性（Bester，1971）。他们认为，如果他们干涉了存在于他们自己的直接领域之外的现实，那么他们实际上就是在干涉别人领域中的事物。这样也许就破坏了他人的和谐处境，或者说就再也不能在那个人的生命中产生出更多的恩了，于是自己的生命亦然。对于别人生活的干涉是破坏性的，它起初破坏的是他们自身的平衡，但潜在地也是在破坏整体的和谐，就是"和"。

在麦琪的事例中，那个家庭永远、永远、永远也不能直接地干涉麦琪私人的恩。他们不能教她如何来行动，除非是在最最表层的"正确的行为"那个方面。不过他们能够察觉、解读、感受到麦琪的不快乐。可怜的人！她没人可以去甘え。她无法体验到联系的快乐。她需要伙伴，许许多多的伙伴。如果她不能同母亲甘え，那么也许她可以同祖母。如果那也没有用，那么也许曾祖母知道那么些神奇的魔法可以使用。他们不是在干涉；他们只是在试图对本性作个小小的推进。

谁能忍受没有人情的生活呢？美国想必是一个非常悲伤和孤独的地方。怪不得那儿有这么多的罪恶、暴力和儿童虐待。对于美国人，整个世界必然是可恶的、冷冰冰的，差不多整个就是个商业场所。"这是真的吗，"在日本我曾数十次地被问及，"美国的父母们从来不给他们的孩子制定一个'计划'，以便让他们知道该如何生活？""完全是真的，尽管难以置信，"我回答道。"那么美国人是如何从行动中得到满足的呢？当他们作出了正确的决定，他们取悦的是谁呢？他们的生活难道完全是随机的、无目的的吗？"

454　　尊敬的读者：仔细看看你周围。什么是对于这个问题的最诚实的回答呢？

如果你来自那样一个世界，这个世界普遍接受的是像一句古老的日本谚语所说的那样"你只要待了一夜，你就蒙受了恩"，那么你马上就会被纠缠于一个纷繁复杂的社会关系网络之中了，而这些关系未必是互相一致的。由于我希望成为一个好的儿子、丈夫、父亲、雇员、老师、治疗者、同事和邻居，我将使很多人失望，将无法满足许多人的期望。在这种情况下：

恩意味着一个人由于接受了一个恩惠而领受了一种心理上的负担,而义理意味着恩带来了互相依赖的关系。如今,通常被视为是义理和人情的冲突的,往往就是这样一种情况:有那么一群人,他们对我都有恩惠,而他们之间是互相对立的;于是满足了对于其中的一个人的义理就意味着忽视了对于别人的。对于那样一个人来说,当然,理想的是对所有有关的人都保有好的愿望,但导致冲突的是实践上的困难和不可能。这冲突的本质,换句话说,并不仅仅是他不得不留下一个而拒绝另些个,而是他被迫要违背自己的意愿作出选择。再换言之,在这内在冲突背后的动机力量就是那样一种渴望,渴望维持这好的意愿:当然,那就意味着他的甘え。在这联系中有个有趣的事实:すまない这个词所表达的情感最经常地就是在义理关系中被体验到的……すまない这个词被用来作为固守他人的好的意愿的一种方式。(Doi,1971,p.35)

我仅仅能够想象,如果我早几年就对这些有足够的了解,以便能告诉麦琪,当那个家庭拼命地努力为了使她能够甘える时,她应当发自内心地回答说:"すまない!"——如果这样,事情会是多么好,至少是多么的有趣。

正确的思维：森田疗法和内观疗法

有两种独特的日本心理治疗方法,它们的操作所基于的理论模型是和上述概念相一致的。从他们的基础上说,两种治疗都奠基于来自亚洲哲学的那些理念,这些我们在第二十章和第二十一章已经探索过了——那就是,得自道、孔子伦理和禅宗实践的原则。在我的思想背景中我把森田疗法和内观疗法都视为是一种"武士道心理学",很显然他们对于胆小的人都不适用。本章余下的部分将对它们作些深入的考察,并且我将试图显示出,它们如何能够被更广泛地应用于心理社会的和情感上的症状和抱怨。

我必须承认这两种疗法的操作我都没有实际见过,所以我完全依赖于听来的和书上看来的。不过我相信你可以信赖地接受我的报道,尤其因为这两种疗法都是广博地依赖于常识的——当然你得在日本的语境下理解这个术语的意义。

455

"恐同"泛滥？

1980 年第一次去日本时,我的初始兴趣之一就是要看看日本的心理治疗和我所习惯的北美的究竟是如何地不同。我知道有些日本人患有精神分裂症、躁狂和抑郁。我也了解他们对于酗酒报道得相对较少，那是相应于他们对于这个术语的定义而言；我还知道他们的大部分成瘾性嗜好都包含了各种形式的正当的和不正当的苯丙胺(amphetamine)。

我听说，一般而言日本人对于他人性生活的侵入比我们美国人要少得多，而且我曾读到，日本的精神健康专业人员当遭遇到非典型性取向的病人时也不会焦虑得绞起双手。所以我丝毫不准备谈我在日本发现的那一大堆关于"恐同"问题的文献。图书馆里关于这个主题的书目就有许多页了。我知道恐同是美国的一个困扰，但在日本，它看起来被视为是精神疾病的一个主要形式。事实上，我从几条渠道了解到在日本所有的精神健康治疗中，有四分之三是为了去除对同性恋者的恐惧反应。让我觉得惊讶的与其说是诊断的普及性，还不如说是这个观念：成千上万日本中层阶级的人们竟然为了反社会的偏见而都去求助于精神健康权威。想象一下，如果每个对属于其他团体的成员怀有恶意的美国人一下子出现在治疗中！

唉，这是一个翻译和转换的问题。我知道"恐同"(homophobia)这个术语在日本和在世界的大部分地方都明显地意指对于人类同胞的或对于与他们进行交往的展望的过分或非理性的焦虑、恐惧和不舒服的感觉。我们美国的恐同大致就是这种比较一般的不适——除了那些被定为真正的同性恋恐惧症的；现有的美国病人对于同性恋倾向的人和刺激所经历的不仅仅是简单的偏见，还有类似于惊恐和焦虑的东西。

在日本，人们不怎么喜欢为了使自己舒服一点而去求助于任何从业者。他们来到一个内科医生的办公室或精神健康机构，是为了使他们的"疾病"不至于影响他们开展工作和同他人流畅、和睦地交往的能力。在美国，我常常希望我在教学和作咨询的时候能够戴上一个外科口罩。整整一个学期，患有严重传染病的学生或病人对着我摇唇鼓舌，喘息着、喷嚏着、喷吐着气息。我几乎整个冬天都得在养病中度过，那些感冒和流感都是我那可爱的学生和可贵的病人传染给我的。在日本，患有传染性疾病的人总是带着外科口罩，以保护那些他们密切接触的人。他们对他们的老师、工作伙伴和家庭成员的福利负有责任。

所以，日本人是为什么因恐同而求助的呢？我了解到，恐同问题并不是它使病 456 人不舒服或尴尬。那是因为一旦他们的恐同产生出了强烈的焦虑反应，他们就会变得易激动和神经质——他们表现出神经质(shinkeishitsu)或者说"神经过敏"的征兆——这使他们和别人无法专注于重要的责任了。那后果是とられ，他们被他们的症状抢先占据了，从而被他们自身抢先占据了。我的"恐同"——比如说，我对于我自己的攻击性言辞的恐惧——使得我自己忧虑不安和神经质，在我试图执行自己的日常责任的时候。我没能撑起我这一片天，我任凭我的家庭和我的工作团体还有我的大学沉沦下去，因为我被自私地抢先占据了——我怕我在和同事、学生或教务长谈话的时候说了错话,用了错误的语调,我被这些琐碎的担心困扰住了。

神经质的人是退化的,他们变得娇惯、任性、自我放纵、孤立、自我中心、不团结,从而成了社会的其余部分的负担。至少在他们自己眼中,他们可以自由地接受好意而不用接受责任。他们对他们的自分背过身去,这样他们自认为可以避免或摆脱恩。

我可以肯定,对于日本人来说这个问题没什么新鲜的,不过这个观念,即这样的人必须得到"治疗",可能是一个激进的命题。在一篇发表于 1958 年的论文中,佐藤幸治(K. Sato)教授向他的同行提供了这样一个观念:这样的人需要一些基本的"禅宗治疗"。

森田疗法:治愈自我的抢先占据

佐藤提出,那些被抢先占据的、神经质的人们是在拒绝拥有他们那"消融于世界中的自我"。这样的人坚守着神经质状况所代表的错误的个人主义,于是拒绝在"永恒的当下"之流中生活。佐藤断言,这样的人所需要的,就是"对真实自我(Real Self)的唤醒"——就是说,以"整体的创造性动力"来确认他们的真正本质。换句话说,神经质的人想通过渴求分离来逃避他们的痛苦;而他们真正需要的是恢复他们的性情,规范自己以便回到现实中。

佐藤先生推荐了**正座**(*seiza*)(静坐疗法)——这在第二十一章已经描述过了——作为第一步。不过如果正座没能够使人恢复完满的知觉,如果他们仍旧陷于他们那抢先占据了的幻象和阴影中,那就需要更严格的行动了。病人肯定已经被他们对于同情的渴求弄得失去了勇气,那是自我的抢先占据导致自我挫败的循环,它只会带来更深的神经质症状。必须做些更多的什么,以便"让病人确认现实的处境,并且和它融为一体"。

佐藤先生和他同事高良武久(T. Kora)先生立即以《森田疗法》(Kora & Sato,1958)的形式提供了这么一条可取之路。这种治疗的目的在于让病人知道,他们的症状完全就是他们内心冲突的结果,这种冲突就在于为了避免心理及生理上的反应所作的徒劳的挣扎,而这些反应原本就是不可避免的、自然的。我们都经历着这些反应,但是被抢先占据了的人们却把它们视为是令人尴尬的、举足轻重的。

患有同性恋恐惧症的病人,当他们面对他人时,他们会感到异常不安和害羞。他们抓住这种不舒服的感觉,并把它们转变为"一个强迫性的观念和一个你越是想要摆脱就越是增长的痛苦"(Kora & Sato,1958,p. 221)。这种观念迅速地成为一个精神习惯,于是病人就开始生活在对于这些不舒服的感觉的恐怖的预期之中了。这种预期迟早会发展成治疗者在诊所中看到的高度综合的病状。

给予病人的提示　高良和佐藤开出了一个单子,里面是十条"给予病人的提示"，作为对于森田疗法的过程的介绍，它们很起作用。我把这些提示从高良和佐藤的原始单子(1958,p.223)中意译了出来：

● 让治疗者解释你在此处境上的心理机能本质。确保你理解了你为什么会如此感受着你的感受。

● 彻底地让你的症状如其所是地存在。你必须接受，你的症状——感到困窘，所以结结巴巴，脸红，像火在烧，或别的任何症状——已经完全地和你本人合为一体了。

● 把你自己绝对地、毫无保留地投入工作。在你被抢先占据的时间里，你必须工作得有效率，还要弥补好自己的失败，以便完成你分内的活。

● 绝对不要抱怨任何东西。永远不要提起你的症状，也不要把注意力转向它们。

● 期望征服那种"逃进病症中"的诱惑，并为征服做好准备。在一开始你的症状也许会有些许加重，但你得把这种发展看成是无意义的而予以忽视。

● 开始检查你自身，为了找出你那些反常行为的源头。你是在何时第一次学会以这种无益处的、自私的方式来思考的？你这些无礼举动的榜样是什么？

● 立即停止你对于没有把握的事物的放弃尝试。

● 正如在理性情绪行为疗法(见第十四章)那样，你必须明白人类很少(倘若不是没有的话)经历精神的彻底安宁。"带着苦恼生活吧！"必须成为你的日常座右铭。你必须把不安当作你待的地方。

● 调整你的外在形象，以便你不以一个神经质的病人的形象出现在世界上。带着个好的"表情"；严肃认真果断地投入你面前的任务。在短时间内，你的内在自我就能与外在自我配合起来了。

● 承认并信赖你的内平衡。你的恢复将是自然的，如果你恢复了你自然地行为和思考的能力。

高良和佐藤理解，许多北美人会拒绝森田疗法，因为那是"日本式"的——但这个，他们总结道，仅仅是因为美国人不理解带着强健的性情去生活这样一个概念。458 他们宣称，森田疗法是"性情教育"，而性情的本质就是学着去像这个世界本身所是的那样接受这个世界——不是像你自己喜欢、希求、盼望和强迫它成为的那样。

因此，森田疗法就是要在人的行为中采取一种武士道的规范。它对禅宗的强调和这样一个核心观念有关：把错误聚焦的心灵从自我的抢先占据转移开，重新聚焦到对于需要做的事情的完成上。正如狄维士(DeVos,1980)说的，日本的心理治疗病人面前的任务就是重新获得更新的能力，去完成他们生活中的职责，使之完全地符合他们对自身的最高期望。

森田疗法并非适用于所有人。它被设计出来对付那样一些人的问题，这些人早已拥有"想要恢复的强烈意志和渴望"，而且他们已经被"来自机体的抱怨和同他人有关的问题抢先占据了。［这些］问题往往围绕对于他人的过分敏感、害羞、自卑感，以及其他的社会性张力"(Reynolds,1980,p.6)。

森田疗法的"治疗"的核心就在于"あるがまま"（一个了不起的词，满可以在鸡尾酒会上抖出来），它的意思是"就像它们所是的那样接受你自己，你的症状，以及现实；说得文雅一点，就是'如其所是'"(Reynolds,1980,p.22)。通过去忍受那迄今为止无法忍受的，你就会对它有免疫力，这样它就不再是你生活中的一个占支配地位的事实了。一个森田疗法的治疗者会说你对它变得更"明智"了(Reynolds,1980)并且忽略了它，它并没有离去，而是成了属于你的广漠无涯的风景的一部分。

森田疗法的一个西方应用 面对来到我的诊所，患有严重PMS(经前综合征)的病人们，我曾把以上的观念用于实践。要知道，很少有女性把走进精神健康诊所看成是解决这个问题的第一步。她们通常已经找过了各种医学专家，最终才走到心理治疗的门槛上，仅仅把它当作最后的手段。显然，医学和药理学对她们毫无办法。所以，我能做些什么"真正的"科学家所不能做的呢？

通常我是这样开始的：给病人读一大堆文献。它们大部分都主张，PMS这种失调是"虚构"的。作为例子，这里是卡萝·黛芙莉丝(Carol Tavris)的书中的选段，转引自一本关于人类性行为的教科书：

> 生物医学的探索者们把那些对于女性来说很正常的经期的身体变化包装成"经前综合征"，然后再把它作为一种失调兜售给女人们，说那是一个问题，需要治疗和注意……如果你把同样的那么一串症状（活力的减弱或增长，易怒或别的负面心境，背痛，失眠，头疼，神志迷乱，等等）给男人，那么男人也就和女人有一样多的"经前综合征"了——当然这时这些症状不能被叫作PMS。如果把这同样的清单命名为"经期忧郁问卷"，那么奇迹般地，男人们都不再头痛、饥饿、失眠了……也许，问题并不在于为什么有些女性月经前变得易怒，而在于为什么她们在那个月的别的时候不发怒，并且为什么她们（还有别人）把易怒仅仅归结为PMS的症状。(1992,转引自 McCammon,Knox, & Schacht,1993,p.173)

接着我给我的病人们看这样一些文献，它们把PMS同压抑性角色训练、社会中对女性的负面态度和对女性地位的负面观点，还有对于性的敌意和否定的态度联系在了一起(Brooks-Gunn & Ruble,1986;Ruble,1977)。

从一个准森田疗法的视角，我问她们是否能接受这样一种可能性，即她们的"痛苦"只是那重男轻女的医学机构用以贬低女性的另一种方式。"不用抵抗你们的症状！让它们去！如果你觉得有一点点紧张，那么也许这是个好日子，人们不至于在你面前把他们的职责搞得一团糟。习惯于你那每个月的情绪波动吧。期待并且欢迎它们。对它们怀有一种友善的感觉。成为这个世界上最有名的 PMS 人！让这个世界看看，你的脾气可以比月球望远镜更准确地刻画出每一天是这个月的哪个日子。"

你得到了这个要点：PMS 病人们错误地把她们的心灵聚焦于症状上，而不是聚焦于她们的整个存在。她需要变得更有能力去确认，她所经验到的就是她那独特的自我的一部分，也是当时处境的一部分。我鼓励她"如其所是地接受生活"，"无须理论地去生活"。为什么？并非为了服务于某些斯多葛派理念，并非因为这是我或别的什么人所命令的，也不是为了得到什么外来的奖赏，而是因为，她的生活本来就是这样。

对于我来说，奇怪的是，没有一个病人因为我这么说而抱怨我。当然，只有当她们在六个月后发现，由于这些看待事物的新的方式，她们的生活得到了显著的改善——只有这样，这种技术才能算是种"治疗"。

森田疗法的倡导者们承认他们的取向并不能带来很多明显的行为变化。结巴的人依旧结巴，头疼的人照旧头疼，害羞的人和陌生人说话时看上去还是害羞的。但是，这些森田疗法治疗者们争辩说，病人的内在世界发生了深远的变化。他们不再同这些状况抗争；他们不再逃避他们的责任了。现在他们有能力去履行那迄今为止曾让他们感到如此沉重的责任了。他们不再逃避恩，从而也就不再逃避义理了。于是他们就又一次能够经验到人情——归根结底，这才是使得生活值得一过的东西。

内观疗法：为了那些错误放置心灵的人

森田疗法常常被描述为治疗神经质的、内向型的人的理想疗法，这些人苦恼很多，倾向于把他们的焦虑转化为身体症状。它也许对于我的病人马丁会是个有效的治疗——马丁的躯体化障碍我在第十三章描述过了。不仅对于那些身体症状是源自情感的、歇斯底里症失调的人们，对于身体上失去某些能力的人们它也不失为一个可选择的疗法。对于那些强迫性地困扰于自己的思想和自我意识极强的人们，它确实是一条富有魅力的出路。

460　　内观疗法(naikan therapy)恰恰相反，通常被描述为适用于治疗外向型的人。这些人失去了同他们内在世界的接触，他们深深地陷于日常生活的一成不变中。日本人说，内观疗法旨在重新安置错误放置的心灵。内观疗法的精髓在于唤醒过去，尤其是当一个人沉溺于那弥漫于家庭安全感之中的甘え时所遇见的那个过去。

雷诺兹(1980)把内观疗法描述为内省治疗的一种形式。在内观的过程中，病人们被教导着去回忆他们面对他人时自己曾经是如何行为的。一个典型的疗程是这样开始的：治疗者问病人，他所想着的、所沉思着的是谁。于是这个治疗性的交谈聚焦于下面三个问题(改写自 Reynolds，1980，p. 47)：

● 关于那个人过去为她或他所做的事，病人回忆起了什么？他从那个人那里接受了怎样的善意的行动，怎样的礼物，怎样的服务？从本质上说，这个病人得自此关系的"恩档案"中有什么？

● 那么这个病人做了什么作为回报，以履行应尽的责任呢？他对那个人做了什么好事？他有没有试图深化和丰富这种关系，还是试图通过一个大的礼物来消解一切的责任，就像美国人爱做的那样？或者，也许这个病人只有在这个关系中才做了甘える？

● 这次面谈最重要的部分就是，去探索在此关系中那些必须由病人负责的"麻烦、不便、欺骗、吝啬"及类似的东西。

雷诺兹描述了他在以典型的内观疗法的方式进行沉思默想(尽管那时是在森田疗法的过程中)时所经历到的：

> 在第五天(是在一个安静孤独的气氛中进行深入的自我反思)我开始明白，我是我生活中的他人的关心和善意的产物。生命、食物、住所，以及类似的东西，这都是我父母给的；知识是由我的家庭、同伴、老师传递给我的。任何的技能，任何的财产，任何的观念，这些我以为是"我的"，其实都是由他人或"无"创造出的，培养发展的，给予我的……在沉思中感恩的泪水从我的两颊滚落！我得把他者所给予我的传递下去，以此来报偿我所得到的，这是多么重要啊！(1980，p. 9)

于是雷诺兹继续经历这越发地以忏悔为目的的内观疗法，他所体验到的显得更加深入了：

> 在第三天的下午我的自我分析达到了最深。我为我浪费精力，也为我无视他人而充满了自责。我看到，为了我周围的他人，我需要更新了的努力。我要把自己奉献给这样的目标。(p. 59)

被期待之物的自发实现

森田疗法和内观疗法都是基于这样的假设：个体完全是自我修正的。他们假 461
定，"错误聚焦"的可以重新聚焦，被"错误放置"的也可以被恢复。两种疗法给予个人的就是一个机会、一个有利环境，使他能够从世界中撤回(在森田疗法中，人的撤回起初是很激烈的，避开任何多于最低限度的感知刺激的东西)，投入一个仔细构建起来的自我检查的过程。治疗者所扮演的角色从根本上说是精神性的。在森田疗法中,治疗者阅读病人的流水账,然后书面回复他们,通过对一个渐进的过程实施监控而把病人"推进"日常生活中去。这个过程就是,逐渐地揭示出越来越复杂也越来越"正常"的周围环境(从一个单独的房间,到医院边上的侧厅,到医院的餐厅,这样继续下去)。在内观疗法中,治疗者就像个犀利的忏悔神父,为病人的静默冥想提供"教规"。

这两种治疗都假定神经质的病人荒废了他或她的责任,"逃"进了疾病中,这疾病就是病人失去了与"自然的心灵"的接触引起的后果。在狄维士(1980)的术语中,日本的静默疗法是被设计来专门对付一些问题,这些问题是由以下原因引起的:

> 个体的意志薄弱,他们缺乏这样的意志,以动员起他们的精力去履行那些别人以及他们自己所期望于他们的。他们求助于治疗,并不仅仅因为他们有这样的症状诸如害羞,或对人的恐惧……而是因为这样的症状使得他们没有能力去履行日常的职责……对于[这种]不适的解决办法[就是]通过履行一个人特有的宿命来抹去那监视着的自我的干扰。就是……减小怀疑和自我意识带来的破坏性影响,这种影响会妨碍被期待之物的自发实现。(pp.123-124;内容强调后加)

然而作为一个西方的心理学家,我的面前留下了这样一个问题:如果病人不知道那"被期待之物"是什么,那么在这个过程中会对他发生什么呢? 如果病人发现他面前并不是一条路,而是一堆互相排斥的选择,那会发生什么? 这个两难困境并不仅仅关乎传统的日本社会;在我们的文化中,在那不断变得国际化的日本文化中,选择,作为意志中的并行路经,已经在很大程度上取代了责任。

文化沙文主义

对于西方的心理治疗者来说,在治疗西方病人的时候若要忽视甚至否认恩、义理和人情这样的概念那是太容易了,那仅仅是因为在我们的文化中,对于人际关系,并不存在如同我们在日本文化中所看到的,那样一个广泛地进行了专门分类的词汇表。因为日本人对于人际关系的复杂性和细微差别十分敏感,而且比起我们,他们显著地与人类情感的源头、人类苦难的根源更协调、更合拍,故而他们更有能力描述出一个全人类共有的社会和情感世界。

当我初次遭遇常见的日本人论的断言,即只有日本人才能经验到义理,我就蔑视埋藏在日本人世界观中的沙文主义。今天我仍旧认为,日本人对于他们的道德、灵魂、情感的独特性的假设是错误的,但我也看到了他们如何能够断定世界上其余的人不能像日本人那样怀着敏感甚至敬意来体验人际关系。

　　诚然，正如你从本书中读到的，在欧洲和美国的心理治疗中，你不能发现很多对于这些事情的敏感性。他们确实倾向于把每个病人都看成一个孤立的皮囊，而且当他们把一个人有什么毛病、让这个人恢复完整的机能需要哪些转变这些事情予以概念化的时候，他们很少考虑人类联系、责任和感受的复杂性。

　　弗洛姆的陈述是个显著的例外。同它一起，西方的心理治疗已经把受蒙蔽的眼睛转向了人类分离和孤立的问题。对团体的求索当然不是日本人独有的，然而日本的静默疗法是仅有的能够积极地鼓励神经质个体在复杂、交互的人际关系情境中来估定自己的个人处境的治疗法。所以我要同我那些试图理解北美人的生活的日本朋友和同事们争论，因为他们只是通过西方心理治疗的透镜来看西方人。我会提醒他们，对于非日本的心灵的本性，他们可能会得出错误的结论，因为他们用来考察的工具是错误的。

　　也许，如果西方治疗者就他们的病人所提出的问题与森田和内观治疗者们提出的相同，那么我们就会发现，从根子上来讲，所有的谈话疗法都关注人类的感受，而人际关系实质上是所有这些感受的根源。也许这是一个伟大的发现，期待着 21 世纪关乎谈话疗法的西方思维。

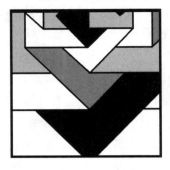

第二十三章

以行为自我调节为基础的心理治疗：瑜伽及其他技术

正确实践

还记得第二章中疯帽匠的茶会吗？欢迎再次来到茶的美妙世界。不过这次我们将以纯东方的观点来看待茶。在这个千年的最初年月，茶首先流行于佛教僧人中，继而成了日本上层社会阶层所选择的饮品，最终在普通人民中也被广泛接受。"茶道"在日本有着一个悠久的历史世系，而且是那个民族许多文化仪式的核心。在这个岛国的居民中，学习茶道仍旧被认为是一种值得高度尊敬的实践，它甚至伸展到了美国的某些地区。

在茶道仪式的诸方面中，必须正确的是花的摆放。随着时间的流逝，花道自身也发展成了一套仪式。书法艺术对于日本的"正确实践"这个观念同样有着巨大的冲击。正确的实践下隐藏的哲学反映在了遮断（*shadan*），即隔离疗法中，那是在1930年由两个日本心理治疗者发展出来的。遮断疗法在"自然"世界和"文化"世界间作出了尖锐的区分，而它的焦点是精神过程的自然世界。

另一个建基于正确实践的有趣的治疗取向是瑜伽，它的基础是来自印度的古印度哲学。大约和禅宗差不多的时候，瑜伽从中国传到了日本。尤其是当禅和瑜伽结合起来的时候，它们提供了一条缓慢、流畅、从容不迫、专注的生活取向。别的东方的自我实践技术，如太极拳，它能够增进自我觉知和自我控制。

日常生活中的正确实践

你在第二十至二十二章已经看到,以冥想为基础的治疗如何把自私的、自我中 464
心的、"错误聚焦"的心灵引回到正确的聚焦,如何恢复孤独、苦恼、"错误放置"的心
灵。这些疗法的实践者们主张,只要那些陷入困扰的人们怀着信念把自己投入对于
自然的心灵的恢复之中——通过遵循各种冥想的和意识聚焦的实践,包括森田疗
法、内观疗法,还有正座——他们就会体验到注意力、敏感度和人际觉察力的增长。
这些技术被理解为是对于整个人的矫正性教育的一种形式。

针对心理和生理健康的传统东方取向还包括许多各种各样的技术,它们在西方
不太为人所知。这些实践中的共同因素就是对于这样一种关系的确认,即精神和身
体的自我调节同情感和心理健康之间的关系。西方心理学从欧洲哲学传统继承了
主体/客体(心灵/身体)二分这样的预设,而传统的东方的实践与之恰恰相反,它强
调精神生命和肉体生命间的关联,而它所教导的技术致力于让这些系统更加和谐。

本章中描述的取向属于两个相互关联的传统。第一个传统强调精心训练过的
感知技能和运动技能,还有高度修炼的审美感受力。第二个则聚焦于体操练习,以
培养身体的自我调节和自主的自我控制。

尽管有区别,这两种传统都表达了互补的策略。它们被前面的章节中讨论过的
各种增进意识的、冥想的手段理想地结合在了一起。人们只要把他们的精力相当程
度地投入这些实践练习,就能体验到整体的健康、灵魂的稳固,还有心理上的美满
存在。

对茶的崇拜

茶の汤(*Chanoyu*)或茶道,日本的饮茶仪式,已经发展成了"茶的艺术"。茶是在
公元805年被一个叫最澄(Saicho)的佛教僧人从中国带到日本的。他把茶树种在一
座圣山的山脚下,然后造了一座伟大的佛寺,延历寺(Enryaku-ji)来纪念这件事。公
元815年,日本天皇喝了来自这些茶树的第一批茶。在接下来的几百年中,茶是为佛
教僧人保留的神圣饮品,通过它的神奇力量,他们得以在长时间的冥想中保持清醒。
后来茶还被发现有药用价值,于是它就在日本贵族中流行开了。

随着1191年禅宗被从中国介绍到日本以及在下一个世纪被奇迹般地传遍全日
本,茶对于日本人来说成了有着很大的文化和经济重要性的东西。13世纪的禅宗僧
人荣西(Eisai)关于茶写了两卷哲学和医学的论文,里面揭示出茶的苦味就是生活的 465
本质。他说,不喝茶的人有着受折磨的心和短暂的生命。反之,喝茶的人把握了延

长生命和拥有健康心灵的秘诀。荣西从根本上把饮茶转化成了禅宗的圣事。当人们得知在将军源实朝长期重病期间，荣西通过符合礼仪地替他准备茶而救了他的命以后，荣西的观点就得到了最广泛的传播。

荣西的弟子明惠上人(Myoe Shonin)对于制茶和饮茶的禅宗仪式的发展起了作用。另一个弟子睿尊(Eison)开始在节日用大的汽锅来制茶，以便供应很多人。还有一位荣西的弟子，把他从共事的僧众那儿学来的茶道同"排场的纯洁规矩"(pure rules of Pai Chang)——那是他在中国学佛时学到的——结合了起来。那位弟子就是道元和尚，他通常被认为是曾经活着的人中最伟大的禅宗导师。道元的关于茶的规矩本质上讲是对于准备和提供这种神圣饮品的"道"的沉思。

不久，贵族们发起了精巧的茶艺比赛，比赛中有抱负的禅宗武士兼学生将准备、提供 100 碗茶，还得准确说出每种茶产自哪里。正确回答和完美无瑕的操作会被加分，当然礼仪或知识上的错误会被扣分。在这些竞争中，胜利者会得到惊人的奖赏和了不起的名誉；这竞争基本上是由有抱负的武将参与的，他们希望显示出他们在虔敬和礼仪方面的技能同作战方面的技能一样好。

茶的更深的意义   在 15 世纪末，一个叫村田珠光(Shuko)的人成了日本的茶道大师之一。珠光是以茶艺比试冠军的身份开始他的茶艺职业的，不过接着他就发现了茶的更丰富、更深刻的意义：

> 珠光苦行的时候领悟到，在他看来，在往普通的茶碗里倒热水的手势中，甚至可以发现佛法。那就是他领悟到，不仅仅是在饮茶中，也在于他试图把自己卷入饮茶活动的哲学的过程中。(Iguchi,1981,p.108)

珠光开始对供茶人的性情发生了兴趣。正如井口海仙(1981)指出的，珠光把孔子式的感受性引入了茶的仪式。他对在供茶中变得谦卑的人的"心灵"表达了钦佩之情。他教导说，"警戒自负，做你的心灵的老师，别让它来当老师"(转引自 Iguchi,1981,p.109)。

在韩国，茶道据说有助于培养这样一些古典美德，如"沉着、宁静、和谐、纯净、清澈、朴素、礼仪，还有'打通中庸之道'"(Blofeld,1985)。以下就是两位韩国茶道大师关于投身于茶道的好处所说的：

> 茶被说成是"道"。这是因为它是这样一种东西，人学着通过感觉来欣赏它，而不是通过口头的教导。如果一个人保持一种平静状态，那么只有这样他才能欣赏内在于茶的平静。如果他激动了，他就永远无法认出茶的平静。由于这个原因，人们说"茶和冥想是一个味道"。如果一个人的冥想没能专注于一点，那么他也无法欣赏茶的真正品质。(Pŏpchŏng Sŭnim,转

引自 Blofeld,1985,p. 112)

如果一个人不懂得冥想,那么他如何能够真正地谈论茶呢? 因为茶和冥想是一个味道——是爱和同情的味道,它是和谐和沉着的最终结果。其精髓在于培养六个方面的和谐;只有这样,一个人才能成为真正的"茶人"。

1. 身体和谐地生活在一起。

2. 在言辞上和谐,不要制造争论。

3. 和谐地工作,以完成共同的目的。

4. 根据一个人的宗教或人生观,行动上与伦理规范和谐一致。

5. 要开放,要能够接受别人的观点,以保持和谐的展望。

6. 平等地分配,无论能得到什么收益。(An Kwangsǒk,转引自 Blofeld,1985,p. 112 - 113)

为他人服务的禅　作为服务者求索内在和谐和开悟的一个表达,禅宗茶道大师们把朴素和自然的概念引入了茶的词汇。无论茶室自身还是仪式中使用的碗和器具,都是由最朴素的材料制成的——稻草、黏土和木头。不过那朴素、不炫耀的自然成分也拥有深刻的美感和丰富的意义。举例来说,一个陶工,会为一个伟大的茶道大师贡献出一个他职业生涯中做出的最完美的碗。而制作烧水用的炭的家庭也会怀着神圣感接受他们的工作的重要性,因为炭的意义并不少于茶自身。

在 16 世纪,禅宗大师利休(Rikyu)完成了茶艺向一种冥想实践的转化——它今天仍是这个样子。利休的茶道礼仪包含"七个秘密":

制作茶以便你的客人能够享用它;放置炭以便它能将水烧开;以恰当的方式安排花卉;让茶室的气氛保持冬暖夏凉;要走在时间前面;即使没下雨也要准备好一把伞;让你的心灵和别的客人一致。(Iguchi,1981,p. 120)

利休说,要适当地上茶,一个人必须遵守四条规则:和谐、尊敬、纯洁、宁静。于是,学习茶道,从根本上说就是学习一个人的内在自然的艺术。

如果一个人在茶道仪式上作为客人来接受茶,那么同样的道理也是恰当正确的:

当生活变得焦虑不安,我们就寻求事物的安宁平静,并且乞求用于思考的时间。如果规范遭到了破坏,那么人们就会认为合礼节的举动是美的。故而茶道的方式在今天仍是本质性的。不过这种方式不仅仅在茶室里。它的目的会在未来达到,因为它的灵魂能让我们的日常生活获得新生。(Iguchi,1981,p. 122)

467

茶道仪式带来的启示和平静是一种奖赏,你只有作为茶道大师的学生参与进来,并且付出相当的努力,它才会来到。茶道的正式课程可以长达一生之久。在日本,父母把孩子送进一流的茶道学校仍旧是身份的标志。

然而,茶道毕竟不是每个人都能做的事。有本非常好的关于日本的指南书对于这种仪式是这样说的:

> 普通的西方人和普通的未受教育的日本人一样,觉得茶道令人绝望地缓慢,而且无聊得让人打瞌睡。当冗长的仪式在看上去几乎是光秃秃的没声音的房间里缓慢进行时,最困难的事就是试图保持清醒……最初,茶道仪式有那么些小说式的趣味,不过除非你对它有特别的兴趣,否则你别指望被它迷住。你被期望以日本的风格坐着……坐很长很长的时间,大部分西方人会觉得那是令人落泪的苦刑……一个经典的茶会有五位客人……气氛是极端高贵神圣的。有许多茶道的学校,根据场合和一年中的不同时节,它们的哲学和仪式都在不断变化着。基本上在一个数寄屋(sukiya)(茶室),你慢慢地走在一条花园小径上开始你的自我反省,接着你被领进一个小接待室,在那儿茶道仪式的器皿都安排好了。极少有令人狂喜着迷的东西……倘若有那么一点点,那就是茶道微妙的文雅精致,经过数年的学习这个还可以欣赏一下。大部分西方人甚至不喜欢茶的味道。(Bisignani,1983,p.65)

也许如此,不过在1992年12月9日,《华尔街日报》登载了一个关于茶道仪式的故事,说它的有益作用得到了有着握有大权的美国行政部门及从业人员的颂扬(Valente,1992)。这篇文章报道说,芝加哥、纽约和圣弗朗西斯科的茶艺学校都搞得红红火火,有很多人等着要去听课。

花道：排列自然的禅

在受到孔子和佛陀教诲影响的文化中,“正确实践”的原则延伸到了生活的每个侧面。作为例子,就想想日本的插花艺术——花道吧。花道最初是附属于茶道仪式的。现在日本有三千多所花道学校。池坊专永(Senei Ikenobo),一所最大的花道学校的校长,这样写道:

> 抗拒着风雨,一株小小的开花植物保持着呼吸,梦想着它那光明的未来。它那严肃的生命活力是有足够的力量打动人的。插花的基本目的位于形状、色彩和美丽的构造之上,那就是表达人们对于这株植物的小小的生命和它们对于未来的期望的同情。花道是创造性的存在,它的基础是人和花之间的高贵的灵魂互换。(1981)

回忆一下利休对于茶道的第三条规矩，就是"恰当地安排花卉"，那是指选择适合于这个季节、这个场合的花，还得有正确的盛花容器，接着要把花展示于精确的高度和角度，叶子和背景质料的量都得恰到好处。关于排列花卉以陪衬茶艺的文字教导可以上溯至少一千年，但直到大约六百年前它才成为立足于其自身的严肃规范。那是随着 kuge——即向佛陀献花——的发展而出现的。

花道的哲学核心就是一种手艺完好的安排能力，能够捕捉飞逝而过的感觉瞬间或季节瞬间的精髓。池坊(1981)解释道：

> 花道并不仅仅是看上去好看，它是振奋人心的。那振奋的因素就是我们的前辈在花道中热烈地追求的。天心(Tenshin)说过(天心是位艺术家，他在《茶之书》中写到了插花"帮我们恢复我们正在衰退的对于宇宙的信心")，它的目的不是花的漂亮，而在于活力，让心灵与生命产生共鸣。我们在插花中感觉到快乐，于是我们就发现了那条线索，把我们引向[一种独特的安排方式]。对于花道，最重要的意义在于融入日常生活并存在于当下。(p. 3)

> 因此，花道必须永远得由插花者自己的意志来塑造。它必须给插花者自己带来享受。它不能因为过程艰难而成为一个困难的构成物。当柔顺的心灵反映在插花中时，整个房间便充满了光明，并且花道给了我们对于明天和享受的希望。日常的花道无须被叫作"艺术"。只要我们有清晰的心灵，[我们]不会失败于创造一个漂亮的形式。(p. 30)

一个花道作品的基本结构表达了三个存在分野的永恒和谐，"天-地-人"。**天**(ten)，天堂，由作品中一根向上的主要枝条来象征。**人**(jin)，人类，居住在天地之间的旷野上，由这样一根或几根枝条来表达，它们比"天"要短三分之一，并伸展到作品右方。表达"**地**"(chi)的枝条还要短三分之一，伸展到整个作品的左方。

我发现，初学花道的学生大都喜欢用繁盛的花朵——他们要一株高的玫瑰，继而中等的，最后是矮的——那样的作品，尽管尽职尽责地遵从了花道的形式，但他们错失了它的精髓。更好的方法是，放弃关于美的事物——比方说玫瑰——的预先形成的观念，然后走出去，到大自然中去寻找隐藏着幽雅和高尚的对象，比如一束束的高的草丛，或路边的野草。接着致力于向观察者显示那种美，通过揭示出"同生命发生着共鸣的心灵的活力和运动"(Ikenobo, 1981, p. 3)——这通过插花者自己的意志得到了表达。终究，这种展示"必须给插花者自己带来享受"(Ikenobo, 1981, p. 30)，这个标准，许多学生都觉得极难企及。

给男学生上花道课，这对于我是富于启示的经历。当他们拼命要澄清自己对于美和和谐的定义时,他们必须同他们对于什么是美的和插花应当是怎样的这些问题的先入之见作斗争。在一个班级中,每个学生都创作一个小型插花作品。每个作品都根据高度被完美地设计——当然,年轻人确实喜欢测量事物——但这些作品中大部分看上去就像是商业性花店的说明书上的东西。最终,指导这个班级的花道先生无法掩饰她的沮丧。她在房间转了一圈,用高高的芦苇和大的灌木枝刺穿那些小作品。学生们首先被弄懵了——他们恐怕那是审美混乱。不过最后,每个人都创造了些东西。

对于我来说,在这整个练习中,也许最开眼界的方面就是,只有三个学生敢在课后把他们的作品带回去放在宿舍里。有个勇敢的学生把他的作品带到了别的课上,那天还带进了化学实验室。对于我那些严肃的心理学同事来说,在一个摆了一大堆插花作品的教室里上课是令人惊慌失措的。我不知道那位化学老师会对那学生的花道作何感想。在一个大学教室里这样地来揭示意志和内在心灵也许会让他们不习惯。

书法及其他日常实践的禅

日常生活中的禅的实践的其他方面还包括**书道**(*shodo*),即书法艺术;**盆栽**(*bonsai*),即把自然小型化的艺术;**盆景**(*bonkei*),即小型的自然风光设计;顶相(*chinzo*),即水墨画;**俳句**(*haiku*),即作诗;还有对冥想花园的设计和维护。和茶道、插花一样,这些艺术中的每一种都要求年复一年的艰苦训练,而且每一种都是它的创造者和它的观众的灵魂的镜子。

举例来说,想想吉冈栋一(Yoshioka,1981)关于用毛笔写字的艺术所说的吧:

470

　　[在禅中]开悟的领域是人通过努力能够达到的……有许多技术,可以用来在狭窄的、限制的、完全的朴素中表达出更大的自由……这些技术被发展出来是为了能与禅的教诲相通——这教诲的核心就是实践。这是禅宗文化的主要特性。

　　禅宗书法的独特性在它的哲学里,那就是"书如其人"。这种书法风格不同于[中国]传统风格,它以彻底的自由赤裸裸地显示个人的人格。从经历过严酷的练习并从中缓和过来,开悟的禅宗僧人的作品中,一种精湛的灵魂的自由和风味扑面而来。举例来说,在良宽(Ryokan)写给他弟弟的[书法]作品中,他的兄弟友爱表达在了那暖心的笔触中。在更早些的书法作品中是看不到对于个体感觉的如此自由的表达的。(pp. 32 - 33;内容强调后加)

在日常的禅的实践的每个方面,我们都能发现同样的对人性的深刻强调。每个规范中都栖居着那么一种深深的信仰,相信从空虚绝望的生命中获得救赎的可能性。我们每个人都早已拥有佛性,但很少有人拥有性情的力量和意志的决断力以便能达到开悟。开展茶道仪式,作诗,插花,还有做别的一切,这些都是教育的源泉,都是正式受过教导的精神习惯,能给予我们心灵的规范和性情。

有句禅宗格言这样说:"试图甩掉我们的影子是没有意义的。"以下这首诗说的就是一个人试图摆脱自己的影子,它是个富有教益的故事:

> 人有畏影恶迹
> 而去之走者,
> 举足愈数
> 而迹愈多,
> 走愈疾
> 而影不离身。
> 自以为尚迟,
> 疾走不休,
> 绝力而死。
> 不知处阴以休影,
> 处静以息迹。
>
> (庄子,转引自 Merton,1965,p. 155)

471

禅宗的实践阻止了人逃离现实的冲动。它给我们提供了一个"阴",它让我们正确地审视那个瞬间,以便能明白我们想要逃离的足迹是属于我们自己的。

遮断：一种禅宗的休息疗法

一个日本的心理治疗学派把森田疗法和内观疗法(见第二十二章)的某些因素同正确实践的观念结合在了一起。遮断,或者说**隔离疗法**(isolation therapy)(Reynolds,1980),是 20 世纪 30 年代由两个日本心理治疗者发展出来的,它是一种休息疗法。遮断治疗者们在病人的生物性过程的"自然"世界(包括一切感觉、心情及大脑功能)和"文化和观念"世界(包含病人的信念、意见、记忆、知觉力)之间作出了尖锐的区分。

遮断治疗者关注的仅仅是存在的自然方面。他们觉得他们无权干涉病人观念上的和文化上的所处位置,在他们看来那是老师和家长才能管的领域。

那些心理治疗者适当地转向了那样一些失调,他们对人类来说是共同

的，并且是受自然法则制约的。换句话说，就是不健康的思维过程，注意力的不健康的固着，不健康的脾气，还有类似感冒或麻疹那样的疾病。对于身体上的几乎一切疾病来说，什么是自然的治疗呢？……自然的治疗进程，是通过休息来推进的。(Reynolds,1980,p.67;内容强调后加)

"给你头脑的食粮"　　遮断疗法的一开始就是彻底的休息，还有或多或少的与社会的隔离，这个过程长达 30 天。在这段时间内，病人往往只被允许同一个人直接交流，那就是治疗者；而且只能以写笔记的形式，而这东西治疗者是不会回复的。同时，遮断治疗者给病人开出每天必须做的"精神功课"：

> 由于只休息不锻炼终将使人虚弱，所以心灵必须得到练习以免变得懒散迟缓；练习的方式就是遮断治疗者称之为精神功课的东西。病人也许会被要求抄一段书，做些简单的数学题，或每天写满一页纸的日记。治疗者每天去见病人的时候就静静地收集起这些结果，以便检查病人的总体状况……
>
> ［随着］时间［流逝］，每天精神功课的任务会增多……读关于自然的大众读物……接着读关于人类的……小说、电视喜剧、轻松的杂志，以及类似的东西，这些是被禁止的……偶然的谈话，来自病人的争论和抱怨，还有来自治疗者的斥责，这些都被认为是刺激性的，因而也是被禁止的。(Reynolds,1980,pp.68-69)

这些精神练习的目的在于给病人以大量的实践，让他以积极的一心一意的方式来使用他或她的心灵。一本流行的美国电视新闻杂志为之登了广告，把它的内容称为"给你头脑的食粮"。遮断疗法是很把这一隐喻当回事的。治疗者明确地关注着病人的大脑所得到的营养是否恰到好处，以使它强健并能够保持下去。这是个有趣的想法。我在想，倘若我推行这样一种治疗，里面仅仅包含刺激智力的功课，北美的心理病人会作何反应。我所做的离这种设想最近的，也许就是我已取得专利的婚前配偶适应性自我测试。

班克特医生的关系挑战　　要做这种测试，你得安排好彻底单独地与那个你想与之结婚的人一起待上些日子。一个属于家庭成员或朋友的夏日别墅，或国立公园里的一个小屋，都是理想的场所，倘若你在淡季去的话。你们得约定吃得很简单，如果预算允许的话，你们就在饭店里吃。带上你们特别喜欢的游戏、书或音乐。但别把办公室或学校的"功课"带去。吃饭时或饭后来一点点酒是可以的，不过这并不是那样的周末，你可以用异在的物质人为地改变你的意识。

到了目的地以后，首先要做的就是安顿下来，摒弃一切的电视、录像、广播、电子游戏。把一切用于船、助动车、山地车、雪上汽车、链锯、割草机或别的内燃机器的钥匙都藏起来。尽你所能，不使用一切诸如钟、表、计时器、会发出嘟嘟声的机器或别的任何提醒时间流逝的东西。把电话拔掉。开大你的助听器。

现在就是困难的部分——也许是容易的。仅仅存在。如果你们像大多数人一样，你们会做几次爱，而这确实是件不错的事。不过你也会发现你自己在传达着和接受着许多重要的自我表露，关于太阳底下的一切事物。这种经验，就是我们这些受过高度训练的职业心灵医生称之为亲密性的东西。你们将遭遇到对方关于一切东西的最深的个人感觉，从巴托克到快艇骰子游戏，而且你无法避开这一切。当这个长长的周末结束以后，你们互相将更加了解，程度超出你们所能想象的。你甚至会对你美妙的那位的个性方面和行为惯例有了私人的知识，以至于你必须着手改变，为了你自己的精神健全。

那些曾经足够疯狂地来尝试这个测试的人们，当他们离开的时候，关于与配偶共度一生的展望，他们有了真正的新的知识。有些人发现，他们的困难比他们先前所了解的要大得多。另一些人发现了配偶的那么些特性，这些以前自己从未注意到。不过据我所知，任何尝试过这种测试的人都为之惊讶：要让大脑在几天中持续不断地在没有庇护所的情况下运作，那是多大的挑战啊！他们发现电视确实是在毒害他们的生活，而且要那样度过一整天而不逃进电器的深渊是很难的。当然，并不是每个人都为禅的关系作好了准备，不过知道这一点是好的：倘若有这种需要，那么这种机会是存在的。

瑜伽及相关实践

在本章前面我说过，自我训练的技术可以归入两个基本传统。正如你已经看到的，第一套实践是和禅宗的传统和实践息息相关的。第二套实践源于瑜伽传统，那是印度哲学的一个学派。瑜伽教导人要聚焦于个体和宇宙的合一。瑜伽的实践鼓励人们通过指定的练习来发展身体上的自我调节和自主的自我控制。增强对生理状态和过程的有意控制，被认为是自我实现的关键。瑜伽建基其上的对于自我的观点同卡尔·荣格的比较类似：一个永恒不变的本质，它是全人类共同的遗产。

瑜伽的经典文本《薄伽梵歌》（*Bhagavad-Gita*），以对话形式写就，对话双方是一个叫阿尊拿的战士和给他驾驭战车的奎师那，后者是神的化身。在整个文本中，奎师那教导阿尊拿永恒的瑜伽原则以建立起有价值的人生，包括献身、自我控制、冥想，还有能够根本地把自我和自己合为一体的实践。

在瑜伽的几个核心概念中，我们将要探索的是这两个：**神我**（*purusha*）和**心识**（*chitta*）。首先是神我（灵魂），它是不变的、永恒的、充满幸福喜乐的纯粹意识——类似于基督教的"上帝意志"概念。灵魂是无限的，且充满了宇宙的虚空。我之所以成为自我，就是因为我的存在被神我充满了。这两者没有区别；我拥有一个身体和一个心灵，然而我是神我的本质。在自身之外寻找灵魂，把灵魂当作像财富或知识那样可以获得、可以拥有的东西，那是人类中常见的愚蠢行为；在瑜伽中，这种普遍的信念被认为是普遍的幻象。

心识（心灵）意指一切思维过程。瑜伽的实践包括学着去主宰心灵；因为当心灵被扰动了，它就造出了一个充满狂风骤雨的意识思维的广阔海洋，这样就遮蔽了关于自我的知识。我们被告知，当心灵变得杂乱无章，"自我就被遮蔽了，如同一盏亮的灯悬浮于旋涡中"（Frager & Fadiman, 1984, p. 411）。一切瑜伽的实践都服务于这个目标，就是冷静并调节心灵之流。当这个目标被完成了，对自我的觉知也就成为可能了。

474　　心灵是由我们的行动控制的。正确的行动带来冷静规范的心灵，有害的行动用怒火和悲痛把心灵搞得阴云密布。这就是业（*karma*）这个观念的精髓：善的行动产生善业；无价值的行动产生恶业。善业调整和规范心灵，并让自我显而易见；恶业，当然恰恰相反。不过，献身于此的学生通过向内观察就能发现负面的业在思想和行动上的根源；并且通过自我规范、正确的行动和献身，他就能把恶业转化成善业。

让我们把贪婪的经验作为例子吧。通过向内观察，贪婪的个体就会发现，对他人的愤恨源于自己对不足的恐惧。于是恐惧和愤恨把好的感觉从他心灵中驱赶走了，他行动中的善行也被赶走了。在瑜伽的词汇中，我们会说，他们的贪婪在他们的心灵中造成了干扰的巨浪，使得他们生活得就像不曾拥有灵魂似的。贪婪成了无意识的习惯（行蕴[samskaras]），它生成恶业，并让他们无法觉知补救他们的现状和救赎他们自身的道路。不久这贪婪就延伸到了生活的每个方面。他们在公共生活中也变得贪婪，正如他们在个人生活中曾经是贪婪的。他们在灵魂生活中同样会变得贪婪，还幻想着能够侥幸逃脱恶业对人的灵魂安康的毁灭性作用。

贪婪者的拯救出路，在于直面他们的贪婪的恶业源头。在瑜伽的词汇中，他们必须在"智慧和冥想的火焰中"对抗和摧毁他们过去行为的种子（Yogananda, 1968, 转引自 Frager & Fadiman, 1984, p. 411）。

> 瑜伽的规范必须包括对于意识的彻底的改良。不然下意识的倾向终究会想方设法去实现它们自身，会像蛰伏的种子那样突然发芽。通过冥想，自我分析，还有别的有力的内在规范，"煅烧"这些种子，毁掉它们再次

活动的可能性，这些都是可以做到的；就是说，通过根本上的内在转变，我
们可以摆脱过去的影响、取得自由。(Frager & Fadiman,1984,p. 411)

东方的自我训练技术：行法

行法(*gyohos*)，即自我训练技术，是日本的实践者们从瑜伽借来的通向身体和
精神健康的整体路径的重要支柱。这些训练的特色是，它们积极地超越了个体存在
的心理-精神-情感-灵魂领域同肉体-生理-医学-身体向度的二分。

尤其当它们刚被输入了日本时，禅的实践和瑜伽有很多相似处。不过当我们把
同禅相关的自我训练技术和行法作比较时，重要的差异就变得明显了。从瑜伽的角
度看，禅宗的训练是很单方面的。禅看上去仅仅注重培养和清洁人的心灵。激情都
是必须根除的。心灵必须压倒物质。禅的实践者们摆脱了自然自发的，而成为所期
望的。他们成了绝对的自我规范的大师，因为他们再也不苦于干扰人的怀疑或自我
意识(Devos,1980)。禅宗的园丁并不——实际上也不能——为了任何别的事来照
料园子。茶道仪式也只关乎上茶，而不是为了发现什么宇宙性的东西。正如我在第
二十一章和第二十二章说过的，许多人仿佛想从"悟"这个观念中读出人类现状中的
"额外"的什么。但毫无例外地，所有关于这些所谓的"别的什么"的暗示，都会被禅
宗大师作为幻影打发掉。

然而在瑜伽中，这个"别的什么"却确实是个起点。灵魂和身体和心灵是个整
体。在瑜伽中，在比禅宗更广泛得多的意义上，身体的疾病被认为是精神或灵魂上
的缺陷的结果，正如它们是细菌或病毒的结果一样。在瑜伽传统中，对抗身体的要
求是个重要的部分。所以，尽管大略地讲禅宗和瑜伽关于生活的规矩是一样的——
饿了，就吃；渴了，就喝；不过总得有节制——但这些目标是通过非常不同的途径达
到的。

在禅宗，你得试图克服或超越那些对于食物或饮料的强迫性的和干扰性的贪
欲，以免吃得或喝得太多。在瑜伽，你得对你的贪欲进行沉思冥想，试图找出它们在
灵魂上的根源，以便把对食物的贪欲的源头转变为为别人做善事的能量。在禅宗，
一个饥饿的人会吃上一碗饭，并把饥饿作为针对饭的"意义"的冥想的聚焦点。在瑜
伽，一个饥饿的人会自己实行斋戒，以便慢慢习惯身体产生出来的贪欲。

身体和心灵之间的这种相互关联性就位于行法的核心。练习这些技术的人是
在从事这样一个过程，这个过程是被设计用来克服自我实现的障碍。这种练习的目
的就是逆转这样的进程，在此进程中自我的精力和意识被无意识的习惯(比如贪婪)
扭曲了。

475

　　于是自我——它是纯粹的喜乐，纯粹的爱和幸福——不能在我们的意识中或在世界上显现。瑜伽练习的目的是减少扭曲，并把意识之流引回到它的源头，即自我。为了减少扭曲，我们可以清洁我们的身体、清除我们的人格倾向。在阴阳瑜伽（hatha-yoga）中，这种清洁根本上是通过身体训练和集中注意力的练习来完成的。（Frager & Fadiman, 1984, p. 429）

呼吸练习

　　在这些训练中，最重要的就是瑜伽呼吸练习。呼吸练习对于生理状态有着直接而深刻的影响。通过让一个人的呼吸变慢、变沉，就有可能降低心率，并促使肌肉的深度放松。这种深度的肌肉放松伴随着心情的冷静和心灵的安静。

476　　当面对一个惊恐障碍（panic-disorder）的病人时，给以相当时间的疗程，并布置给他长时间的功课以便作呼吸训练，这几乎已成惯例。当病人开始感到惊恐要发作了，他就被教导着去把注意力从正在做的事转向对他自己的呼吸方式的深沉的、有意识的觉知。这种练习的一个含义，当然就是：这样一来，对惊恐的感受力就得不到聚焦了。通过训练，惊恐发作变得短了，不常见了，而且严重程度也显著降低了。对于那些有演讲焦虑或考试焦虑的病人，这种技术也或多或少地是惯例性的。

　　请小心记得，在此发生什么：教人把注意力集中于呼吸，本质上讲，就是教人专注于自我调节。通过集中注意力去长、慢而深地呼吸，病人们开始更近地观察不愉快的感觉的根源——那就是，自我内部的东西。在治疗前，恰恰相反，他们是这样体验到惊恐或焦虑的最初症状的：他们的所有注意力都朝外指向世界，远离了自我调节和自我控制。

　　气功法（*Kikoho*），或有恢复力的呼吸练习（汉语称 qigong），在亚洲社会中，已被作为获得健康的手段实行了两千多年了（Haruki, 1990）。春木丰为呼吸行法确立了五个基本范畴：

　　● **静态呼吸**。做呼吸训练的时候身体的任何部分都不动。静态呼吸通常伴随着各种想象，而且常常和更高水平的冥想训练联系在一起。这种练习的日本名字叫静气功。

　　● **动态呼吸**。呼吸是和别的身体动作或运动协调起来的。因而当别的身体动作启动，呼吸也就启动。日本人把这种练习叫作动气功。

　　● **内在呼吸**。这种被日本人叫作内气功的练习包含在自身内部进行生命能量的传递。

　　● **外在呼吸**。外气功，和内在呼吸一样，是一种更高水平的呼吸训练。生命能量被向外传递，作为影响他人的一种方式。

● *腹式呼吸*。这种日本的自我训练包括极度有力的深呼吸,它强调吐气:

> 这种呼吸得这样来做:把上半身向前弯曲,弯曲到肚脐以上 2 到 3 厘米的那条线上。这种呼吸包括两种吐气的方法,即短而深的吐气和长而慢的吐气。做这个的目的就是上半身得到放松,下半身得到强健。(Haruki, 1990,p.9)

腹式呼吸据说能够使精神放松、身体镇定,还能培养练习者的身体放松和注意力持久性。

作为圣事的性

本书的许多读者也许还知道另一个业报传统,那就是《爱经》(*Kama Sutra*)里的 477 教导,那是写于 1 500 年前的图文性爱指南书。尽管它已经不再被广泛地遵循了,但一千年来《爱经》是对于那种更广泛的印度信念的大众化反映;那种信念认为,作为生活的一部分,性本质上是一种宗教的职责,而不是羞耻或负罪感之源。性是被有节制地庆祝和享受的。《爱经》据说是神写的,它劝告每个男人和女人都成为爱欲艺术的严肃的学生,作为对婚姻的准备的一部分(Francoeur,1991)。

在这些教导下,通过尽责地实践密教的性,也能获得业。"宇宙中最伟大的活力之源就是性的",因此通过性交就可能获得巨大的灵魂力量。高潮的体验有着非常特殊的意义,因为它感动着灵魂的能量,或者说生命力(kundalini)(Francoeur, 1991)。

关于性的各种体位和实践,《爱经》提供了生动广泛的教导:

> [有]四种温和的拥抱,还有四种更富激情的;八种爱的刺激,八个层次的口交,九种在 yoni[阴道]中运动 lingam[阴茎]的方式;四个可以被单独拥抱的身体部分;亲吻无邪少女的三种方式,做这事的四种角度。有中庸的吻、浓缩的吻、挤压的吻、轻柔的吻,同样还有紧紧纠缠的吻,当一个爱人"把另一个的两片嘴唇"放在他或她自己的两片之间。(Tannahill,1980, p.206)

阴阳瑜伽：佛陀的舞蹈

如果你在早晨走过任何中国、韩国或日本的村庄、小镇、城市或首府,你会看到,或许听到,成百上千的人在外面,无论天气如何,在做他们的晨操。在中国、韩国和日本,有几百万人每天练太极拳;而在日本,你也许还会看到他们在练一种四个动作的体操,即**真向法**(*makkoho*)。

　　这些体操的形式,源于古代的尚武者技艺,它们同阴阳瑜伽——瑜伽的一种形式,因其拥护者惊人的身体技巧而知名——很类似。古典的阴阳瑜伽,在体操之外,还要求性方面的独身,只吃素食,还有为了保持身体纯洁的复杂惯例。完满的阴阳瑜伽摄生法甚至要求根据严格的程序来清洗鼻腔和营养管道,从咽喉到肠子(Frager & Fadiman,1984)。真正的弗洛伊德主义者会对这种程度的肛门固着(anal fixation)来个野外考察,倘若他们在咨询室里遇上了它的话。

478　　那种四个动作的体操不仅仅着眼于关节和肌肉,它还有着特别的社会背景(Haruki,1990)。因为对刚学四动作体操的人来说,采用要求的身体姿势是困难的,得有另一个人来帮助和支撑练习者达到那些姿势。不久我们将回到这一社会维度,不过你必须记得,社会维度是四动作体操之所以流行于日本的原因之一。

　　佛教徒操练者们喜欢把阴阳瑜伽的体操维度叫作"佛陀的舞蹈",这也许是当今世界被最广泛地练习了的瑜伽了。这种体操练习旨在让身体变得纯洁、干净、强健,作为对冥想的准备。练习的目标是强化生命活力的**精气**(*pranas*),并把它们置于意识的控制之下。这样这些活力就能返回到体内,以建立起身体的强健和健康。一个个体整体的安康,就反映了他那被完善操纵的和高度发展了的精气的有效性。瑜伽对于发展和控制精气的重要性的信念,同西格蒙德·弗洛伊德对于性力或力比多的早期观念有着惊人的类似。

　　练习的不同程度　阴阳瑜伽的练习强调的是对人的改造和净化,通过刻意地、系统地保存和调理人体的活力。瑜伽的实际练习包括几个渐进的步骤,或者说"分支"(改编自弗雷格和法迪曼描画的组织图表[Frager & Fadiman,1984]):

　　1. **节欲并遵守规范**,这是让外在生活变得冷静、规范的关键。这些是用以支配人的日常行为的道德和伦理规则。通过戒除一切削弱人的性情、继而削弱人的身体行为,它们代表了对心灵的净化。这一道德法则的核心就是非暴力,它通过铲除我们无意识心灵中的暴力的种子——贪婪、憎恨、厌恶、怒火、淫欲,及类似的其他——而得到培养。我相信,这就是弗里茨·皮尔斯(见第十六章)在谈论"结束"我们过去"未结束的状况"时所意指的。关键观念是,一个人的内在和外在的生命必须是连续一致的。一个人,如果他的外在生活是腐败的,那么他的内在生命不可能是贞洁的;对于瑜伽的追随者们来说,纯洁、苦行、献身、沉思和接受性,这些都必须是一种生活方式。一个门徒如果不把节欲和遵守规范这种摄生法作为存在的总的方式来接受,就没有希望从瑜伽的任何别的练习得到完满的益处,因为他或她的性情不够强健,无法指引和控制活性力量——而这力量是这位门徒练习的时候必须与之接触的。

　　2. **姿态**,它是指门徒在长时间的冥想练习中保持冷静和专心的能力,好的姿态要求机体上和伦理上的强健，并且是集中注意力和忠实的练习的结果。为了让体内的完满的能量流得以实现，脊柱必须是直的，肌肉必须是放松的。然而姿态不应该占据练习者的有意识的注意力。 479

3. **对生命能量的控制**，瑜伽练习的这一方面也许是西方心理学文献关注得最多的。有些瑜伽修炼者的神奇能力，如控制他们的心率、呼吸作用、体温、脑波，还有别的生理过程，文献都有记载。在一个已发表的案例中，一个瑜伽练习者被关在一个密封的金属箱子里，他通过减少自己的氧气消耗量和二氧化碳呼出量存活了几个小时。还有瑜伽修炼者当众表演了令人印象深刻的能力：降低他们的血乳酸水平——这标志着他可以有力地用意志控制交感神经系统（sympathetic nervous system）的去肾上腺素（norepinephrine）的分泌量，这是关于压力、紧张的主要神经生理指标，焦虑、高血压和环境压力（environmental stress）都与之有联系。不过，当这些瑜伽修炼者从事于如此有效地冷静他们的神经系统的过程时，他们并没有牺牲掉自己的注意能力和感知能力，甚至显得更为敏锐。（为了对这些文献中的一些做个迷人的回顾，请看 Wallace & Benson, 1972。）

4. **内部化**（*interiorization*），指那样一种瑜伽能力，彻底地关闭聚焦于外界的感官系统。完成修炼的瑜伽练习者能彻底地撤出这个世界，并且重建对于本书中所谓的自然心灵的觉知。瑜伽修炼者把这一过程说成是否认这个世界和其中的客体，这对于我们思考它是个不错的描述性方式。内部化旨在把人的能量流转向内部，转向大脑和别的神经系统。于是意识可以被投入到它的根源上，而不是投注于世界上的外部客体。

5. **集中注意力**，包括有选择地把一个人的全部注意力聚焦到他选定的客体上，同时撤离一切别的刺激之源。个体可以把注意力集中到宇宙中的一个特别的客体的呼唤上，同时把别的与之竞争的噪声都关在外面。集中注意力就位于格式塔和存在主义心理治疗中的"当下在此！"这个命令的核心。关于瑜伽的集中注意力，有件令人着迷的事：在集中注意力的整个过程中，完满的注意力系统保持原封不动。一般地，当我们对一个刺激持续地体验一段时间，我们就会习惯它。不过瑜伽修炼者们，即使是在把注意力持续地集中到一个非常贫乏的刺激——比如一个声音或一道亮光——上之后，仍能对刺激显得有着"新鲜的"感知注意力。在集中注意力的当众表演中曾经发现，这种现象既调节着中枢神经系统（central nervous system）的活动，正如对 α 波的脑电仪记录所显示的；也调节着产生电流的皮肤反应——这反映了自主神经系统（autonomic nervous system）的活动。

6. **冥想**，较之在禅宗实践里，冥想在瑜伽传统中得到了更严格的定义。在瑜伽中，冥想是集中注意力的一种更进一步的形式。瑜伽的冥想是"固结"（fixation）的一 480

种形式(Spiegelberg,1962)，在其中，一个单独的刺激或客体成了冥想者的注意力的唯一源头。对修炼者来说，这种练习的目的是学习如何彻底征服感知的存在——让他或她的全部生命能量仅仅与一个单独的点有关。

7. **启示或三昧**(*samadhi*)，从功能上说相当于禅宗的悟或开悟。那些获得了启示的人是真正的瑜伽师；而其他人都是怀着愿望的瑜伽学生。启示是存在的一种状态；它是对"合一"(union)的完全的把握，它如此深刻，以至于所有从前感知到的分离(也许就是我们西方人所说的异化)都显现为幻象。启示是自我的完全的实现。心灵处于绝对的宁静中，注意力完全集中了，而且感知力是无限的。最重要的也许是，意识仅仅存在于对深刻的喜乐和平静的体验。存在的一切方面都是一体的。一切创造物都被理解了，都被接受了。

地遍　十遍处(kasina)，它同第六个步骤冥想有关；它是扩展了的练习，为了发展和澄清高度聚焦的注意力。这种练习中有一个叫作地遍，它取自那些引导瑜伽练习者走向"纯洁之路"的实践(Spiegelberg,1962)。

只有当一个学生已经走过了阴阳瑜伽练习的前面五个阶段，他才能修习地遍。于是

> 选一个适当的地方，练习[前面学过的]姿态和呼吸，之后，那学生得在他冥想的地方立起一个矮桌子，把它四个桩子固定在地上，当中展开一块布或席子。在这上面放些碎的褐土，用一块非常光滑的石头把它们铺开，就像一个圆的水平的盘(直径大约28厘米[11英寸])。倾向于自私、顽固和有强迫性想法的人可以把这个圆盘做大些，而那些倾向于心不在焉的，还有那些思维很容易分散的，得把圆盘做小些。用于这个的土必须全部揉捻过，所有的草、根、沙、碎石必须被清除掉。接着这个地方必须被仔细地弄干净；然后他得离开，把他自己也弄干净。回来后，他必须[坐]在2米外的一个矮的椅子上。地遍的桌子不能太远，那样它就不能被清楚地感知到了；但同时它也不能太近，否则它表面不可避免的不平坦就会被看到。那个人的坐姿必须舒适，正如瑜伽体位(asana)练习所要求的；他的膝盖不能发痛，即使他在一个位置待相当长的时间，他的脖子也不能弯。他必须落座，对这种练习的功效满怀信心和信念，并开始练习[冥想]，不让任何干扰性的想法打断这个[练习]。
>
> 现在的目标是发展出这个地遍桌子的"灵魂的影像"。要做到这，他必须连续地对这个桌子沉思很长一段时间，以宁静明朗的心态坐着，一动不动地集中注意力。他将发现，时间一小时一小时地过去，但没有时间被虚

度，即使在他沉思的间隙。他的眼睛必须保持仅仅半睁，并且他必须以冷静、放松的态度盯视着那桌子，有点像是在看着镜中自己的脸。（Spiegelberg，1962，p.44）

那学生可以渐进地深化自己的冥想，并且用多种方法保持住精神，不让它变得厌倦。最终，那桌子"即使在他眼睛闭上的时候仍将显现在他面前，就像他眼睛睁着时一样清楚"（Spiegelberg，1962，p.47）。当这一结果可以经常地、有规律地得到时，那学生继续练习，直到他或她把这桌子保持在心灵中，即使在离开这个冥想的地方到处走的时候。

> 通过这种练习［那学生］最终成功地让那"对应物"显露了出来，它完全地内在于他，而且在它之中，因而，那个原先被冥想的桌子再也不会出现任何瑕疵。它摆脱了地面和任何物质的属性，它就像月球上的桌子那样纯粹而明朗。他今后将一直内在地保有着这个影像，如同一件珍宝，不知疲倦地守护着它，就像守护着一个"世界征服者的胚胎"。它是金丹，中国的道士，中世纪的炼金术士，他们都怀着同样的热忱渴望得到它。（Spiegelberg，1962，pp.45－46）

太极拳和指压按摩

太极拳源于中国的一种非常古老的尚武者技艺，它比瑜伽更关乎行为，因为它包含了更多的动作。练太极拳的人取半蹲姿势，上半身挺直，同时缓慢而流畅地运动手臂、腿、脖子和躯干，一切都和他或她的呼吸协调一致。倘若你从没见过太极拳，试着想象一群不带剑的剑士，用缓慢的动作和看不见的对手决斗，带着芭蕾舞者的优雅。为了尽可能地让动作顺滑流畅，练习者必须获得精神上极大的稳定性。他或她的眼神必须同身体的动作保持完美的协调一致（针对眼睛动作的行法在日本被称为眼法［*ganpo*］），以便练习者"能够感受和感觉到他的动作变得越来越精力充沛"（Haruki，1990）。

那种增进人际觉知和感受性的行法是**指压**（*shiatsu*），即指压按摩，它是一个"东方的协作的自我训练技术"（Haruki，1990）。有经验的指压治疗者精确地知道对每个肌肉群该如何施加压力。指压伴随的一般原则同针灸法十分类似。每块肌肉上有特定的部分被认为是它的**经络**（*keiraku*），而经络的位置是在传统东方医学的语境中被传授给学生的。

不过指压的本质要点是它提供给病人关于社会和人际领域的教育。真正的指压是病人和按摩师之间灵活的人际关系的产物，他们相互放松心灵和身体。这种放松必须被理解为包含了他们两人的全部方面，不仅包括触摸，还包括身体动作和呼吸。通过这种相互作用，两个人对对方、对他们的关系都发展出了一种深刻的觉知。真的，在指压中，按摩效果的超个人层面和情感层面至少不亚于其身体层面（正如我们在第十七章也能看到的）。

　　一个［关于指压必须作出的］重要的区分是，这种治疗技术和西方风格的为了舒适和安慰的按摩——所谓的按摩——是不同的。原因在于，常规的按摩（Anma，日语读音）被治疗者也被病人认为是，通过机械地运用压力来实施的，它不和病人相互作用，从这个意义上说，治疗者或按摩师可以由一个不会回应的机器取而代之。［在指压中］病人和治疗者都可以感受和感觉到对方在这一治疗实践过程中的真正的人性方面。为了获得如此这般的相互作用，两个人一起缓慢地呼吸，互相配合对方的呼吸方式，同时他们的其他肌肉得到了彻底的放松。从这种意义上说，指压是一种放松技术，它把身体动作和呼吸练习合而为一，它可以通过两个人就像感觉和感受到自己一样感觉和感受对方而得以完成。（Haruki，1990）

意识和沉默

　　自我训练技术使身体、社会、灵魂和行为这些存在的诸领域成了活跃的统一体。其结果是，练习者彻底地克服了思维、知觉或感受这一切单面性。人们并不把身体健康同灵魂的福利、人际的觉知或情感和心理的稳固分割开来思考。

　　本章中所有这些技术的核心特色，尤其从西方人的观点看来，就是：它们都包含着一条缓慢、顺畅、从容不迫和精神专注的生命取向。无论在太极拳那悠缓流畅的动作中，对慢而有规律的呼吸的专注中，还是指压按摩中从容不迫的超个人的相互作用，或者《爱经》里开列出的相当精巧的性的实践，身体动作、有意识的思维进程、情感状态，还有人际关系，这些都成了敏锐的富有穿透力的意识的聚焦点。在意识的这种状态中，身体、心灵、情感和社会关系不可分割，统一于一个动态的、一贯的整体。于是意识得到了伸展扩张，而把个体从整体中分割开来的障碍至少是被暂时地克服了。

　　这样的意识使练习者能够理解他们自身存在的最深层面。怀着这种理解，东方的心理学家们相信，练习者们获得了那样的能力，可以"干涉和影响"（Haruki，1990）他们的存在的任何方面。因此东方的心理学家使用诸如激活（activate）、唤醒（awaken）、丰富化（enrich）这样的术语去描述他们的治疗的目的和功能。当他们在说培养发展对于有意识的心灵的觉知时，他们指的就是这种对于一个人的整个存在之源的广泛的、总体的强调。

我没看到过有任何的西方治疗取向同这一立场哪怕有一点点的类似。在我看来这一点完全可能：当西方的心理学坚定不移地在梦、反射作用和认知中寻找通向无意识心灵的钥匙时，我们已经完全地错失了这个要点。在对心理学的东方取向作了十来年的研究以后，我同意威廉·詹姆斯所说的：真正有趣味的心理学材料存在于意识经验的动力学之中。

也许，如果西方的心理学家们稍稍多注意一下人类所知道的（或也许能够知道的），也许他们就更有可能为人类状况的改善作出相当的实质贡献。与其兜售那种"戏法和游戏"的心理学——每个刚入门的心理学学生，作为我们的伪科学"实验"的参与者，都不得不经历的——我们还不如将精力投入到对于自然心灵的严肃的、博学的、真正的探索上去，这样我们做的好事会多得多。

这一点同样很有教益，倘若不是个羞辱的话——那就是，所有的东方心理学智慧都是在相对的沉默中完成的。也许，西方对于"谈话疗法"的探求之所以变得如此令人困惑，就是因为，它提出的问题都是正确的，但它倾听回答的方式错了。罗洛·梅曾经发现，西方的心理学，它的心灵已经迷失了，仿佛正在专心致志地抛弃它的灵魂。我希望，最后这几章能够让你感受到这一论断的深刻性。

第二十四章

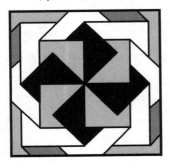

最后的思考

如果你在路上遇见了佛，杀了他！

对于非西方的心理学的研究鼓励我们对自己的生活来个深层结构上的转变。这既不是一个空洞的许诺，也不是仅仅针对精英分子和富裕的少数人提出的。我们必须把工作进行下去，以解决那些把东方同西方分割开的理解上的和应用上的困难；这样我们就能克服约束——正是这约束限制了我们对于生命的可能性的完整觉知。

健康方面

> 孤独,平庸者的庇护所,
>
> 对于天才来说,它是严厉的朋友。
>
> (拉尔夫·瓦尔多·爱默生)

在结束对于通向精神和身体安康的东方取向的讨论之际,我必须来个警示性的注解。东方的心理学技术是很有力量的,而且比起那些西方的技术,它们也许是更大深程度地依赖于学生—病人和老师—治疗者之间的深厚关系。禅宗里的先生,瑜伽中的上师(guru),他们所占据的地位负有巨大的责任,因此他们也必须值得给以巨大的信赖。

在正确的条件下,东方的取向可以比本书描述过的一切西方治疗技术更超乎寻常地个人化、直接和可变通。一头扎进意识的深渊,这比起一点一点地恢复无意识的碎片,更是个极端直接、非常戏剧性、异常有力的冒险行动。西格蒙德·弗洛伊德号召我们都来做我们自身生命的考古学家,这是个颇为困难的任务,它能带来对于强有力的情感和回忆的有意识的觉知。但对于我来说,成为自己的意识的建造者,这可能潜藏着更多的毁灭性。我希望,在任何情况下,我身边都有个可信赖的向导;而在谋划设计我自己的意识的过程中,我是多么地更需要一个导师啊。

在禅宗冥想的心理学益处这个领域,夏皮罗(Shapiro,1982)是西方最重要的探索者和写作者之一;他号召西方治疗者们,把东方的技术运用于西方的心理治疗病人的时候,得有"极端的谨慎"。类似地,雷诺兹(1980)也提出了"严肃的警告,说这种治疗可能对精神病人和抑郁患者是危险的"(p.70)。即使是深度的放松,也曾被指出对某些类型的病人潜在有害(Lazarus & Mayne,1990)。事实上,我这从第二十章到第二十三章的所有材料来源都在反复地提醒,不带着极大的小心就去接近东方的心理学是有很多危险的;并且强调了和一个有经验的、可信赖的向导一起去发掘它的宝藏的重要性。在西方的心理学中,对于这一点也有着相当的文献;我曾对之作过长篇评论,那是在两本关于将东方技术融会入西方心理治疗的出版物上(Bankart,1993;Bankart,Koshikawa,Nedate, & Haruki,1992)。

在一个仔细设计的研究中,夏皮罗(1992)评估了冥想在一群长期冥想者(平均冥想期为4.27年)中的有害作用。他的参与者中,63%曾经至少是温和地经历过厌恶的感觉,他的被试中有2人(那一样本共27人)曾因那"极深的令人厌恶的效果"而饱受痛苦。有个人还这样描述冥想的效果,说它使得他"完全迷失了方向,迷惑混乱,疯疯癫癫"。另一个人说,

486　　　　我从［冥想的］避难所回归现实的经历是很艰难的。心灵所设置的价
值是避难所培养出来的，它无法与我回归的世界保持同步；而我在慢慢地
消化那避难所产生的富于变形力的转变。在那最后的六个月经历了许许
多多的抑郁、迷乱、挣扎……经历了一些严重的动摇和精力的流失；最后我
的背脊受伤了并且结束了［冥想］练习。（Shapiro，1992，p.65）

夏皮罗的被试报告的负面效果中，大部分描述的是个人内心的结果，而很少提
及人际的和社会的后果。个人品质的增长了的消极性，更多的情感痛苦，增长了的
恐惧和焦虑，迷失方向，困惑，失去自我，不完整感，以及在一个案例中的"对冥想上
瘾"，这些都被作为负面结果提及了。

不过对于几乎所有人来说，冥想练习的负面效果都被它的正面益处大大地超
过了。在数据的搜集中，这个指标是多变的：有81%到92%的参与者曾报告说，
他们享受着冥想带来的益处，包括"更大的快乐和喜悦；更积极的思维；更多的自
信；更佳的办事能力；更好的解决问题的能力；对于自我和他人更富于接受力、同
情心和忍耐力；更放松；压力减轻了；更活泼了；更有能力控制感觉了"（Shapiro，
1992，p.64）。

有几个夏皮罗（1992）的回答者以异常清晰地解释了这些结果间的表面矛盾：

　　　　对于我，冥想是最最有效的治疗形式……它并不是治标不治本的；它
是从真正的根子上削去精神痛苦的根源。然而，我从我自己的经历中发
现，在我能够从事高强度的冥想之前，我需要有相当的精神上的健康和稳
定性。对我来说，大部分心理治疗都是用以强健自我的手段。而冥想则是
把自我撕开。（p.64）

　　　　这个悖论在于，一个人看来必须先拥有相对强健的自我，才能够忍受
它的消解去除……对我来说，三个月强化的、不间断的冥想很像是一次受
控的崩溃，在很多引人注目的方面上都类似于我自己四年前的崩溃。
（p.65）

　　　　为了达到更深的稳定性，人从根本上成为不稳定的。为了承受这个，
一个人需要预备好相当可观的力量和信念。倘若不存在这种力量和信念，
高强度的冥想就会有危险。我的一个同事，在那三个月的冥想期间，他被
要求早点退出，因为他正陷于严重的动摇和妄想。在家里，这种退化现象
又持续了一个半月。最终他企图自杀，因为他在力求开悟的过程中"失败"
了。他现在住进了医院，而且患有严重的精神病。（p.65）

变革的力量

这些发现是重要的,而且印证了源于禅宗和瑜伽的心理治疗技术异乎寻常的力量。它们加强了这些取向中的人际领域的巨大的重要性。这一观点就是春木(1990)在他关于行法的作品中所强调的,而它在"静默"疗法的整个范围都是广泛适用的。在这些努力中,"病人"和"治疗者"之间必须存在着由信赖、理解甚至爱构成的特别的纽带。在这一意义上来看看关于西方治疗者的追踪记录吧,尤其是关于女性病人的(见第十八章)——可见,这并不是个琐屑的小问题。

487

同样重要的是,在日本文化和别的亚洲文化中,"治疗者"本身就是完全掌握了他们所教导的实践的大师。这样的高度发展了的意识,给予了这些先生们和上师们非常明显的感知上的和伦理上的优势。而我所能想到与此相似的西方对应物仅仅有两个,其一是,受传统训练的精神分析家得在一位前辈分析家的陪伴下经历训练性的分析;其二是,那以来访者为中心的治疗者的待人接物的温情和深刻的理解力。在这两种情况中,治疗者的职业训练和经验使他们能够对他人有正确的知识,或者能够融入他人——在我这样一个行为主义者看来,这是令人敬畏的。我从来没有和一个真正的精神分析家交谈过,不过我曾在第十五章叙述过,在我与卡尔·罗杰斯的一次面对面的会见中,我深深地感到,我遇上了这样一个人,他能够真正地理解其他人类的情感生活。

比起那些正统的精神分析家和人本主义心理学家们运用的技术,东方的技术潜在地甚至更为意义深远。因此这些新发现的技术可以帮助西方治疗者们增进他们的感知敏感度、移情敏感度与精确性,以及对他人的痛苦的同情(Walsh,1989)。如果考虑到西方心理学的研究生训练是如何地阻止、妨碍和降低了正在训练的学生的治疗质量,这一展望就显得更为引人注目了。

对东方技术怀有兴趣的心理学家们是某些东西的一部分,这东西类似于一种运动(我希望不是一种意识形态),它有那样的潜力,可以拓展我们对于人类的知识,比任何西方心理学都更进一步——也许除了荣格的分析疗法。东方心理学声称有这样一种力量,能够超越特定个体的知识,以达到对于一种宇宙性的、包罗万象的力量的理解,或者至少是遭遇到这种力量——这是关于宇宙的心理学,它比此前的任何东西都更强有力、更潜在地具有革命意义。

这种心理学关乎变革,关乎深刻的灵魂转变,正如它也关于行为、社会、认知、情感的转变。确实,在过去的15到20年里,我们在西方所读到的这些关于东方技术的主张,它们与那些从20世纪60年代到70年代的最富热情、最激进、最具革命性的行为主义治疗者们提出的主张属于不同的种类,它们对各种事物的重要性的排序是不同的,甚至在维度上也是不同的。事实上,即使除去东西方病人人口差异带来的后果，再除去那些在我们这个还原论的科学模型中难以系统性地再现的主张，东方技术的实践者们看起来仍给世界允诺了这样的人类突破：它超越了我们在这个唯物的、科学的、现世的世界中所能知道的一切东西。

一串警告

488　　尽管这些主张仅仅是部分地有效，或者说，它们被表明不能被普遍应用，在流传甚广的对东方治疗技术的采用中，仍存在着潜在的危险。因此我想提出几个问题，以便让我们有机会对有严重利害关系的事情作些思考。当然，在某种程度上我所说的就是，我们必须弄明确，不要把我们的技术用在不适用的病人身上。关于这个问题是有一些文献的（举例来说，Lazarus，1976），然而，把特殊的东方取向用于特别的病人，这看来并不比把任何强有力的治疗技术用于一大群病人更成问题。不过，对于向西方文化输入东方心理治疗技术，有那么几个特定的问题看来尤其重要：

●　以什么来保证老师/学生关系的非同寻常的力量会得到尊重和珍视，而不是遭到滥用、忽视或被用来为个人牟利，或者由于恶意、无知、贪婪或为了服务于一个团体或国家而遭到肆意破坏？如果争辩说，这些东方疗法的力量从其天然本性来说就是完善的、有益的，或者说它不可能遭到背叛或被引入歧途，这些都是不充分的。老师的职责完全是在伟大的古老东方的语境中被小心地展示出来的，但它们的现代对应物是什么呢？

●　用于影响人类行为的强有力的技术创造了属于它自己的经济、社会和政治现实。精神分析的历史，以及几年前美国心理学协会由于意识形态的焦点导致的解散，这些都为这种类型的发展提供了例子。如何保证病人不受到来自东方技术中等级观念意识形态的侵蚀伤害？

●　"科学"，在它通常的形式中，能否和这些技术和平共处、共同发展？有人会说——某些女权主义者正是这样说的——我们关于科学的观念需要根本上的修正，倘若不是彻底地变革的话；我完全同意这一点。但是，那些该领域的科学家们，职业的怀疑论者，对于可知真理的不安的追求者们，他们的态度能否和将东方技术融会入西方心理治疗这一运动和平共处？甚至，是否能对这一运动有所帮助？对于一大堆源自数千年的灵魂教导的技术来说，这是一个尤其困难的问题；不过从西方的角度来说，这一问题是必须面对的。

●　当我说把东方技术用于西方病人需要"极端的谨慎"时，我同样也是在提醒自己，我们所选择用来训练精神病医生、临床心理学家、社会工作者甚至牧师顾问的规范标准都是知性的、理论的、竞争性的和博学的——却不提及灵魂的品质，甚至人性的倾向。我们能否希望把聚焦于技术、超理论和客观评估的训练同建立在规范、性情、神秘和信仰之上的实践调和起来？

　　● 最后，我们如何考虑治疗有效性的问题？来搞个与有目的的西方式"心理疗法　489
结果研究"相类似的东西，而既不歪曲结果变量的可靠体系的整个观念，也不把东方
实践予以消减——如果有了那样的歪曲和消减的话，那么两边就都什么也剩不下
了——这是否可能？

　　在谈话疗法中，我们能否长久避免会使对于东方疗法的讨论变得晦暗不明的问
题？当我们在思考如何接近对于人类状况的"科学的"理解的时候，东方路径和西方
的治疗者是不是不可避免地要分道扬镳？如果我们很遗憾地不能同时走两条道，那
么，作为科学家兼实践者和人类，我们是否终究必须在物质和灵魂之间作出选择？

　　阿尔伯特·艾利斯(1984)最有力地作了否定。他提醒我们说，唯灵论教导的遗
产是有害的。它们关于罪和报复的教条让许多人继承了灵魂上的恐惧和无助感。
我们的许多病人都承受着这样的负担，而且我怀疑，我们中也有人承受着它。那么
另外一种信念体系，无论它是多么有力或根本，对于正在为他们生命中的问题寻求
帮助的人们，是否能是个适当的安慰呢？

　　这里的问题在于，倘若你回答"是"，就像许多西方的东方技术实践者那样，那么
你也许就不是在实践着心理学了。因为我过去的 20 年是在被有些人称为美国的
《圣经》地带"的地方度过的，我也许已经对建基于灵魂的知识的主张过于敏感了。
我恐怕，对于"创世科学"或新"前生命科学"，问题不在于这样的主张是否有根本的
价值，而在于信仰和启示的事情能否有意义地在一个科学的语境中被从事，反之
亦然。

　　许多日本的学者也许是正确的，他们拒绝使用西方的科学分析工具来还原、来
测量、来分析那些代表了数千年的集体智慧和文化的实践的效果。当然我不会忘
记，这些技术已经被运用了许多世纪，已经给无数人带来了益处。不过我也知道，在
非东方的文化或环境中，并没有显露出与前者相当的有效性和安全感。

　　我们也无法避开这个简单的事实：在西方世界，心理治疗是件大事。一个研究
精神健康的国家机构(Narrow，Regier，Rae，Manderscheid，& Locke，1993)报道说，
精神健康的门诊单位每年要接受 32 590 万人次流动性的病人。假定每个病人付出
$75，那么精神健康门诊服务就是个至少年收入 $250 亿的产业了，这一产业影响着数
以百万计的消费者，雇用这数以十万计的工作者，他们来自国家的任何一个社会团体。

新时代的江湖郎中及其他自然的行为

　　我最近去了一次新墨西哥州的桑塔菲，在那儿，我以上这些考虑的重要性得到　490
了强有力的提醒。那个城市当时在主办"首届完整生活博览会"，号称是"关于整体

健康和新时代认知的全世界最大的展览会"。这次博览会的最大亮点也许是提莫西·利瑞博士(D. Timothy Leary)(自 20 世纪 60 年代就以提倡 LSD 闻名)主持的长达 2 小时的专题讨论,关于如何"产生自我生发的恍惚状态[借助"廉价的多媒体电子影像处理机"]以便为心灵重新编制程序,使个体能够思考自己,质疑权威"。

凭良心讲,我的心中有那么块为利瑞博士准备的柔软地方,而且我也爱好任何鼓励人们质疑权威的东西。而劳瑞·爱伦·格朗特(Laurie Allen Grant)的讨论又如何呢？它帮助你"通过与你的更高的自我合为一体在你的意识中来个大飞跃,[并且]更具洞察力地去听和看……并且为了更高的目标而生活"。或者花个几美元听听特里·林·泰勒(Terry Lynn Taylor)怎样？他教授的是"天使的知觉"和"天使的知觉所暗含的个人变革"。要不就蒂姆·西默曼(Tim Simmerman)吧？他的讨论会是关于"通过催眠恢复你过去的生命"(西默曼号称自己是一位"过去的生命治疗者")。有几个节目提供了建立在"星群间的沟通"基础上的灵魂疗法,而至少有一位新时代治疗者提供了这样一个讨论会,关于建立在有能力同"动物、植物和无机物王国交流"基础之上的治疗法。在这个博览会上,最最"新时代"的场景想必是由爱瑞尔(Ariel)和沙·凯恩(Shya Kane)作的几个表演,他们提供了演讲、演证和讨论会,主题是他们所谓的"即时变形"——这种疗法许诺"无须在他们身上做什么,就能发现他们的生命的实现"。你知道这种体系甚至比丹尼尔·霍威尔(Dannion Howell)所提供的还要好,霍威尔"于 1975 年遭到雷击以后就发现了个人发展的秘密"。附带说一句,和他们智力上的前辈——法国的老派磁学家(见第三章)——颇为类似,这些新时代的灵魂治疗者中有许多也号称他们自己是"适用于各种党派的"。这儿还谈便利性呢！

这些新时代的疗法,它们是否只是无害的蠢事,只是为了重新分配收入,以求有利于那些有着不合常理的创造力的人而设计的天晓得的办法？也许吧。不过我仍旧在为那 2 280 万人考虑,他们每年都在寻求着对于精神、情感及成瘾障碍的专业帮助。并且去年就有 140 万人求助于精神病住院服务(Narrow et al.,1993)。于是我就惊异：新时代疗法是多么的天真无邪和不可思议啊！尽管本章的副标题——"如果你在路上遇见了佛,杀了他！"——毫无疑问是个隐喻,它所拥护的智慧在当下也许比以往任何时候都要重要、都要通用。

对东方和西方的一次冥想

我在美国的治疗实践中,常会碰上那么些病人,他们来自腹地的乡下。他们大部分都从没听说过冥想,而且当我向他们解释这个的时候,他们往往对其非基督教的根基深表怀疑。第二十章到第二十三章所讲述的内容的核心理念和理想对他们来说是陌生的。他们接受它们——在某种程度上他们是接受的——仅仅因为他们已经学会了把我作为一个治疗者而给予我信任,还因为作为一个人我从根本上说是同他们相似的。

　　这些病人中有许多是女性,而且她们大都头脑简单,只知道家务事,包括一个或多个小孩。我的病人中有许多少数派——因为种族、民族、性和宗教。他们中大部分都和化学物质打交道并且有许多已经至少有一两次犯了法。(一个从我的区域出发的对全美的调查研究表明,那些在刑事审判系统中被判罪的惯犯们,100%被确认为化学药物滥用者。)对他们最通常的诊断是抑郁,但这一术语涵盖了范围很广的问题,包括吸收失调,身心失调,还有慢性疾病。我渐渐认为我的病人中有许多都是不自觉的不妥协主义者。

"激进的环境主义心理学的帮助"

　　以这个观点作为参照,我想说明的是,心理治疗的干预从根本上必须是非意识形态的,并且必须帮助那些在我们的背景下力量最小而需求最多的人。仅仅给病人提供一个超越性的哲学是不够的。对于值得一过的人生,勇气和真诚也许是最根本的;但在当今这个后工业时代的经济结构下,对于没工作的单亲家庭来说,它们只是奢望而已。

　　我相当同意英国心理学家大卫·斯梅尔(David Smail,1991)的观点。他号召"激进的环境主义心理学的帮助",还有查尔斯·泰勒(Taylor,1989),他指出:

> "治疗的胜利"也可以意味着自主性的抛弃,在这里传统的标准失效了,伴随着对技术的信仰;这使得人们不再信任自己实现幸福的本能,还有如何养育孩子的本能。"助人职业"接管了他们的生命。(p.508)

　　也许我们需要回归到北美心理学关于操作和指示的最初考虑:它应当强健意志,磨砺智识,并且增进感受力,所有这一切都在厄本的《精神哲学》(Upham,1851)——多年以来,我学院里的所有男孩都被要求读这本书——里受到了拥护(见第十一章)。

　　厄本,泰勒,还有斯梅尔,他们仿佛都在号召这样的心理学:

> 这严酷的世界掌控着人类,这些人可以通过许多手段得到改善;而心理学,必须暗示着包含这一切手段的整个范围。

> 这样的心理学要尝试的是:在现实的、物质的世界架构中,参照这个架

构，对心理学现象予以定位和详尽阐明；它不会否认，比如说，"唯心主义的"这样的概念的意义……而是会用带着"更坚硬"的物质性——在其中，个体更根本地被视为生物体——的术语来对之进行理论化……它在一个（社会的）空间和时间中得以具体化，这空间和时间是由各种力的形式维持和构成的。（Smail，1991，pp. 62 - 63）

492　　这样的心理学将给人以力量，因为它将揭示"文化，意识形态和[社会]阶层"的力量（Smail，1991，p. 63），这种力量塑造并维持着我们感知到的现实。通过提高对于日常世界中人类选择的终极力量的觉知，它将产生有益的效果。它隐喻地述说着自我"自由"的可能性（Taylor，1989，p. 520），那是通过恢复人类灵魂的力量达到的。

　　这样的心理学要求以新的方式来看待和理解人类经验。正如一位物理学家建议的，

> 我们需要以新的方式来看待文化、社会和政治，还有现代科学，带着相对论、量子、混沌，还有错综复杂的理论。[这一新的取向]要求那么些精神上的纤细敏感以便操纵那更复杂的……[人类]本身的概念，但量子理论显示出，那是可以被相应地做到的。（Zohar，1994，pp. 14 - 15）

　　倘若心理学能够更令人信服地描述人类行为——通过同时把两种因素收入囊中，一边是牛顿（反活力论者）的决定因素，一边是它自发自我塑成的创造力，那么心理学就能够更真实地声称，自己是威廉·詹姆斯的"希望之党"的遗产。

　　我发现，接受东方的取向和技术，连同它们对于性情和增进了的觉知的强调——也许这就是这一变革的核心——这些都是相对容易的。如果我们西方的心理治疗者们不能认识到东方同行们提供的深刻的个人伦理上的和性情上的转变，从而又不能予以融会贯通，那么，他们又能够给我们带来更多的什么呢？那些东方的取向假定"说谎、偷窃、性生活不检点、杀人，还有使用遮蔽心灵的麻醉剂都是由诸如贪婪、愤怒、厌恶等心灵状态引发的，而这些使心灵变得越发过敏易怒、焦虑和越陷越深"（Walsh，1989，p. 550）。

疑虑的干扰

　　想让普通的、日常的不快被"那样一些品质诸如爱和同情的情感，安宁和愉悦的状态，贪欲和怒火的消除，慷慨和服务的动机"（Walsh，1989，p. 550）取而代之，就需要一个意识上的根本转变——有谁能严肃地挑战这个断言呢？也许没有吧。但问题，正如乔治·狄维士（George DeVos，1986）观察到的，在于东西方的关于人类本性的概念之间的深刻的断裂。看起来西方取向要求"一个人能够独立于社会因素地为

自己创造个人意义……摆脱自身的情感上的遗产，[能够做到]不动声色的冷静客观；揭示基本的动力以便控制它们"(Devos,1986,p.123)。东方取向要求的不仅是自我规范，在某种程度上还有自我否定，以及对个人和权威及地位关系的调停。我曾经很艰难地劝说我的大部分同事，不用打扰我的病人们，那些病人们最终解放的关键在于揭示"怀疑和自我意识的破坏性干扰"的根源，它"干扰了被期待之物的自发实现"(Devos,1980,p.124,内容强调后加)。

　　这种关于东方哲学对西方生活的适用性的怀疑主义，在那些所谓的日本抨击者所写的当代作品中表现得再明显不过了，那是一些流行作家，他们的注意力就聚焦于东西方之间的历史的、文化的以及哲学的差异。在一本书——那些书中得到了最广泛阅读的其中一本——中，范沃弗伦(van Wolferen,1989)声称，禅是"一种旨在屈服的庄严的道德信条"的基础。他说"禅宗是彻底地非道德的……并且将一种反智力的生命取向理想化了"，它是"和个体自我的观念完全相反的"(p.328)。范沃弗伦继续说道，禅宗的训练"被设计出来旨在制止一切对命令的反抗"(p.332)，让个体发展出这样的能力："当无条件地服从权威时保持精神的冷静……一生的训练的结果是，人们对有权者的目标和要求保持服从和依顺，即使这些要求已经到了荒谬的程度"(pp.332-333)。为了免得有人认为范沃弗伦的对象是"体系"而不是我们前几章所考察过的实际的实践，他写道：

　　　　倘若尽管形势不利，日本的个人仍坚持要质疑他们的社会政治环境，那么他们就会不断地遭到阻止。日本对于社会造成的心理失调的临床治疗……压制人对于建立他作为个人的身份的渴望。病人们更多是被引导着去转变他们对于外在世界的态度，而不是习惯于自身。当他们把心灵中的属于个人的推理方式和属于个人的情感清空了，"康复"也就开始了。(p.357)

　　倘若能把这种批评当作是对非西方心理治疗的一个粗俗的曲解而把它打发掉，我将感到很愉快；但我不能确信这一任务真的有那么容易。每一种心理学（东方的和西方的），对于处在它另一边的观察者——尤其是神经过敏的观察者，我们可以认为他们对任何威胁到他们的自我结构的事物都异常警醒，因为他们就是依靠这个结构才得以运转的——看来，都恰恰是在提供着对于自我的最可怕、最明显的破坏。西方人害怕东方取向中固有的个性丧失，正如东方人害怕失去同家庭和团体的联系——而他们已经看到，这种丧失是植根于西方谈话疗法之中的。

复兴的许诺

　　但当然地，我们都可以为雄辩、人道、自我控制、性情和创造力而努力奋斗，它们在东方取向中是如此被珍视。他们所说的对身体和心灵的重构对所有人类都许下了关于复兴、整体性和自发性的承诺，无论这些人类属于何种文化或环境。

494　　对于非西方的心理学的研究鼓励我们对自己的生活来个深层结构上的转变。这既不是一个空洞的许诺，也不是仅仅针对精英分子和富裕的少数人提出的。作为治疗者和人类，我们必须把工作进行下去，以解决那些把东方同西方分割开的理解上的和应用上的困难；我们的目标应当是克服约束——正是这约束限制了我们对于生命的可能性的完整觉知——无论我们使用的方法是什么。

参考文献

Adler, A. (1904). Hygiene of sexual life. *Aerztliche Standezeitung, 3* (18), 1–2.

Adler, A. (1912). *The neurotic constitution.* New York: Greenberg [English edition, 1927].

Adler, A. (1919). *The other side.* Vienna: Leopold Heidrich.

Adler, A. (1927). *Understanding human nature.* Garden City, NY: Garden City Publishing.

Adler, A. (1929). Position in family influences lifestyle. *International Journal of Individual Psychology, 3,* 211–222.

Adler, A. (1931). *What life should mean to you.* Boston: Little, Brown.

Adler, A. (1932). The structure of neuroses. In H. L. Ansbacher & R. R. Ansbacher (Eds.), *Superiority and social interest: A collection of later writings.* New York: Viking Compass.

Adler, A. (1933). The meaning of life. In H. L. Ansbacher and R. R. Ansbacher (Eds.), *The individual psychology of Alfred Adler.* New York: Harper, 1956.

Adler, A. (1968). *The practice and theory of individual psychology.* Totowa, NJ: Littlefield, Adams, & Co.

Adler, A. (1969). *The science of living.* New York: Doubleday.

Akamatsu, T. J. (1988). Intimate relationships with former clients: National survey of attitudes and behavior among practitioners. *Professional Psychology: Research and Practice, 19,* 454–458.

Alexander, F. G., & Selesnick, S. T. (1966). *The history of psychiatry: An evaluation of psychiatric thought and practice from prehistoric times to the present.* New York: Harper & Row.

Allport, G. W. (1955). *Becoming: Basic considerations for a psychology of personality.* New Haven, CT: Yale University Press.

Allport, G. W. (1961). *Pattern and growth in personality.* New York: Holt, Rinehart, and Winston.

Allport, G. W. (1967). Autobiography. In E. G. Boring & G. Lindzey (Eds.), *A history of psychology in autobiography* (Vol. 5, pp. 1–25). New York: Appleton.

American Psychological Association. (1975). Report of the task force on sex bias and sex-role stereotyping in psychotherapeutic practice. *American Psychologist, 30,* 1169–1175.

American Psychological Association. (1977, March). Ethical standards of psychologists. *APA Monitor,* 22–23.

Angelou, M. (1993). *On the pulse of morning.* New York: Random House.

Ariès, P. (1985). Thoughts on the history of homosexuality. In P. Ariès & A. Bejin (Eds.), *Western sexuality: Practice and precept in past and present times* (pp. 62–75). Blackwood, NJ: B. Blackwell.

Arnkoff, D. B., & Glass, C. R. (1992). Cognitive therapy and psychotherapy integration. In D. K. Freedheim (Ed.), *History of psychotherapy: A century of change* (pp. 657–694). Washington, DC: American Psychological Association.

Ayllon, T. (1989). *Stopping baby's colic.* New York: Perigee Books.

Bakan, D. (1966). *The duality of human existence: Isolation and communion in Western man.* Boston: Beacon Press.

Bakan, D. (1990). *Sigmund Freud and the Jewish mystical tradition.* London: Free Association. (Originally published in New York: Shocken Books, 1958. With new introduction.)

Bandura, A. (1969). *Principles of behavior modification.* New York: Holt, Rinehart, and Winston.

Bandura, A. (1977). Self efficacy: Toward a unifying theory of behavioural change. *Psychological Review, 84,* 191–215.

Bankart, B. (1978, February). Searching for woman's place in the History of Psychology course. Lecture presented during Women's Week at Wabash College, Crawfordsville, IN.

Bankart, B. M., Bankart, C. P., & Franklin, J. P. (1988). Adolescent values as predictors of self-reported achievement in young men. *Journal of Social Psychology, 128,* 249–257.

Bankart, C. P. (1993). Some Western questions for an Eastern psychology. *Japanese Health Psychology, 1* (1), 103–112.

Bankart, C. P., Koshikawa, F., Nedate, K., & Haruki, Y. (1992). When West meets East: Contributions of Eastern traditions to the future of psychotherapy. *Psychotherapy, 29,* 141–149.

Bankart, C. P., & Vincent, M. A. (1988). Beyond individualism and isolation: A study of communion in adolescent males. *Journal of Social Psychology, 128,* 675–683.

Bean, O. (1971). *Me and the orgone.* New York: St. Martin's Press.

Beck, A. T., Rush, A., Shaw, B., & Emery, G. (1979). *Cognitive therapy of depression.* New York: Guilford.

Beck, A. T., & Weishaar, M. E. (1989). Cognitive therapy. In R. J. Corsini & D. Wedding (Eds.), *Current psychotherapies* (4th ed., pp. 241–284). Itasca, IL: F. E. Peacock.

Bellah, R. N., Sullivan, W. M., Swindler, A., & Tipton, S. M. (1985). *Habits of the heart: Individualism and commitment in American life.* Berkeley: University of California Press.

Benjamin, L. T. (1986). Why don't they understand us? A history of psychology's public image. *American Psychologist, 43,* 703–712.

Benjamin, L. T. (1993). *A history of psychology in letters.* Dubuque, IA: W. C. B. Brown & Benchmark.

Bester, J. (1971). Foreword. In T. Doi, *The anatomy of dependence* (pp. 7–10). New York: Kodansha International.

Bisignani, J. D. (1983). *Japan handbook.* Chico, CA: Moon Publications.

Bleich, H. L., Moore, M. J., Benson, H., & McCallie, D. P. (1979). Angina pectoris and the placebo effect. *New England Journal of Medicine, 300,* 1424–1429.

Blofeld, J. (1985). *The Chinese art of tea.* Boston: Shamhala.

Bloom, C., Eichenbaum, L., & Orbach, S. (1982). A decade of women's oriented therapy. *Issues in Radical Therapy, 10,* 7–11.

Bolles, R. C. (1993). *The story of psychology: A thematic history.* Pacific Grove, CA: Brooks/Cole.

Bottome, P. (1939). *Alfred Adler, apostle of freedom.* London: Faber and Faber.

Bottome, P. (1957). *Alfred Adler: A portrait from life.* New York: Vanguard.

Bottome, P. (1962). *The goal.* New York: Vanguard Press.

Braginsky, D. D. (1985). Psychology: Handmaiden to society. In S. Koch & D. E. Leary (Eds.), *A century of psychology as a science* (pp. 880–891). New York: McGraw-Hill.

Breuer, J., & Freud, S. (1955a). On the psychical mechanisms of hysterical phenomena: A preliminary communication. In J. Strachey (Ed. and Trans.), *The standard edition of the complete psychological works of Sigmund Freud* (Vol. 2). London: Hogarth Press. (Original work published 1893)

Breuer, J., & Freud, S. (1955b). Studies in hysteria. In J. E. Strachey (Ed. and Trans.), *The standard edition of the complete psychological works of Sigmund Freud* (Vol. 2). London: Hogarth Press. (Original work published 1893)

Brodsky, A. M. (1980). A decade of feminist influence on psychotherapy. *Psychology of Women Quarterly, 4*, 331–344.

Brooks-Gunn, J., & Ruble, D. N. (1986). Men's and women's attitudes and beliefs about the menstrual cycle. *Sex Roles, 14*, 287–299.

Broverman, I. K., Broverman, D. M., Clarkson, F. E., Rosenkrantz, P. S., & Vogel, S. R. (1970). Sex role stereotypes and clinical judgments of mental health. *Journal of Consulting and Clinical Psychology, 45*, 250–256.

Brown, L. M., & Gilligan, C. (1992). *Meeting at the crossroads: Women's psychology and girl's development.* Cambridge, MA: Harvard University Press.

Bruner, J. (1990). *Acts of meaning.* Cambridge, MA: Harvard University Press.

Calkins, M. W. (1912). *A first book in psychology* (3rd ed.). New York: Macmillan.

Calkins, M. W. (1930). Mary Whinton Calkins. In C. Murchison (Ed.), *A history of psychology in autobiography* (Vol. 1, pp. 31–62). Worcester, MA: Clark University Press.

Callender, C., & Kochems, L. M. (1987). The North American berdache. *Current Anthropology, 24*, 443–456, 467–470.

Chesler, P. (1972). *Women and madness.* New York: Avon Books.

Chodorow, N. J. (1989). *Feminism and psychoanalytic theory.* New Haven, CT: Yale University Press.

Christensen, A., & Jacobson, N. S. (1995). Who (or what) can do psychotherapy: The status and challenge of nonprofessional therapies. *Psychological Science, 5*, 8–14.

Cleary, T. (Trans. and Presenter). (1991). *The essential Tao.* New York: Harper Collins.

Cleary, T. (Trans. and Presenter). (1992). *The essential Confucius.* New York: Harper Collins.

Cliadakis, W. C. (1989). Sexual abuse of clients in psychotherapy: A non-professional perspective. In G. R. Schoener, J. H. Milgrom, J. C. Gonsioreck, E. T. Luepker, & R. M. Conroe (Eds.), *Psychotherapists' sexual involvement with clients: Intervention and prevention* (pp. 367–374). Minneapolis: Walk-In Counseling Center.

Coan, R. W. (1977). *Hero, artist, sage, or saint?* New York: Columbia University Press.

Corsini, R. J. (1989). Introduction. In R. J. Corsini & D. Wedding (Eds.), *Current psychotherapies* (4th ed., pp. 1–16). Itasca, IL: F. E. Peacock.

Cushman, P. (1992). Psychotherapy: Economic and environmental influences. In D. K. Freedheim (Ed.), *History of psychotherapy: A century of change* (pp. 21–64). Washington, DC: American Psychological Association.

Dai, B. (1981). Zen and psychotherapy. *Asia 2000, 1* (1), 22–24.

Daly, M. (1978). *GYN/ECOLOGY.* Boston: Beacon Press.

Davison, G. C. (1976). Homosexuality: The ethical challenge. *Journal of Consulting and Clinical Psychology, 44*, 157–162.

Davison, G. C. (1978). Not can but ought: The treatment of homosexuality. *Journal of Consulting and Clinical Psychology, 46*, 170–172.

Davison, G. C., & Friedman, S. (1981). Sexual orientation stereotypy in the distortion of clinical judgment. *Journal of Homosexuality, 6* (3), 37–44.

Davison, G. C., & Neale, J. M. (1982). *Abnormal psychology: An experimental clinical approach* (3rd ed.). New York: John Wiley & Sons.

Dawes, R. M. (1994). *House of cards: Psychology and psychotherapy built on myth.* New York: Free Press.

De Bary, W. T., Chan, W. T., & Watson, B. (1960). *Sources of the Chinese tradition* (Vol. 1). New York: Columbia University Press.

Decker, H. S. (1991). *Freud, Dora, and Vienna 1900.* New York: Free Press.

Deikman, A. J. (1966). Deautomatization and the mystic experience. *Psychiatry, 29,* 324–338.

De Martino, R. (1960). The human situation and Zen Buddhism. In D. T. Suzuki, E. Fromm, & R. De Martino (Eds.), *Zen Buddhism and psychoanalysis* (pp. 142–171). New York: Harper & Row.

Desmond, A., & Moore, J. (1991). *Darwin: The life of a tormented evolutionist.* New York: Warner Books.

Deutsch, A. (1949). *The mentally ill in America.* New York: Columbia University Press.

DeVos, G. (1980). Afterword. In D. K. Reynolds, *The quiet therapies: Japanese pathways to personal growth* (pp. 113–132). Honolulu: University of Hawaii Press.

Doi, T. (1971). *The anatomy of dependence.* New York: Kodansha International.

Dollard, J., & Miller, N. (1950). *Personality and psychotherapy: An analysis in terms of learning, thinking, and culture.* New York: McGraw-Hill.

Donovan, J. (1985). *Feminist theory: The intellectual traditions of American feminism.* New York: Frederick Ungar.

Dostoyevsky, F. (1912). *The brothers Karamazov.* New York: Macmillan.

Dumoulin, H. (1969). *A history of Zen Buddhism.* Boston: Beacon Press.

Dyer, R. (1983). *The work of Anna Freud.* New York: Aronson.

Eagle, M. N., & Wolitzky, D. L. (1992). Psychoanalytic therapies of psychotherapy. In D. K. Freedheim (Ed.), *History of psychotherapy: A century of change* (pp. 109–158). Washington, DC: American Psychological Association.

Ellenberger, H. F. (1965). Charcot and the Salpêtrière school. *Journal of Psychotherapy, 19,* 253–267.

Ellenberger, H. F. (1970). *The discovery of the unconscious: The history and evolution of dynamic psychiatry.* New York: Basic Books.

Ellenberger, H. F. (1972). The story of "Anna O.": A critical review with new data. *Journal of the History of the Behavioral Sciences, 8,* 267–279.

Ellis, A. (1975). The rational-emotive approach to sex-therapy. *Counseling Psychologist, 5,* 14–22.

Ellis, A. (1984). The place of meditation in cognitive and rational emotive therapy. In D. H. Shapiro & R. N. Walsh (Eds.), *Meditation: Classic and contemporary perspectives* (pp. 671–673). New York: Aldine.

Ellis, A. (1989). Rational-emotive therapy. In R. J. Corsini & D. Wedding (Eds.), *Current psychotherapies* (4th ed., pp. 197–238). Itasca, IL: F. E. Peacock.

Ellis, A. (1993). Changing rational emotive therapy (RET) to rational emotive behavior therapy (REBT). *The Behavior Therapist, 16,* 257–258.

Enns, C. Z. (1993). Twenty years of feminist counseling and therapy: From naming biases to implementing multifaceted practice. *The Counseling Psychologist, 21* (1), 3–87.

Erikson, E. H. (1950). *Childhood and society.* New York: W. W. Norton.

Erikson, E. H. (1959). *Identity and the life-cycle: Selected papers* (Psychological Issues Monograph No. 1, Vol. 1). New York: International Universities Press.

Erikson, E. H. (1963). Youth: Fidelity and diversity. In E. Erikson (Ed.), *The challenge of youth* (pp. 1–28). New York: Doubleday.

Erikson, E. H. (1964). *Insight and responsibility.* New York: W. W. Norton.

Erikson, E. H. (1968). *Identity youth and crisis.* New York: W. W. Norton.

Erikson, E. H. (1974). *Dimensions of a new identity: The Jefferson lectures, 1973.* New York: W. W. Norton.

Evans, R. I. (1969). *Dialogue with Erik Erikson.* New York: Harper & Row.

Ewen, R. B. (1988). *An introduction to theories of personality* (3rd ed.). Hillsdale, NJ: Lawrence Erlbaum Associates.

Eysenck, H. J. (1952). The effects of psychotherapy: An evaluation. *Journal of Consulting and Clinical Psychology, 16,* 319–324.

Eysenck, H. J. (1961). *The handbook of abnormal psychology: An experimental approach.* New York: Basic Books.

Eysenck, H. J. (Ed.). (1964). *Experiments in behavior therapy; readings in modern methods of treatment of mental disorders derived from learning theory.* New York: Pergamon Press.

Eysenck, H. J. (1966). *The effects of psychotherapy.* New York: International Science Press.

Fancher, R. E. (1990). *Pioneers of psychology* (2nd ed.). New York: W. W. Norton.

Faulconer, J. E., & Williams, R. N. (1990). Reconsidering psychology. In J. E. Faulconer & R. N. Williams (Eds.), *Reconsidering psychology: Perspectives from continental philosophy* (pp. 9–60). Pittsburgh: Duquesne University Press.

Firestone, S. (1970). *The dialectic of sex: The case for feminist revolution.* New York: Bantam.

Fischer, C. T. (1993, March). Review of the book *Feminist perspectives in therapy: An empowerment model for women. Choice, 30,* (7), 1249.

Fishman, D. B., & Franks, C. M. (1992). Evolution and differentiation within behavior therapy: A theoretical and epistemological view. In D. K. Freedheim (Ed.), *History of psychotherapy: A century of change* (pp. 159–196). Washington, DC: American Psychological Association.

Frager, R., & Fadiman, J. (1984). *Personality and personal growth* (2nd ed.). New York: Harper & Row.

Francoeur, R. T. (1991). *Becoming a sexual person* (2nd ed.). New York: Macmillan.

Frankl, V. (1959). The spiritual dimension in existential analysis and logotherapy. *Journal of Individual Psychology, 15,* 157–165.

Frankl, V. (1962). *Man's search for meaning.* New York: Simon & Schuster.

Freedheim, D. K. (1992). Index. In D. K. Freedheim (Ed.), *History of psychotherapy: A century of change.* Washington, DC: American Psychological Association.

Freud, A. (1968). The contributions of psychoanalysis to genetic psychology. In *The writings of Anna Freud: Vol. 4* (pp. 107–142). New York: International Universities Press.

Freud, A. (1971). Difficulties in the path of psychoanalysis: A confrontation with present viewpoints. In *The writings of Anna Freud: Vol. 7* (pp. 124–146). New York: International Universities Press.

Freud, S. (1953). The interpretation of dreams. In J. Strachey (Ed. and Trans.), *The standard edition of the complete psychological works of Sigmund Freud* (Vols. 4 and 5). London: Hogarth Press. (Original work published 1900)

Freud, S. (1957a). On the history of the psychoanalytic movement. In J. Strachey (Ed. and Trans.), *The standard edition of the complete psychological works of Sigmund Freud* (Vol. 14, pp. 1–66). London: Hogarth Press. (Original work published 1914)

Freud, S. (1957b). Repression. In J. Strachey (Ed. and Trans.), *The standard edition of the complete psychological works of Sigmund Freud* (Vol. 14, pp. 141–158). London: Hogarth Press. (Original work published 1915)

Freud, S. (1958a). Observations on transference-love: Further recommendations on technique III—Transference-love. In J. Strachey (Ed. and Trans.), *The standard edition of the complete psychological works of Sigmund Freud* (Vol. 12, pp. 157–171). London: Hogarth Press. (Original work published 1912 and 1915)

Freud, S. (1958b). The disposition to obsessional neurosis: A contribution to the problem of choice of neurosis. In J. Strachey (Ed. and Trans.), *The standard edition of the complete psychological works of Sigmund Freud* (Vol. 12, pp. 311–326). London: Hogarth Press. (Original work published 1913)

Freud, S. (1958c). The dynamics of transference. In J. Strachey (Ed. and Trans.), *The standard edition of the complete psychological works of Sigmund Freud* (Vol. 12, pp. 97–108). London: Hogarth Press. (Original work published 1914)

Freud, S. (1958d). Remembering, repeating, and working through. In J. Strachey (Ed. and Trans.), *The standard edition of the complete psychological works of Sigmund Freud* (Vol. 12, pp. 145–156). London: Hogarth Press. (Original work published 1914)

Freud, S. (1959a). The question of lay analysis: Conversations with an impartial person. In J. Strachey (Ed. and Trans.), *The standard edition of the complete psychological works of Sigmund Freud* (Vol. 20, pp. 177–258). London: Hogarth Press. (Original work published 1926)

Freud, S. (1959b). Postscript to an autobiographical study. In J. Strachey (Ed. and Trans.), *The standard edition of the complete psychological works of Sigmund Freud* (Vol. 20, pp. 1–74). London: Hogarth Press. (Original work published 1935)

Freud S. (1960). In E. L. Freud (Ed.), *The letters of Sigmund Freud*. New York: McGraw-Hill.

Freud, S. (1961a). *Civilization and its discontents*. New York: W. W. Norton. (Original work published 1930)

Freud, S. (1961b). The future of an illusion. In J. Strachey (Ed. and Trans.), *The standard edition of the complete psychological works of Sigmund Freud* (Vol. 21, pp. 3–56).

Freud, S. (1962). Charcot. In *Complete psychological works of Sigmund Freud* (Vol. 3). London: Hogarth Press. (Original work published 1893)

Freud, S. (1964a). An autobiographical study. In J. Strachey (Ed. and Trans.), *The standard edition of the complete psychological works of Sigmund Freud* (Vol. 20, pp. 1–74). London: Hogarth Press. (Original work published 1925)

Freud, S. (1964b). New introductory lectures on psychoanalysis. In J. Strachey (Ed. and Trans.), *The standard edition of the complete psychological works of Sigmund Freud* (Vol. 22, pp. 1–182). London: Hogarth Press. (Original work published 1933)

Freud, S. (1985). *The complete letters of Sigmund Freud to Wilhelm Fleiss, 1887–1904* (J. M. Masson, Ed. and Trans.). Cambridge, MA: Harvard University Press.

Freud, S., & Jung, C. G. (1974). *The Freud/Jung letters: The correspondence between Sigmund Freud and C. G. Jung* (W. McGuire, Ed.). Princeton, NJ: Princeton University Press.

Friedan, B. (1963). *The feminine mystique.* New York: Dell.

Fromm, E. (1941). *Escape from freedom.* New York: Avon Books.

Fromm, E. (1944). Individual and social origins of neurosis. *American Sociological Review, 9,* 380–384.

Fromm, E. (1955). *The sane society.* New York: Holt, Rinehart, and Winston.

Fromm, E. (1956). *The art of loving.* New York: Harper & Row.

Fromm, E. (1960). Psychoanalysis and Zen Buddhism. In D. T. Suzuki, E. Fromm, & R. De Martino, *Zen Buddhism and psychoanalysis* (pp. 77–141). New York: Harper & Row.

Fromm, E. (1962). *Sigmund Freud's mission: An analysis of his personality and mission.* New York: Simon & Schuster.

Fromm, E. (1973). *The anatomy of human destructiveness.* New York: Holt, Rinehart, and Winston.

Frost, R. (1967). *Complete poems of Robert Frost.* New York: Holt, Rinehart, and Winston.

Furumoto, L. (1991). From "paired-associates" to psychology of self: The intellectual odyssey of Mary White Calkins. In G. A. Kimble, M. Wertheimer, & C. L. White (Eds.), *Portraits of pioneers in psychology* (pp. 57–72). Hillsdale, NJ, and Washington, DC: Lawrence Erlbaum Associates and American Psychological Association.

Gamwell, L., & Tomes, N. (1995). *Madness in America: Cultural and medical perceptions of mental illness before 1914.* Ithaca, NY: Cornell University Press.

Gay, P. E. (1988). *Freud: A life for our time.* New York: W. W. Norton.

Gay, P. E. (1989). *The Freud reader.* New York: W. W. Norton.

Gilbert, L. A. (1980). Feminist therapy. In A. M. Brodsky & R. T. Hare-Mustin (Eds.), *Women and psychotherapy: An assessment of research and practice* (pp. 245–266). New York: Guilford Press.

Gilligan, C. (1982). *In a different voice: Psychological theory and women's development.* Cambridge, MA: Harvard University Press.

Glass, C. R., & Arnkoff, D. B. (1992). Behavior therapy. In D. K. Freedheim (Ed.), *History of psychotherapy: A century of change* (pp. 587–628). Washington, DC: American Psychological Association.

Glen, A. (1978). The psychoanalysis of prelatency children. In J. Glen (Ed.), *Child analysis and therapy* (pp. 164–203). New York: Jason Aronson.

Goldstein, J. (1987). *Console and classify: The French psychiatric profession in the nineteenth century.* Cambridge, England: Cambridge University Press.

Goleman, D. (1993, March 17). Each year, more than 1 in 4 U.S. adults suffers a mental disorder. *The New York Times,* p. B7.

Gould, S. J. (1989). Punctuated equilibrium in fact and theory. *Journal of Social and Biological Structures, 12,* 117–136.

Greenspan, M. (1986). Should therapists be personal? Self-disclosure and therapeutic distance in feminist therapy. In D. Howard (Ed.), *The dynamics of feminist therapy* (pp. 5–17). New York: Haworth Press.

Grunbaum, A. (1983). Freud's theory: The perspective of a philosopher of science. *American Philosophical Association Proceedings, 57,* 5–31.

Gurman, A. S., & Razin, A. M. (Eds.). (1977). *Effective psychotherapy: A handbook of research.* New York: Pergamon Press.

Haley, A. (1965). *The autobiography of Malcolm X*. New York: Ballantine Books.

Halleck, S. L. (1971). *The politics of therapy*. New York: Science House.

Halligan, F. R., & Shea, J. J. (Eds.). (1992). *The fires of desire: Erotic energies and the spiritual quest*. New York: Crossroad Press.

Hare-Mustin, R. T. (1983). An appraisal of the relationship between women and psychotherapy: 80 years after the case of Dora. *American Psychologist, 38*, 593–601.

Haruki, Y. (1990). Tōyō teki gyōhō no bunrui to tōkuchō [Classification of Eastern self-practicing techniques (*gyohos*) and their characteristics.] *Waseda Psychological Reports, 22*, 7–14.

Hayes, S. C., & Wilson, K. G. (1993). Some applied implications of a contemporary behavior-analytic account of verbal events. *The Behavior Analyst, 16*, 283–301.

Heidegger, M. (1977). On the essence of truth. In D. F. Krell (Ed.), *Martin Heidegger: Basic writings* (p. 130). New York: Harper & Row.

Hilgard, E. R. (1987). *Psychology in America: A historical survey*. New York: Harcourt Brace Jovanovich.

Hite, S. (1981). *The Hite report on male sexuality*. New York: Harcourt, Brace & World.

Holroyd, J. C., & Brodsky, A. M. (1977). Psychologists' attitudes and practices regarding erotic and nonerotic physical contact with patients. *American Psychologist, 32*, 843–849.

Horney, K. (1939). *New ways in psychoanalysis*. New York: W. W. Norton.

Horney, K. (1945). *Our inner conflicts: A constructive theory of neurosis*. New York: W. W. Norton.

Horney, K. (1946). *Are you considering psychoanalysis?* New York: W. W. Norton.

Horney, K. (1950). *Neurosis and human growth*. New York: W. W. Norton.

Horney, K. (1951). *Neurosis and human growth: The struggle toward self-realization*. London: Routledge & Kegan Paul.

Horney, K. (1967). *Feminine psychology*. New York: W. W. Norton.

Houts, P. S., & Serber, M. (Eds.). (1972). After the yturn on, What? Learning perspectives on humanistic groups. Champaign, IL: Research Press.

Howard, D. H. (1986). *The dynamics of feminist therapy*. New York: Haworth Press.

Hufford, D. J. (1982). *The terror that comes in the night*. Philadelphia: University of Pennsylvania Press.

Hurston, Z. N. (1935). *Mules and men*. Philadelphia: J. B. Lippincott.

Huxley, A. (1954). *The doors of perception*. New York: Harper & Row.

Hyde, J. S. (1991). *Half the human experience: The psychology of women* (4th ed.). Lexington, MA: D. C. Heath.

Iguchi, K. (1981). *Tea ceremony*. Osaka, Japan: Hoikusha's Color Books.

Ikenobo, S. (1981). *Ikebana* (Rev. ed.). Osaka, Japan: Hoikusha's Color Books.

James, W. (1890). *The principles of psychology* (2 vols). New York: Holt, Rinehart, and Winston.

James, W. (1929). *The varieties of religious experience*. New York: Modern Library.

James, W. (1992a). *William James, writings 1878–1899*. New York: Library of America.

James, W. (1992b). *William James, writings 1902–1910*. New York: Library of America.

Johnson, F. A. (1993). *Dependency and Japanese socialization: Psychoanalytic and anthropological investigations into amae*. New York: New York University Press.

Jones, E. (1953). *The life and work of Sigmund Freud: The formative years and the great discoveries* (Vol. 1). New York: Basic Books.

Jones, E. (1955). *The life and work of Sigmund Freud: Years of maturity* (Vol. 2). New York: Basic Books.

Jones, M. C. (1924). The elimination of children's fears. *Journal of Experimental Psychology, 8*, 382–390.

Jung, C. G. (1938). *Psychology and religion.* New Haven, CT: Yale University Press.

Jung, C. G. (1945). On the nature of dreams. In H. Read, M. Fordham, & G. Adler (Eds.), *Collected works, Bollingen series XX* (Vol. 8, pp. 281–297). Princeton, NJ: Princeton University Press.

Jung, C. G. (1953a). Individuation. In H. Read, M. Fordham, & G. Adler (Eds.), *Collected works, Bollinger Series XX* (Vol. 7). Princeton, NJ: Princeton University Press. (Original work published 1917)

Jung, C. G. (1953b). New paths in psychology. In H. Read, M. Fordham, & G. Adler (Eds.), *Collected works, Bollingen Series XX* (Vol. 7). Princeton, NJ: Princeton University Press. (Original work published 1912)

Jung, C. G. (1954a). Marriage as a psychological relationship. In H. Read, M. Fordham, & G. Adler (Eds.), *Collected works, Bollingen series XX* (Vol. 17, pp. 187–201). New York: Pantheon Books. (Original work published 1931)

Jung, C. G. (1954b). Analytical psychology and education. In H. Read, M. Fordham, & G. Adler (Eds.), *Collected works, Bollingen series XX* (Vol. 17, pp. 63–132). New York: Pantheon Books. (Original work published 1938)

Jung, C. G. (1965). *Memories, dreams, reflections.* New York: Vintage Books.

Jung, C. G. (1968). *Analytical psychology: Its theory and practice.* Tavistock lectures. New York: Pantheon Books. (Original work published 1935)

Jung, C. G. (1973). *Letters* (G. Adler, Ed.). Princeton, NJ: Princeton University Press.

Jung, C. G. (1983). *The essential Jung* (A. Storr, Ed.). Princeton, NJ: Princeton University Press.

Kakar, S. (1991). *The analyst and the mystic: Psychoanalytic reflections on religion and mysticism.* Chicago: University of Chicago Press.

Kapleau, P. (1965). Zen meditation. In P. Kapleau (Ed.), *The three pillars of Zen* (pp. 10–15). New York: John Weatherhill.

Kaschak, E. (1992). *Engendered lives: A new psychology of women's experience.* New York: Basic Books.

Kaufmann, Y. (1989). Analytical psychotherapy. In R. J. Corsini & D. Wedding (Eds.), *Current Psychotherapies* (4th ed., pp. 119–152). Itasca, IL: F. E. Peacock.

Kendall, P. C., & Bemis, K. M. (1983). Thought and action in psychotherapy: The cognitive behavioral approaches. In M. Hersen, E. Kazdin, & A. S. Bellack (Eds.), *The clinical psychology handbook* (pp. 565–592). Elmsford, NY: Pergamon Press.

Kennett, J. (1977). *How to grow a lotus blossom, or how a Zen Buddhist prepares for death.* Mount Shasta, CA: Shasta Abbey.

Kernberg, O. F. (1976). *Object-relations theory and clinical psychoanalysis.* New York: Jason Aronson.

Kohlenberg, R. J., Hayes, S. C., & Tsai, M. (1993). Radical behavioral psychotherapy: Two contemporary examples. *Clinical Psychology Review, 13*, 579–592.

Kohut, H. (1971). *The analysis of the self.* New York: International Universities Press.

Kora, T., & Sato, K. (1958). Morita therapy: A psychotherapy in the way of Zen. *Psychologia, 1*, 219–225.

Kramer, H., & Sprenger, J. (1971). The malleus maleficarum. M. Summers (Trans.). New York: Dover Publications, Inc. (Original work published 1486)

Krech, D., & Cartwright, D. (1956). On SPSSI's first twenty years. *American Psychologist, 11,* 470–473.

Kuchan, A. (1989). Survey of incidence of psychotherapists' sexual contact with clients in Wisconsin. In G. R. Schoener, J. H. Milgrom, J. C. Gonsioreck, E. T. Luepker, & R. M. Conroe (Eds.), *Psychotherapists' sexual involvement with clients: Intervention and prevention* (pp. 51–64). Minneapolis: Walk-In Counseling Center.

Laing, R. D. (1967). *The politics of experience.* New York: Pantheon.

Laing, R. D. (1970). *Knots.* New York: Vintage Books.

Laing, R. D. (1976). *The facts of life.* New York: Pantheon.

Lakoff, G. (1987). *Women, fire, and dangerous things: What categories reveal about the mind.* Chicago: University of Chicago Press.

Lambert, M. J. (1989). The individual therapists' contribution to psychotherapy process and outcome. *Clinical Psychology Review, 9,* 469–485.

Langs, R. (1976). *The therapeutic interaction: Vol. 2. A critical overview and synthesis.* New York: Jason Aronson.

Lazarus, A. A. (1971). Where do behavior therapists take their troubles? *Psychological Reports, 28,* 349–350.

Lazarus, A. A. (1976). Psychiatric problems precipitated by transcendental meditation. *Psychological Reports, 39,* 601–602.

Lazarus, A. A., & Mayne, T. J. (1990). Relaxation: Some limitations, side effects, and proposed solutions. *Psychotherapy, 27,* 261–266.

Leahey, T. H. (1992). *A history of psychology: Main currents in psychological thought* (3rd ed.). Englewood Cliffs, NJ: Prentice-Hall.

Leguin, U. K. (1969). *The left hand of darkness.* New York: Ace Books.

Lerman, H. (1974, September). *What happens in feminist therapy.* Paper presented at the meeting of the American Psychological Association, New Orleans, LA.

Lerner, G. (1986). *The Creation of patriarchy.* New York: Oxford University Press.

Lewis, R. W. B. (1991). *The Jameses: A family narrative.* New York: Farrar, Straus and Giroux.

Liebson, I. (1967). Conversion reaction: A learning theory approach. *Behavioral Research and Therapy, 7,* 217–218.

Lipsey, M. W., & Wilson, D. B. (1993). The efficacy of psychological, educational, and behavioral treatment. *American Psychologist, 48,* 1181–1209.

Maddi, S. R. (1967). The existential neurosis. *Journal of Abnormal Psychology, 72,* 311–325.

Madigan, S., & O'Hara, R. (1992). Short-term memory at the turn of the century. *American Psychologist, 47,* 170–174.

Mahoney, M. J. (1989). Scientific psychology and radical behaviorism: Important distinctions based in scientism and objectivism. *American Psychologist, 44,* 1372–1377.

Mahoney, M. J. (1991). *Human change processes: The scientific foundations of psychotherapy.* New York: Basic Books.

Margolis, J. (1992). Psychotherapy vs. morality. In R. B. Miller (Ed.), *The restoration of dialogue: Readings in the philosophy of clinical psychology* (pp. 85–97). Washington, DC: American Psychological Association. (Original work published 1966)

May, R. (1953). *Man's search for himself.* New York: W. W. Norton.

May, R. (1958). Contributions of existential psychotherapy. In R. May, E. Angel, &. H. F. Ellenberger (Eds.), *Existence: A new dimension in psychiatry and psychology* (pp. 37–91). New York: Basic Books.

May, R. (1967). *Psychology and the human dilemma.* New York: W. W. Norton.

May, R. (1969). *Love and will.* New York: W. W. Norton.

May, R. (1973). *Paulus: A personal portrait of Paul Tillich.* New York: Harper & Row.

May, R. (1985). *My quest for beauty.* Dallas: Saybrook.

May, R., & Yalom, I. (1989). Existential psychotherapy. In R. J. Corsini & D. Wedding (Eds.), *Current psychotherapies* (4th ed., pp. 363–402). Itasca, IL: F. E. Peacock.

McCammon, S. L., Knox, D., & Schacht, C. (1993). *Choices in sexuality.* Minneapolis: West.

Meichenbaum, D. (1977). *Cognitive-behavior modification: An integrative approach.* New York: Plenum.

Melendy, M. R. (1903). *Maiden, wife, and mother: How to attain health—beauty—happiness.* Chicago: A. B. Kuhlman.

Merton, T. (Trans.). (1965). Flight from the shadow. In *The way of Chuang Tzu* (p. 155). New York: New Directions.

Midelfort, H. C. (1972). *Witch hunting in south western Germany 1562–1684: The social and intellectual foundations.* Stanford, CA: University Press.

Miller, G. A. (1969). Psychology as a means of promoting human welfare. *American Psychologist, 24,* 1063–1075.

Mischel, W. (1973). Toward a cognitive social learning reconceptualization of personality. *Psychological Review, 80,* 252–283.

Mitchell, J. (1974). *Psychoanalysis and feminism.* New York: Random House.

Monte, C. F. (1991). *Beneath the mask: An introduction to theories of personality* (4th ed.). Fort Worth, TX: Holt, Rinehart, and Winston.

Naranjo, C. (1970). Present-centeredness in Gestalt therapy. In J. Fagan & I. L. Shepherd (Eds.), *Gestalt therapy now* (pp. 47–69). New York: Science and Behavior Books.

Narrow, W. E., Regier, D. A., Rae, D. S., Manderscheid, R. W., & Locke, B. Z. (1993). Use of medical services by persons with mental and addictive disorders: Findings from the National Institute of Mental Health epidemiologic catchment area program. *Archives of General Psychiatry, 50,* 95–107.

Neugebauer, R. (1979). Medieval and early modern theories of mental illness. *Archives of General Psychiatry, 36,* 477–483.

Nietzsche, F. (1961). *Thus spake Zarathustra: A book for everyone and no one.* Baltimore: Penguin Books.

Norcross, J. C., & Freedheim, D. K. (1992). Into the future: Retrospect and prospect in psychotherapy. In D. K. Freedheim (Ed.), *History of psychotherapy: A century of change* (pp. 881–900). Washington, DC: American Psychological Association.

Norcross, J. C., & Prochaska, J. O. (1984). Where do behavior therapists take their troubles?: II. *The Behavior Therapist, 7,* 26–27.

Norcross, J. C., & Prochaska, J. O. (1988). A study of eclectic (and integrative) views revisited. *Professional Psychology: Research and Practice, 19,* 170–174.

O'Doherty, B. (1992). *The strange case of Mademoiselle P.* New York: Pantheon Books.

Ohnuki-Tierney, E. (1993). *Rice as self: Japanese identities through time.* Princeton, NJ: Princeton University Press.

O'Leary, K. D., & Wilson, G. T. (1987). *Behavior therapy: Application and outcome* (2nd ed.). Englewood Cliffs, NJ: Prentice-Hall.

Ornstein, R. E. (1977). *The psychology of consciousness* (2nd ed.). New York: Harcourt Brace Jovanovich.

Pasons, W. B. (1993). *Psychoanalysis and mysticism: The Freud–Rolland correspondence.* Unpublished doctoral dissertation, University of Chicago. (Available on microfilm from the Joseph Regenstein Library, University of Chicago.)

Pattie, F. A. (1994). *Mesmer and animal magnetism: A chapter in the history of medicine.* Hamilton, NY: Edmonston.

Paul, G. L., & Lentz, R. J. (1977). *Psychosocial treatment of chronic mental patients.* Cambridge, MA: Harvard University Press.

Perls, F. S. (1969a). *Gestalt therapy verbatim.* Lafayette, CA: Real People Press.

Perls, F. S. (1969b). *In and out of the garbage pail.* Lafayette, CA: Real People Press.

Pirsig, R. M. (1974). *Zen and the art of motorcycle maintenance.* New York: Morrow.

Police blotter. (1989, January 9). *Crawfordsville* (Indiana) *Messenger-Crier,* p. 2.

Pollitt, K. (1992, December 28). Marooned on Gilligan's Island: Are women morally superior to men? *The Nation, 255* (22), 799–807.

Raskin, N. J., & Rogers, C. R. (1989). Person centered therapy. In R. J. Corsini & D. Wedding (Eds.), *Current psychotherapies* (4th ed., pp. 155–194). Itasca, IL: F. E. Peacock.

Rawlings, E. I. (1993). Reflections on "Twenty years of feminist counseling and therapy." *The Counseling Psychologist, 21* (1), 88–91.

Rawlings, E. I., & Carter, D. K. (1977). Feminist and non-sexist psychotherapy. In E. I. Rawlings & D. K. Carter (Eds.), *Psychotherapy for women: Treatment toward equality* (pp. 19–100). Springfield, IL: Charles C. Thomas.

Regier, D. A., Narrow, W. E., Rae, D. S., Manderscheid, R. W., Locke, B. Z., & Goodwin, F. K. (1993). The de facto U.S. mental and addictive system: Epidemiologic catchment area prospective 1-year prevalence rates of disorders and services. *Archives of General Psychiatry, 50,* 85–94.

Reich, W. (1961). *Selected writings.* New York: Farrar, Straus & Giroux.

Reich, W. (1970). *The mass psychology of fascism.* New York: Farrar, Straus & Giroux.

Reich, W. (1973). *The function of the orgasm.* New York: Touchstone.

Reich, W. (1988). *Passion of youth: An autobiography, 1897–1922* (M. B. Higgins & C. M. Raphael, Eds.). New York: Farrar, Straus and Giroux.

Reiff, P. (1966). *The triumph of the therapeutic: Uses of faith after Freud.* Chicago: University of Chicago Press.

Reynolds, D. K. (1980). *The quiet therapies: Japanese pathways to personal growth.* Honolulu: University of Hawaii Press.

Ricks, D. F., & Wessman, A. E. (1966, Spring). Winn: A case study of a happy man. *Humanistic Psychology,* pp. 2–16.

Ricoeur, P. (1992). The question of proof in Freud's psychoanalytic writings. In R. B. Miller (Ed.), *The restoration of dialogue: Readings in the philosophy of clinical psychology* (pp. 347–365). Washington, DC: American Psychological Association. (Reprinted from *Journal of the American Psychoanalytic Association, 25,* 1977, 835–871)

Ridley, C. R. (1984). Clinical treatment of the non-disclosing black client. *American Psychologist, 39,* 1234–1244.

Rigby-Weinberg, D. N. (1986). A future direction for radical feminist therapy. In D. Howard (Ed.), *The dynamics of feminist therapy* (pp. 191–205). New York: Haworth Press.

Roazen, P. (1971). *Freud and his followers.* New York: Meridian Books.

Roazen, P. (1976). *Erik Erikson: The power and limits of a vision.* New York: Free Press.

Rogers, C. R. (1942). *Counseling and psychotherapy.* Boston: Houghton Mifflin.

Rogers, C. R. (1951). *Client-centered therapy.* Boston: Houghton Mifflin.

Rogers, C. R. (1955). Persons or science? A philosophical question. *American Psychologist, 10,* 267–278.

Rogers, C. R. (1964). Toward a science of the person. In T. W. Wann (Ed.), *Behaviorism and phenomenology: Contrasting bases for modern psychology* (pp. 109–140). Chicago: University of Chicago Press.

Rogers, C. R. (1965). Client centered therapy: Part I. In E. Shostrom (Producer), *Three approaches to psychotherapy* [Film]. (Available from Psychological Films, Santa Anna, CA).

Rogers, C. R. (1967). Autobiography. In E. G. Boring & G. Lindzey (Eds.), *A history of psychology in autobiography* (Vol. 5, pp. 341–384). New York: Appleton.

Rogers, C. R. (1969). *Freedom to learn: A view of what education might become.* Columbus, OH: Charles E. Merrill.

Rogers, C. R. (1970). *Carl Rogers on encounter groups.* New York: Harper & Row.

Rogers, C. R. (1973). My philosophy of interpersonal relationships and how it grew. *Journal of Humanistic Psychology, 13,* 3–16.

Rogers, C. R. (1980). *A way of being.* Boston: Houghton Mifflin.

Rogers, C. R. (1983). *Freedom to learn for the 80's.* Columbus, OH: Charles E. Merrill.

Rogers, C. R. (1992). The necessary and sufficient conditions of therapeutic personality change. *Journal of Consulting and Clinical Psychology, 60,* 827–832. (Reprinted from *Journal of Consulting Psychology, 21,* 1957, 95–103)

Rosenbaum, R. (1995, May 1). Explaining Hitler. *The New Yorker,* pp. 50–73.

Rossiter, S. (1981). *Blue guide Greece.* Chicago: Rand McNally.

Rubins, J. L. (1978). *Karen Horney: Gentle rebel of psychoanalysis.* New York: Dial.

Ruble, D. N. (1977). Premenstrual symptoms: A reinterpretation. *Science, 197,* 291–292.

Rychlak, J. F. (1981). *Introduction to personality and psychotherapy: A theory construction approach.* (2nd ed.). Boston: Houghton Mifflin.

Rycroft, C. (1971). *Wilhelm Reich.* New York: Viking Press.

Salzman, M. (1991). *The laughing sutra.* New York: Random House.

Sato, K. (1958). Psychotherapeutic implications of Zen. *Psychologia, 1,* 213–218.

Schoener, W. C. (1989). A look at the literature. In G. R. Schoener, J. H. Milgrom, J. C. Gonsioreck, E. T. Luepker, & R. M. Conroe (Eds.), *Psychotherapists' sexual involvement with clients: Intervention and prevention* (pp. 11–50). Minneapolis: Walk-In Counseling Center.

Schopenhauer, A. (1819). *World as will and representation.* London: K. Paul, Trench, Trübner & Co.

Schultz, D. (1977). *Growth psychology: Models of the healthy personality.* New York: D. Van Nostrand.

Selling, L. S. (1940). *Men against madness.* New York: Greenberg.

Shaftesbury, E. (1925). *Universal magnetism: A private training course in the magnetic control of others by the most powerful of all known methods* (Vol. 1). Meriden, CT: Ralston University Press.

Shah, I. (1966). *The exploits of the incomparable mulla Nasrudin.* New York: Simon & Schuster.

Shapiro, D. H. (1982). Overview: Clinical and physiological comparison of meditation and other self-control strategies. *American Journal of Psychiatry, 139,* 267–274.

Shapiro, D. H. (1992). Adverse effects of meditation: A preliminary investigation of long term meditators. *International Journal of Psychosomatics, 39,* (Special Issue Nos. 1–4), 62–67.

Shepard, M. (1975). *Fritz: An intimate portrait of Fritz Perls and Gestalt therapy.* New York: Dutton.

Shibayama, Z. (1974). *Zen comments on the mumonkan.* New York: Harper & Row.

Showalter, E. (1987). *The female malady.* London: Virago.

Skinner, B. F. (1948). *Walden two.* New York: Macmillan.

Skinner, B. F. (1961). *Cumulative record.* New York: Appleton-Century-Crofts.

Skinner, B. F. (1964). Behaviorism at fifty. In T. W. Wann (Ed.), *Behaviorism and phenomenology: Contrasting bases for modern psychology* (pp. 79–108). Chicago: University of Chicago Press.

Skinner, B. F. (1971). *Beyond freedom and dignity.* New York: Knopf.

Skinner, B. F. (1975). The steep and thorny way to a science of behavior. *American Psychologist, 30,* 42–49.

Skinner, B. F. (1987). Whatever happened to psychology as the science of behavior? *American Psychologist, 42,* 780–786.

Skinner, B. F. (1990). Can psychology be a science of mind? *American Psychologist, 45,* 1206–1210.

Smail, D. (1991). Towards a radical environmentalist psychology of help. *The Psychologist, 2,* 61–65.

Smith, H. (1970). Preface. In S. Suzuki, *Zen mind, beginner's mind* (pp. 9–11). New York: Weatherhill.

Smith-Rosenberg, C. (1972, Winter). The hysterical woman: Sex roles and role conflict in 19th century America. *Social Research, 39,* 652–678.

Spencer, H. (1907). *First principles.* London: Williams and Norgate.

Spencer, S. B., & Hemmer, R. C. (1993). Therapeutic bias with gay and lesbian clients: A functional analysis. *The Behavior Therapist, 16* (4), 93–97.

Sperry, R. W. (1988). Psychology's mentalist paradigm and the religion/science tension. *American Psychologist, 43,* 607–613.

Spiegelberg, F. (1962). *Spiritual practices of India.* Secaucus, NJ: The Citadel Press.

Spotnitz, A. (1984). The case of Anna O.: Aggression and the narcissistic transference. In M. Rosenbaum and M. Muroff (Eds.), *Anna O.: Fourteen contemporary reinterpretations* (pp. 132–140). New York: The Free Press.

Sprecher, S., & McKinney, K. (1993). *Sexuality.* Newbury Park, CA: Sage.

Stewart, D. (1792). *Elements of the philosophy of the human mind.* London: Strahan & Caddell.

Stiles, W. B, Shapiro, D. A., & Elliott, R. (1986). Are all psychotherapies equivalent? *American Psychologist, 41,* 165–180.

Strupp, H. H. (1980). Humanism and psychotherapy: A personal statement of the therapist's essential values. *Psychotherapy: Theory, Research, and Practice, 17,* 396–400.

Sulloway, F. J. (1979). *Freud: Biologist of the mind.* New York: Basic Books.

Summers, M. (1971). Introduction to the 1928 edition. In H. Kramer & J. Sprenger (Eds.), *The malleus maleficarum* (pp. v–xl). New York: Dover Publications Inc. (Original introduction published 1928)

Suzuki, D. T. (1960). Lectures on Zen Buddhism. In D. T. Suzuki, E. Fromm, & R. De Martino (Eds.), *Zen Buddhism and psychoanalysis* (pp. 1–76). New York: Harper & Row.

Suzuki, S. (1970). *Zen mind, beginner's mind.* New York: Weatherhill.

Szasz, T. S. (1970). *The manufacture of madness.* New York: Dell.

Szasz, T. S. (1974). *The myth of mental illness* (Rev. ed). New York: Harper & Row.

Szasz, T. S. (1978). *The myth of psychotherapy: Mental healing as religion, rhetoric, and repression.* Garden City, NY: Anchor Press/Doubleday.

Tannahill, R. (1980). *Sex in history.* New York: Stein and Day.

Tavris, C. (1992). *The mismeasure of woman.* New York: Simon & Schuster.

Taylor, C. (1989). *Sources of the self: The making of the modern identity.* Cambridge, MA: Harvard University Press.

Thoreau, H. D. (1937). *Walden and other writings.* New York: Modern Library.

Thorndike, E. L. (1911). *Animal intelligence.* New York: Hafner.

Truax, C. B. (1963). Effective ingredients in psychotherapy: An approach to unraveling the patient-therapist interaction. *Journal of Counseling Psychology, 10,* 256–263.

Truax, C. B. (1966). Reinforcement and nonreinforcement in Rogerian psychotherapy. *Journal of Abnormal Psychology, 71,* 1–9.

Upham, T. C. (1851). *Upham's mental philosophy: A philosophical and practical treatise on the will.* New York: Harper Brothers.

Ussher, J. (1991). *Women's madness: Misogyny or mental illness?* Amherst: University of Massachusetts Press.

Vaihinger, H. (1911). *The philosophy of "as if."* New York: Harcourt, Brace and World.

Valente, J. (1992, December 9). Learning to drink tea takes time, and much humility. *Wall Street Journal,* pp. A1, A17.

Van Den Berg, J. H. (1971). What is psychotherapy? *Humanitas, 7* (3), 321–370.

Vandenbos, G. R., Cummings, N., & Deleon, P. H. (1992). A century of psychotherapy: Economic and environmental influences. In D. K. Freedheim (Ed.), *History of psychotherapy: A century of change* (pp. 65–102). Washington, DC: American Psychological Association.

van Wolferen, K. (1989). *The enigma of Japanese power.* New York: Macmillan.

Wallace, R. K., & Benson, H. (1972, February). The physiology of meditation. *Scientific American, 226,* 85–90.

Walsh, R. (1989). Asian psychotherapies. In R. J. Corsini & D. Wedding (Eds.), *Current psychotherapies* (4th ed., pp. 547–559). Itasca, IL: F. E. Peacock.

Watchel, P. L. (1992). On theory, practice, and the nature of integration. In R. B. Miller (Ed.), *The restoration of dialogue: Readings in the philosophy of clinical psychology* (pp. 418–432). Washington, DC: American Psychological Association. (Original work published 1984)

Watson, J. B. (1913). Psychology as a behaviorist views it. *Psychological Review, 20,* 158–177.

Watson, J. B. (1924). *Behaviorism.* Chicago: University of Chicago Press.

Watson, J. B. (1928). *Psychological care of infant and child.* New York: Norton.

Watson, J. B., & Raynor, R. (1920). Conditioned emotional reactions. *Journal of Experimental Psychology, 3,* 1–14.

Watts, A. W. (1961). *Psychotherapy East and West.* New York: Pantheon Books.

Weil, A. (1995, May 15). The new politics of cocoa. *The New Yorker,* pp. 70–80.

Whitman, W. (1950). *Leaves of grass and selected prose.* New York: Modern Library.

Wiesel, E. (1960). *Night.* New York: Bantam Books.

Wiggam, A. E. (1928). *Exploring your mind with the psychologists.* New York: Norton.

Williams, R. N. (1992). The human context of agency. *American Psychologist, 47,* 752–760.

Wilson, G. T. (1989). Behavior therapy. In R. J. Corsini & D. Wedding (Eds.), *Current psychotherapies* (4th ed., pp. 241–282). Itasca, IL: F. E. Peacock.

Wolpe, J. (1958). *Psychotherapy by reciprocal inhibition.* Stanford, CA: Stanford University Press.

Wordsworth, W. (1904). Intimations of immortality from recollections of early childhood. In *Complete poetical works of William Wordsworth.* (Vol. V, pp. 52–55). New York: Houghton Mifflin, Riverside Press.

Worell, J., & Remer, P. (1992). *Feminist perspectives in therapy: An empowerment model for women.* New York: John Wiley & Sons.

Yalom, I. D. (1989). *Love's executioner.* New York: Basic Books.

Yoshioka, T. (1981). *Zen.* Osaka, Japan: Hoikusha's Color Books.

Zohar, D. (1994, February 6). Forces of reaction. *The Sunday Times* [London, England], pp. 9:14–15.

人名索引

（索引中数字为英文版页码，即本书边码）

主题索引

（索引中数字为英文版页码，即本书边码）

校订后记

这部《谈话疗法》的中译本,最初由上海社会科学院出版社于 2006 年 3 月出版。本次重版,经过了两位原译者的校订。校订工作完成于 2020 年 4 月底。

本书的翻译、校订工作,分工如下:李宏昀负责中文版序言、引言、第一部分和第四部分;沈梦蝶负责前言、"写给学生和普通读者"以及第二部分、第三部分。

感谢《谈话疗法》的作者彼得·班克特先生给我们提供的眼界博大的思考。感谢本书旧版的责编唐云松先生和新版的责编赵秋蕙女士。

由于水平有限,译文中恐有不当乃至错误之处,祈望读者和方家指正。

李宏昀谨识

2020 年 4 月 29 日

图书在版编目(CIP)数据

谈话疗法：东西方心理治疗的历史 /（美）彼得·班克特著；李宏昀，沈梦蝶译 .— 上海：上海社会科学院出版社，2021

书名原文：Talking Cures : A History of Western and Eastern Psychotherapies

ISBN 978-7-5520-3595-7

Ⅰ.①谈… Ⅱ.①彼… ②李… ③沈… Ⅲ.①精神疗法－医学史－研究－世界 Ⅳ.①R749.055-091

中国版本图书馆 CIP 数据核字(2021)第 117832 号

Talking Cures: A History of Western and Eastern Psychotherapies
Copyright ⓒ C. Peter Bankart 1997
All Rights Reserved.

上海市版权局著作权合同登记号：图字09-2019-866号

谈话疗法
——东西方心理治疗的历史

著　　者：〔美〕彼得·班克特
译　　者：李宏昀　沈梦蝶
责任编辑：赵秋蕙　唐云松
封面设计：黄婧昉
出版发行：上海社会科学院出版社
　　　　　上海顺昌路 622 号　邮编 200025
　　　　　电话总机 021－63315947　销售热线 021－53063735
　　　　　http://www.sassp.cn　E-mail:sassp@sassp.cn
排　　版：南京展望文化发展有限公司
印　　刷：上海景条印刷有限公司
开　　本：710 毫米×1010 毫米　1/16
印　　张：35.5
字　　数：673 千
版　　次：2021 年 9 月第 1 版　　2021 年 9 月第 1 次印刷

ISBN 978 - 7 - 5520 - 3595 - 7/R·063　　　定价：128.00 元